HISTOIRE DU VENTRE

ENTRAILLES, TRIPES
ET BOYAUX

Antiquité, Moyen Âge,
Époque moderne

Rencontres d'histoire de la médecine, des pratiques et des représentations médicales dans les sociétés anciennes

Publications précédentes :

Air, miasmes et contagion. Les épidémies dans l'Antiquité et au Moyen Âge, études réunies par D. Quéruel, É. Samama et S. Bazin-Tachella, Langres : D. Guéniot, juin 2001, 198 pages, ISBN 2-87825-208-X

Le corps à l'épreuve. Poisons, remèdes et chirurgie : aspects des pratiques médicales dans l'Antiquité et au Moyen Âge, études réunies par Fr. Collard et É. Samama, Langres : D. Guéniot, juillet 2002, 192 pages, ISBN 2-87825-233-0

Mires, physiciens, barbiers et charlatans. Les marges de la médecine de l'Antiquité au XVIe siècle, études réunies par Fr. Collard et É. Samama, Langres : D. Guéniot, mars 2004, 180 pages, ISBN 2-87825-277-2

Pharmacopoles et apothicaires, les « Pharmaciens » de l'Antiquité au Grand Siècle, études réunies par Fr. Collard et É. Samama, Paris : L'Harmattan, août 2006, 196 pages, ISBN 978-2-296-01061-X

Handicaps et sociétés dans l'histoire. L'estropié, l'aveugle et le paralytique, études réunies par Fr. Collard et É. Samama, Paris : L'Harmattan, mars 2010, 226 pages, ISBN 978-2-296-11443-2

Dents, dentistes et art dentaire. Histoire, pratiques et représentations Antiquité, Moyen Âge, Ancien Régime, études réunies par Fr. Collard et É. Samama, Paris : L'Harmattan, décembre 2012, 370 pages, ISBN 978-2-336-29012-6

Poux, puces, punaises, la vermine de l'homme. Découverte, descriptions et traitements, Antiquité, Moyen Âge, Epoque moderne, études réunies par Fr. Collard et É. Samama, Paris : L'Harmattan, décembre 2015, 408 pages, ISBN 978-2-343-07898-4

Le corps polychrome. Couleurs et santé, Antiquité, Moyen Âge, Epoque moderne, études réunies par Fr. Collard et É. Samama, Paris : L'Harmattan, décembre 2018, 370 pages, ISBN 978-2-343-15931-7

Franck COLLARD et Évelyne SAMAMA (dir.)

HISTOIRE DU VENTRE

ENTRAILLES, TRIPES ET BOYAUX

Antiquité, Moyen Âge, Époque moderne

L'Harmattan

Comité de lecture pour le présent ouvrage :

Philippe Mudry
Maria Sorokina
Philippe Casassus

Edition, mise en page et maquette :
Franck COLLARD et Evelyne SAMAMA

5-7, rue de l'Ecole-Polytechnique, 75005 Paris
http://www.editions-harmattan.fr
ISBN : 978-2-343-24686-4
EAN : 9782343246864

Avant-propos

Gastrocéphales et blemmyes

La mythologie grecque n'est pas la discipline où l'on pense, de prime abord, trouver des textes sur le ventre, en dehors du récit de la vengeance de Zeus à l'égard de Prométhée dans laquelle le Titan, enchaîné au Caucase, voit quotidiennement son foie, qui se reconstitue dans la nuit, dévoré par un aigle[1]. Pourtant, à côté de la « grande mythologie », destinée à affirmer la toute-puissance de Zeus, d'autres petites créatures ont un ventre original.

Il était une fois, dans l'imaginaire grec, des « ventres mobiles » chez qui se confondaient le visage et l'abdomen, la tête et le ventre. Dans des contrées toujours lointaines et dangereuses, en Asie ou en Afrique, ont été localisées des populations humaines dont la description rejoint les *mirabilia* qui ont aussi fait rêver le Moyen Âge, *via* la lecture de Pline[2]. Ctèsias de Cnide, durant le troisième tiers du Ve siècle et, quelques années plus tôt, Hérodote d'Halicarnasse racontent les hommes à tête de chiens[3], les cynocéphales, ou ceux pourvus d'un pied unique de grande taille dont ils se font de l'ombre, les skiapodes[4], et encore les « hommes sans cou qui ont les yeux sur les épaules »[5], les acéphales. Ces hommes sans tête, parfois nommés Blemmyes, dont les yeux, le nez et la bouche sont placés sur la poitrine et le tronc font, comme les autres créatures étranges, l'objet de nombreuses représentations durant l'époque médiévale, notamment en relation avec la Geste d'Alexandre le Grand[6]. Leur image orne les cartes jusqu'au début de l'époque moderne[7].

---

[1] Hésiode, *Théogonie*, 521-525 ; Eschyle, *Prométhée enchaîné* ; Lucien de Samosate, *Prométhée ou le Caucase.*

[2] Hérodote, IV, 19 situe dans la partie occidentale de la Libye (Afrique) les « cynocéphales et les acéphales, qui ont leurs yeux dans la poitrine, du moins à ce que disent d'eux les Libyens ».

[3] Ctèsias, *Histoire de l'Inde*, F 45, § 37 *et sq.* [= Photius, *Bibliothèque*, livre 72] ; F 45 pα* [= Pline, *Histoire naturelle*, VII, 23] et F 45 pγ [= Elien, *Histoire des animaux*, IV, 46], ed. D. Lenfant, CUF, 2004.

[4] Ctèsias, *Histoire de l'Inde*, F 51 a [= Pline, *Histoire naturelle*, VII, 23].

[5] *Ibid.*

[6] *Cf.* Maud PÉREZ-SIMON, *Conquête du monde, enquête sur l'autre et quête de soi. Alexandre le Grand au Moyen Âge*, Paris : Editions de la Maison des sciences de l'homme, 2009.

[7] La célébrité des ces images leur confère une nouvelle vie lors de découverte des terres du Nouveau Monde, au XVIe siècle, *cf.* pour la Guyane, Sir Walter Raleigh, *The Discovery of Guiana,* 1595. La dernière carte à les représenter semble avoir été, en 1619, celle de Pieter van den Keere (1571 - 1646).

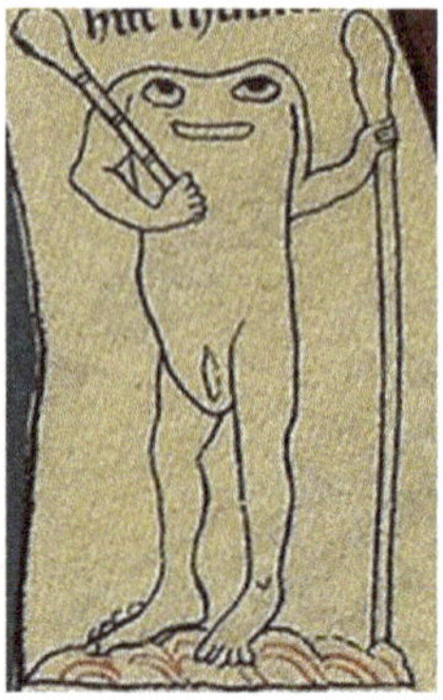

Figure 1. *Hereford Mappa Mundi*, vers 1280
détail de Afrique, Nubie
[Hereford Cathedral]

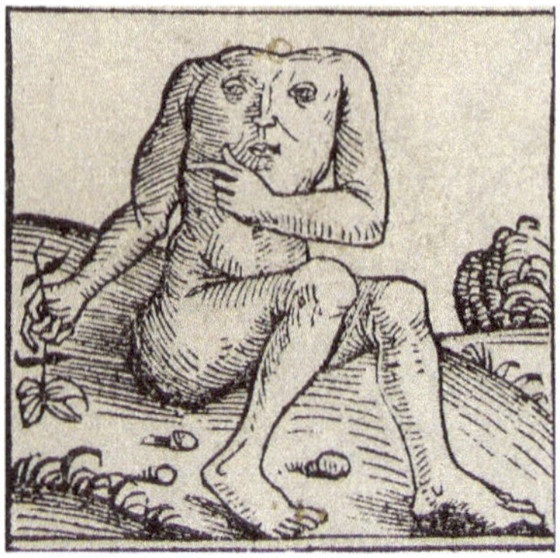

Figure 2. Hartmann Schedel (1440-1514),
Liber Chronicarum, Nürnberg,
ed. Hieronymus Münzer, 1493, p. XII r
[Univ. Heidelberg M 40796]

L'attrait pour le visage-tronc ou visage-ventre disparaît, avec la découverte du Nouveau Monde puis revient, au XXe siècle, sous le pinceau de René Magritte[8] puis sous la plume d'Umberto Eco, si habile pour donner vie aux rêves et aux *mirabilia* du Moyen Âge[9], signe que ces fantastiques gastrocéphales ne sont oubliés ni par les artistes, ni par les linguistes-philosophes.

Le ventre au croisement des regards

Assurément, le ventre a connu un regain d'intérêt dans le grand public, quand une jeune femme diplômée en 2017 de la faculté de médecine de Francfort / Main, Giulia Enders, a publié, dès 2014, un best-seller sur les intestins[10], initiant de nombreuses publications sur le thème du ventre, ce « deuxième cerveau »... Alors, après le retour du dos sur le devant de la scène à l'occasion d'une exposition récente[11], nous avons décidé, nous aussi, de mettre le ventre à l'honneur, non celui de la femme enceinte, mais la partie inférieure du tronc dite aussi abdomen, usine essentielle au fonctionnement du corps, avec ses mécanismes et ses dysfonctionnements, enveloppe féconde d'un imaginaire luxuriant depuis l'Antiquité jusqu'à l'époque moderne, en passant par le Moyen Âge.

La neuvième session de nos « Rencontres d'histoire de la médecine, des pratiques et des représentations médicales dans les sociétés anciennes » a

---

[8] Le sujet est repris plusieurs fois, de 1934 à 1948, avec une chevelure brune puis blonde, e.g. René MAGRITTE, *Le viol*, huile sur toile, 1934 (collection particulière), 1945 (Centre G. Pompidou, inv. AM 1987-1097).

[9] Umberto ECO, *Baudolino*, Rome : Bompiani, 2000 (tr. fr. Jean-Noël Schifano, Paris : Grasset, 2002).

[10] Giulia ENDERS, *Darm mit Charme, Alles über ein unterschätztes Organ*, Berlin : Ullstein 2014, trad. fr. *Le charme discret de l'intestin*, Arles : Actes Sud, 2015 (2017^{2}).

[11] L'exposition « Back Side / Dos à la mode », consacrée au vêtement vu de dos, présentait du 5 juillet au 17 novembre 2019 au Musée Bourdelle, à Paris, des objets issus des collections du Musée Galliera.

donc réuni, dans une démarche une fois de plus résolument diachronique, comparatiste et pluridisciplinaire, littéraires, philologues, philosophes, historiens généralistes et historiens des sciences, historiens de l'art, archéologues et anthropologues. Le savoir médical n'a pas été oublié et nous avons écouté avec grand intérêt des communications, non reproduites ici, sur l'ulcère gastrique et sur la maladie de Kyrle.

Les communications qui suivent sont le fruit de deux jours et demi d'un colloque que nous avons tenu à maintenir, dans trois lieux différents selon notre habitude, et ce malgré les difficultés d'organisation en pleine pandémie du coronavirus, du 10 au 12 mars 2021. L'université de Versailles, Saint-Quentin en Yvelines, a finalement accepté d'ouvrir une salle pour nous accueillir selon les normes sanitaires ; la Maison de la Recherche Max Weber, de l'université de Paris-Nanterre, nous a offert d'excellentes conditions pour une journée de qualité, dans un amphithéâtre neuf, clair et très confortable. Enfin l'Institut d'Études avancées de Paris, installé dans les locaux historiques de l'Hôtel de Lauzun sur l'île Saint-Louis, fournit un cadre prestigieux pour notre troisième jour. Nous sommes très reconnaissants à ceux des orateurs et des auditeurs qui ont bravé les éléments hostiles pour nous rejoindre et aussi à ceux qui ont passé de longues heures rivés face à leur écran, pour être sûrs de ne rien perdre de nos débats et discussions !

Trois angles d'approche

Après une apéritive interrogation sur l'existence même du mot « ventre » dans la langue anglaise, gênée par une pudeur toute victorienne pour désigner une partie jugée honteuse du corps, l'ouvrage aborde le sujet ventral sous trois angles inévitablement interconnectés.

Dans un premier temps, il questionne les fonctions du ventre et leur conception par la pensée savante durant les époques considérées. Rarement abordé comme une unité corporelle en soi mais pensé à travers ses composantes organiques et leur rôle fonctionnel, le « grand creux » des Égyptiens ou la « cavité » des Arabes est le siège bien rempli d'un processus vital engageant la nutrition et la production de sang : la digestion, qui obéit à des mécanismes complexes et intensément débattus, objets de descriptions crues ou imagées souvent en rapport avec la cuisine, puisque digérer c'est cuire. L'organe qui domine le ventre et qui fait concurrence au cœur dans la pensée médicale du Moyen Âge est le foie, au carrefour des flux humoraux.

Le deuxième angle d'attaque du sujet est le ventre en souffrance. Les douleurs ventrales sont envisagées d'une part comme conséquences de mauvais régimes ou de pathologies, abondamment décrites dans les écrits de médecine mais aussi culinaires. Ils sont également repérables grâce à une paléoparasitologie munie d'outils de plus en plus performants. Ces souffrances sont aussi l'effet des lésions internes et externes subies par un lieu du corps qui est le réceptacle primordial du poison, même s'il a cessé de nos jours, d'être la boîte noire de la toxicologie et la cible de coups qui l'entaillent, voire le vident de son contenu, pour ainsi dire mis à nu. Sans sacrifier au jeu de mots facile, les luttes intestines des guerres civiles riment souvent avec étripage, de la *Pharsale* aux Guerres de Religion. Siège de douleurs tenues pour être des plus violentes, notamment chez les nourrissons, le ventre requiert des remèdes conséquents.

Le dernier angle d'approche est celui de l'imaginaire, tant visuel que textuel, que le ventre a nourri. Si, dans ce volume, le ventriloque n'a pas eu sa part, faute de sources probablement, il ressort que le ventre a beaucoup fait parler l'imagination et inspiré des correspondances, notamment avec le macrocosme astral. L'organicisme politique lui fait la part belle de même que le parallèlisme entre régime de gouvernement et régime alimentaire. Le gouvernement par le ventre, c'est-à-dire flattant les instincts de goinfrerie des gouvernés, mène à la ruine, tandis que les exigences incessantes d'alimentation d'un gouffre toujours à remplir, les caisses du prince, symbolisent, par la tyrannie du ventre, l'oppression fiscale qui épuise le corps social. C'est le thème de disputes poétiques contemporaines de l'essor des États princiers. Les désordres qui y grouillent et les ordures qui y séjournent donnent aussi de la matière aux auteurs de théâtre traitant de la crise de l'Église romaine au XVIe siècle, en proie à l'indigestion de théories ineptes et à la tyrannie dévoratrice de la papauté. Une riche iconographie médiévale et moderne figure le ventre comme l'origine des vents. Souvent scatologique autant qu'eschatologique, le ventre en miniatures ou en peintures murales renvoie à la matérialité charnelle dont les exhalaisons infectes s'échappent *ad nauseam* des conduits naturels du transit, rappel salutaire de la destinée corporelle. La peinture moderne délaisse ces dimensions spirituelles pour offrir au regard des ventres satisfaits reflétant l'opulence plutôt que la ventripotence et surtout les ventres éviscérés par la barbarie ou la cruauté.

Assurément, même abstraction délibérément faite de celui de la mère, le ventre est extraordinairement fécond pour qui interroge le passé. Un peu comme les abominables tortionnaires du malheureux saint Érasme[12], l'ouvrage en a dévidé en partie le riche contenu. Les lecteurs trouveront tout cela en détail dans les pages qui suivent.

Nous sommes très reconnaissants à nos relecteurs, Philippe Casassus, Nicole Moine, Philippe Mudry et Maria Sorokina dont l'œil attentif a relevé bien des coquilles. Il reste à remercier la Maison des Sciences de l'Homme de Paris-Saclay qui a permis la publication de ces actes, tandis que les laboratoires MéMo (Nanterre - Saint-Denis) et DyPaC (UVSQ) ont facilité l'organisation matérielle de nos débats.

Franck Collard et Evelyne Samama
21 septembre 21

[12] En couverture de ce livre, le détail de l'illustration du martyre de Saint Érasme, d'un *Psalterium cum precibus* d'Augsburg, du XVe siècle, conservé à la Hofbibliothek d'Aschaffenburg (Ms 3, f. 48).

PROLOGUE

Les Anglais ont-ils un ventre ? De la difficulté à nommer certaines parties du corps

Susan BADDELEY[1]

Les Anglais ont-ils un ventre ? La question relève, bien sûr, de la boutade. Cependant, si l'on adhère à certaines théories linguistiques, comme par exemple la fameuse hypothèse Sapir-Whorf[2], les Anglophones ne devraient pas posséder un ventre (ou du moins être conscients d'en posséder un), étant donné le manque, dans leur langue, d'un mot neutre, passe-partout et consensuel, qui recouvrirait toutes les acceptions qui sont comprises dans le mot *ventre* en français : à savoir, l'abdomen dans son aspect externe ; l'appareil digestif ; l'utérus ; et la « panse » dans le cas d'un ventre proéminent.

I. Un manque étonnant de consensus

Les dictionnaires d'anglais actuels ne sont pas d'accord entre eux quant à la manière de traduire le français *ventre*. Ainsi, le *Cambridge French-English Dictionary*[3] indique dans sa version accessible en ligne, sous l'entrée *ventre*, la traduction anglaise *stomach* (proprement, « estomac »),

---

[1] Professeure de civilisation britannique et de langue anglaise, Université de Versailles-Saint-Quentin-en-Yvelines, laboratoire DYPAC (Dynamiques Patrimoniales et Culturelles, EA 2449).

[2] Il s'agit d'une théorie, échafaudée au début du XXe siècle par deux anthropologues américains, Edward Sapir et Benjamin Lee Whorf, qui s'appuie sur une vision de déterminisme linguistique : la réalité que chacun perçoit autour de soi est conditionnée par la langue qu'il ou elle parle. C'est cette théorie qui est responsable notamment de la notion, fausse mais souvent citée, que les Inuit auraient de multiples mots sans équivalent dans d'autres langues pour désigner la neige. Si la théorie peut avoir des applications interculturelles concrètes (par exemple, dans la perception des couleurs), si on la pousse jusqu'à sa conclusion logique, cela signifierait que les locuteurs d'une langue qui n'a pas de mot spécifique pour désigner telle ou telle réalité ne peuvent pas la percevoir. Ainsi, les Italiens ne sauraient pas distinguer entre le neveu et le petit-fils (*nipote* pour les deux), ni entre la souris et le rat (*topo)* ; *cf.* Umberto ECO, *Dire presque la même chose : expériences de traduction* (traduction française de Myriem Bouzaher), Paris : Le Livre de Poche, 2010.

[3] https://dictionary.cambridge.org/dictionary.

avec les exemples « avoir mal au ventre » (*to have a stomach ache)* et « à plat ventre » (*flat on one's stomach).* D'autres équivalents viennent ensuite : *midriff* (« partie du tronc située en-dessous des côtes »), *belly* (« partie du corps entre la poitrine et les cuisses, qui contient les intestins »), *inside(s)* (« l'estomac et les intestins »), puis *tummy*, « estomac », déformation de *stomach* et marqué comme faisant partie d'un registre enfantin. Curieusement, l'équivalent *stomach* est ensuite répété, avec cette fois-ci le sens « partie du corps entre la poitrine et les cuisses, qui contient les intestins » — synonyme donc de *belly.* Le *Reverso* de Collins[4], en revanche, n'indique que deux équivalents anglais pour *ventre* : *belly* et *womb*, ce dernier dans le sens spécialisé d'« utérus ». *Stomach* n'est pas mentionné. Le *Dictionnaire Français-Anglais* de Larousse[5] suit le Cambridge, en donnant en premier lieu *stomach*, suivi d'autres termes présentés comme des sens plus spécialisés : *innards* (« intestins »), *womb, bulge, belly* et *bilge.* Ces trois derniers, selon ce dictionnaire, ne servent qu'à désigner un « renflement », dans le cas d'un objet inanimé (un bateau, un avion). *WordReference*[6] enfin permet d'avoir quelques renseignements concernant le niveau de langue : *stomach* s'emploierait pour le ventre dans son aspect extérieur, *tummy* serait l'équivalent en langage enfantin de celui-ci, *belly* serait « informel » et *gut* (non vu jusqu'ici) serait « informel et péjoratif », mais tous désigneraient la même réalité et la différence ne serait qu'une différence de registre.

On peut dire qu'il y a ici de quoi perdre son latin et on imagine facilement le désarroi d'un apprenant face à une telle absence de consensus pour un mot pourtant courant, et au manque d'un équivalent strict pour ce terme français, puisque tous les équivalents présentés pour le mot *ventre* ont au moins un défaut : certains sont trop précis (*stomach,* qui désigne proprement l'estomac, *womb,* l'utérus, et *insides / innards,* les intestins) ; d'autres sont marqués par leur registre (*belly* est qualifié d'« informel », *tummy* relève du discours enfantin *et abdomen* est un terme technique, rarement employé).

Il est vrai qu'il ne s'agit pas là d'un exemple unique et que ce type d'asymétrie lexicale se rencontre couramment et dans toutes les langues. Cependant, le choix du bon terme pour désigner cette partie du corps (qui semblerait relever du langage quotidien) semble poser des problèmes non seulement aux traducteurs et aux étudiants de la langue anglaise, mais aux locuteurs natifs eux-mêmes : que doit-on dire, par exemple, lors d'une visite à son médecin, pour indiquer à quel endroit de son corps on a mal ?

Cette question avait été soulevée, il y a quelques années, par Lynne Murphy, professeure de linguistique à l'Université du Sussex, dans son blog *Separated by a common language*[7] consacré aux différences entre l'anglais

---

[4] https://dictionnaire.reverso.net.
[5] https://www.larousse.fr/dictionnaires/francais-anglais.
[6] https://www.wordreference.com/fr.
[7] Il s'agit d'un clin d'œil à la citation célèbre du dramaturge irlandais George Bernard Shaw : « England and America are two countries divided by a common language ».

britannique et l'anglais américain[8]. Cette réflexion lui avait été inspirée par la lecture d'un article paru dans le magazine du *Financial Times,* au sujet de la manière dont les patients nommaient certaines parties de leur corps lors d'une consultation médicale[9], la partie correspondant au français *ventre* étant, semble-t-il, particulièrement problématique de ce point de vue. Selon l'article du *Financial Times,* le terme technique *abdomen* était très peu utilisé, *stomach* (« estomac ») était « incorrect d'un point de vue anatomique », *belly* était « américain » et *tummy* réservé aux enfants de classes maternelles. Lynne Murphy, d'origine américaine elle-même, avait été interpellée notamment par cette catégorisation du mot *belly* comme relevant de l'anglais américain, ce qui lui apparaissait comme inexact. Elle avait donc effectué quelques recherches dans des corpus contemporains d'anglais américain et d'anglais britannique et avait constaté que les fréquences relatives de *stomach, belly* et *tummy* étaient très semblables d'un corpus à l'autre, avec toutefois une légère préférence de l'anglais américain pour *belly.* Murphy, peu convaincue par ces résultats, avait donc lancé un appel à ses lecteurs : « Comment réagiriez-vous si votre médecin vous demandait de lui montrer votre *belly* ? », en leur demandant de préciser leur origine géographique.

Alors que ses billets de blog précédents recueillaient habituellement une vingtaine de commentaires, dans ce cas précis, Murphy avait reçu plus d'une soixantaine de réponses. Certaines ne concernaient pas uniquement la nature (américaine ou britannique) du mot *belly,* mais faisaient l'écho d'une réelle détresse et d'une angoisse à l'idée de se retrouver dans cette situation : avoir à parler de son ventre à un médecin. Malgré la grande variété dans les réponses, ce qui en ressortait, *in fine,* était que le mot *belly* était perçu négativement, surtout par les locuteurs les plus âgés.

II. Origines et histoire du mot *belly*

Les choses n'ont pourtant pas été toujours aussi compliquées. Pendant des siècles et notamment pendant les périodes médiévale et moderne, le mot qui correspondait le mieux au français *ventre* dans toutes ses acceptions était bien le mot *belly.* D'après l'*Oxford English Dictionary, belly* viendrait d'un mot attesté dès le vieil-anglais, *belg, bylig,* d'origine germanique, issu d'un verbe *belgan* signifiant « enfler » et qui désignait d'abord un sac (surtout en cuir), une poche, puis une enveloppe (par exemple, l'enveloppe d'une céréale ou la cosse des pois). Vers le début du XIIIe siècle, le mot en était venu à signifier d'abord l'estomac, puis, au cours du XIVe siècle, on le trouve au sens « abdomen (d'un humain ou d'un animal) », « partie du corps située entre la poitrine et les cuisses » (vers 1340), ce qui correspond assez précisément aux acceptions du français *ventre*[10].

---

[8] Billet "Belly and Tummy", https://separatedbyacommonlanguage.blogspot.com (publié le 30 octobre 2010).

[9] Sophie HARRISON, « Getting your Anatomy Right », *Financial Times Magazine,* 23 octobre 2010.

[10] La conquête normande de 1066 avait bien amené dans son sillage le mot d'emprunt *venter,* mais ce terme n'a guère eu d'usage en dehors de la langue juridique (pour parler d'enfants d'un seul père nés de femmes différentes), et beaucoup plus tard dans des sens très spécialisés en entomologie (la partie inférieure de l'abdomen d'un insecte).

En vieil-anglais (c'est-à-dire, avant le XIIe siècle), *belg, bylig* n'avait pas le sens de « ventre » (le mot correspondant était *buc*[11]) et on ne trouve pas non plus ce développement particulier pour les équivalents de *belg* dans les autres langues germaniques « cousines » de l'anglais. Il est difficile de savoir exactement d'où vient ce sens dérivé, mais il semblerait probable qu'il ait évolué soit à partir du sens de « sac », soit à partir de celui de « peau externe ».

Toujours selon l'*OED*, il semblerait que *belly* soit issu d'une forme dialectale *bali, baly,* ce qui avait permis de distinguer entre le mot dans ce nouveau sens et un mot de sonorité proche et de même origine, *beli, buli,* qui signifiait « soufflet » et qui est devenu en anglais moderne *bellows.*

Au sens de « abdomen », « partie du corps située entre la poitrine et les cuisses », l'utilisation de *belly* date donc du XIVe siècle. Le premier dictionnaire anglais-latin, le *Promptorium Parvulorum,* attribué à Galfridus Anglicus ou Geoffroy le Grammairien (vers 1440)[12], indique en face de l'entrée *Bely* les équivalents latins *venter, alvus, uterus. Stomach* « estomac » est emprunté au grec via le français à peu près à la même époque (XIVe siècle) et se spécialisera dans le sens de « sac digestif, organe interne » : le duo *stomach / belly* fonctionnera, en anglais, de manière très semblable à *estomac / ventre* en français, même si les frontières entre les deux peuvent parfois être un peu poreuses[13].

Tout au long des XVIe et XVIIe siècles, aussi bien dans les dictionnaires de langue que dans les traités d'anatomie et de médecine qui apparaissaient en imprimé, peu de termes rivalisent avec *belly.* Le traité de chirurgie de Jérôme Brunschwig traduit en anglais et intitulé *The noble experyence of the vertuous handy warke of surgery* (1525)[14] inclut un chapitre intitulé « Of the bely & his membrys », les « membres » du ventre / *belly* étant l'estomac, les intestins (« *guttys* »), le foie, la rate et les reins.

Cet usage se reflète aussi dans les dictionnaires de langue. Tous les dictionnaires bilingues français-anglais des XVIe et XVIIe siècles indiquent *belly* soit comme unique équivalent, soit comme équivalent premier, pour le français *ventre* : ainsi, le dictionnaire français-anglais de Cotgrave[15] de 1611 indique, sous l'entrée *Ventre* : « The bellie, paunch, wombe ». Dans le

---

[11] Le vieil-anglais avait également le mot *wamb* avec le sens actuel de « ventre ». Ce mot s'est ensuite spécialisé dans le sens d'« utérus », et est devenu le mot actuel *womb.*

[12] Galfridus Anglicus, *The* Promptorium Parvulorum: *The First English-Latin Dictionary, Edited from the Manuscript in the Chapter Library at Winchester,* ed. A. L. Mayhew, Londres : Oxford Univ. Press, 1908.

[13] Par exemple, le traité intitulé *The most excellent workes of chirurgerye, made and set forth by maister John Vigon, heed chirurgien of our tyme in Italie, translated into english* (Londres : Edward Whitchurch, 1543) indique que *belly* recouvre deux choses, l'estomac et les intestins: « *Venter or the belie is communely taken in two sortes, firste for the stomacke, & the throte gulle, secondelye for the region conteynyng the nutritiue membres* ».

[14] Jérôme Brunschwig, *The noble experyence of the vertuous handy warke of surgeri, practysyd & compyled by the moost experte mayster Iherome of Bruynswyke, borne in Straesborowe in Almayne,* Londres : Peter Treveris, 1525.

[15] Randle Cotgrave, *A Dictionarie of the French and English Tongues,* Londres : Adam Islip, 1611 (rééditions en 1632, 1650, 1660 et 1673).

dictionnaire de Boyer[16] de 1702, *belly* et *stomach* sont parfois interchangeables, comme dans ces deux exemples sous l'entrée *to clog* (« boucher ») : *This meat clogs my stomach* et *To clog one's belly with meat.*

III. Le rejet du mot *belly*

L'*Oxford English Dictionary* ne fournit pas de renseignements concernant la stigmatisation du mot *belly* qui se met en place à partir d'un certain moment. Cependant, les commentaires du billet de blog de Lynne Murphy sont sans appel : « J'ai du mal à l'employer *[belly]* car, lorsque j'étais enfant, dans les années 1960, c'était considéré comme un mot grossier » ; « *belly* est un vilain mot » ; « *belly* est un mot vulgaire que ma mère m'avait appris à ne jamais prononcer » ; « le mot *[belly]* ne me semble pas grossier, mais il m'apparaît comme plus américain que britannique ». Sur les 62 répondants, 16 percevaient le mot *belly* négativement, voire très négativement (« grossier », « mal poli », « offensant », « à n'utiliser que pour parler d'animaux », « utilisé par les classes inférieures » [*sic*]) ; sept le caractérisaient comme un terme enfantin ou puéril ; huit simplement comme « familier » ou comme appartenant à un registre « non soutenu ». Cinq répondants en revanche (quatre Américains et un Écossais) affichaient leur utilisation du terme comme signe d'un certain franc-parler et d'une absence revendiquée de complexes. Un autre déclarait l'utiliser « par défaut », considérant qu'utiliser le terme *abdomen* revenait à « usurper le prérogative du médecin à employer le vocabulaire médical ». Trois enfin (tous des Britanniques, dont un médecin) avouaient avoir recours à des stratagèmes pour éviter d'employer le mot *belly* et attendaient que leur interlocuteur fasse le premier pas. On n'ose imaginer la situation si deux d'entre eux se retrouvaient face à face…

Peut-on situer exactement à quel moment et pour quelle raison, le mot *belly* avait commencé à être considéré comme vulgaire ou inconvenant ? Le site *Etymonline* indique :

> « La frilosité à l'égard du mot *belly*, qu'on évitait d'employer à la fois à l'oral et à l'écrit, en le remplaçant par les mots d'emprunt *stomach* et *abdomen* (en en élargissant les sens), par le mot enfantin *tummy*, ou abusivement par le mot *midriff*, remonte à la fin du XVIIIe siècle et le mot avait été banni de nombreuses éditions bibliques au début du XIXe siècle »[17].

Cette mention de la « fin du XVIIIe siècle » semblait potentiellement désigner un coupable idéal : le *Dictionary of the English Language* de

[16] Abel Boyer, *Dictionnaire Royal François et Anglois: Le François Tiré des Dictionnaires de Richelet, Furetiere, Tachard, de L'Academie Françoise, & des Remarques de Vaugelas, Menage & Bouhours*, La Haye : Chez Adrian Moetjens, 1702.

[17] « *Fastidious avoidance of*belly *in speech and writing (compensated for by stretching the senses of imported* stomach *and* abdomen*, baby-talk* tummy *and misappropriated* midriff) *began late 18c. and the word was banished from Bibles in many early 19c. editions* », https://www.etymonline.com/word/belly#etym online_v_30166.

Samuel Johnson[18]. Paru en 1755, cet ouvrage avait marqué son époque et était devenu très rapidement la référence absolue en termes d'usage[19]. Était-il possible qu'en raison de son étymologie « peu glorieuse » (le mot *belly* désignant d'abord un « sac » ou une « enveloppe ») et, Johnson étant conscient de son étymologie, le mot ait été rejeté à ce moment-là ? Johnson relève en effet l'étymologie (correcte) du terme, mais n'a que peu de choses à redire concernant d'éventuelles connotations de ce mot, bien attesté chez Shakespeare et dans la Bible, ce qui constitue pour lui des garanties. Il fait toutefois une observation relative à l'utilisation de *belly* au sens « utérus » : « En ce sens, il est communément employé de manière familière ou humoristique » [20]. Les autres acceptions du mot n'appellent aucun commentaire de la part de Johnson.

Le mot *belly* commence donc bien à être perçu négativement, quoique de manière marginale d'abord, vers le milieu du XVIIIe siècle, mais seulement dans le sens d'« utérus » ou de « ventre proéminent (chez la femme enceinte) ». Ailleurs, dans ce même dictionnaire, Johnson nous apprend, sous l'entrée *Tripe,* que ce dernier mot est employé « *in ludicrous language, for the human belly* », ce qui laisse entendre que *belly* serait au contraire le terme neutre, « par défaut ».

En reléguant à un niveau de langue « trivial » l'utilisation de *belly* pour ce sens précis, Johnson (qui n'était pas avare de jugements de valeur à propos de termes qui n'avaient pas le bonheur de lui plaire) exprimait-il seulement son jugement personnel, ou se faisait-il l'écho d'un sentiment plus largement répandu ? Des recherches approfondies menées dans le corpus *Eighteenth-Century Collections Online* (ECCO) [21] n'ont rien livré de concluant à cet égard ; elles ont plutôt renforcé l'idée que le mot *belly* ne posait pas de problèmes particuliers d'usage, puisqu'on le retrouve (y compris pour le ventre de la femme enceinte) couramment dans toutes sortes d'ouvrages et de manière prépondérante dans les ouvrages de médecine.

Et pourtant, dès le début du XXe siècle, le mot est purement et simplement absent d'un dictionnaire « grand public » et scolaire (le *Modern Dictionary of the English Language* de 1911, qui fait pourtant près de 800 pages), qui passe allègrement de *bellows* à *belong* et dont l'auteur affirme dans sa préface que ce dictionnaire, conçu pour être utilisé dans des écoles, est dépourvu, comme cela se devait, de tous les mots et sens susceptibles d'offenser[22]. Cette date fournit donc une sorte de *terminus ad quem* dans le processus de diabolisation du mot *belly.*

---

[18] Samuel Johnson, *A Dictionary of the English Language,* Londres : W. Strahan, 1755, 2 vol.

[19] Le dictionnaire de Johnson se situe presque exactement à la ligne de partage entre deux périodes dans le développement de la langue anglaise : la période *Early Modern* (1500-1750) et la période *Modern* (1750-présent).

[20] « *In this sense, it is commonly used ludicrously or familiarly* ».

[21] Ce corpus permet de faire des recherches très approfondies, sur la fréquence de tel ou tel terme, ou sur des co-occurrences : par exemple, *belly* à proximité de certains adjectifs (« *low* », « *vulgar* », « *wrong* », « *ludicrous* ») ou à proximité d'un autre nom (« *woman* / *women* »).

[22] « *Free from all objectionable words and meanings* », *A Modern Dictionary of the English Language*, Londres : MacMillan and Co., 1911, Preface, p. ii.

IV. Le mot *belly* dans les Bibles

Une autre piste avait été suggérée par le site *Etymonline* : d'après l'article consacré au mot *belly*, ce mot avait été jugé tellement offensant qu'on l'avait supprimé des éditions de la Bible. Dans ce cas, la recherche est relativement aisée à faire, puisqu'il existe de nombreux sites qui présentent différentes versions informatisées de la Bible et qui permettent de les comparer[23]. Une recherche très simple a ainsi permis de faire la constatation suivante : dans le texte de l'édition de 1611, la première édition de ce qu'on appelle la *King James Bible* (la version biblique « autorisée » par l'Église anglicane jusqu'à ce jour[24]), on trouve 48 occurrences du mot *belly*, alors qu'une révision récente de cette version, la *New King James Version*, produite en 1982, n'en présente plus que 18. Les 30 occurrences de *belly* qui ont été supprimées ont été remplacées par : *stomach* (10 occurrences), *body* (7), *womb* (5), *heart* (4), *waist* (1)[25] et trois autres par des périphrases. Lorsqu'on examine les occurrences de *belly* qui sont maintenues, on constate qu'elles entrent dans un nombre assez limité de catégories : le ventre d'un animal (le serpent de la Genèse, la baleine du livre de Jonas), le ventre d'une idole (dans le livre de Daniel), des expressions imagées (du type « le ventre de l'enfer », Jonas) et des ventres symboliques de personnages malfaisants, « punis par là où ils avaient péché » (adultère, luxure, gloutonnerie). L'*Oxford English Dictionary* relève à ce propos une série d'occurrences de composés sur *belly-* dans le domaine de la théologie, dans lesquelles *belly* a le sens péjoratif et religieux de « relatif à la chair, charnel » : *belly-doctrine, belly-ease, belly-wisdom*[26]. Ces types d'usage ont pu aussi contribuer à forger des connotations négatives du mot *belly*.

Cependant, cette révision de 1982 ne fournit qu'un autre *terminus ad quem*, assez tardif, cette fois-ci, et qui ne permet pas de savoir exactement à quel moment est intervenue la réaction contre l'usage du mot *belly* dans les éditions bibliques. Toutefois, un autre site qui retrace l'histoire des éditions de la Bible au XIXe siècle[27] signale un travail de révision important effectué sur le texte de 1611 par le lexicographe américain Noah Webster, dans l'édition de la Bible[28] qu'il avait établie en 1833 et dont il s'explique dans son introduction :

---

[23] Le meilleur site de ce point de vue est *Bible Gateway* : https://www.biblegateway.com.

[24] *The Holy Bible, conteyning the Old Testament, and the New*, Londres : Robert Barker, 1611.

[25] Cette modification est particulièrement saugrenue. Il s'agit de la description de la Sulamite dans le *Cantique des Cantiques*, 7:3 (« Ton nombril : une coupe ronde où le vin ne tarit pas. Ton ventre : un monceau de blé dans un enclos de lis »). L'original de 1611 présente « *thy belly is like an heap of wheat set about with lilies* »; en 1982, *belly* est remplacé par *waist*. Or, *waist* désigne la taille, ce qui n'est pas vraiment assimilable à une partie du corps. On sent ici l'embarras des réviseurs, qui dans ce cas ne pouvaient pas remplacer *belly* par *womb*, ni laisser *belly*, avec ses connotations négatives.

[26] On trouve *belly-wisdom* chez William Tyndale (*The Obedience of a Christian Man*, 1528), et *belly-beast* chez le même théologien la même année (« *A* bely beast *engendred amonge the papysticall secte* »).

[27] http://bible-researcher.com/versbib9.html.

[28] *The Holy Bible, Containing the Old and the New Testaments, in the Common Version. With Amendments of the Language*, New Haven : Durrie and Peck, 1833.

> « Il y a aussi des expressions désuètes et vulgaires, qui ne sont pas appréciées de ceux qui aiment un style pur et qui ne s'accordent pas avec la teneur générale de la langue. À celles-ci s'ajoutent de nombreux mots et locutions qui heurtent la sensibilité, voire qui sont contraires à la décence. Selon l'avis de tous ceux que j'ai consultés à ce sujet, de tels mots et de telles locutions ne devraient pas figurer dans cette version. En y incluant des choses qui ne peuvent pas être prononcées en bonne compagnie sans contrevenir aux règles du décorum ou de la bonne éducation, on ne ferait qu'exposer les Écritures aux quolibets des incroyants, ce qui saperait leur autorité et ne ferait que multiplier ou conforter les ennemis de notre sainte religion »[29].

Webster, que l'on a appelé le « maître d'école de l'Amérique », avait à cœur d'instruire la jeunesse de son pays et de codifier l'anglais américain. Sa révision de la Bible anglaise de 1611 s'inscrit dans ces deux projets à la fois : le texte biblique devait servir de support pour l'acquisition de la lecture et de l'écriture et l'établissement d'une version spécifique, américaine, de la Bible répondait au besoin de fournir à la jeune nation des outils et des textes de base qui se différenciaient de leurs ancêtres britanniques.

Sa relecture puritaine de la Bible le contraint à revoir le texte biblique, notamment en introduisant un certain nombre d'euphémismes, dont il s'explique également dans cette préface :

> « *Euphémismes.* – Certains mots et phrases sont tellement choquants, surtout pour les membres du sexe féminin, qu'ils suscitent chez de jeunes personnes une réticence à assister aux cours d'étude biblique ou à se rendre dans les classes, de peur qu'on ne leur demande de lire des passages qu'on ne saurait répéter sans rougir et qui contiennent des mots que, dans un autre contexte, aucun enfant ne serait autorisé à prononcer. Cela a pour effet de détourner l'attention du contenu des Écritures pour la porter sur la langue : ce qui, dans une certaine mesure, entrave l'instruction. La pureté de l'esprit est une vertu chrétienne qu'on devrait chérir et la pureté de la langue sert de rempart à cette vertu »[30].

Webster entreprend donc tout un travail de révision afin de remplacer les termes qu'il considérait comme susceptibles de choquer les oreilles

---

[29] « *There are also some quaint and vulgar phrases which are not relished by those who love a pure style, and which are not in accordance with the general tenor of the language. To these may be added many words and phrases very offensive to delicacy and even to decency. In the opinion of all persons with whom I have conversed on this subject, such words and phrases ought not to be retained in the version. Language which cannot be uttered in company without a violation of decorum, or the rules of good breeding, exposes the scriptures to the scoffs of unbelievers, impairs their authority, and multiplies or confirms the enemies of our holy religion* ».

[30] « *Further, many words and phrases are so offensive, especially to females, as to create a reluctance in young persons to attend Bible classes and schools, in which they are required to read passages which cannot be repeated without a blush; and containing words which, on other occasions, a child could not utter without rebuke. The effect is, to divert the mind from the matter to the language of the scriptures, and thus, in a degree, frustrate the purpose of giving instruction. Purity of mind is a christian virtue that ought to be carefully cherished; and purity of language is one of the guards which protect this virtue* ».

délicates, notamment celles des jeunes filles. Le mot *belly* ne fait pas l'objet d'une purge systématique à cet égard ; d'ailleurs, dans son dictionnaire de l'anglais américain[31] de 1828, paru seulement quelques années auparavant, Webster n'avait rien eu à dire contre ce mot et il avait même cité plusieurs extraits de la Bible contenant le mot en guise d'exemples.

Il y a cependant un certain nombre de cas précis dans lesquels *belly* est remplacé par un autre terme dans la version de la Bible mise en place par Webster et ces cas concernent presque tous des descriptions de l'acte d'enfantement :

	Version du Roi Jacques (KJV)	Version de Webster
Job 3:11	*Why died I not from the womb? why did I not give up the ghost* ***when I came out of the belly****?*	*At the time of my birth*
Psalm 22:10	*I was cast upon thee from the womb: thou art my God* ***from my mother's belly****.*	*From the time I was born*
Isaiah 46:3	*Hearken unto me, O house of Jacob, and all the remnant of the house of Israel, which are* ***borne by me from the belly****, which are carried from the womb.*	*borne by me from the birth*
Jeremiah 1:5	***Before I formed thee in the belly*** *I knew thee; and before thou camest forth out of the womb I sanctified thee, and I ordained thee a prophet unto the nations.*	*Before I formed thee in embryo*

Il n'y a donc pas ici (en ce qui concerne les occurrences du mot *belly*) une remise en cause en profondeur du texte biblique. Cependant, ce « toilettage » entrepris au nom des convenances semble avoir mis en route une sorte de dynamique qui s'est traduite ensuite par l'élimination progressive du mot *belly* dans tous les contextes du texte biblique (et surtout de l'Ancien Testament) tel qu'il était diffusé aux États-Unis. Au Royaume-Uni, où il y a un plus grand attachement à la version de 1611, qui avait continué à jouir de son prestige de « version autorisée » dans l'Église anglicane tout au long du XIXe siècle, il semblerait que les révisions du type effectuées par Webster n'aient jamais été jugées nécessaires. Cependant, cette fidélité à la lettre du texte de 1611 semble avoir, en quelque sorte, limité l'usage de *belly* à ces occurrences spécifiques, ressenties comme archaïques, dans le texte biblique.

Comme pour Johnson, il a été impossible de déterminer si Webster lui-même avait été à l'origine de ce rejet du mot *belly* ou si son action de censure correspondait à l'air du temps. La seconde hypothèse paraît la plus probable : Webster n'avait fait aucune remarque sur le mot *belly* lorsqu'il

[31] Noah Webster, *An American Dictionary of the English Language*, New Haven : S. Converse, 1828. Cette version s'appuie en grande partie sur le dictionnaire de Johnson.

l'avait recensé dans son dictionnaire seulement cinq ans plus tôt et il indique bien que son travail de révision avait été effectué suite à une « consultation ». Quoi qu'il en soit, Johnson et Webster se rejoignent, semble-t-il, dans leur aversion pour la description de tout ce qui se rapporte au ventre féminin et à l'enfantement[32]. Ils se rejoignent également dans le rôle qu'ils ont pu jouer comme lexicographes dans leurs pays respectifs, régnant comme maîtres absolus sur la langue et jouant les arbitres du bon goût et du bon usage.

On voit, en tout cas, le résultat de l'élimination du terme *belly* dans le texte biblique par Webster, travail que d'autres ont poursuivi à sa suite, avec un zèle croissant[33]. Sur les 61 versions bibliques répertoriées et accessibles par le site *Bible Gateway*, trois (dont une version pour enfants) ne contiennent pas du tout le mot *belly et* 14 autres présentent moins de dix occurrences du terme[34]. Les Bibles américaines contemporaines qui incluent le mot *belly* le font surtout dans quelques épisodes précis et bien connus : dans l'histoire de Jonas dans le ventre de la baleine (probablement en raison de la présence importante de cette histoire dans la culture populaire et parce qu'il s'agit du ventre d'un animal ; même chose pour le Léviathan dans le livre de Job) ; dans l'épisode de la Genèse dans lequel le serpent est condamné à ramper sur le ventre[35] ; et dans quelques autres épisodes impliquant des personnages identifiés comme « méchants » (comme Nabuchodonosor) qui prennent un coup d'épée dans le ventre ; ou des idoles, comme dans le livre de Daniel. Ces occurrences ne concernent jamais ou rarement un ventre féminin.

V. Au XXe siècle

La stigmatisation du mot *belly* s'est poursuivie tout au long du XXe siècle, notamment aux États-Unis où le *Motion Picture Production Code* (code pour la production de films), mieux connu sous le nom de *Code Hays*, règlementait de manière draconienne tout ce qu'on pouvait voir et entendre sur le grand écran pendant les années 1930 et jusqu'en 1968. Le mot *belly* n'est pas explicitement répertorié dans la liste des « *profane and vulgar expression[s]* » visées par le Code, mais on repère parfois des actes d'autocensure. Ainsi, dans le film *42nd Street* de Lloyd Bacon (1933), dans une chanson intitulée *Shuffle Off to Buffalo* et qui raconte un « *shotgun wedding* » (mariage forcé en raison de l'état de grossesse de la mariée),

[32] Les révisions et euphémismes de Webster ne portent pas uniquement sur le mot *belly*, mais aussi sur plusieurs occurrences de *womb* : *opened the womb* devient *made fruitful*, et *grow in the womb* est remplacé par *conception*.

[33] Il y a un terme pour cela : *to bowdlerise*, d'après Thomas Bowdler, médecin et éditeur anglais de la fin du XVIIIe — début XIXe siècle, qui avait entrepris une révision (ou plutôt une expurgation) des œuvres de Shakespeare dans le même esprit (*The Family Shakespeare*, 1818).

[34] La *New Life Version* de 1969, qui a l'ambition d'être une version « lisible par tous », ne contient pas non plus le mot *womb* et indique que *No obscene words are used in the text.*

[35] Les versions catholiques de la Bible en anglais présentent ici *breast* « poitrine » au lieu de *belly*. Cependant, cela n'est dû à aucune censure puritaine, mais plutôt au fait que les traducteurs de la Bible catholique sont partis de la *Vulgate*, où le mot latin d'origine est *pectus*.

Ginger Rogers chante ces paroles : « *He did right by little Nellie : | With a shotgun at his belly | How could he say no?* »[36].

Cependant, au moment d'arriver au mot *belly*, Rogers articule le *b-* initial puis brusquement remplace ce mot (attendu en raison de la rime) par *tummy*. Il s'agit là vraisemblablement d'un pied de nez à l'esprit prude qui régnait alors : le rime ne laisse aucun doute quant au mot qui devait suivre et le fait de le remplacer par un mot inapproprié par son registre ne fait qu'attirer davantage l'attention sur lui…

De nos jours, il semblerait que la réticence à employer le mot *belly* soit une question de génération. Parmi les réponses au billet de blog de Lynne Murphy (*cf. supra)*, une Américaine de 56 ans déclare « apprendre que le mot *belly* est vulgaire ». D'autres réponses indiquent que les enfants et jeunes adultes n'ont aucun complexe à l'utiliser. Et une enseignante de danse du ventre (*belly-dancing)* avoue que, dans ses cours, elle ne dit jamais autre chose que *belly*. En outre, le mot *belly* ne figure pas parmi les 150 et quelques mots répertoriés par l'agence de régulation de l'audiovisuel britannique, OFCOM, comme étant des mots à éviter à l'antenne aux heures de grande écoute[37].

Il y a donc des raisons d'espérer que, dans quelques années, peut-être même une génération, les anglophones auront de nouveau un ventre.

[36] « Il a fait ce qu'il fallait vis-à-vis de la petite Nellie : avec un fusil braqué sur le ventre, pouvait-il dire 'non' ? ».

[37] OFCOM, « Attitudes to potentially offensive language and gestures on TV and radio: Quick Reference Guide », édition 2016 : https://www.ofcom.org.uk/research-and-data/tv-radio-and-on-demand/tv-research/offensive-language-2016.

PREMIÈRE PARTIE

LE VENTRE EN FONCTIONS

Le « ventre » et la sacralisation du corps chez les anciens Égyptiens

Thierry BARDINET[1]

Dans la liste des signes hiéroglyphiques le signe phonétique *ẖ* est représenté par un , image d'un ventre de mammifère vu de dessous et montrant plus précisément le pis et la queue de l'animal[2]. Ce signe, quand il est utilisé comme signe-mot, s'écrit alors et se lit *ẖt*. Dans son étude des parties du corps humain connues des Égyptiens, G. Lefebvre pense que le mot *ẖt* se rapporte à l'abdomen avec un sens littéral qui serait « ventre » et des sens dérivés comme « intestins », « sein maternel » et même, parfois, « corps »[3] .

L'emploi métaphorique des noms de parties du corps en égyptien permet d'établir des similitudes d'usage avec les langues modernes de traduction, mais ces similitudes risquent toujours de ne pas respecter les limites sémantiques qui entourent le terme anatomique traduit. On en a un bon exemple avec la traduction conventionnelle « ventre » du mot *ẖt*.

Elle pose de nombreux problèmes ne serait-ce que parce que les textes disent que le cœur anatomique de l'homme, appelé *ḥ3ty*, s'y trouve au même titre que les autres viscères du corps, ainsi les intestins[4].

Dans le grand papyrus médical du Louvre, on parle du *parachiste* procédant à la préparation du corps de la momie en la vidant de ses organes internes :

> « Cet auguste défunt devra être couché sur le flanc droit, sur de la paille de blé. Sera incisé l'abdomen dans sa partie gauche (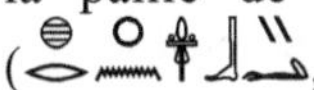, *ḫr n ỉ3by*), puis seront enlevés le foie, la rate, les poumons, puis (tout) ce qui reste à l'intérieur du corps »[5].

---

[1] Docteur de l'Ecole Pratique des Hautes Études (Philosophie des sciences, Égypte ancienne).
[2] Selon Allan Henderson GARDINER, *Egyptian Grammar*, Londres : Oxford Univ. Press, 3rd ed., 1957, p. 465, F 32 ; Gustave LEFEBVRE, *Grammaire de l'égyptien classique*, Le Caire : IFAO, 1955, 2e ed., p. 395. Pour P. Lacau, ce choix est dû au fait que « le ventre de l'homme n'est pas représentable par une image claire », *Études d'égyptologie*, I, *Bibliothèque d'Étude*, Le Caire : Institut français d'archéologie orientale, XLI, 1970, p. 66, n. 3.
[3] Gustave LEFEBVRE, *Tableau des parties du corps humain mentionnées par les Égyptiens*, *Annales du Service des Antiquités égyptiennes - Suppl.*, Cahier n° 17, Le Caire, 1952, § 35.
[4] Pour les intestins situés dans le *ẖt*, voir les exemples réunis par James H. WALKER, « Studies in Ancient Egyptian Anatomical Terminology », *Australian Centre for Egyptology Studies*, Macquarie Univ. Sydney, 4, 1996, p. 95-96, et sa conclusion : « Beyond doubt, the intestinal tract belongs to the *ẖt* ».
[5] Pap. Louvre E 32847, verso 16, 19-20, *cf.* Thierry BARDINET, *Médecins et magiciens à la cour du pharaon. Une étude du papyrus médical Louvre E 32848*, Paris : ed. Louvre, 2018, p. 215.

Pour indiquer l'endroit du corps où l'incision est faite le rédacteur a utilisé un terme technique, le mot , *ẖr*, « abdomen », litt. « ballon », un terme dont c'est la seule attestation connue[6]. Il n'a pas utilisé le mot *ẖt*.

Le mot *ẖt* aurait été inapproprié pour désigner l'endroit où est faite cette incision car il correspond à une partie anatomique bien plus vaste. De très nombreux textes montrent en effet que le sens propre de *ẖt* est celui de « sac » ou « enveloppe corporelle ». C'est le grand « creux » du corps avec ses parois qui correspond à notre « ventre » et à notre «thorax » mis ensemble[7]. Ce sera aussi, comme terme technique et par assimilation, « l'enveloppe » le « sac » d'une formation kystique dans un passage du papyrus médical du Louvre[8]. Il est difficile de traduire *ẖt* dans les textes médicaux et non médicaux puisque son sens anatomique premier n'a pas d'équivalent exact en français ou dans une autre langue moderne. Dans les textes médicaux, la traduction « intérieur du corps » est la plus pratique et doit toujours être préférée à « ventre » mais c'est un pis aller. Lorsque l'Égyptien parle de « maux » (*mrt*) qui sont *m ẖt*, litt. « dans le *ẖt* », on peut traduire *ẖt* par « intérieur du corps » mais en comprenant qu'il s'agit de « maux » qui se trouvent dans les différentes parties anatomiques situées dans le « sac » corporel *ẖt*, un « sac » qui ne se limite pas à la région du ventre[9]. En traduisant *ẖt* par « intérieur du corps », usage que nous avons suivi dans notre traduction des papyrus médicaux, il faut garder à l'esprit qu'il s'agit davantage d'un lieu anatomique et que c'est le vaste contenu de ce « sac » qui importe aux yeux des Égyptiens, comme nous allons le voir maintenant.

Ce « sac » est propre à contenir toutes les parties internes correspondant à nos différents viscères. Mais il n'y a dans ce sac qu'un seul élément anatomique qui correspondrait exactement à un découpage actuel. C'est le cœur *ḥ3ty* litt. « celui qui est en avant ». Ce cœur est un élément personnel tant il est différent d'un homme à l'autre et, selon l'âge, chez un même homme.

Tout le reste du contenu de ce « sac » forme un ensemble qui réunit l'anatomie interne du corps connue ou imaginée par les Égyptiens : des « conduits » (*mtw*) remplis d'air, de sang, de sperme, avec des parties de ces mêmes « conduits » plus dilatées et remplies des mêmes substances et

---

[6] On peut rapprocher *ẖr* et *ẖrr*, *Wb* III, 330, 4 (partie du corps) et 5 (Ballen, Bündel (von Decken)).

[7] Sur cette interprétation, voir Thierry BARDINET, *Les Papyrus de l'Égypte pharaonique*, Paris : Fayard, 1995, p. 71. De son côté, J. H. WALKER, *art. cit.* note 4, p. 111, *sqq.*, propose de traduire « *torso* / *trunk* », qu'il divise, pour l'interprétation des occurrences, en *torso* / *chest* et *torso* / *belly*, du fait de la correspondance impossible avec un terme moderne.

[8] Pap. Louvre E 32847, verso 6, 1-6, *cf.* Th. BARDINET, *Médecins ... op. cit.* note 5, p. 185-187.

[9] Il semblerait que le ventre, l'abdomen, ait été appelé *ẖry ẖt*, litt. « la *partie inférieure* du *ht* », à ne pas traduire par « bas-ventre, hypogastre » comme le propose G. LEFEBVRE, *Tableau ... op. cit.*, § 35. Cette expression est très rare et limitée aux contextes médicaux. Notre représentation du « ventre » semble donc presque absente dans les textes égyptiens et devoir être ramenée au « creux » de l'intérieur du corps. J. H. WALKER, *art. cit.* note 4, p. 113, traduit « abdomen » mais avec la traduction littérale « la partie *qui est sous* le *ẖt* » grammaticalement possible mais qui repose sur son interprétation du *ẖt* comme « torse ».

correspondant à nos poumons, au foie, à la rate, des éléments anatomiques auxquels les Égyptiens donneront des noms particuliers mais qui ne sont que des parties non autonomes de cet ensemble intracorporel. Les Égyptiens appelaient *ỉb* ce grand ensemble anatomique accolé au cœur *ḥ3ty*. Le cœur *ḥ3ty* et le *ỉb* qui le prolonge remplissaient entièrement à eux deux la cavité interne qui définit le « creux » du corps, le *ẖt*. Le *ỉb* étant par définition à l'intérieur du *ẖt*, on l'appellera désormais par la suite l'intérieur-*ỉb* pour bien insister sur cette localisation. Certains textes montrent qu'on peut aussi définir l'intérieur-*ỉb* comme le for-intérieur de l'homme, la partie de l'homme qui, parcourue de souffles divins, semblait pour les Égyptiens avoir une existence autonome, fonctionner toute seule, comme si un dieu personnel y habitait pour guider les hommes tout au long de leur vie en donnant ses ordres au cœur *ḥ3ty*, organe « réalisateur » qui exécutait la volonté du dieu installé dans l'intérieur-*ỉb* [10].

Il s'agit là d'un motif récurrent des textes religieux.

Le défunt rappelle que son dieu « interne » fut toujours satisfait de lui quand il l'animait de ses souffles divins : « L'intérieur-*ỉb* de l'homme est son dieu personnel. Or, mon intérieur-*ỉb* a été satisfait de ce que j'ai réalisé pendant qu'il se trouvait dans mon intérieur du corps (*ẖt*) » [11].

L'idée égyptienne est que dans le *ẖt*, « l'intérieur du corps », le cœur *ḥ3ty* et le nombre infini de conduits constituant l'intérieur-*ỉb* reçoivent des souffles animateurs d'origine divine et que l'homme reste pénétré de ces souffles qui le maintiennent en vie. Ces souffles de vie sont des souffles répandus par la divinité à l'intérieur du corps de chaque homme et qui se moulent en quelque sorte dans les structures internes de ce corps. Il s'agit de la même conception théologique qui affirme que c'est sous la forme d'un souffle divin que le dieu pénètre dans sa statue vouée au culte dans les temples. Prenons l'exemple d'Amon de Karnak : lorsque le dieu, sous l'aspect invisible d'un souffle, pénètre dans la statue du bélier qui le représente, ce souffle épouse la forme de cette statue, ce qui le rend ainsi visible. Dans cette conformation les Égyptiens donnaient à ce souffle le nom de Ba et on pourra dire que la statue du dieu représente alors son Ba. Le Ba est un souffle divin qui a trouvé un support qui lui donne une forme. Sans structure où il puisse s'insérer, il n'y a pas de Ba, juste un souffle divin à la recherche d'une structure pour prendre forme.

L'homme dont le *ẖt*, « l'intérieur du corps », est imprégné de souffles de vie d'origine divine possède alors un Ba qui sera défini comme un ensemble intracorporel composé de souffles de vie contenus dans un support anatomique qui lui donne sa forme. Les souffles divins peuvent quitter une statue de dieu qui leur donne forme et aller constituer un autre Ba de forme différente dans une autre statue divine différente. Le Ba de l'homme est, en

[10] Pour cette idée : Th. BARDINET, *Les Papyrus ...*, *op. cit.* note 7, p. 71.

[11] Texte dans Walter WRESZINSKI, *Wiener Inschriften Sarcophag XX* (cité par Alexandre PIANKOFF, *Le « cœur » dans les textes égyptiens*, Paris : Lib. Paul Geuthner, 1930, p. 93).

revanche, prisonnier de son corps. Il n'a pas de liberté. Le Ba de l'homme, dit un texte littéraire célèbre, est comme emprisonné dans un filet[12].

Le libre arbitre et les possibilités physiques et intellectuelles de l'homme se résument finalement à la possibilité qu'a ce dernier d'utiliser ces souffles divins selon une disposition interne qui est différente d'un homme à un autre, que ce soit au niveau de l'intérieur-*ỉb* ou du cœur *ḥ3ty*. C'est ainsi dans son intérieur-*ỉb* que l'Égyptien trouvera un guide divin : « C'est mon intérieur-*ỉb* qui a fait que je puisse faire cela du fait de sa direction »[13]. C'est finalement sur l'intérieur-*ỉb* que reposent les dispositions innées : « C'est mon intérieur-*ỉb* qui m'a fait promouvoir, car j'étais un homme parfait »[14].

Dans ce contexte de l'homme habité par la divinité, la maladie correspond à un désordre interne provoqué le plus souvent par l'introduction de substances impures ou de souffles pathogènes qui se mélangent à l'air animateur. Ce qu'on appelle le *Traité de physiologie* du papyrus Ebers[15] est un ouvrage savant des médecins et des prêtres égyptiens voulant montrer que toute maladie dérange un ordre interne, un ordre idéal essentiellement établi par le dieu. Le deuxième grand traité de physiologie égyptien porte le titre de *Livre concernant les pérégrinations des* oukhedou[16]. Il s'agit de repérer les parcours des substances nocives pouvant parcourir les « conduits » du corps lorsqu'elles proviennent de l'extérieur ou qui, lorsqu'elles sont présentes dans l'organisme, se rebellent contre lui animées par des souffles pathogènes. Le titre nomme les *oukhedou* car ces substances pathogènes sont le plus souvent concernées, mais ce ne sont pas les seules. Les principaux facteurs pathogènes circulants sont au nombre de quatre et tous liés aux démons : 1) le *âaâ*, liquide corporel apporté par les démons ; 2) les *setet*, des parasites démoniaques circulants ; 3) les *oukhedou*, substances rongeantes animées par les démons et accusées d'être à l'origine des ulcérations cancéreuses ou non et plus généralement de la formation du pus, d'où leur importance ; 4) le sang, liquide bénéfique qui transforme la nourriture en chair mais peut voir son action inversée par des souffles pathogènes qui le font alors ronger le corps qu'il est censé construire. Il provoque alors la formation de pus. D'autres substances pathogènes sont citées par les textes mais ne sont pas évoquées comme étant la cause d'autant de pathologies.

Dans ce système de causalités divines généralisées, le *ẖt*, « l'intérieur du corps », est, bien sûr, l'endroit où tout se passe puisque c'est le point de rencontre obligé entre les souffles divins, les souffles pathogènes des démons, les substances pathogènes. Quelle sera la place de cette entité anatomique mal définie mais aux connotations religieuses si prononcées dans les textes de la pratique médicale ?

---

[12] Pap. Berlin 3024 (Livre du « désespéré »), lignes 9-10, *cf.* Miriam LICHTHEIM, *Ancient Egyptian Literature*, Berkeley : UCLA, 1973, tome 1, p. 164.

[13] Stèle Louvre, C. 26, ligne 22 (texte cité par A. PIANKOFF, *op. cit.* note 11, p. 91).

[14] Stèle Louvre, C. 55, ligne 15 (texte cité par A. PIANKOFF, *op. cit.* note 11, p. 91).

[15] Th. BARDINET, *Les Papyrus ... op. cit.* note 7, p. 80.

[16] *Loc. cit.*

Bien entendu, les « maux » (*mrt*) peuvent être en n'importe quel endroit de « l'intérieur du corps ». Noter ainsi ce passage qui montre que le *ẖt* est en relation avec les parties hautes du corps : « Autre (remède) pour soigner la poitrine (*šnbt*) (pour) chasser tous les maux qui sont dans l'intérieur du corps (*ẖt*), pour soigner la trachée-poumon (*sm3*) »[17]. Bien entendu c'est dans l'intérieur du corps que les productions de la maladie vont s'accumuler : « Autre (remède, pour) nettoyer l'intérieur du corps (*ẖt*) et chasser les altérations qui sont dans l'intérieur du corps (*ẖt*) d'un homme »[18]. Le dictionnaire des termes médicaux de von Deines et Westendorf ne consacre pas moins de huit pages aux emplois du mot *ẖt*[19]. En les parcourant, on voit que presque tous les facteurs pathogènes imaginés par les Égyptiens se retrouvent dans le *ẖt* avant d'engendrer leurs méfaits dans les différentes parties du corps ? Avec les principaux nommés plus haut (*oukhedou, âaâ, setet*, sang à l'action inversée) on trouve : la sécrétion *sryt* de la toux, l'excrément douloureux, les concrétions *ourmyt*, le gonflement *chefout*, les ballonnements *setjenou*, les amas *tjesou*, un obstacle quelconque, toutes sortes de vers, des substances magiques, le démon *nsyt*, un dieu, un mort, une morte, la semence d'un dieu, une mouche ayant pénétré par la bouche et porteuse de miasmes, toutes sortes de choses malignes, les *ouhaou* qui migrent vers la peau.

L'action de ces facteurs pathogènes explique que l'intérieur du corps pourra être décrit comme malade, rétréci, chaud, brûlant, froid, revenu à la bonne température, bouleversé, dur, « s'opposant », ballonné[20]. La conception égyptienne, qui considère la maladie comme quelque chose qui vient du dehors (théorie parasitaire), sous-tend que les souffles pathogènes des démons et les substances nocives pénètrent au plus profond du corps du malade avant d'être disséminés. Même des maladies de la peau sont provoquées par des substances pathogènes dégradées à l'intérieur du corps et qui migrent vers la peau. Mais les explications égyptiennes à propos des processus pathologiques à l'intérieur du corps sont finalement peu nombreuses. De même, les substances pathogènes incriminées sont en nombre limité car elles sont polyvalentes.

Ce sont les souffles pathogènes des démons qui détruisent le mieux l'équilibre dynamique du corps et provoquent les fièvres en pénétrant dans l'intérieur du corps :

> « Quant aux différents souffles pathogènes, ils entrent dans l'œil gauche et sortent par le nombril. C'est le cœur *ḥ3ty* qui fait, de façon répétée, qu'ils entrent dans les conduits de l'homme et ils développent une cuisson dans toute la chair de l'homme ».

---

[17] Pap. *Ebers* 185.
[18] Pap. *Ebers* 25.
[19] Hildegard von DEINES, Wolfhart WESTENDORF, *Wörterbuch der medizinischen Texte* [Hermann GRAPOW (dir.), *Grundriss der Medizin der Alten Ägypter*, 9 vols., Berlin : Akademie Verlag, 1954-1973] VII, 2, 1962, *s.v.*
[20] *Loc. cit.*

Sur l'un des *naoi* de Saft el-Henneh que l'on nomme « *Naos* des décades » et qui a été publié récemment[21] se trouvent des conjurations visant les ennemis de l'Égypte qui se présenteraient aux frontières. Ces textes décrivent les fièvres qui leur sont promises, des fièvres paludéennes malignes dont les symptômes sont décrits d'une façon incroyablement précise[22]. Ces conjurations mettent en avant l'importance du rôle pathogène que jouait selon les anciens Égyptiens des substances impures, véritables miasmes que les Égyptiens pensaient être déposés sur le sol par la décrue du Nil. Ces substances polluaient les pâturages, infestaient les animaux, contaminaient la nourriture des hommes. On les rendait responsables d'épidémies de fièvres annuelles où on reconnaitra les épisodes épidémiques de fièvres paludéennes revenant chaque année en Égypte lors de la multiplication des anophèles qui accompagne la décrue du Nil. Pour les Égyptiens, ces substances étaient dispersées par les vents mais les souffles pathogènes des démons les emportaient aussi, démons lancés contre les humains par la déesse Sekhmet.

Un des résultats de l'étude des conjurations du « *Naos* des décades » et de celle d'autres textes qui leur sont apparentés, comme ceux trouvés dans le « Manuel du prêtre-*ouâb* de Sekhmet »[23], a été de montrer que les symptômes des fièvres paludéennes décrites dans ces textes provenaient de traités médicaux égyptiens maintenant perdus et consacrés aux fièvres.

Si l'on compare la liste des signes cliniques concernant les fièvres paludéennes trouvés dans ces documents à la liste tout aussi remarquable des signes cliniques du traité des tumeurs de Khonsou contenu dans le grand papyrus médical du Louvre[24], on s'aperçoit que la médecine égyptienne, comme toutes les médecines anciennes, reposait sur l'approche clinique des maladies et que les explications religieuses données aux maladies et à leur déroulement correspondent à un contexte culturel prégnant qui est fondamental dans la lutte magique préventive et curative, dans le choix même des médications, mais qui ne joue aucun rôle dans la pratique clinique elle-même. Celle-ci est orientée vers le pronostic concernant la gravité de la maladie et les possibilités de son traitement, les deux questions que pose le patient et qui sont contraignantes pour son médecin.

L'approche clinique des médecins reposait sur un schéma littéraire qui remonte au moins à l'Ancien Empire égyptien et que les Égyptiens nommaient *šs3w* « descriptif ». Elle consistait à faire une recherche minutieuse des signes cliniques les plus remarquables.

Historiquement, c'est une avancée majeure de la pensée médicale. L'idée fut de considérer uniquement les signes cliniques se répétant chez des malades différents afin d'établir un pronostic qui leur est commun. Le

---

[21] Anne-Sophie VON BOMHARD, *The Naos of the Decades. From the Observation of the Sky to Mythology and Astrology*, Oxford Centre for Maritime Archaeology : Monograph 3, Institute of Archaelogy, University of Oxford, 2008.

[22] Sur ce point et sur l'interprétation médicale de ces textes, voir Th. BARDINET, *Le paludisme (malaria) dans l'Égypte des pharaons. Étude d'un contexte historique et médical*, à paraître.

[23] Ce « Manuel » a été publié par Gloria ROSATI in Jürgen OSING, Gloria ROSATI (dir.), *Papiri geroglifici e ieratici da Tebtynis*, Florence : Vitelli, 1998, p. 89-215 et planches 22-23.

[24] Th. BARDINET, *Médecins et magiciens ... op. cit.* note 5, p. 158, *sqq.*

« descriptif » *šs3w* regroupe ces signes cliniques. Ces regroupements permettent souvent de tenter un diagnostic rétrospectif, c'est à dire de déterminer à quel réel pathologique le médecin avait affaire.

Or, l'intérieur du corps n'est pas accessible à l'observation médicale sinon de façon indirecte en interprétant les symptômes présentés par le patient. Un des titres médicaux des plus importants dans la hiérarchie médicale des médecins de l'Égypte ancienne était celui de *swnw ẖt* traduit traditionnellement par « médecin du ventre » mais qui serait plutôt « le médecin de l'intérieur du corps, l'interniste »[25]. Le grand médecin de cour qui, on peut le penser, a écrit le papyrus médical du Louvre, laisse peut-être entendre que c'était un de ses titres dans le passage suivant où, par précaution, le traitement d'un kyste supposé superficiel par l'aide en chirurgie (« l'homme au cautère ») ne peut être autorisé que par le *sounou ẖt*, le seul médecin vraiment compétent pour juger si l'intérieur du corps est concerné au nom par la tumeur visible sur la peau :

> « S'il (le kyste) chauffe et devient mou et qu'il produit du liquide à l'intérieur de son *ẖt* (= au centre de l'enveloppe qui circonscrit le kyste), c'est (alors) l'affaire d'un (simple) médecin. Si par contre il devient mou et qu'il fabrique de l'œdème (autour de lui), c'est l'homme au cautère qui a vocation à le traiter (mais) sous l'autorité d'un médecin de l'intérieur du corps pour ce qui doit être fait le concernant »[26].

Si l'intérieur du corps reste finalement pour le médecin égyptien une « boîte noire » propre aux spéculations physiologiques et ne permettant jamais d'avoir une image des lésions pathologiques correspondant aux symptômes présentés par ses patients, le statut de ce grand « creux » du corps est très différent pour le croyant égyptien (et le médecin en tant que croyant) en quête de sa survie éternelle.

Selon lui, la mort est ressentie avant tout comme une destruction des composants de l'intérieur du corps causant la perte des souffles divins animateurs, ceux-ci n'ayant plus ce support corporel interne pour maintenir la vie. La lutte égyptienne pour la survie du corps se lit dans des textes funéraires conservés dans le *Livre de morts* et dans des ouvrages consacrés à la conservation du corps comme dans le traité d'embaumement du papyrus médical du Louvre[27]. La momie est considérée comme un substitut de l'être humain. La conservation des os et des chairs est une opération technique liée à des connaissances très précises : techniques de « salage » au natron, isolation indispensable par une coque étanche de bandelettes de lin imprégnées de résines cuites dans de l'huile de lin, huile qui apporte ses propriétés réticulantes. Mais l'intérieur de ce corps de momie, son *ẖt*, reste vide. Si, le cœur *ḥ3ty* peut être aisément conservé et remis dans la momie, ce

---

[25] Th. BARDINET, *Dents et mâchoires dans les représentations religieuses et la pratique médicale de l'Égypte ancienne*, Rome : Pontificio Istituto Biblico [coll. *Studia Pohl, Series Maior*, vol. 15], 1990, p. 248 (Tableau).

[26] Pap. Louvre E 32847, verso 6, 4-6, *cf.* Th. BARDINET, *Médecins et magiciens ... op. cit.*, p. 186.

[27] *Ibid.* p. 211.

n'est pas le cas de l'intérieur-*ỉb*. Le jeu magique va consister à transformer l'intérieur-*ỉb* qui a été mis par le *parachiste* dans les vases canopes avant sa destruction, en nouveau support de souffles divins. Le rituel magique transforme cet intérieur-*ỉb* humain en intérieur-*ỉb* divin, en l'occurrence celui du dieu Osiris. De ce fait, la momie va devenir un être quasi-divin, possédant un intérieur-*ỉb* divin et donc un Ba divin, puisque le Ba n'est qu'un souffle divin qui a trouvé un support qui lui donne une forme particulière (voir plus haut). Son Ba étant divin, il aura la possibilité de quitter son corps de momie et de voyager comme voyage le Ba d'un dieu. C'est ainsi que, grâce à ce pouvoir, le Ba des morts peut venir s'attaquer aux vivants. Comme ce Ba divin reste toutefois accolé au cœur *ḥ3ty* du défunt, il sera représenté par un oiseau à tête humaine , la tête étant celle du défunt, le corps de l'oiseau affirmant la nature divine de ce Ba voyageur.

La transformation de l'intérieur-*ỉb* du défunt en intérieur-*ỉb* divin dépend néanmoins de la bonne réputation du défunt et de son intégrité passée. Il ne faudrait pas accorder un *ỉb* pur, osirien, à un ancien ennemi d'Osiris sur terre. Alors, avant de passer devant le juge des morts, le défunt invoquera le cœur et l'intérieur-*ỉb* du temps où il vivait sur terre, parties anatomiques qui, de naissance, lui venaient de « sa mère ». Il leur dira de se taire.

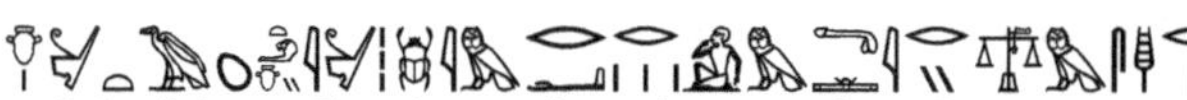

« O intérieur-*ỉb* qui me vient de ma mère, O mon coeur *ḥ3ty* de mes différents âges, ne dis pas devant le gardien de la balance les mots que j'ai pu prononcer (jadis) »[28].

Conclusion

Pour les anciens Égyptiens, « l'intérieur du corps », considéré comme grand « creux », n'est pas seulement le réceptacle des éléments pathogènes qui viennent agresser les vivants. C'est aussi le sanctuaire de la vie, celui dont l'intégrité ici-bas et la reconstitution après la mort par les rites funéraires est le gage de la survie dans l'au-delà. Dans la partie basse de ce « creux » se trouve le ventre. Mais notre idée de « ventre » avec ses connotations naturellement péjoratives dues à ses fonctions, le vocabulaire souvent rude qui accompagne ses mentions, est totalement absente dans la documentation égyptienne. On ne trouve pas cette idée dans les contextes médicaux et religieux. Elle aussi est absente des textes littéraires dont les auteurs ne se permettraient pas de mettre en question les représentations religieuses. L'idée égyptienne de « l'intérieur du corps » comme chapelle divine à l'intérieur de l'homme fait que le « ventre » égyptien disparaît dans les textes, comme enfoui et dissimulé dans un endroit du corps sacralisé, un endroit plus vaste que lui et qui l'englobe.

[28] Gábor SCHREIBER, *The Tomb of Amenhotep*, Budapest : Archeolingua [coll. *Studia Aegyptiaca, Series Maior,* IV, 2015], 2015, p. 46 et pl. XXXVI.

Théories et imaginaire de la digestion dans l'Antiquité

Antoine PIETROBELLI [1]

Le mot français « digestion » vient du latin *digestio*, dérivé du verbe *digerere* qui signifie « diviser, répartir, distribuer ». Mais les Romains de l'époque classique utilisaient les noms *coctio* ou *concoctio* et le verbe *concoquere* pour décrire ce phénomène physiologique. Ce n'est que dans l'Antiquité tardive, vers le IVe siècle, que *digerere* et ses dérivés supplantent le verbe *concoquere* et son déverbé, ceux-ci étant réassignés à leur sens premier de « cuire » ou de « cuisiner »[2]. Le terme *digestio* (« distribution ») qui s'est imposé en latin tardif puis en français décrivait donc originellement chez les anciens une phase postérieure à la digestion stomacale proprement dite, que nous nommons aujourd'hui l'absorption et l'assimilation. Le célèbre médecin Galien disait par exemple dans son grand hymne aux parties du corps humain : « l'estomac est l'organe de la digestion (*pepsis*), mais l'intestin celui de la distribution (*anadosis*)[3] ». Le fait est que les mots latins *concoctio* et *digestio* sont une traduction des mots des médecins grecs *pepsis* et *anadosis*.

Les Anciens savaient comme nous que le processus digestif s'effectuait en plusieurs étapes, depuis la mastication dans la bouche, le passage à travers les différents conduits et cavités du tube digestif jusqu'à la sanguinification et l'assimilation. Et ils ont pu donner, comme nous, une définition extensive de la *pepsis* ou coction, en utilisant ce mot pour décrire non seulement celle qui se fait dans l'estomac, mais aussi les transformations qui s'effectuent dans le foie et au niveau de chaque partie[4]. Dans le cadre de

---

[1] Maître de conférences HDR, Université de Reims Champagne-Ardenne, CRIMEL (EA 3311).

[2] Voir Raffaele PASSARELLA, « The Vocabulary of Digestion » *in* David LANGSLOW et Brigitte MAIRE (dir.), *Body, Disease and Treatment in a Changing World. Latin Texts and Contexts in Ancient and Medieval Medicine*, Lausanne : Bibliothèque d'Histoire de la Médecine et de la Santé, 2010, p. 275-281.

[3] Galien, *Sur l'utilité des parties du corps*, IV, 8 (III, 284 K).

[4] La théorie des trois coctions peut se résumer ainsi : la première se fait dans l'estomac avec la transformation de la nourriture en chyle et l'évacuation des excréments ; la deuxième s'effectue dans le foie, où se forme le sang et c'est à ce stade que Galien situait la formation de l'urine, de la bile noire et de la bile jaune ; la troisième s'opère au niveau de chaque partie qui transforme le sang en nourriture propre à sa nature. Sur ces trois coctions, voir Cicéron, *Sur la nature des dieux*, II, 136-137 ; pseudo-Hippocrate, *Lettre à Ptolémée, sur la constitution de l'homme*, ed. Ermerins in *Anecdota medica Graeca*, Leyde : Luchtmans, 1840, p. 285 ; Galien, *Sur l'utilité des parties du corps*, IV ; Galien, *Pratiques anatomiques*, VI, 2 ; Galien, *Sur les bons et les mauvais sucs*, 5, 18-19 ; Léon le Philosophe, *Épitomé sur la nature de l'homme*, 72 ; ou plus tard Rabelais, *Tiers livre*, Paris : Michel Fezandat, 1552, p. 33 : « L'appetit en l'orifice de l'estomach moyennant un peu de melancholie aigrette, que luy est transmis de la ratelle, admonneste de enfourner viande. La langue en faict l'essay : les dens la

ce colloque sur le ventre, mon propos se limitera à la digestion ou *pepsis* qui s'effectue dans l'estomac.

Pour décrire les processus internes de la boîte noire du corps humain, les anciens ont eu recours à l'analogie : ce qu'ils pouvaient observer, le visible, leur a servi pour expliquer les fonctionnements invisibles de l'organisme. Pour ce qui est de la transformation des aliments dans le ventre, ils ont laissé une doxographie toute faite des différentes théories de la digestion. Cette doxographie, qui se trouve sous plusieurs formes et avec des variantes dans les textes grecs et latins, fait l'objet de cette étude. Je voudrais faire parler ces textes souvent cités pour explorer les imaginaires de la digestion dans l'Antiquité.

I. Les quatre théories de la digestion

La plus connue de ces doxographies est celle de l'encyclopédiste romain Celse, qui vivait à l'époque d'Auguste :

> « Parmi ces fonctions, la plus importante paraissant être la digestion (*concoctio*), c'est à cette dernière qu'ils s'attachent particulièrement : les uns, prenant pour guide Érasistrate, prétendent que la nourriture est broyée (*teri*) dans le ventre ; d'autres, suivant Plistonicus disciple de Praxagoras, qu'elle se putréfie (*putrescere*) ; d'autres sur la foi d'Hippocrate, que les aliments subissent une coction sous l'effet de la chaleur (*per calorem concoqui*) ; et là-dessus les disciples d'Asclépiade viennent soutenir que ces vues sont toutes vaines et inutiles : car il n'y a aucune coction (*concoqui*), mais la matière est répartie dans tout le corps, dans l'état de crudité (*crudam*) où elle a été absorbée »[5].

On trouve une doxographie similaire dans les *Définitions médicales* pseudo-galéniques :

> « Comment Hippocrate, Érasistrate, Empédocle et Asclépiade expliquent-ils le processus des digestions (*pepseis*) des aliments ? Hippocrate dit que les digestions (*pepseis*) des aliments se produisent par la chaleur naturelle, Érasistrate, par trituration (*tripsis*), pulvérisation (*leiôsis*) et compression (*peristolê*) de l'estomac et par la particularité du pneuma acquis, Empédocle par putréfaction (*sêpsis*) ;

---

maschent : l'estomach la reçoit, digère & chylifie. Les vènes mesaraïcques en sugcent ce qu'est bon & idoine : delaissent les excremens. Les quelz par vertu expulsive sont vuidez hors par exprès conduictz : puys la portent au foye. Il la transmue derechef, & en faict sang. [...] Les roignons par les vènes emulgentes en tirent l'aiguosité, que vous nommez urine, & par les uretères la decoullent en bas. Au bas trouve receptacle propre, c'est la vessie, laquelle en temps oportun la vuide hors. La ratelle en tire le terrestre, & la lie, que vous nommez melancholie. La bouteille du fiel en soubstrait la cholère superflue. Puys est transporté en une autre officine pour mieulx estre affiné, c'est le Cœur. Lequel par ces mouvemens diastolicques & systolicques le subtilie & enflambe, tellement que par le ventricule dextre le met à perfection, & par les vènes l'envoye à tous les membres. Chascun membre l'attire à soy, & s'en alimente à sa guise : pieds, mains, œilz, tous ».

[5] Celse, *De la médecine*, praef. 20 (tr. G. Serbat, CUF, 1995, p. 8).

les autres ont dit que les distributions (*anadoseis*) se faisaient à partir d'éléments crus (*ex ômon*), comme Asclépiade de Bithynie »[6].

Quand on présente la doxographie latine de Celse et la doxographie grecque des *Définitions médicales* sous la forme d'un tableau, on se rend compte qu'elles concordent presque en tout point :

Celse, *Sur la médecine*, praef. 20			*Définitions médicales*, 99		
1	Érasistrate	*teri*	2	Érasistrate	*tripsis, leiôsis, peristolê*
2	Pleistonicos	*putrescere*	3	Empédocle	*sêpsis*
3	Hippocrate	*per calorem concoqui*	1	Hippocrate	*pepsis hypo tou emphytou thermou*
4	Asclépiade	*crudam materiam diduci*	4	Asclépiade	*ex ômon anadosis*

Les deux doxographies énoncent quatre opinions sur la digestion pour expliquer la transformation des aliments en nutriments : coction par la chaleur, putréfaction, trituration et absence de modification (ou distribution des aliments crus). Si elles diffèrent dans l'ordre d'énumération des quatre thèses, elles ont aussi pour point commun d'attribuer la théorie de la cuisson à Hippocrate et celle de la trituration à Érasistrate. Toutes deux évoquent aussi en dernier la position iconoclaste d'Asclépiade qui refuse la coction et les thèses de ses prédécesseurs. Elles diffèrent toutefois pour l'auteur de l'explication par la putréfaction : Celse en attribue la paternité à Pleistonicos, un disciple de Praxagoras et le texte grec à Empédocle. Et c'est sur cette dissension que je voudrais m'arrêter dans un premier temps pour présenter la thèse de la digestion par putréfaction. Il m'importe en effet d'expliciter chacune de ces positions et de montrer leur relation en les replaçant dans l'ordre chronologique.

II. La digestion comme putréfaction (Empédocle ?)

La première question qui se pose est l'attribution de cette première opinion : faut-il la porter au crédit d'Empédocle, le célèbre philosophe présocratique du Ve siècle avant J.-C., ou de Pleistonicos[7], le disciple de

---

[6] Pseudo-Galien, *Définitions médicales*, 99 (XIX, 372 de l'ed. de C. G. Kühn, désormais abrégée K ; ma traduction). Cette doxographie est traduite et adaptée dans le pseudo-Soranos, *Questions médicales*, 61 (ed. Rose, *Anecdota graeca et graecolatina*, II, p. 255) : *Quomodo Hippocrates et Erasistratus et Diocles et Genoetas et Asclepiades philosophi digestionem cibi et potus fieri dixerunt ? Hippocrates ab innato in nobis calore fieri digestionem dixit, Erasistratus vero teri et solvi, Diocles autem putrescere, Genoetas a natura eliminari, Asclepiades autem per exercitationem corporis fieri dixit.* Il s'agit d'une notice altérée issue d'une traduction latine des *Définitions médicales* : la fin de la notice sur la digestion reprend la dernière phrase de la doxographie pseudo-galénique qui vient à la suite du passage cité ci-dessus : « Asclépiade de Bithynie, celui-là même qui déclara que l'âme était l'exercice des cinq sens » (XIX, 373, 3-5 K). On trouve également trace de ce débat doxographique dans les deux fiches de lecture de la *Bibliothèque* de Photius consacrée aux *Dictyaca* de Denys d'Égée (Photius, *Bibliothèque*, cod. 185, 2-26 et 211, 5-13). Ces débats font aussi l'objet du traité de Galien, *Sur les facultés naturelles.*

[7] Sur Pleistoniscos, voir Orly LEWIS, *Praxagoras of Cos, On Arteries, Pulse and Pneuma. Fragments and Interpretation*, Leyde-Boston : Brill, 2017, p. 142 et p. 193. Pleistoniscos est brièvement mentionné par Pline, dans son *Histoire naturelle*, XX, 26 et 122.

Praxagoras de Cos au IVe siècle avant J.-C, ou bien de Dioclès à la même époque, en suivant le texte pseudépigraphe attribué à Soranos[8] ou encore d'Athénée, comme le fait un scholiaste de Galien[9], — vraisemblablement Athénée d'Attalie, un médecin pneumatique du Ier siècle après J.-C. ?

Il est difficile de rattacher de manière décisive la théorie de la digestion par putréfaction à Empédocle. Le seul fragment de son poème *Sur la nature* qui évoque la putréfaction est appliqué à la formation du grain de raisin qui contient le futur vin et au phénomène de la maturation : « le vin qui sort de l'écorce est de l'eau putréfiée (*sapen*) dans le bois » (οἶνος ἀπὸ φλοιοῦ πέλεται σαπὲν ἐν ξύλῳ ὕδωρ)[10]. Plutarque cite pourtant ce vers pour établir que la coction (*pepsis*) est une putréfaction (*sêpsis*)[11]. J. Bollack[12] a donné des explications pour comprendre cette formulation obscure, qu'il traduit du reste par « l'eau de la sève, pourrie dans le bois, tourne en vin ». Le mot « vin » (*oinos*) désigne ici le suc et la pulpe distillée par la plante dans le grain mûr avant la cueillaison. J. Bollack interprète l'expression « l'eau de la sève pourrie dans le bois » en termes empédocléens : « l'excédent d'eau et de feu dont la plante dispose au moment de la maturation provoque la séparation de ces deux éléments [...] : le feu se concentre dans le bois jusqu'à le dessécher (et il contribue grâce à sa force durcissante à la lignification), l'eau abonde dans le fruit »[13]. Dans la philosophie naturelle d'Empédocle, la putréfaction (*sêpsis*) se confond avec la maturation, la fermentation, la corruption et la décomposition : elle désigne en réalité une séparation des éléments primaires qui constituaient le mélange initial. Il l'observe dans le mûrissement des fruits dont les éléments se dissocient et se désagrègent par pourrissement[14]. L'analogie se fait donc avec le monde végétal et avec la fermentation du vin.

Pour notre enquête sur la paternité de cette doctrine de la digestion, il importe toutefois de souligner qu'elle était déjà connue des auteurs hippocratiques. En effet, le traité de l'*Ancienne médecine*, qui cite par ailleurs Empédocle[15] et qui est traditionnellement daté de la fin du Ve siècle,

---

8 Voir *supra* note 6 : *Diocles autem putrescere.*

9 Paul MORAUX, « Unbekannte Galen Scholien », *Zeitschrift für Papyrologie und Epigraphik*, 27, 1977, p. 1-63, ici p. 27 : τοῖς μὲν σήπεσθαι νομίζουσι φιλοτίμως ἀντιλέγων. ταύτης τῆς δόξης ὁ Ἀθήναιος· ἔλεγε γὰρ σήψει γίνεσθαι τὴν πέψιν.

10 Empédocle, *Sur la nature*, fr. 81 Diels-Kranz (t. I, p. 340, ligne 32) = fr. 595 (Bollack, t. II, p. 227) cité par Plutarque, *Questions naturelles*, 2, 912c et 919d (tr. Pontani, CUF, 2018, p. 5).

11 Plutarque, *Questions naturelles*, 2, 912c.

12 Jean BOLLACK, *Empédocle III, Les origines : commentaire*, Paris : Éditions de Minuit, 1969, t. II, p. 524-526.

13 *Ibid.*

14 Si cette théorie remonte à Empédocle, elle poursuit son chemin dans l'imaginaire collectif. Elle est en effet mentionnée par le médecin Daphnos des *Deipnosophistes* d'Athénée (VII, 3, 14) dans le cadre d'une théorie astrologique : « Les repas nocturnes, mon cher ami, sont plus profitables pour l'ensemble du corps. En effet, l'astre de la lune convient à la digestion de la nourriture, car il est agent de putréfaction (*sêptikon).* Et la digestion (*pepsis*) se fait par putréfaction (*sêpsis*). En tout cas, les animaux sacrifiés la nuit tendent plus vite à la putréfaction, tout comme le bois coupé au clair de lune et c'est même à cette clarté que mûrissent la plupart des fruits » (ma traduction).

15 Hippocrate, *Ancienne médecine*, 20.

fait état de cette théorie de la putréfaction quand il évoque une maladie liée à la digestion :

> « Au lieu d'attendre le temps suffisant pour que son ventre puisse tirer profit des aliments ingérés la veille, les dominer (*epikratein*), se vider et avoir du repos, il a introduit en sus de nouveaux aliments dans un ventre qui était en ébullition (*zeousa*) et en fermentation (*ezumômenê*) »[16].

Ce passage est intéressant pour la théorie hippocratique de la digestion : il présente la fonction digestive d'abord comme une domination du ventre sur les aliments, puis comme une cuisson par ébullition et enfin comme une fermentation dans une cuve. Il évoque ici la fermentation, plus que la putréfaction, mais un autre indice indique que la doctrine de la putréfaction était connue d'Hippocrate : dans plusieurs traités hippocratiques, le verbe *sêpein* (« pourrir ») est utilisé comme synonyme du verbe *pettein* (« cuire ») pour désigner l'action que subissent les aliments dans le ventre[17].

Si les auteurs hippocratiques du Ve siècle connaissaient cette théorie de la digestion comme putréfaction, il semble préférable de l'attribuer à Empédocle, plutôt qu'à Pleistoniscos, Dioclès et Athénée d'Attalie, qui leur sont postérieurs et de suivre la doxographie livrée par les *Définitions médicales* pseudo-galéniques. Passons à la deuxième thèse, celle de la cuisson par ébullition.

III. La digestion comme coction (Hippocrate)

Cette théorie, omniprésente et dominante dans le *Corpus hippocratique*[18], reprise par Platon[19] et Aristote[20], puis labellisée par Galien fut la plus répandue dans l'Antiquité et elle s'imposa jusqu'aux découvertes des sucs gastriques au XVIIe siècle[21]. Les deux doxographies précisent que

---

16 Hippocrate, *Ancienne médecine*, 11 (I, 594 L = Jouanna, 131, 13-16) ; tr. J. Jouanna, CUF, 1990, p. 131.

17 C'est du moins ainsi que l'interprète Galien, voir *Commentaire aux Aphorismes*, VI, 1 (XVIII A, 8 K) ou *Commentaire au Régime des maladies aiguës*, I, 32 et 36 (XV, 489 K = Pietrobelli, 71 et XV, 492 K = Pietrobelli, 74) ; tr. A. Pietrobelli, CUF, 2019.

18 Voir Isabella TACCHINI, « *Pepsis.* Ricerche intorno all'utilizzazione di un modelo esplicativo », *in* Mario VEGETTI et Silvia GASTALDI (dir.), *Studi di storia della medicina antica e medievale in memoria Paola Manuli*, Florence : La nuova Italia, 1996, p. 88-100 et Isabella TACCHINI, *Les Phénomènes de la coction et de la cuisson dans la Grèce ancienne d'Homère à Hippocrate*, Thèse Paris IV, 2000 (ouvrage non consulté).

19 Par exemple, dans le *Timée*, 78e-79a.

20 Voir Isabella TACCHINI, *op. cit.*, 1996.

21 À la fin du XVIIIe siècle, le médecin A. Roy Desjoncades pouvait encore écrire à propos de l'estomac : « ce vase de digestion. La situation de celui-ci, sa forme, son diamètre, l'épaisseur de ses parois, les assistants qui sont placés autour de lui, tout est arrangé avec une symétrie des plus régulières, pour favoriser l'entretien de cette chaleur vitale. [...] Les viscères, les muscles et les troncs d'artères et de veines qui l'environnent, sont comme autant de braises allumées qui entretiennent ce feu. Le foie le couvre et l'échauffe du côté droit. La rate en fait autant du côté opposé. Le cœur et le diaphragme font le même office par en haut » ; Antoine ROY DESJONCADES, *Les Loix de la nature applicables aux loix physiques de la médecine, et au bien général de l'humanité*, Paris, 1788, vol. I, p. 97. Sur la découverte de l'action des sucs gastriques par Jean-Baptiste van Helmont, voir Robert P. MULTHAUF, « J. B. Van Helmont's reformation of the Galenic doctrine of digestion », *Bulletin of the History of Medicine*, 29,

cette cuisson ou coction se fait grâce à la chaleur innée ou interne du corps humain. On peut établir que cette cuisson est une cuisson par ébullition, parce que le substantif *hepsêsis* et le verbe *hepsein*, qui signifient respectivement « bouillonnement » et « bouillir », sont employés pour décrire la digestion ou cuisson interne, alors que le verbe *optan* et son déverbé *optêsis* qui renvoient à l'action de rôtir, ne sont employés que pour des cuissons externes. La *pepsis* ou coction est donc perçue, depuis Hippocrate, comme un bouillonnement de la nourriture dans le ventre. Les auteurs ultérieurs ont donné des précisions sur les modalités de ce processus. Aristote explique :

> « Car l'art imite la nature, puisque même la digestion des aliments dans le corps ressemble à une cuisson par ébullition. En effet, la digestion s'effectue dans un milieu humide et chaud sous l'influence de la chaleur du corps. Les indigestions quant à elles évoquent une ébullition incomplète »[22].

Galien a consolidé la métaphore de la cuisson : la source calorifique de cette cuisson est la chaleur innée et l'estomac, dit-il, est entouré par des « viscères semblables à de nombreux foyers sous un grand chaudron, à droite le foie, à gauche la rate, en haut le cœur »[23]. Selon Galien, l'estomac est comme un chaudron et les organes qui l'environnent (le foie, la rate et le cœur) sont autant de foyers qui permettent l'ébullition du bol gastrique. D'après ces représentations, les ébullitions incomplètes provoquent des indigestions, elles suscitent des vapeurs et des humeurs malignes, car les aliments qui ne sont pas cuits restent crus et indigestes. Cette thèse de la digestion par ébullition est corollaire de la théorie des humeurs. L'ébullition transforme en effet les aliments en chyle – c'est la chylification – et ce matériau premier est ensuite épuré de ses résidus (excréments et urines), mais aussi de la bile noire et de la bile jaune pour devenir du sang.

On pourrait dès lors dire que ces deux premières théories (putréfaction et cuisson) sont d'ordre chimique. À ce stade de la démonstration, il faut également souligner que ces deux doctrines sont anciennes et assez voisines. Par exemple, dans la médecine babylonienne[24] les termes qui désignent la putréfaction et la cuisson sont parfois synonymes, même si la digestion n'est jamais perçue comme une coction. C'est à Aristote que revient d'avoir bien distingué la putréfaction de la coction.

1955, p. 154-163 et Walter PAGEL, *Joan Baptista Van Helmont. Reformer of Science and Medicine*, Cambridge : University Press, 1982, p. 129-140.

[22] Aristote, *Météorologiques*, IV, 381b, 6-9 (ed. et tr. P. Louis, CUF, 1982, p. 42).

[23] Galien, *Facultés naturelles*, III, 7 (II, 164 K = Helmreich, 219, 14 ; tr. Ch. Daremberg, Paris : Baillière, 1856, t. II, p. 294).

[24] Marten STOHL, « The digestion of food according to Babylonian sources », *in* Laura BATTINI et Pierre VILLARD (dir.), *Médecine et Médecins au Proche-Orient*, Actes du Colloque International de Lyon (8-9 novembre 2002), British Archaeological Reports, International Series n°1528, Oxford : J. & E. Hedges, 2006, p. 103-119. Les médecins babyloniens décrivent l'intérieur du corps comme un panier, une cuve de brassage de fermentation ou un paysage de cours d'eau.

Olympiodore[25] qui commente les *Météorologiques* résume ainsi sa doctrine : « la coction (*pepsis*) diffère de la putréfaction (*sêpsis*), en ce que le chaud domine l'humide lors de la coction [...], mais que, dans la putréfaction en revanche, l'humide domine le chaud par principe ». Il y a coction quand le feu de la chaleur naturelle cuit correctement les aliments, alors qu'il y a putréfaction, quand l'humide n'est pas cuit correctement en raison d'une chaleur interne insuffisante ou d'un facteur extérieur.

Cette idée de la cuisson s'est imposée dans l'imaginaire collectif. On ne la retrouve pas seulement dans l'*Anonyme de Londres*, le papyrus du Ier siècle[26] ou chez Galien, mais aussi chez Sénèque ou, plus tard, chez Anthime, le médecin de Théodoric Ier roi des Ostrogoths[27] ; tous évoquent les vapeurs et les humeurs malignes qui résultent d'une mauvaise digestion. Cette triangulation du cru, du cuit et du pourri n'est pas propre à l'Antiquité gréco-romaine, puisque Claude Lévi-Stauss[28] l'a mise en évidence en étudiant les mythes amérindiens. Un autre anthropologue, Marcel Détienne, a montré que le paradigme de la coction est également omniprésent dans les explications de la croissance des végétaux chez les savants grecs[29]. Et ce concept scientifique se voit encore appliqué à d'autres domaines que la digestion, comme la formation des poils[30], la coction des humeurs ou celle des maladies. Les deux autres théories attribuées à Érasistrate et à Asclépiade sont plus récentes et elles sont formulées contre l'explication hippocratique de la digestion thermique.

IV. La digestion comme trituration et pulvérisation (Érasistrate)

Contrairement aux deux opinions précédentes, la théorie d'Érasistrate est d'ordre mécanique. Érasistrate, médecin alexandrin du IIIe siècle avant J.-C., accorde, dans sa physiologie, un rôle capital au *pneuma* ou à l'air. Il pense, par exemple, que les artères véhiculent de l'air et non du sang comme le font les veines, parce qu'elles sont les seules à avoir une pulsation. Il passe aussi pour avoir mis en évidence l'existence des couches de fibres de l'estomac. Ces couches de fibres de l'estomac créent avec l'air inspiré des mouvements de compression et de contraction (*peristolê*) qui

---

[25] Olympiodore, *Commentaire aux Météorologiques d'Aristote*, 44 (ed. G. Stuve, *Commentaria in Aristotelem Graeca* 12, 2, Berlin : Reimer, 1900, p. 285).

[26] *Anonyme de Londres*, col. V, 45-VI, 18 (ed. A. Ricciardetto, CUF, 2016, p. 7-8).

[27] Voir, pour Sénèque, Danielle GOUREVITCH, « Le menu de l'homme libre. Recherches sur l'alimentation et la digestion dans les œuvres en prose de Sénèque le philosophe », *in* Pierre GROS, Jean-Paul MOREL (dir.), *Mélanges de philosophie, de littérature et d'histoire ancienne offerts à Pierre Boyancé*, Rome : École française de Rome, 1974, p. 311-344 et pour Anthime, Carl DEROUX, « La digestion dans la diététique d'Anthimus : langage, mythe et réalités », *in* Guy SABBAH (dir.), *Le latin médical. La constitution d'un langage scientifique. Réalité et langage de la médecine dans le monde romain* (Actes du IIIe Colloque « Textes médicaux latins antiques, 1989), Saint-Étienne : Mémoires du Centre Jean Palerne 10, 1991, p. 407-416.

[28] Claude LÉVI-STRAUSS, « Le triangle culinaire », *L'Arc*, 26, 1965, p. 19-29.

[29] Marcel DÉTIENNE, *Les Jardins d'Adonis*, Paris : Gallimard, 1972, p. 23-29.

[30] Voir Isabella TACCHINI, *op. cit.*, 1996, p. 93.

broient et écrasent les aliments dans le ventre (la *tripsis*) pour les réduire en poudre (la *leiôsis*)[31].

Comme pour Empédocle, nous n'avons pas conservé en intégralité les propos d'Érasistrate sur la digestion, ils ne nous sont parvenus que par des témoignages indirects. Son explication de la faim, transmise par Aulu-Gelle[32] permet d'approcher sa conception des mécanismes à l'œuvre dans le ventre. Aulu-Gelle rapporte qu'à Rome, il a accompagné son maître, Favorinus d'Arles, lors d'une consultation médicale auprès d'un malade. Favorinus discutait avec les médecins présents à son chevet et résumait ainsi le propos d'Érasistrate :

> « La faim est causée par les fibres vides et ouvertes des intestins et les cavités intérieures du ventre et de l'estomac qui sont vides et béantes ; lorsque celles-ci, ou s'emplissent de nourriture ou, sous l'effet d'un vide prolongé, se contractent et se rétrécissent, alors le lieu qui reçoit la nourriture étant bouché ou resserré, le désir d'en recevoir ou d'en déplorer l'absence s'éteint »[33].

Puis Favorinus citait les *Diérèses* d'Érasistrate :

> « Les Scythes ont l'habitude aussi quand, en raison de circonstances, ils sont contraints de jeûner, de se serrer fortement le ventre avec de larges ceintures dans l'idée que la faim les gênera moins ; et on peut presque dire que quand le ventre est à peu près plein, c'est parce qu'il n'y a pas de vide en lui qu'on ne sent pas la faim, mais lorsqu'il est bien serré, il n'y a aucun vide »[34].

La faim s'explique donc, pour Érasistrate, par la présence de vide à l'intérieur de l'estomac. Selon lui, le ventre est une sorte de machine qui fonctionne par l'action conjointe du plein et du vide, un peu à la manière de ces appareils pneumatiques inventés par les mécaniciens alexandrins et actionnés par le jeu de l'air comprimé et du vide. Les scholies du *Sur les facultés naturelles* de Galien — qui critique violemment la théorie érasistratéenne — fournissent des images pour visualiser ce processus. Dans une première scholie[35], le ventre est comparé à un mortier (*thuïa*) et l'air qui s'abat sur la nourriture à un pilon (*doidux*). Cette image se retrouve dans une seconde scholie : « Érasistrate disait que l'estomac ressemblait à un mortier, l'air à un pilon et que les aliments étaient ainsi broyés »[36].

La thèse d'Érasistrate du broyage des aliments par pulsion de l'air et contraction des muscles de l'estomac évacuait la théorie de la chaleur innée

---

[31] Sur la digestion chez Érasistrate, voir Ivan GAROFALO, *Erasistrati fragmenta*, Pise : Giardini, 1988, p. 43 et les fr. 119-133 (p. 102-107) et 144 (p. 110-111).

[32] Aulu-Gelle, *Nuits attiques*, XVI, 3 (ed. Y. Julien, CUF, 1998).

[33] Aulu-Gelle, *Nuits attiques*, XVI, 3, 3 (tr. Y. Julien, CUF, 1998, p. 5 légèrement modifiée).

[34] Aulu-Gelle, *Nuits attiques*, XVI, 3, 8 (tr. Y. Julien, CUF, 1998, p. 6, légèrement modifiée). C'est le fr. 284 dans l'édition d'I. GAROFALO, *op. cit.*, p. 166-167.

[35] P. MORAUX, *op. cit.* p. 27. I. GAROFALO (*op. cit.*, fr. 144, p. 110) a corrigé la leçon de l'édition de P. Moraux μίᾳ en θυΐα : ὁ δὲ ᾽Ερασίστρατος τρίψει τὴν πέψιν ἔλεγε, ὥσπερ ἐν θυΐα τῇ γαστρὶ δίκην δοίδυκος ὑπὸ τοῦ ἐμπεσόντος πνεύματος τριβομένης τῆς τροφῆς.

[36] P. MORAUX, *op. cit.*, p. 22 : ἔλεγεν ὁ ᾽Ερασίστρατος ἐοικέναι τὴν μὲν γαστέρα ὅλμῳ, ὁλμοκόπῳ δὲ τὸ πνεῦμα, ὁλμοκοπούμενα δὲ τὰ σιτία.

de ses prédécesseurs (Hippocrate, Platon, Aristote, Dioclès, Praxagoras) et la nécessité de la coction pour transformer les aliments[37]. Un des arguments avancés par Érasistrate était la présence dans les excréments de petites parcelles de nourriture qui n'avaient pas été transformées ni cuites, lors de leur passage à travers le corps, comme les pépins de raisin ou les grains de sésame[38]. D'après lui, le processus digestif n'était pas calorifique, mais pneumatique et mécanique. Passons à la dernière thèse, celle d'Asclépiade.

V. La digestion sans transformation (Asclépiade)

La doctrine d'Asclépiade se situe dans la lignée de celle d'Érasistrate, à la fois par son niveau d'abstraction, mais aussi par son refus des théories conjointes de la chaleur innée, de la coction et des humeurs. Asclépiade s'en prenait néanmoins à l'opinion d'Érasistrate en disant : « nous voyons que beaucoup de sortes de nourriture sont facilement moulues et broyées et sont néanmoins difficiles à digérer, ce qui est une preuve que la digestion n'a pas lieu du fait que la nourriture est moulue et broyée »[39]. Asclépiade de Bithynie, vécut à la charnière des IIe et Ier siècles avant J.-C., est connu pour avoir introduit la médecine grecque à Rome. Il se veut novateur en lançant par exemple la mode des bains froids dans la thérapeutique romaine. C'est un partisan de la théorie atomiste. Selon lui, le corps est constitué de particules invisibles (*onchoi*) et la santé dépend du bon équilibre et de la circulation de ces particules à travers les *poroi* du corps humain (passages, canaux ou conduits). Asclépiade rejette la doctrine humorale hippocratique tout comme l'idée qu'il existe une substance unie soumise à l'altération. Asclépiade va même jusqu'à nier le processus spécifique de la digestion et de la transformation des aliments qui passent, selon lui, tels quels dans l'organisme, c'est-à-dire « crus ». Célius Aurélien, au Ve siècle, en dit un peu plus sur cette étrange théorie :

> « Asclépiade prétend qu'il n'existe aucune digestion en nous, mais qu'une solution des aliments a lieu dans le ventre sans cuisson ; ces aliments se résorbent à travers les parties du corps une à une, de sorte qu'évidemment passe à travers les conduits ténus ce qu'il a appelé *leptomeres* et que nous appelons *spiritus* [grec *pneuma*]. Cette substance a, selon lui, un caractère ni chaud ni froid, à cause de son extrême ténuité ; elle n'a pas de qualité tangible non plus mais elle passe à travers tous les canaux dans les parties qui reçoivent la nourriture, elle devient, selon, artère, nerf, veine ou chair »[40].

[37] Pourtant Cicéron n'hésite pas à mélanger la théorie d'Hippocrate et celle d'Érasistrate pour décrire le phénomène digestif, voir Cicéron, *Sur la nature des dieux*, II, 136-137.
[38] Galien, *Sur les lieux affectés*, I, 3 (VIII, 34 K = fr. 132 Garofalo).
[39] Galien, *Sur l'expérience médicale*, 12, 11 (ed. R. Walzer, *Galen on Medical Experience*, Londres : Oxford University Press, 1944, p. 28 ; tr. P. Pellegrin, *Galien. Traités philosophiques et logiques*, Paris : GF Flammarion, 1998, p. 156).
[40] Caelius Aurelianus, *Maladies aiguës*, I, 113 (tr. in Jackie PIGEAUD, *La maladie de l'âme. Étude sur la relation de l'âme et du corps dans la tradition médico-philosophique antique*, Paris : Les Belles Lettres, 1981, p. 181). On trouve aussi une formulation de la théorie d'Asclépiade sur la digestion dans *L'Anonyme de Londres*, col. XXV, lignes 24-25 (ed. A. Ricciardetto, CUF, 2016, p. 34) et chez Vindicianus, *Sur la semence*, 8 (ed. M. Wellmann,

Asclépiade imagine que tout n'est que *leptomeres* ou *pneuma*, une sorte de flux corpusculaire constitué d'atomes ou de particules n'ayant aucune qualité et se déposant sur chaque partie par sédimentation[41]. Jackie Pigeaud[42] a qualifié cette position d'anti-vitaliste. Il écrit : « Asclépiade nie l'opération secrète de la transformation, la physiologie, la durée »[43]. On pourrait dire qu'Asclépiade refuse toute théorie de la digestion et que sa position est en quelque sorte une non-théorie.

Ces quatre théories de la doxographie antique furent reprises par les théoriciens de l'époque moderne pour penser la digestion[44]. Le libre penseur Michel Servet (ca 1511-1553) opte pour le schème de l'élixation ou bouillonnement dans son *Explication universelle des sirops*[45]. Jean-Baptiste Van Helmont (1579-1644), un disciple de Paracelse, réfute l'idée de chaleur et défend le paradigme de la fermentation[46]. La digestion, selon lui, n'est pas une cuisson, mais une réaction chimique activée par un ferment acide présent dans l'estomac. Pour le médecin italien Giovanni Borelli[47] (1608-1679), qui étudie les fibres musculaires et conteste l'idée de la chaleur innée, la digestion est un phénomène purement mécanique où les aliments sont broyés dans le tube digestif. Et on pourrait trouver des réminiscences de la théorie corpusculaire d'Asclépiade dans les conceptions actuelles des micronutriments et des vitamines, qui sont directement assimilables par l'organisme sans avoir à subir le processus de transformation digestif. Ces dernières découvertes datent du XXe siècle et débutent avec l'isolement de la thiamine (vitamine B1) en 1912 par le biochimiste polonais Kazimierz Funk. Mais il n'est pas dans mon propos de retracer la généalogie rétrospective de ces théories modernes, je voudrais plutôt, dans un dernier temps, approfondir les imaginaires qui sous-tendent ces conceptions chez les anciens.

VI. Imaginaire de la coction

La théorie la plus répandue et la plus pérenne est celle de la coction ou cuisson par la chaleur innée, due à Hippocrate. Selon cette doctrine, exposée notamment dans l'*Ancienne médecine*, la cuisine des aliments sur le feu

---

Die Fragmente der sikelischen Ärzte Akron, Philistion und des Diokles von Karystos, Berlin : Weidmann, 1901, p. 213).

[41] Sur cette théorie d'Asclépiade et ses rapports avec celle d'Érasistrate, voir John T. VALLANCE, *The Lost Theory of Asclepiades of Bithynia*, Oxford : Clarendon Press, 1990, p. 119-121.

[42] Jackie PIGEAUD, *op. cit.*, p. 179-186.

[43] *Ibid.*, p. 185.

[44] *Cf.* Henri MILNE EDWARDS, *Leçon sur la physiologie et l'anatomie comparée de l'homme et des animaux*, Paris : Victor Masson, 1859, t. V, 2e partie, 46e leçon, p. 250-253 ; Antonio CLERICUZIO, « Chemical and mechanical theories of digestion in early modern medicine », *Studies in History and Philosophy of Biological and Biomedical Sciences,* 43, 2012, p. 329-337 ; Diana CARDENAS, *La Nutrition en médecine : approche épistémologique, problèmes éthiques et cas cliniques*, Thèse Université de Franche-Comté, 2016 (en ligne sur HAL).

[45] Michel Servet, *Syruporum universa ratio, ad Galeni censuram diligenter expolita, cui, post integram de concoctione disceptationem…*, Paris : Simon de Colines, 1537.

[46] Jean-Baptiste Van Helmont, *Ortus medicinae*, Amsterdam : Elzévir, 1648.

[47] Giovanni Borelli, *De motu animalium*, Rome : Angeli Bernabo, 1680-1681, II, 16, p. 394-397.

pour les rendre comestibles se prolonge par une cuisson interne dans l'estomac qui les transforme en nourriture assimilable par les parties du corps. Cette théorie d'un *continuum* entre l'art culinaire et la digestion organique crée un puissant réseau métaphorique car elle suppose une cuisine subtile et mystérieuse à l'intérieur du corps. Ce qui frappe, quand on se met en quête de ces réseaux d'analogie, c'est la récurrence des comparaisons de la digestion avec la transformation et la cuisson des céréales ou panification.

Galien a plusieurs fois recours à cette métaphore, comme quand il décrit l'estomac comme « le grenier général (*tamieion koinon*) de toutes les parties et situé au centre de l'être vivant »[48]. Dans le traité *Sur les habitudes*, en réponse à la théorie digestive d'Érasistrate, il écrit :

> « De même, en effet, qu'on ne dit pas que les boulangers cuisent (*pettein*) le pain lorsqu'ils battent et passent au crible le blé pour le broyer en petites parcelles, mais seulement quand, après avoir accompli cela, ils le mouillent avec de l'eau, le mêlent à du levain, le pétrissent, puis laissent reposer la pâte à l'abri du froid, jusqu'à ce qu'elle soit levée, comme eux-mêmes le disent, et dans un troisième temps la cuisent dans des fours chauffés de tous côtés ou par le bas ; de même aussi quand on ingère quelque aliment dans l'estomac, ce n'est pas quand cet aliment est broyé et dissous que nous parlons de coction, mais lorsque comme le pain de blé cuit, il subit un changement de qualité. De même aussi que, pour les pains, le blé cuit doit être transformé jusqu'à ce que sa qualité soit propre à être consommé par nous, de même, et à plus forte raison, faut-il que, dans l'estomac, cette nourriture devienne encore plus conforme à la consommation (je parle de nourriture plus conforme qu'une autre à la consommation dans la mesure où elle devient semblable au corps qui va s'en nourrir) »[49].

Il faut noter que Galien utilise la métaphore de la panification pour contredire Érasistrate et que cette comparaison a l'avantage d'inclure la théorie d'Érasistrate du pilon et du mortier en en montrant le caractère incomplet. Pour Galien, la digestion est une cuisine du corps qui suit les différentes étapes de la panification des céréales (boulange ou meunerie, frasage et pétrissage, fermentation, cuisson). Un autre témoignage compare la digestion à la panification, mais dans une perspective inversée[50], puisqu'ici c'est l'art du boulanger qui s'est inspiré des processus invisibles de l'organisme. Il s'agit d'un extrait de Posidonios d'Apamée, tiré d'une lettre de Sénèque :

> « Quand la céréale, dit-il, arrive dans la bouche, le rude étau des dents se ferme sur elle et la broie ; la langue leur ramène ce qui s'en échappe ; le tout alors se détrempe, de manière à passer avec moins de peine à travers le gosier lubrifié. Parvenu à l'estomac, où il

[48] Galien, *Sur l'utilité des parties du corps*, IV, 1 (III, 266-267 K). Dans le chapitre IV, 2, il file la métaphore.
[49] Galien, *Habitudes*, 2 (ed. Schmutte, 16, 15-18, 7 ; ma traduction).
[50] On trouve déjà la même idée chez Aristote *Météorologiques*, IV, 381b (*cf. supra*, note 22) : « Car l'art imite la nature ».

cuit à sa chaleur toujours égale, il s'assimile alors finalement à l'organisme. S'inspirant de ce modèle, quelqu'un a mis l'une au-dessus de l'autre deux pierres brutes appareillées comme les dents dont une rangée attend sans bouger l'action de l'autre rangée ; puis en frottant l'une contre l'autre ces pierres broient le grain qui leur est renvoyé coup sur coup jusqu'au moment où, bien trituré, il fait poussière. Ensuite, <l'inventeur>, mouillant sa farine et la pétrissant, a façonné le pain, à la cuisson duquel suffirent d'abord de la cendre chaude et une poterie brûlante ; puis on en vint peu à peu à l'idée des fours et d'autres systèmes destinés à régler la chaleur à volonté »[51].

En développant et en explicitant la conception de la digestion comme cuisson, les philosophes et les médecins anciens ont donc lié l'agriculture, la cuisson et la digestion dans un réseau complexe de métaphores. Entre la culture des céréales, leur panification et leur digestion par l'organisme s'est formé un nœud épistémologique mêlant théorie et imaginaire. Le vin aussi entre en compte dans les paradigmes de la digestion, chez Empédocle comme exemple de la maturation et de la fermentation, chez Galien, qui compare la coction qui se fait dans le foie à la formation du vin doux[52], mais aussi chez Asclépiade, qui explique la double action du vin sur la nourriture comme une pressure : « nous savons que le vin, par la vertu de sa qualité de pénétration, cause une condensation et une coagulation d'une grande partie de notre nourriture et, au même instant, une action dissolvante et raréfiante d'un autre grande partie de la nourriture »[53]. Pour Asclépiade, la nourriture était donc transformée par son alliance au vin, sans métabolisme physiologique propre au corps. Comme Empédocle, Hippocrate et Érasistrate, Asclépiade n'échappait donc pas à cet imaginaire végétal, agricole et culinaire pour expliquer le processus digestif.

Dans la méditation 16 de sa *Physiologie du goût* parue en 1826, Brillat-Savarin est toujours tributaire de ces fictions théoriques. Il prend lui aussi parti dans le débat doxographique, même si son verdict a le mérite de satisfaire tout le monde :

> « La digestion est une opération tout à fait mécanique et l'appareil digesteur peut être considéré comme un moulin garni de ses blutoirs, dont l'effet est d'extraire des aliments ce qui peut servir à réparer nos corps et de rejeter le marc dépouillé de ses parties animalisables. On a longtemps et vigoureusement disputé sur la

[51] Sénèque, *Lettres à Lucilius*, XIV, 90, 22-23 (ed. F. Préchac et tr. H. Noblot, CUF, 1962, p. 35-36).

[52] Galien, *Sur l'utilité des parties du corps*, IV, 3 (III, 270 K) : « C'est un vin récemment exprimé des grappes, versé dans un tonneau, mais travaillant, déposant, bouillonnant et fermentant encore par sa chaleur naturelle ; la partie lourde et terreuse de son résidu, cette partie qu'on appelle, je pense, « lie », est tombée au fond du vase, la partie légère et volatile surnage : cette partie s'appelle « fleur », elle se montre particulièrement sur les vins ténus, de même que le dépôt est surtout considérable dans les vins plus épais. Pour suivre la comparaison que j'ai choisie, imaginez que le suc versé de l'estomac dans le foie, par suite de la chaleur du viscère, fermente et bouillonne comme le vin doux et se transforme en sang pur », tr. Ch. Daremberg, Paris : Baillière, 1854, t. I, p. 282.

[53] Caelius Aurelianus, *Maladies aiguës*, I, 152 (tr. J. Pigeaud, *op. cit.*, p. 185).

> manière dont se fait la digestion dans l'estomac et pour savoir si elle se fait par coction, maturation, fermentation, dissolution gastrique, chimique ou vitale, etc. On peut y trouver un peu de tout cela ; et il n'y avait faute que parce qu'on voulait attribuer à un agent unique le résultat de plusieurs causes nécessairement réunies »[54].

Mais son propos vise surtout à montrer que la digestion est le processus physiologique qui a la plus grande influence sur l'âme : « Ainsi la manière habituelle dont la digestion se fait, et surtout se termine, nous rend habituellement tristes, gais, taciturnes, moroses ou mélancoliques, sans que nous nous en doutions, et surtout sans que nous puissions nous y refuser »[55].

[54] Jean-Anthelme BRILLAT-SAVARIN, *Physiologie du goût*, Paris : A. Sautelet, 1826, méditation 16 (ed. Michel Guibert, Paris : Hermann (2e ed., 1981, repr. 2005), p. 116.
[55] *Ibid.*, p. 117-118.

Aliments digestes et indigestes dans la diététique du *De medicina* de Celse

Paul LUTHON[1]

Pour le traitement des maladies, l'enseignement d'Hippocrate avait appris au médecin antique à s'attacher avant toute autre chose à la prescription d'un régime qui rétablisse l'équilibre humoral et assure une bonne digestion au patient[2]. Les quatre premiers livres de l'encyclopédie médicale de Celse[3], polygraphe latin du Ier siècle ap. J.-C., témoignent de ce souci à de nombreuses reprises, comme en 1, 9, 2 :

[...] *concoctio*[4], *sicut in omnibus corporis affectibus, necessaria : cruditas enim id maxime laedit, et quotiens offensum corpus est, uitiosa pars maxime sentit.*	[...] la bonne digestion, comme dans toutes les affections du corps, est nécessaire : l'indigestion lui nuit en effet au plus haut point, et chaque fois que le corps subit une atteinte, c'est la partie malade qui s'en ressent le plus[5].

De fait, l'insertion du précepte à l'intérieur d'une notice par ailleurs consacrée aux douleurs musculaires ou articulaires[6] révèle que la digestion était considérée comme une condition essentielle du bon fonctionnement de

---

[1] Doctorant, Sorbonne Université, EA 4081 Rome et ses renaissances / UMR 8167 Orient et Méditerranée.

[2] L'auteur du traité hippocratique *De l'ancienne médecine*, par exemple, affirme que la science médicale est née de l'élaboration progressive d'un régime alimentaire de plus en plus adapté aux hommes tant malades que bien portants : *cf.* Hippocrate, *De l'Ancienne médecine*, 5-6 (ed. J. Jouanna, Paris : Belles Lettres, CUF, 1990). Pour un autre témoignage sur la recherche du régime alimentaire approprié en cas de maladie, *cf.* Hippocrate, *Aphorismes*, I, 15-19 (Caroline Magdelaine, *Aphorismes*, édition, traduction et commentaire, thèse Paris IV, 1996, tr. reprise dans C. Magdelaine et J. Jouanna, *L'Art de la médecine*, Paris : Flammarion, 1999).

[3] Le *De medicina* de Celse compte en tout huit livres : les livres 1 à 4 sont consacrés à la diététique, les livres 5 et 6 traitent de pharmacologie et les livres 7 et 8 sont dévolus à la chirurgie. L'édition de référence reste *A. Cornelii Celsi quae supersunt*, Friedrich Marx ed., Leipzig-Berlin : Teubner, *CML* I, 1915. Pour les livres 1 et 2, auxquels nous nous intéresserons tout particulièrement, la dernière édition est celle de Guy Serbat, *De la médecine. Livres I-II*, CUF, 1995.

[4] Concernant le vocabulaire latin de la digestion, *cf.* Raffaele PASSARELLA, « The Vocabulary of Digestion in Latin Medical Texts », *in* David R. LANGSLOW et Brigitte MAIRE (dir.), *Body, Disease and Treatment in a Changing World : Latin Texts and Contexts in Ancient and Medieval Medicine*, Lausanne : BHMS, 2010, p. 275-281.

[5] *Cf.* ed. Marx (1915) p. 41 lignes 11-12. Sauf mention contraire, les traductions proposées sont personnelles. Autres exemples illustrant la nécessité de bien digérer pour guérir dans le *De medicina* de Celse (liste non exhaustive) : 1, 4, 4 ; 1, 7 ; 3, 6, 12 ; 3, 22, 6 ; 3, 27, 3A.

[6] Celse cite la podagre et la chiragre. Il s'agit de cas de goutte, maladie particulièrement fréquente dans le monde gréco-romain : *cf.* Mirko D. GRMEK, *Les maladies à l'aube de la civilisation occidentale*, Paris : Payot, 1983, p. 114-115.

toutes les parties du corps, bien au-delà du seul ventre. De plus, son importance est indirectement soulignée dès la préface, où il est rappelé qu'elle constitue selon les médecins dogmatiques la plus éminente des fonctions naturelles du corps[7].

Cependant, à la lecture des livres de diététique du *De medicina*, et en dépit de ces considérations générales, un constat s'impose : les prescriptions fournies contre les diverses maladies sont caractérisées par une impressionnante variété, tout particulièrement dans le domaine alimentaire. D'une notice à l'autre, ce sont en effet des aliments et des boissons extrêmement divers qui sont recommandés. S'il est vrai que le médecin doit toujours se soucier d'assurer au malade une digestion convenable, il faut donc en déduire que la définition du régime digeste se plie à de multiples exigences.

En elle-même, une telle variété n'est guère surprenante, tant il est vrai que Celse ne laisse pas d'affirmer qu'il faut toujours adapter les règles au cas particulier de chaque patient, en se fondant sur l'expérience de ce qui a fonctionné par le passé, davantage que sur une théorie physiologique préétablie[8]. Il n'en demeure pas moins que la détermination de la digestibilité, pour un malade donné, d'un aliment précis semble obéir à plusieurs critères. L'investigation que nous nous proposons de mener aura donc ces critères de digestibilité pour objet et visera à en préciser les contours : en d'autres termes, nous nous demanderons en vertu de quelles propriétés diététiques un aliment peut être identifié comme digeste ou indigeste chez Celse.

Or, il se trouve que les différentes propriétés diététiques des aliments sont utilisées comme principe de classement pour un vaste catalogue situé à la fin du deuxième livre du *De medicina*[9]. Chaque chapitre du catalogue correspond en effet à une propriété et énumère les aliments qui la possèdent. Aussi l'examen attentif de ce catalogue pourra-t-il éclairer ce qui définit le caractère digeste ou indigeste d'un aliment, pourvu que l'on parvienne à comprendre, avec un degré de précision suffisant, à quels effets physiologiques correspondent les propriétés diététiques introduites par Celse.

---

[7] *Cf.* Celse, *Prooem.*, 20, ed. Marx (1915) p. 20, lignes 21-22 : *ex quibus quia maxime pertinere ad rem concoctio uidetur, huic potissimum insistunt* (« et parmi ces fonctions la digestion paraît être la plus importante, c'est pourquoi ils lui portent une attention toute particulière »). Dans une étude qui a fait date, Heinrich von Staden a mis en avant le rôle préparatoire des parties doxographiques du *De medicina* (préfaces) pour l'organisation du contenu des parties systématiques de l'œuvre (notices diététiques, pharmaceutiques et chirurgicales) : *cf.* Heinrich von STADEN, « Celsus as Historian ? », *in* Philip J. van der EIJK (dir.), *Ancient Histories of Medicine : Essays in Medical Doxography and Historiography in Classical Antiquity*, Leiden : Brill, *Studies in Ancient Medicine* XX, 1999, p. 251-294.

[8] *Cf.* par exemple Celse, 1, 3, 7, et 1, 3, 18.

[9] Chapitres 18 à 33. La présence remarquable de ce catalogue alimentaire à un passage charnière du *De medicina* (juste avant que ne soit abordé le traitement des maladies) paraît répondre à la grande vogue de la médecine diététique à Rome au tournant du millénaire. Cette branche de la science médicale avait été en effet particulièrement mise en avant par un médecin grec de premier plan, Asclépiade de Bithynie, actif à Rome vers la fin du IIe siècle av. J.-C. *Cf.* John T. VALLANCE, « The Medical System of Asclepiades of Bithynia », *ANRW* II, 37, 1, 1993, p. 693-727.

I. Les catégories du catalogue alimentaire du livre 2

De l'aveu de Celse, ce catalogue a vocation à servir de référence pour les notices diététiques des livres suivants[10]. Le lecteur est ainsi ouvertement invité à s'y référer chaque fois qu'il lui sera nécessaire de sélectionner un aliment adapté à son régime, car seul le type d'aliment lui sera indiqué dans la notice diététique traitant de la pathologie qui l'affecte[11]. Toutefois, pour les modernes, le repérage au sein du catalogue est malaisé, en raison à la fois du grand nombre de rubriques (c'est-à-dire de propriétés diététiques) et du caractère foisonnant de l'énumération des aliments à l'intérieur de chaque rubrique. Leur classement semble tantôt de bon sens, tantôt surprenant[12]. De plus, l'absence de toute notation étiologique à l'intérieur des listes réduit souvent le lecteur à inférer, à partir des différents aliments qui sont proposés pour une catégorie donnée, l'effet physiologique qui correspond[13]. Cela expose à toute sorte d'anachronismes, tant il est vrai que la manière d'envisager les aliments et les aliments eux-mêmes, ont changé depuis deux mille ans.

Si l'on s'intéresse de plus près au catalogue, on constate que le chapitre 18 y occupe la place la plus conséquente[14]. Il est consacré à ce que l'on pourrait appeler la valeur nutritive des aliments, répartis en trois groupes : ceux qui sont très nourrissants (aliments forts), ceux qui sont peu nourrissants (aliments faibles) et ceux qui sont moyennement nourrissants. Or, Celse lie explicitement la valeur nutritive des aliments à leur digestibilité[15] :

---

[10] *Cf.* Celse, 2, 18, 1, ed. Marx (1915) p. 88, ligne 29 – p. 89, ligne 4 : [...] *pertinetque ad rem omnium proprietates nosse, primum ut sani sciant quomodo his utantur, deinde ut exsequentibus nobis morborum curationes liceat species rerum quae assumendae erunt subicere, neque necesse sit subinde singulas eas nominare* (« [...] et connaître les propriétés de tous [les aliments] fait partie de notre sujet, d'abord pour que les personnes bien portantes sachent comment les utiliser, ensuite pour nous permettre, puisque nous allons exposer de manière exhaustive les traitements des maladies, d'indiquer les espèces d'aliments à consommer sans être tenu de les mentionner à chaque fois un par un » ; traduction de G. Serbat modifiée).

[11] L'hypothèse de l'existence d'une table des matières et d'un index qui auraient permis la consultation thématique du *De medicina* (concurremment à sa lecture cursive) a été proposée : *cf.* Aurélien GAUTHERIE, *Rhétorique et thérapeutique dans le* De medicina *de Celse*, Turnhout : Brepols, 2017, p. 97-134.

[12] Nous en verrons quelques illustrations par la suite. Manifestement perplexe devant la luxuriance du catalogue, G. Serbat a parlé de « déballage thérapeutique » et de « fouillis » en conclusion de son analyse des derniers chapitres du livre 2 : *cf.* G. Serbat, *Celse,* ed. cit., p. XXXVI-XXXVIII.

[13] Concernant l'absence de développement étiologique chez Celse et les problèmes qu'elle pose pour l'étude du *De medicina*, *cf.* Philippe MUDRY, « Le premier livre de la *Médecine* de Celse, tradition et nouveauté », *in* Innocenzo MAZZINI, Franca FUSCO (dir.), *I testi di medicina latini antichi. Problemi filologici e storici*, Rome : Bretschneider, *Pubblicazioni della Facoltà di lettere e filosofia dell'Università degli studi di Macerata* XXVIII, 1985, p. 141-142.

[14] Plus de trois pages dans l'édition de Marx, alors que l'ensemble des chapitres 19 à 33 tient en sept pages.

[15] *Cf.* Celse, 2, 18, 13, ed. Marx (1915) p. 91, lignes 25-26. Celse reprend une conception bien attestée dans la *Collection hippocratique* : *cf.* Hippocrate, *Ancienne Médecine*, 6, 2-3, *cf.* aussi G. Serbat, *op. cit.*, p. 101 note 2.

Fere uero sequitur ut quo ualentior quaeque materia est, eo minus facile concoquatur, sed, si concocta est, plus alat.

Il s'ensuit que, de manière générale, plus une substance est forte, plus sa digestion est difficile, mais, si elle est digérée, plus elle nourrit.

Cette notation explicative peut laisser penser que déterminer la digestibilité d'un aliment est assez simple : plus il est nourrissant, moins il est digeste. Pourtant, cette apparente simplicité est ensuite complexifiée par l'ajout d'un grand nombre d'autres catégories diététiques, dont on peut se demander si elles ne fourniraient pas des critères de digestibilité concurrents. Dans l'extrait cité ci-dessus, la présence en tête de phrase de l'adverbe *fere* invite d'ailleurs déjà à considérer que Celse livre un précepte général qui souffrira plusieurs exceptions.

On aura un aperçu de la variété de ces catégories, et parfois de leur caractère énigmatique, en lisant le chapitre 19, qui introduit la liste[16] des catégories alimentaires (*discrimina*) détaillées dans les chapitres 20 à 33 :

(1) *Neque haec sola discrimina sunt ; sed etiam aliae res boni suci sunt, aliae mali, quas* εὐχύλους *uel* κακοχύλους *Graeci uocant ; aliae lenes, aliae acres ; aliae crassiorem pituitam in nobis faciunt, aliae tenuiorem ; aliae idoneae stomacho, aliae alienae sunt ; itemque aliae inflant, aliae ab hoc absunt ; aliae calfaciunt, aliae refrigerant ;* (2) *aliae facile in stomacho acescunt, aliae non facile intus corrumpuntur ; aliae mouent aluum, aliae supprimunt* [...]. *Quae omnia ideo noscenda sunt quoniam aliud alii uel corpori uel ualetudini conuenit.*

(1) Et ces distinctions ne sont pas les seules ; mais en outre certains aliments sont de bon suc, les autres de mauvais suc (les Grecs les appellent *euchuloi* ou *kakochuloi*) ; les uns sont doux, les autres âcres ; les uns épaississent notre pituite, les autres la rendent moins dense ; les uns conviennent à l'estomac, les autres lui sont nuisibles ; de même les uns provoquent un gonflement, les autres pas du tout ; les uns échauffent, les autres refroidissent ; (2) les uns s'aigrissent facilement dans l'estomac, les autres se décomposent difficilement à l'intérieur ; les uns font aller à la selle, les autres constipent [...]. Il faut connaître chacune de ces propriétés, pour cette raison que toutes ne conviennent pas aux mêmes constitutions ni aux mêmes maladies.

La lecture de ce chapitre invite à deux considérations. La première porte sur la présence des adjectifs εὔχυλος et κακόχυλος, respectivement traduits par « de bon suc » et « de mauvais suc ». En tant que couple antithétique renvoyant à une propriété de l'aliment, ils ne sont attestés, avant Celse, que chez Dioclès de Caryste (médecin grec du IVe siècle av. J.-C.), et sont complètement absents du *Corpus hippocratique*. Bien plus fréquent dans la littérature médicale est le couple εὔχυμος / κακόχυμος, qui est d'ailleurs le seul à être utilisé par Galien. Il est donc remarquable que Celse, suivant

[16] *Cf.* ed. Marx (1915) p. 92, lignes 6-15. Traduction de G. Serbat modifiée.

peut-être sa source, choisisse comme équivalent grec de *boni* et *mali suci* le terme le moins bien attesté[17].

Une deuxième interrogation porte sur le nombre et la variété des propriétés diététiques énumérées. Il est probable qu'ils s'expliquent en partie par la multiplicité des sources de Celse. Certaines catégories, par exemple, sont tout à fait hippocratiques, comme celle de la qualité échauffante ou refroidissante, ou encore celle de l'effet sur les humeurs[18]. D'autres en revanche sont absentes de la réflexion hippocratique : c'est le cas en particulier de la distinction entre substances de bon et de mauvais suc[19]. Cette seconde interrogation ramène à la question posée précédemment : comment distinguer, parmi une telle nébuleuse, quelles propriétés sont pertinentes pour évaluer la digestibilité d'un aliment ?

II. Propriétés diététiques des aliments et digestibilité

A. Digestibilité et qualité du suc

Un élément de réponse à cette question a été avancé par G. Serbat, qui a affirmé que dans la liste des aliments de bon suc figuraient surtout des « substances relativement légères, ou digestibles »[20]. Selon lui, le fait d'être de bon ou de mauvais suc serait donc un autre critère pour savoir si un aliment est digeste ou non. Or, voici la liste des aliments de bon et de mauvais suc telle qu'elle se présente dans le catalogue de Celse[21].

(20, 1) *Boni suci sunt triticum, siligo, halica, oryza, amulum, tragum, tisana, lac, caseus mollis, omnis uenatio, omnes*

(20, 1) Sont de bon suc : le froment, la touzelle, la semoule, le riz, l'amidon, la bouillie d'épeautre, l'orge mondé, le lait, le fromage frais, le gibier de toute sorte,

---

[17] Toutefois l'origine de ces doublets pourrait aussi relever d'un problème paléographique. Au sujet de la parenté étymologique de χυλός et χυμός, *cf. Dictionnaire étymologique de la langue grecque : histoire des mots*, Paris : Klincksieck, 2009 (2e ed.), *s.v.* χυλός.

[18] On retrouve notamment ces vertus dans le catalogue alimentaire du deuxième livre du traité hippocratique *Du régime*.

[19] Elle pourrait remonter à une source proche d'Asclépiade de Bithynie (voir note 9). *Cf.* Celse, 5, pr., 2, ed. Marx (1915) p. 190, lignes 8-11, sur l'usage des médicaments : *horum autem usum ex magna parte Asclepiades non sine causa sustulit ; et cum omnia fere medicamenta stomachum laedant malique suci sint, ad ipsius uictus rationem potius omnem curam suam transtulit* (« or, ces produits, Asclépiade en a, non sans raison, en grande partie abandonné l'usage ; et comme presque tous les médicaments sont néfastes pour l'estomac et de mauvais suc, il a fondé toute sa thérapeutique plutôt sur la seule médecine du régime »). *Cf.* également Soranos, cité par Galien, *De compositione medicamentorum secundum locos* 1, ed. Kühn (1821-1833) XII, p. 414, ligne 18 – p. 415, ligne 4 : προειπών τινα κατὰ τὴν ἰδίαν ἀγωγὴν μνημονεύσας τε καὶ τῶν ὑπ' ' Ασκληπιάδου γεγραμμένων, ἐφεξῆς γράφει κατὰ λέξιν οὕτως · διὸ καὶ προσφάτου τυγχάνοντος αὐτοῦ συστολὴ τὸ πρῶτον ἁρμόσει, καὶ μετὰ ταῦτα ἁπλοῦν τροφίον εὔχυλον (« Juste après avoir annoncé un développement sur la conduite individuelle et rappelé ce qui a été écrit par Asclépiade, [Soranos] écrit mot pour mot ceci : "c'est la raison pour laquelle, lorsqu'il se trouve que le mal est récent, c'est l'abstinence de nourriture qui conviendra d'abord, et par la suite des aliments simples, nourrissants et de bon suc" »). Ces deux témoignages, qui sont issus de sources différentes, prouvent que, s'il n'en est pas nécessairement l'inventeur, Asclépiade a du moins utilisé cette distinction entre aliments de bon et de mauvais suc. Il devait même s'agir pour lui d'une notion diététique importante, puisqu'elle lui a, semble-t-il, servi à justifier sa thérapeutique.

[20] *Cf.* Guy Serbat, *op. cit.*, p. 107 note 1.

[21] *Cf.* Celse, 2, 20-21, ed. Marx (1915) p. 92, ligne 16 – p. 93, ligne 8. Trad. de G. Serbat modifiée.

aues quae ex media materia sunt, ex maioribus quoque eae quas supra nominaui ; medii inter teneros durosque pisces, ut mullus, ut lupus ; uerna lactuca, urtica, malua, cucurbita, ouum sorbile, portulaca, cocleae, palmulae ; (2) *ex pomis quodcumque neque acerbum neque acidum est ; uinum dulce uel lene, passum, defrutum ; oleae quae ex his duobus in altero utro seruatae sunt ; uuluae, rostra, trunculique suum, omnis pinguis caro, omnis glutinosa, omne iecur.*

(21) *Mali uero suci sunt milium, panicium, hordeum, legumina ; caro domestica permacra omnisque caro salsa, omne salsamentum, garum, uetus caseus ; siser, radicula, rapa, napi, bulbi ; brassica magisque etiam cyma eius, asparagus, beta, cucumis, porrus, eruca, nasturcium, thymum, nepeta, satureia, hysopum, ruta, anetum, feniculum, cuminum, anesum, lapatium, sinapi, alium, cepe ; lienes, renes, intestina ; pomum quodcumque acidum uel acerbum est ; acetum, omnia acria, acida, acerba, oleum ; pisces quoque saxatiles, omnesque qui ex tenerrimo genere sunt, aut qui rursus nimium duri uirosique sunt, ut fere quos stagna, lacus limosique riui ferunt, quique in nimiam magnitudinem excesserunt.*

tous les oiseaux qui appartiennent à la catégorie intermédiaire, et aussi, parmi les plus gros, ceux que j'ai nommés ci-dessus[22] ; les poissons intermédiaires entre tendres et durs, comme le surmulet, le loup ; la laitue de printemps, l'ortie, la mauve, la gourde, l'œuf que l'on gobe, le pourpier, les escargots, les dattes ; (2) parmi les fruits, tout ce qui n'est ni âpre ni acide ; le vin doux ou léger, le vin de raisins secs, le vin cuit ; les olives conservées dans l'un ou l'autre de ces deux derniers liquides ; les vulves de truie, le groin et les morceaux friands de cochon, toute chair grasse ou gélatineuse, et le foie de tous les animaux.

(21) Sont en revanche de mauvais suc le millet, le panic, l'orge, les légumineuses ; la chair des animaux domestiques quand elle est très maigre, et toute viande salée, toute salaison, le garum, le vieux fromage ; le panais, le raifort, le chou-rave, les navets, les bulbes ; le chou et plus encore ses pousses, l'asperge, la bette, le concombre, le poireau, la roquette, le cresson, le thym, le calament, la sarriette, l'hysope, la rue, l'aneth, le fenouil, le cumin, l'anis, l'oseille, la moutarde, l'ail, l'oignon ; la rate, les reins, les tripes ; tout fruit acide ou âpre ; le vinaigre, tout ce qui est âcre, acide, âpre, l'huile ; également les poissons de roche et tous ceux qui appartiennent à la catégorie la plus tendre, ou qui inversement sont trop durs ou nauséabonds, comme presque toujours les poissons des étangs, des lacs et des rivières vaseuses, ainsi que ceux qui ont atteint des dimensions excessives.

La lecture attentive de ces deux chapitres conduit à penser que l'hypothèse de G. Serbat sur le lien entre la digestibilité d'un aliment et la qualité de son suc n'est pas tout à fait satisfaisante. La présence de certains aliments aurait en effet de quoi étonner dans une liste de nourritures digestes : relevons notamment le gibier (la *uenatio*, qui est précisément classée parmi les matières les plus nourrissantes[23] au chapitre 18), l'œuf cru, le lait ou encore

[22] Il s'agit de l'oie (*anser*), du paon (*pauo*) et de la grue (*grus*) : *cf.* Celse, 2, 18, 2.
[23] *Cf.* Celse, 2, 18, 3 et 7.

les chairs grasses (qui seraient alors plus digestes que les chairs maigres, comptées au nombre des aliments de mauvais suc).

Or, il est possible de substituer à l'hypothèse de G. Serbat une interprétation plus conforme à la composition de la liste des aliments de bon et mauvais suc. Si on les compare à la liste suivante, qui recense les aliments doux et âcres, on s'aperçoit en effet que toutes les substances de bon suc sont douces (*lenes*) et que toutes les substances de mauvais suc sont âcres (*acres*), si l'on excepte le cas particulier des bulbes (*bulbi*)[24]. Celse affirme, d'ailleurs, que les aliments acides, âcres, aigres, sont tous de mauvais suc[25]. On comprend donc que le fait d'être de bon suc est plutôt lié à une certaine douceur, au caractère suave d'un aliment qui ne pique pas quand on le mange, ni une fois mangé (c'est notamment le cas du riz, du lait, du fromage frais, des courges, des dattes, des vins cuits, mais aussi de certains fruits ou encore des viandes grasses et gélatineuses, dont les abats).

Au contraire, tout ce qui est caractérisé par l'acidité et l'aigreur, tout ce qui est susceptible de brûler ou d'irriter, est de mauvais suc (par exemple les légumineuses, les salaisons, le chou, le poireau, l'asperge[26], un certain nombre d'épices et de condiments, la moutarde, l'ail et l'oignon, les fruits acides ou encore le vinaigre)[27]. Il semble donc qu'il faille écarter cette propriété diététique des critères possibles pour déterminer la digestibilité d'un aliment.

B. Digestibilité et adaptation à l'estomac

Une autre propriété, qui apparaît un peu plus loin dans le catalogue, pourrait être plus à même de fournir un critère de digestibilité : celle qui distingue entre aliments qui conviennent à l'estomac et aliments qui lui nuisent[28].

(24, 1) *Stomacho autem aptissima sunt quaecumque austera sunt ; etiam quae acida sunt, quaeque contacta sale modice sunt ; item panis sine fermento, et elota halica, uel oriza uel tisana ; omnis auis, omnis uenatio ; atque utraque uel assa uel elixa ; ex domesticis animalibus bubula ;* (2) *si quid ex ceteris sumitur,*

(24, 1) Or tout ce qui est âpre convient très bien à l'estomac ; également ce qui est acide et ce qui a été modérément salé ; de même le pain sans levain et la semoule détrempée, ou le riz, ou l'orge mondée ; tout oiseau, tout gibier, l'un et l'autre soit rôti soit bouilli ; parmi les animaux domestiques la viande de bœuf ; (2) si l'on en consomme d'autres animaux, la viande maigre plutôt que

[24] Il y a une zone d'ombre sur ce que recouvrait cette dénomination : *cf.* Jacques ANDRÉ, *L'alimentation et la cuisine à Rome*, Paris : Les Belles Lettres, 1981 (2e ed.), p. 19-22. Les *bulbi* appartiennent en tout cas au groupe des *holera*, légumes dont on consommait la racine ou les parties vertes. Pour la définition des *holera*, *cf.* J. ANDRÉ, *op. cit.*, p. 34.

[25] *Cf.* Celse, 2, 21 ; voir *supra*.

[26] Ces derniers *holera* étaient d'ailleurs souvent assaisonnés avec du vinaigre : *cf.* J. ANDRÉ, *op. cit.*, p. 22-34.

[27] Dans un autre passage, Celse déclare que les préparations médicamenteuses avaient été rejetées par Asclépiade comme étant *mali suci* (5, pr., 2 : voir note 19). De fait, de nombreux ingrédients entrant dans la composition de ces φάρμακα devaient être extrêmement agressifs pour l'appareil digestif.

[28] *Cf.* Celse, 2, 24-25, ed. Marx (1915) p. 93, ligne 20 – p. 94, ligne 20. Trad. de G. Serbat modifiée.

macrum potius quam pingue ; ex sue ungulae, rostra, aures, uoluae sterilesque ; ex holeribus intubus, lactuca, pastinaca, cucurbita elixa, siser ; ex pomis cerasium, morum, sorbum, pirum fragile, quale Crustuminum uel Meuianum est ; item pira, quae reponuntur, Tarentina atque Signina, malum orbiculatum aut Scaudianum uel Amerinum uel Cotoneum uel Punicum, uuae ex olla ; (3) *molle ouum, palmulae, nuclei pinei, oleae albae ex dura muria, eaedem aceto intinctae, uel nigrae quae in arbore bene permaturuerunt, uel quae in passo defrutoue seruatae sunt ; uinum austerum, licet etiam asperum sit, item resinatum ; duri ex media materia pisces, ostrea, pectines, murices, purpurae, cocleae, cibi potionesque uel frigidae uel feruentes, apsinthium.*

grasse ; du cochon les pieds, les groins, les oreilles et les vulves de truies stériles ; parmi les légumes l'endive, la laitue, la carotte, la gourde bouillie, le panais ; parmi les fruits la cerise, la mûre, la sorbe, les variétés de poires fragiles, telle la poire de Crustuminum ou la poire de Mevianum ; de même les poires de Tarente et de Signia, qui se conservent, la pomme ronde, ou de Scaudius, ou d'Amérie, ou le coing, ou la grenade, les raisins conservés en pot ; (3) l'œuf mollet, les dattes, les pignons, les olives blanches conservées dans la saumure forte ou bien trempées dans le vinaigre, ou les olives noires arrivées à maturité complète sur l'arbre, ou qui ont été conservées dans du vin de raisins secs ou du vin cuit ; le vin sec fût-il même âpre, ainsi que le vin résiné ; les poissons durs appartenant à la classe intermédiaire, les huîtres, les peignes, les murex, les pourpres, les escargots, les aliments et les boissons froids ou brûlants, l'absinthe.

(25, 1) *Aliena uero stomacho sunt omnia tepida, omnia salsa, omnia iurulenta, omnia praedulcia, omnia pinguia, sorbitio, panis fermentatus, itemque uel ex milio uel ex hordeo, radices holerum, et quodcumque holus ex oleo garoue estur, mel, mulsum, defrutum, passum, lac, omnis caseus, uua recens, ficus et uirides et aridae, legumina omnia quaeque inflare consuerunt ;* (2) *itemque thymum, nepeta, satureia, hysopum, nasturcium, lapatium, lapsanum, iuglandes. Ex his autem intellegi potest non quicquid boni suci est protinus stomacho conuenire, neque quicquid stomacho conuenit protinus boni suci esse.*

(25, 1) Mais sont contraires à l'estomac tous les aliments tièdes, salés, cuits dans leur jus, trop sucrés, gras, la décoction, le pain au levain, de même le pain de millet ou d'orge, les racines des légumes, et tout légume que l'on mange à l'huile ou au garum, le miel, le vin miellé, le vin cuit, le vin de raisins secs, le lait, tout fromage, le raisin frais, les figues tant fraîches que sèches, toutes les légumineuses et les aliments qui provoquent ordinairement un gonflement ; (2) de même le thym, le calament, la sarriette, l'hysope, le cresson, l'oseille, la ravenelle, les noix. Or, à partir de ce qui précède, on se rend compte que tout ce qui est de bon suc ne convient pas nécessairement à l'estomac, et que tout ce qui convient à l'estomac n'est pas nécessairement de bon suc.

On note qu'à la fin du chapitre 25, Celse émet une mise en garde spécifique : il y a lieu de bien distinguer l'adaptation plus ou moins grande d'un aliment à l'estomac de la qualité de son suc. De fait, cette mise en garde est justifiée par une discordance entre ces deux propriétés, qui s'observe pour sept substances : le vinaigre (*acetum*), la viande de bœuf (*bubula*), le fromage frais (*caseus recens* ou *mollis*), le lait (*lac*), le panais (*siser*)[29], le vin raisiné (*passum*) et le vin cuit (*defrutum*)[30]. Mais afin de saisir pleinement ce que signifie cette remarque, il faut émettre une hypothèse sur les effets physiologiques auxquels est susceptible de correspondre la notion de convenance pour l'estomac.

Cette hypothèse sera fondée sur un double constat. D'une part, Celse affirme, au chapitre 25, 1, qu'un aliment qui provoque un gonflement (*inflatio*) est généralement mauvais pour l'estomac. Il y a donc une certaine corrélation entre ces deux propriétés diététiques : la convenance pour l'estomac est d'autant meilleure que le potentiel d'*inflatio* est faible. D'autre part, en comparant les chapitres 24-25 avec le chapitre 28, qui dresse la liste des substances qui se décomposent rapidement dans le ventre et de celles qui au contraire sont peu corruptibles à l'intérieur du corps, on constate que, dans la quasi totalité des cas, un aliment qui convient à l'estomac est peu corruptible et qu'inversement les aliments qui sont très corruptibles ne conviennent pas à l'estomac[31]. On peut donc établir une seconde corrélation, cette fois entre convenance pour l'estomac et corruptibilité de l'aliment dans le ventre.

Ces deux corrélations permettent de mieux comprendre la propriété diététique des aliments qui conviennent à l'estomac : ne se décomposant pas dans le ventre, ils ne génèrent pas de gonflement en étant digérés et, par conséquent, l'estomac peine moins à les prendre en charge. Au contraire, les aliments qui pourrissent et font gonfler le ventre donneraient davantage de difficultés à l'estomac[32]. Bien qu'il ne soit pas possible, en l'état, d'aller plus loin dans la définition des phénomènes physiologiques que cette propriété diététique de convenance à l'estomac recouvre, il semble bel et bien qu'elle constitue un critère possible d'évaluation de la digestibilité d'un aliment.

Afin d'éprouver cette interprétation, il faut cependant se reporter à la liste des aliments cités par Celse comme étant très adaptés à l'estomac. S'y rencontrent en effet de nombreux aliments que nous tenons aujourd'hui pour digestes, soit dans l'absolu, soit, lorsqu'ils sont préparés d'une certaine façon, relativement à une autre préparation possible. On trouve par exemple le riz, certains légumes comme la carotte, l'endive et le panais, les pommes

---

[29] Au sujet du nom du panais et de sa confusion possible avec celui de la carotte (*pastinaca*), *cf.* J. ANDRÉ, *op. cit.*, p. 17-18.

[30] Le fromage frais, le lait, le vin raisiné et le vin cuit sont de bon suc mais néfastes à l'estomac. Au contraire, le vinaigre, la viande de bœuf et le panais sont de mauvais suc mais adaptés à l'estomac.

[31] Sur une trentaine d'aliments référencés dans chacune des deux catégories, on n'observe qu'une seule exception, l'huître (*ostrea*). Sans surprise, on retrouve également une correspondance entre aliments corruptibles et aliments qui génèrent de l'*inflatio*.

[32] Un autre passage du *De medicina* lie corruption des aliments dans le ventre et digestion difficile. *Cf.* Celse, 1, 3, 19, ed. Marx (1915) p. 35, ligne 20-23 : *nam siue plus est quam concoqui possit, periclitari ne corrumpatur non oportet ; siue corruptum est, nihil commodius est quam id, qua uia primum exprimi potest, eicere* (« soit en effet il y a [dans l'estomac] plus que l'on ne peut digérer, et il ne faut pas prendre le risque de s'exposer à la corruption, soit il y a eu corruption des aliments ingérés, et le plus approprié est de les évacuer par où cela se fait le plus immédiatement »).

et les poires, les escargots, mais aussi la semoule[33] trempée, la viande rôtie ou bouillie (par opposition à la viande cuite en sauce) et les chairs maigres (par opposition aux chairs grasses). Les légumineuses, les plats en sauce ou très sucrés, les légumes mangés à l'huile et au garum, les produits laitiers, les figues sont au contraire hostiles à l'estomac. Il demeure cependant quelques aliments dont le classement parmi les substances appropriées pour l'estomac, à l'aune de l'interprétation que nous en proposons, est surprenant : c'est le cas notamment des pieds, groins et oreilles de cochon et des fruits de mer[34].

Si l'on en revient à présent à la mise en garde de Celse, on peut l'expliciter et la justifier ainsi : il n'y a pas de corrélation étroite entre qualité du suc et convenance pour l'estomac, parce que la qualité du suc est déterminée par la nature plus ou moins abrasive, pour l'appareil digestif, de l'aliment consommé, alors que la convenance pour l'estomac est mesurée en fonction de la possibilité pour cet organe d'assimiler l'aliment plus ou moins facilement[35]. Partant, c'est bien cette seconde propriété diététique qui peut davantage fournir un critère de digestibilité de l'aliment.

Pour terminer, afin d'offrir une vision plus globale de ces propriétés diététiques, qui demeurent assez difficiles à appréhender sous forme de listes, mais aussi de faire apparaître de manière synthétique les considérations proposées précédemment, on peut construire un tableau recensant les propriétés disponibles pour divers aliments du catalogue. On obtient ainsi une sorte de portrait diététique de chacun d'entre eux[36].

---

[33] Concernant la préparation de la semoule à Rome, *cf.* J. ANDRÉ, *op. cit.*, p. 57-59.

[34] Cependant, Celse semble décidément accorder à ces produits un caractère globalement digeste, puisqu'il classe les fruits de mer parmi les aliments très peu nutritifs (2, 18, 3) et qu'il affirme que le porc est le quadrupède domestique qui fournit la chair la moins nourrissante (2, 18, 7). Leur présence au sein des aliments appropriés pour l'estomac ne paraît donc pas devoir constituer une objection dirimante à l'interprétation proposée.

[35] Pour désigner le processus de décomposition dans le ventre de l'aliment ingéré, Celse emploie le verbe *acescunt* (2, 19, 2 : voir *supra*). Cela semble indiquer que cette corruption de l'aliment à l'intérieur du corps est envisagée comme un aigrissement. Il est donc logique, d'un certain point de vue, que les substances déjà aigres y soient peu sujettes : la mise en garde de la fin du chapitre 25 pourrait ainsi être motivée par l'exception que constituent ces substances (*omnia acida, acria, acerba* : 2, 21, voir *supra*), qui sont à la fois agressives pour le ventre en raison de leur acidité et peu susceptibles de corruption, donc ne pesant pas sur l'estomac, en vertu de cette même propriété. L'aliment exemplaire de l'exception à la correspondance *mali suci – aptus stomacho* est le vinaigre (*acetum*), qui a des propriétés diamétralement opposées à celles du lait (*lac*).

[36] La sélection d'aliments présentée dans le tableau est loin d'être exhaustive, mais se veut représentative de la teneur du catalogue. Toutes les informations données peuvent être retrouvées dans les chapitres 18 à 28 du livre 2. Cependant, certaines d'entre elles ont été obtenues par déduction : en particulier, les aliments qui provoquent un gonflement sont déclarés contraires à l'estomac, et les aliments qui sont très adaptés à l'estomac sont déclarés peu aptes à provoquer le gonflement, sur la base de l'assertion de Celse selon laquelle tous les aliments qui font gonfler le ventre sont mauvais pour l'estomac (25, 1, voir *supra*). De cette affirmation, on se garde en revanche de conclure que tous les aliments ne provoquant pas de gonflement seraient adaptés à l'estomac, ni que tous les aliments qui lui sont contraires entraîneraient le gonflement. Par ailleurs, les propriétés des légumes (*holera*) peuvent être reportées à de nombreux aliments végétaux particuliers (tels l'asperge et le chou). Les cases vides correspondent à une absence d'information dans le catalogue.

Aliment	Valeur nutritive	Qualité du suc	Saveur douce ou âcre	Effet sur l'estomac	Gonflement	Corruption
acetum (vinaigre)	moyenne	mauvais	âcre	très adapté	très faible	
alium (ail)	moyenne	mauvais	âcre	contraire	oui	facile
asparagus (asperge)	faible	mauvais	âcre			facile
aues (oiseaux)	moyenne à forte selon taille	bon		très adapté si rôti ou bouilli	très faible si pris à la chasse	très faible
brassica (chou)	faible	mauvais	âcre	contraire	oui	facile
bubula (bœuf)	forte			très adapté	très faible	très faible
caro pinguis (chair grasse)	forte	bon	doux	contraire	oui	facile
caseus (fromage)	forte	mauvais (vieux) ou bon (frais)		contraire	oui	facile
cocleae (escargots)	faible	bon		très adapté	très faible	très faible
holera (légumes : racines et bulbes)	moyenne	mauvais	âcre	contraire	oui	facile
holera (légumes : tiges et ce qui y pousse)	faible		âcre			facile
lac (lait)	forte	bon	doux	contraire	oui	facile
legumina (légumineuses)	forte	mauvais		contraire	oui	
mel (miel)	forte		âcre	contraire		facile
murices (murex)	faible			très adapté	très faible	très faible
oryza (riz)	forte	bon	doux	très adapté	très faible	
ostrea (huître)	faible			très adapté	très faible	facile
ouum sorbile (œuf à gober)	faible	bon			très faible	
ouum molle (œuf mollet)	faible			très adapté	très faible	
panis fermentatus (pain au levain)	forte			contraire		facile
panissine fermento (painsans levain)	forte			très adapté	très faible	très faible
duri pisces (poissons durs)	moyenne	mauvais		très adapté	très faible	très faible
medii pisces (poissons intermédiaires)	moyenne	bon			très faible	
teneri pisces (poissonstendres)	moyenne	mauvais			très faible	facile
sinapi (moutarde)		mauvais	âcre			
tisana (orge mondée)	dépend de la dilution	bon	doux	très adapté	très faible	
uenatio (gibier)	forte ou moyenne selon taille	bon		très adapté	très faible	

Conclusions, limites et perspectives

Au terme de cette investigation, il apparaît que le degré de digestibilité d'un aliment, dans la diététique du *De medicina*, n'est pas évalué selon un critère unique. Certes, une notation explicite de Celse le lie à la valeur nutritive[37], cette dernière est donc certainement le premier paramètre à prendre en compte : plus un aliment nourrit, moins il est digéré facilement. Cependant, d'autres critères peuvent être considérés, eu égard à telle ou telle disposition du patient. Un passage du livre 4 l'illustre parfaitement. En 4, 12, 7, dans une notice[38] adressée aux malades qui souffrent d'une incapacité de l'estomac à retenir les aliments et sont donc menacés de dénutrition (*tabes*), Celse donne en effet le conseil suivant :

Cibi quoque adsumendi sunt frigidi, qui potius difficulter coquntur quam facile uitiantur. Ergo plerique, qui nihil aliud concoquere possunt, bubulam coqunt.	Il faut aussi consommer des aliments froids, qui sont difficiles à digérer plutôt que facilement corruptibles. C'est pourquoi la plupart des malades, qui ne peuvent rien digérer d'autre, digèrent la viande de bœuf.

Recommander du bœuf à un malade éprouvant des difficultés à digérer peut surprendre, étant donné la très forte valeur nutritive de cet aliment[39]. Mais la viande de bœuf est aussi caractérisée par sa faible corruptibilité[40] et, quand c'est justement la dénutrition qui menace, elle devient tout à fait indiquée : on voit donc que dans certains cas, un aliment peu digeste dans l'absolu peut constituer un remède à une absence de digestion, en vertu de cette multiplicité de critères possibles, à pondérer avec soin en fonction du cas individuel du patient et de la maladie qui l'affecte. Parmi ces critères, on a constaté que figurait aussi le caractère adapté ou inadapté d'un aliment pour l'estomac. Toutefois, les propriétés diététiques du catalogue du livre 2 ne sont pas toutes susceptibles de devenir des critères de digestibilité. Le fait qu'un aliment soit ou non de bon suc, par exemple, ne paraît pas entrer en ligne de compte.

Bien que notre étude ait permis d'interpréter certaines catégories d'aliments du catalogue de Celse et d'éclairer plusieurs aspects de la notion de digestibilité dans le *De medicina*, de nombreux points demeurent pourtant obscurs ou incertains. Aucune liste d'aliments n'est complètement transparente ni ne se prête parfaitement à une description normative. Cela est sans doute dû à l'anachronisme de nos schémas d'interprétation, dont il est difficile de se départir complètement quand il s'agit d'alimentation et de diététique, mais aussi au fait que certains aliments n'existent plus et nous sont donc inaccessibles. Cette difficulté est de surcroît aggravée par le fait

---

37 *Cf.* Celse, 2, 18, 13 ; voir p. 3.

38 *Cf.* ed. Marx (1915) p. 165, lignes 23-26.

39 *Cf.* Celse, 2, 18, 7, ed. Marx (1915) p. 90, lignes 8-9 : *inter domesticas uero quadrupedes leuissima suilla est, grauissima bubula* (« parmi les quadrupèdes domestiques la viande de porc est la plus légère, celle de bœuf la plus lourde »).

40 *Cf.* Celse, 2, 28, 2, ed. Marx (1915) p. 95, lignes 17-19 : *at minime intus uitiantur* [...] *bubula omnisque dura caro* (« mais [...] la viande de bœuf et toute chair dure se corrompent très peu à l'intérieur du ventre »).

que les classements de Celse obéissent parfois à des logiques moins rationnelles et, par suite, susceptibles de nous échapper[41].

Afin de faire progresser notre compréhension de ce catalogue, qui fait figure d'exception dans la diététique antique[42], il faudrait donc compléter cette étude par l'investigation méticuleuse des autres rubriques proposées par Celse et par la comparaison de ces listes avec les occurrences ponctuelles des aliments dans les notices sur les maladies des livres 3 et 4.

Sources

Celse, *A. Cornelii Celsi quae supersunt*, ed. Friedrich Marx, *CML* I, Leipzig et Berlin : Teubner, 1915.

Celse, *De medicina*, t. I, trad. William G. Spencer, Londres : Heinemann, Loeb Classical Library, 1935.

Celse, *De la médecine. Livres* I-II, ed. et trad. Guy Serbat, Paris : Les Belles Lettres, CUF, 1995.

Galien, *Claudii Galeni Opera omnia*, ed. Karl Gottlob Kühn, Leipzig, 1821-1833.

Hippocrate, *Œuvres complètes d'Hippocrate*, ed. et trad. Émile Littré, Paris : Baillière, 1839-1861.

Hippocrate, *Du régime*, ed. et trad. Robert Joly, *CMG* I, 2, 4, Berlin : Akademie Verlag, 1984.

Hippocrate, *De l'ancienne médecine*, ed. et trad. Jacques Jouanna, Paris : Les Belles Lettres, CUF, 1990.

Hippocrate, *Histoire du texte et édition critique, traduite et commentée, des* Aphorismes *d'Hippocrate*, ed. et trad. Caroline Magdelaine, Lille : ANRT, 1996.

[41] Par exemple, les animaux de grande taille sont systématiquement réputés plus nourrissants, donc moins digestes, que les animaux de petite taille. *Cf.* Celse, 2, 18, 7.

[42] Celui du traité hippocratique *Du régime* présente une classification tout à fait différente, puisqu'il étudie successivement chaque aliment, en dressant la liste de ses propriétés diététiques.

L'estomac et les membres : l'appareil digestif dans les *Practice* salernitaines

Mireille AUSÉCACHE[1]

Dès le Xe siècle la qualité et l'efficacité des soins prodigués par les praticiens présents dans ses murs fait la réputation de Salerne[2]. Les écrits thérapeutiques prennent la forme de *Practice*, tel au XIe siècle le *Passionarius* de Gariopontus, œuvre d'importance mais dont la renommée fut éclipsée par les ouvrages rédigés au siècle suivant[3]. C'est en effet surtout au cours du XIIe siècle, période considérée comme l'apogée de Salerne, que sont produits de nombreux écrits parmi lesquels les *Practice* tiennent une place importante. Ces ouvrages ont avant tout une visée thérapeutique, le rétablissement de la santé du malade. S'agissant d'abord de donner au praticien des outils pour établir un bon diagnostic et une thérapie adaptée, leur contenu est dominé par la sémiologie permettant d'identifier la maladie et l'étiologie afin de cerner rapidement et efficacement les causes de la maladie sans pour autant s'étendre sur les pathologies elles-mêmes. Présentant les affections *a capite ad calcem*, les différents chapitres sont fréquemment divisés en *causa, signa, cura.* Les maladies de l'appareil digestif occupent une place de première importance, les auteurs ne manquant pas de souligner que les dysfonctionnements digestifs ont bien sûr des conséquences localisées telles que *dolores stomachi, ventris...* mais également des répercussions sur d'autres organes et sur l'état de santé général du patient.

Cependant le XIIe siècle voit l'arrière-plan théorique et doctrinal salernitain s'enrichir grâce aux traductions de Constantin l'Africain (mort en 1087), notamment l'*Isagoge Iohannitii*[4], le *Pantegni*[5] et le *Viaticum*[6]. Le

---

[1] Docteur de l'Ecole Pratique des Hautes Études (É.P.H.É.), Chercheur indépendant.

[2] Il ne s'agit pas d'une école au sens institutionnel du terme mais plutôt d'un regroupement de disciples autour de maîtres réputés. Sur Salerne : P.O. KRISTELLER, « The School of Salerno : its Development and its Contribution to the History of Learning », *Studies in Renaissance Thought and Letters*, I, Rome : Edizioni di storia e letteratura, 1956, p. 495-551 ; *Studi sulla Scuola salernitana*, Naples : Istituto Italiano per gli Studi filosofici, 1986. La *Collectio Salernitana* de Salvatore De Renzi regroupe un nombre important de textes salernitains (5 vol. Naples, 1852-1857, repr. 2001).

[3] Selon Florence Eliza Glaze, « it is just now becoming clear that he composed his practical manual, the *Passionarius*, nearly half a century too soon to be counted among Salerno's great medical teachers ». *Cf.* F. Eliza GLAZE, « Gariopontus and the Salernitans: Textual Traditions in the Eleventh and Twelfth Centuries», *in* Danielle JACQUART et Agostino PARAVICINI BAGLIANI (dir.), *La* Collectio Salernitana *di Salvatore De Renzi*, Florence : SISMEL, 2008, p. 149-190, part. p. 152. Cependant cet ouvrage ne compte pas moins de 65 témoins manuscrits, dont plus de la moitié date du XIIe siècle.

[4] *Cf.* Danielle JACQUART, Françoise MICHEAU, *La médecine arabe et l'Occident médiéval*, Paris : Maisonneuve et Larose, 1990, p. 101 : « Ce texte fondamental se présente dans la plupart

cadre général est alors celui d'une médecine qui se veut savante et se place même pour certains auteurs dans le sillage de la philosophie naturelle, le *medicus* cédant la place au *physicus*[7]. L'articulation entre théorie et pratique est fixée par le texte fondamental qu'est l'*Isagoge Iohannitii* : *Medicina dividitur in duas partes, scil. in theoricam et practicam*[8]. Les commentateurs de ce texte insistent sur le caractère indispensable du lien entre savoir médical et exercice de la médecine. Ainsi, Archimattheus[9] précise-t-il dans son commentaire : « la théorie précède la pratique car elle prépare à la compréhension tandis que le geste dépend de la pratique. Et la compréhension doit précéder toute intervention »[10]. Le commentaire de Maurus[11] reprend cette idée de façon synthétique : « Nous n'appelons pas praticiens n'importe quels opérateurs, si l'intelligence de la théorie ne préexiste pas à leur pratique »[12].

---

des manuscrits comme une introduction au *Tegni* de Galien [...] il s'agit d'une traduction de fragments des *Masā'il fī t-ṭibb* de Hunain ibn Ishāq », nom latinisé en Iohannitius. « La version latine expose les définitions essentielles [...] offre une classification des différents objets de l'anatomie, de la physiologie, de la pathologie et de la thérapeutique ». *Isagoge Iohannitii*, ed. G. Maurach, « Johannicius, *Isagoge ad Techne Galeni* », *Sudhoffs Archiv*, 62, 1978, p. 148-174.

[5] Il s'agit de la traduction-adaptation de l'encyclopédie médicale de 'Alî ibn Abbâs al-Mâjusî (mort vers 994), ouvrage comportant 10 livres consacrés à la *theorica*, 10 livres traitant de la *practica*, *Opera Omnia Ysaac*, Lyon 1515. *Cf. Constantine the African and Alî ibn al-Abbâs al-Majûsî*, *The* Pantegni and *Related Texts*, Danielle JACQUART, Charles BURNETT (dir.), Leyde : Brill, 1994. D. JACQUART, F. MICHEAU, *La médecine arabe*, *op. cit*, p. 103-107.

[6] C'est la traduction par Constantin de l'ouvrage d'Ibn al-Gazzâr (*c.* 898-980), manuel pratique de pathologie. *Cf.* D. JACQUART, F. MICHEAU, *La médecine arabe*, *op. cit.*, p. 112-113, 116.

[7] Cette démarche s'appuie sur l'introduction de la pensée d'Aristote, notamment à travers l'étude du *De generatione et corruptione* alimentant entre autres les travaux d'Urso de Salerne. *Cf.* Danielle JACQUART, « Aristotelian thought in Salerno », *in* Peter DRONKE (dir.), *A History of Twelfth-Century Western Philosophy*, Cambridge : University Press, 1988, p. 407-428.

[8] Ed. G. Maurach, p. 151, 1. Le contenu de la *theorica* est précisé : *theorica dividitur in tria, i. in contemplationem rerum naturalium et non naturalium et earum quae sunt contra naturam.*

[9] Il est l'auteur de commentaires à l'*Isagoge*, au *Pronostic* et aux *Aphorismes* d'Hippocrate (éditions en ligne H. Grensemann, 2004 et 2005). À ce titre il fait partie, comme Bartholomeus qui lui est vraisemblablement contemporain, du groupe des premiers commentateurs du corpus de textes connu sous le nom d'*Ars medica* puis *Articella*. On lui attribue également les ouvrages suivants : *Practica*, *Liber de instructione medici*, *De cautelis medicorum*, *Flebotomia* et aussi le *Liber de modo medendi* parfois attribué plutôt à Cophon. *Cf.* Mark D. JORDAN, « Medicine as Science in the Early Commentaries on *Johannitius* », *Traditio*, 43, 1987, p. 121-145, p. 130.

[10] *Archimathei Salernitani, Glossae in Isagogas Johannitii* : *Et primo agit de theorica quam de practica, quia per theoricam paratur intellectus, per practicam operatio, et omnem operationem debet intellectus precedere*, ed. H. Grensemann, Hamburg, 2004, p. 4 (en ligne).

[11] Maurus est présenté par Gilles de Corbeil comme son deuxième maître après le décès de Musandinus. Cet *optimus physicus* est l'un des grands noms de Salerne. *Cf.* Gilles de Corbeil, *Liber de uirtutibus et laudibus compositorum medicaminum*, ed. et comm. Mireille Ausécache, Florence : SISMEL, 2017, p. 39-41. Laurence MOULINIER, « La science des urines de Maurus de Salerne et les *Sinthomata Magistri Mauri* inédits », in Danielle JACQUART, Agostino PARAVICINI BAGLIANI (dir.), *La Scuola Medica Salernitana. Gli autori e i testi*, Florence : SISMEL, 2007, p. 261-282.

[12] Commentaire à l'*Isagoge*, ms BnF lat. 18499, f. 2 : *Non enim quoslibet operatores practicos appellamus nisi theoricae intellectus praecedat*, cité par D. JACQUART dans Louis CALLEBAT (dir.), *Histoire du médecin*, Paris : Flammarion, 1999, p. 65. Nous retrouvons cette idée sous la plume de Bernardus Provincialis qui écrit dans son commentaire aux *Tabule Salerni* : *Omnis practicus est theoricus sed non convertitur ; sed magister Salernus est practicus, ergo magister Salernus est theoricus*, S. De Renzi, *Collectio Salernitana*, t. V, p. 269.

Comment les auteurs des *practice* salernitaines s'inscrivent-ils dans ce mouvement ? Est-il possible d'appréhender l'articulation entre pratique et théorie dans les passages que ces textes consacrent aux maladies de l'appareil digestif[13] ?

Une chronologie précise des œuvres salernitaines reste largement à établir mais dans les textes qui paraissent comme les plus anciens, les maladies de l'appareil digestif sont le plus souvent désignées par des termes généraux, annonçant un dysfonctionnement des deux organes principaux que sont l'estomac et le foie.

L'estomac est fréquemment victime de facteurs qui l'empêchent de mener à bien la prise d'aliments et la digestion. Selon Gariopontus : « Ceux qui souffrent de l'estomac ont des maux de tête, souffrent de nausées accompagnées de fièvre et ne peuvent retenir la nourriture. Ils ont le dégoût des aliments car rien ne leur fait envie »[14]. Dans la *Practica* de Petrocellus[15], l'estomac qualifié de *bucca ventris* peut souffrir de différents maux : « des aliments non digérés et agglomérés, un flegme salé, doux, épais ou aqueux, la bile peuvent provoquer l'indigestion et le gonflement »[16]. Les dysfonctionnements de l'estomac donnent parfois lieu à des manifestations bruyantes tel le hoquet expliqué ainsi par Petrocellus : « Ainsi que le dit Hippocrate dans son *Aphorisme*, le hoquet est produit dans l'estomac à partir de trois causes : le froid, un excès de nourriture et de boisson ou une trop grande fatigue »[17]. Petroncellus[18] explique une autre manifestation caractéristique d'un dysfonctionnement du processus de digestion : « le vomissement est provoqué par un estomac froid incapable de digérer la nourriture ou bien à cause d'humeurs froides ou d'une fumosité chaude poussant la nourriture vers le haut »[19].

---

[13] Cette réflexion a été largement alimentée par le séminaire et l'étude de Laëtitia Loviconi portant sur des textes plus tardifs : « Les *Practicae* : un révélateur de la structuration et de l'élaboration des savoirs théoriques et pratiques médicaux », in *Écritures médicales. Discours et genres, de la tradition antique à l'époque moderne*, études réunies par Laurence Moulinier-Brogi et Marilyn Nicoud, Lyon-Avignon : CIHAM-Éditions, 2019, p. 73-99.

[14] *Passionarius*, ms Paris, BnF lat. 6951, f.19r : *Stomaticis sunt quibus et caput dolet et cum febre nausiam patiuntur, et escam non continent, fastidium patiuntur ut nichi eos accipere delectet.*

[15] La *Practica Petrocelli Salernitani* figure dans la *Collectio Salernitana*, IV, p. 185-291, Salvatore De Renzi estimant cet auteur contemporain de Gariopontus. Cependant, Laura López Figueroa considère ce texte comme plus ancien à partir des témoins manuscrits et des sources tardo-antiques de l'auteur (*Estudio y edición crítica de la compilación denominada* Tereoperica, Thèse, Saint-Jacques de Compostelle, 2011, p. 87).

[16] *Esca inconfecta et congregata, et flegma salsum aut dulce, aut spissum, aut aquatum, aut colera si supervenerit et fecit indigestiones et inflationes*, cap. 71, *Collectio Salernitana*, IV p. 238-239.

[17] *Practica*, cap. 41: *Ad singultum. Sic Ipocras ait in Aphorismo : Ex tribus causis singultus fit in stomacho : aut ex frigore aut ex nimio cibo et potu, aut ex nimia lassitudine. Collectio Salernitana*, IV, p. 219.

[18] Des fragments des *Cure Petroncelli* sont édités dans la *Collectio Salernitana*, IV, p. 292-314. Salvatore De Renzi pense que cet auteur est l'un des maîtres dont les textes sont compilés dans le *De egritudinum curatione tractatus* (*Collectio Salernitana*, II, p. 81-385). À la page 134 de ce traité, il est appelé Petronius.

[19] *Eructatio quandoque fit ex frigido stomacho cibum non valente digerere, quandoque fit ex frigidis humoribus, quandoque ex calida fumositate cibum ad superiora inpellente* (*Collectio Salernitana*, IV, p. 298)

Le fonctionnement du foie est perturbé le plus souvent par un échauffement. Le *Passionarius* de Gariopontus énumère les gonflements et abcès qui nuisent au fonctionnement du foie, insistant notamment sur les signes cliniques et l'examen du malade : « le flegmon du foie est un gonflement et la chaleur est perçue par un toucher de la main sous l'hypocondre »[20]. Dans sa *Practica,* Copho[21] aborde les maladies du foie en insistant sur l'excès de chaleur, accompagné ou non de fièvre, *quandoque calescit epar cum febre, quandoque sine febre*[22]. Il prescrit d'abord la saignée puis une alimentation légère. Musandinus[23], dans son traité consacré à l'alimentation des malades, conseille également une diète destinée à remédier à l'excessive chaleur de cet organe, « contre l'incendie du foie et sa chaleur difficile à apaiser »[24].

Les auteurs insistent sur le fait que les dysfonctionnements de l'estomac et du foie ont des répercussions sur les autres organes du système digestif (vésicule biliaire, intestins) mais aussi sur d'autres organes plus éloignés et même l'ensemble du corps. Bartholomeus [25] expose les conséquences possibles d'un dysfonctionnement de l'estomac sur les poumons. Dans le cadre d'une prescription d'un remède à base d'ellébore, il conseille d'empêcher le malade de dormir après l'administration du médicament afin d'éviter un risque de suffocation qu'il explique ainsi : « en effet les humeurs retenues dans l'estomac sont en mouvement et génèrent une importante fumosité ; l'estomac plein de celle-ci comprime les poumons provoquant ainsi la suffocation »[26]. Chez cet auteur, l'estomac est également à l'origine d'une forme d'épilepsie, « une troisième sorte d'épilepsie, dite analepsie, dont l'origine est l'estomac »[27], tandis que le dysfonctionnement

[20] Ms Paris, BnF lat. 6951, f. 24v : *Flegmon epatis i. tumor et calor intelligitur tactu manus sub ypocondriis.*

[21] Ce personnage reste mal connu. Pour Salvatore De Renzi il est l'auteur d'une *Anatomia porcis* et d'un *De modo medendi.* Mais George Corner, rééditant l'*Anatomia* en 1927, écrit : « Copho is reduced to the shadow figure of a man, who was, no doubt, a teacher at Salernum, but the author of no known writings ». Il précise également qu'un manuscrit du *De modo medendi* serait en fait la compilation réalisée par Archimattheus « from the sayings and writings of Copho and his colleagues ». *Cf.* George CORNER, *Anatomical Texts of the earlier Middle Ages. A Study in the Transmission of Culture,* Washington : Carnegie Institution, 1927, p. 21.

[22] *Collectio Salernitana,* IV, p. 488.

[23] Musandinus est le maître salernitain salué avec ferveur par Gilles de Corbeil mais son œuvre reste à ce jour partiellement connue. Il fut vraisemblablement lui-même disciple de Bartholomeus. *Cf.* Gilles de Corbeil, *ed. cit.* p. 37-39. Salvatore de Renzi a donné deux éditions du court traité *De cibis et potibus febricitantium,* dans lequel Musandinus donne des conseils mais aussi des recettes très précises de préparations culinaires destinées à combattre la fièvre (*Collectio Salernitana* II, p. 407-410 ; V, 254-268). *Cf.* Bruno LAURIOUX, « Petrus Musandinus et son traité sur l'alimentation des malades », in *La Scuola Medica Salernitana, op. cit.*, p. 235-260.

[24] *Tractatulus de cibis et potibus febricitantium, Collectio Salernitana,* II, p. 409,4 : *Contra incensum epatis et ejusdem calorem penitus extinguendum.*

[25] La *Practica magistri Bartholomaei Salernitani* est éditée dans le volume IV de la *Collectio Salernitana,* p. 321-406. *Cf.* Faith WALLIS, « The *Articella* commentaries of Bartholomaeus of Salerno », in *La Scuola Medica Salernitana, op. cit.*, p. 125-164.

[26] *Practica* : *humores enim in stomaco retenti et commoti plurimam fumositatem generant; qua fumositate stomacus repletus spiritualia comprimit, unde et suffocatio* (*Collectio Salernitana,* IV, p. 322).

[27] *Tertia species* [épilepsie] *est que dicitur analepsia, cuius principium est a stomaco* (*ibid.* p. 356).

du foie provoque des maladies touchant l'ensemble du corps : « il faut maintenant traiter des maladies universelles qui tirent leur origine du foie comme l'ictère, l'hydropisie, la cachexie »[28]. Plus loin l'auteur précise : « l'hydropisie est <due au> défaut de la vertu digestive dans le foie <ce> qui génère le gonflement des membres. Ce défaut peut résulter de la chaleur ou du froid »[29]. Pour Platearius[30], un problème de vue peut avoir différentes causes et notamment « une *anathimiasis* de l'estomac, c'est-à-dire une fumosité s'élevant de l'estomac vers le haut du corps »[31]. Dans son traité entièrement consacré à l'estomac, Constantin[32] insiste également sur les conséquences des affections de l'estomac sur d'autres organes. En cas de maladie située dans le haut de l'estomac, le cœur peut être affecté du fait de sa proximité[33]. Le cerveau est également en relation avec « la bouche » de l'estomac par l'intermédiaire des nerfs qu'il lui envoie et peut souffrir d'une fumée provenant d'un dysfonctionnement de cette partie de l'estomac[34].

Cependant nous relevons également dans le traité de Constantin des allusions au processus de digestion lui-même et notamment de la connexion entre l'estomac et le foie :

> « Le foie et les veines sont connectés à l'estomac car la nourriture est transportée de l'estomac au foie par les veines. Le foie pâtit du fait de l'estomac lorsque celui-ci lui envoie des aliments non digérés convenablement ; et de même l'estomac souffre à cause du foie si ce dernier a un défaut d'attraction de la nourriture ou se refroidit »[35].

[28] *Restat nunc de universalibus passionibus tractare que ab epate sumunt originem que sunt ytericia, ydropisis, cathetica* (*ibid.* p. 360).

[29] *Ydropisis est defectus digestive virtutis in epate, inflationem membrorum generans. Defectus autem aut fit ex calore, aut fit ex frigiditate* (*ibid.*, p. 361).

[30] Plusieurs auteurs salernitains portent le nom de Platearius ce qui suscite des problèmes d'attribution des différents textes mis sous ce nom. Gilles de Corbeil s'inspire pour son *De uirtutibus* des gloses de Matheus Platearius, clairement cité dans le prologue du poème. *Cf.* Gilles de Corbeil, *ed. cit.*, p. 41-43. La *Practica* est souvent attribuée à Johannes Platearius sans certitude. *Cf. La* Practica *de Plateario, Edición crítica, traducción y estudio de* V. Recio Muñoz, Florence : SISMEL, 2016.

[31] *Ex anathimiasi stomaci, id est, fumositate a stomaco superius ascendente* (*ibid.* p. 324).

[32] *Liber Constantini de stomacho*, ed, trad et comm. Enrique Montero Cartelle, Universidad de Valladolid, 2016.

[33] L'auteur insiste sur les liens entre le cœur et l'estomac, chacun des deux pouvant subir les conséquences d'un dysfonctionnement de l'autre de fait de leur proximité : *Cor enim compatitur stomacho paciente, maxime si in superiori parte passus fuerit* […] *Similiter et stomachus patitur propter passionem cordis causa vicinitatis eorum et colligancie* (*ibid.* p. 100).

[34] *Cerebrum colligranciam habet cum ore stomachi propter nervos quos stomacho mandat* […] *Cerebrum enim patitur propter os stomachi, quia fumus ab eo ad cerebrum ascendit* (*ibid.* p. 104). Plus loin sont mentionnées les maladies provoquées par cette fumée: *alienacio, stupor, oblivio, melancolia, cephalea, epilepsia, vertigo* (p. 106). Un passage comparable se trouve dans le *Pantegni, Theorica* VI, 18 au chapitre *De accidentibus appetitus*, ed. Lyon, 1515, f. 28.

[35] *Epar eciam et vene colliganciam cum stomacho habent quia cibus per venas a stomacho sibi transferetur* […] *Similiter et epar patitur propter stomachum, cum cibum non prout oportet digestum sibi mandaverit, nec non eciam stomachus propter epar patitur, cum defectum fuerit in attrahendo cibo secundum quod oportet aut cum infrigidatur* (*ibid.* p. 104).

Avec ce traité, Constantin introduit des notions théoriques, relevant de l'anatomie et de la physiologie, domaines abordés également par Bartholomeus et Platearius alors qu'ils étaient peu présents dans les *Practice* plus anciennes. Ainsi Bartholomeus commence le chapitre consacré à la *lienteria* par les caractères sémiologiques de la maladie et poursuit par des données étiologiques s'appuyant notamment sur l'anatomie :

> « La lientérie est un relâchement du ventre sans transformation de la nourriture qui est évacuée telle qu'elle a été absorbée en aspect et en quantité. La lientérie est provoquée tantôt par un flegme visqueux amollissant l'estomac ou les villosités de l'estomac et les intestins, tantôt par un défaut de la vertu rétentive ou bien par une blessure de l'estomac et des intestins »[36].

Platearius donne des précisions anatomiques dans le chapitre consacré à l'abcès du foie : « l'abcès du foie est provoqué par des humeurs chaudes ou froides, il est situé parfois dans la protubérance du foie, *in gibbo*, parfois dans la partie concave, *in sima* »[37].

Les connaissances anatomiques des maîtres salernitains s'appuient sur différents textes décrivant la dissection du porc, notamment l'*Anatomia Cophonis* et la *Demonstratio anatomica* qualifiée de Seconde Démonstration salernitaine, toutes deux éditées dans la *Collectio Salernitana*[38]. Mais c'est dans l'*Anatomia Ricardi*[39] que nous trouvons plus précisément trace des références possibles de nos auteurs. Le texte distingue les deux parties de l'estomac :

> « L'estomac est fait d'une substance pelliculeuse, très nerveuse dans sa partie supérieure et très charnue dans sa partie inférieure. La partie supérieure est dite bouche de l'estomac où se développe l'appétit, la partie inférieure est qualifiée de fond de l'estomac, là se produit la digestion [...] La partie supérieure est nerveuse et très sensible à cause des nerfs, un conduit venu de la rate lui est fixé afin de transporter la bile noire qui renforce l'appétit. C'est dans la partie inférieure charnue, couverte de villosités et de rugosités qu'est retenue la nourriture et que se fait la digestion »[40].

---

[36] *Lienteria est ventris solutio sine cibi immutatione, quum scilicet talis et tantus cibus emittitur qualis et quantus recipitur. Lienteria quandoque fit ex viscoso fleumate lenificante stomacum vel villos stomachi et intestina, quandoque ex defectu virtutis retentive, quandoque ex vulnere stomaci et intestinorum* (*Collectio Salernitana* IV, p. 391-392).

[37] *Fit apostema in epate quandoque ex calidis, quandoque ex frigidis humoribus, quandoque in gibbo, quandoque in sima* (ed. V. Recio Muñoz p. 628).

[38] *Collectio Salernitana* IV, p. 388-390, 391-401. *Cf.* Lynn THORNDIKE, Pearl KIBRE, *A Catalogue of Incipits of Mediaeval Scientific Writings in Latin*, Londres : The Mediaeval Academy of America, 1963, col. 1282, 267. G. Corner, *Anatomical Texts, op. cit.*, ed. et trad. de l'*Anatomia Cophonis* p. 48-53, traduction de la *Demonstratio anatomica* p. 54-66.

[39] Selon Ernest Wickersheimer, il peut s'agir de Ricardus Anglicus, auteur de cinq traités de médecine regroupés sous le nom de *Micrologus,* l'un de ses ouvrages étant intitulé *Anathomia Ricardi uetuli* dans un manuscrit de Londres. *Cf.* Ernest WICKERSHEIMER, *Dictionnaire biographique des médecins de France au Moyen Âge*, Genève : Droz 1936 (repr. 1979), p. 696-697 complété par Danielle JACQUART, *Supplément*, Genève : Droz, 1979, p. 256.

[40] *Ricardi Anatomia,* ed. K. Sudhoff, « Der *Micrologus* Text der *Anatomia* Richards des Engländers », *Archiv für Geschichte der Medizin,* XIX, 1927, p. 209-239, part. p. 223 :

L'*Anatomia Ricardi* décrit également la forme du foie :

> « Sa forme est celle de la lettre *sigma* des Grecs, c'est-à-dire notre lettre M inversée. Le foie présente des *simas,* en forme de petites ailes recourbées et pliées vers l'estomac, à l'inverse il a vers le dos une partie arrondie, *gibbum*, que les auteurs appellent *cirtam* »[41].

Au-delà des connaissances anatomiques des maîtres salernitains, la présentation sémiologique et étiologique des dysfonctionnements des organes de l'appareil digestif livre également d'autres informations plus complexes. Souvent en effet apparaissent en creux les théories du fonctionnement de ces organes, de leurs relations et de leur rôle dans l'équilibre physiologique du corps, dans l'état de santé ou de maladie.

Bartholomeus évoque ainsi les relations entre le foie, la vésicule biliaire et l'estomac en présentant différentes causes de l'ictère :

> « l'ictère provoqué par l'obstruction du foie de telle façon que se trouve également obstrué le conduit par lequel l'excès de bile rouge s'écoule habituellement vers la vésicule [...] l'ictère provoqué par l'obstruction du conduit par lequel la bile est transportée vers l'estomac. Les signes en sont des déjections très jaunes, des manifestations bruyantes et le gonflement de l'estomac »[42].

La perte d'appétit, le *fastidium*, est pour Bartholomeus « un changement de l'appétit provoqué par un défaut de l'estomac ; cela se produit parfois à cause de la chaleur de l'estomac, ou bien à cause d'humeurs chaudes ou froides »[43]. Cette explication reste « classique » dans le cadre d'une médecine basée sur la complexion des organes et des humeurs, notion basée sur les qualités premières de chaud-froid-sec-humide.

Stomachus autem est substantia pelliculosa, nervosa plurimum superius, carnosa vero plurimum inferius. Superior pars dicitur os stomachi, ubi viget appetitus, inferior dicitur fundus, ubi viget digestio [...] *Superior pars nervosa valde sensibilis propter nervos, cui porus a splene infigitur deportans melancoliam ad confortandum appetitum, inferior pars carnosa et villosa et aspera propter ciborum retencionem, ubi cibus retinetur, donec digestio fiat.*

[41] *Forma autem eius est, velud sigma Grecorum id est M nostrum inversum. Habet igitur epar simas id est pennulas reflexas et incurvatas versus stomachum, retro autem versus dorsum dirigit gibbum quem auctores dicunt cirtam* (*ibid.* p. 225). Le lexique médiéval nommé *Alphita*, du nom du premier terme explicité, donne cette définition : *Sima dicitur concavitas epatis, sed eius gibbus dicitur gilbus vel zirca vel gedeola, ut in libro urinarum Ysaac.* L'origine arabe des termes utilisés renvoie aux traductions de Constantin l'Africain et notamment au traité *De urinis* d'Isaac Israeli cité dans cette définition. Devant les difficultés de traduction dues à l'absence de termes latins Constantin a souvent translittéré des termes arabes, phénomène relevé par Danielle Jacquart dans la traduction de l'*Isagoge* notamment. *Cf.* D. JACQUART, « À l'aube de la renaissance médicale des XIe – XIIe siècles : l'*Isagoge Iohannitii* et son traducteur », *Bibliothèque de l'École des chartes*, 144, 1986, p. 209-240, repris dans D. JACQUART, *La science médicale occidentale entre deux renaissances (XIIe siècle-XVe siècle)*, Aldershot : Variorum, 1997. *Alphita*, ed. et comm. A. García González, Florence, 2007.

[42] *Si autem fit iteritia ex opilatione epatis ut opiletur porrus per quem superfluitas colere rubee solet transire ad viam fellis* [...] *De opilatione porri veniens ad stomachum et signa. Fit autem ytericia ex repletione porri per quem deportatur fel ad stomachum. Cujus hec sunt signa: egestiones sunt plurimum citrine, rugitus et inflatio stomaci* (*Collectio Salernitana* IV, p. 361).

[43] *Fastidium est immutatio appetitus ex vitio stomaci, quandoque ex caliditate eius, quandoque ex calidis humoribus, quandoque ex frigidis* (*Ibid.* p. 387).

Le même problème est traité par Platearius de façon bien différente :

« La perte d'appétit est le dégoût involontaire de la nourriture. Il se produit à partir de trois causes : un défaut de l'esprit, une obstruction des nerfs sensibles, une surabondance d'humeurs chaudes ou froides. Ce dégoût se produit du fait d'un défaut de l'esprit car les esprits sont comme les instruments des vertus et ils les poussent à accomplir leurs actions ; du fait de leur défaut ne peuvent s'accomplir ni l'effet de la vertu appétitive ni aucune autre opération. En cas d'obstruction des nerfs sensibles : l'appétit de l'estomac, qui est à proprement parler un désir, s'accomplit sous l'effet de deux vertus, c'est-à-dire la vertu appétitive naturelle et la vertu sensible présente. Ainsi, lorsque les nerfs sensibles sont obstrués, l'esprit animal ne peut descendre vers la bouche de l'estomac pour créer l'appétit et de manière évidente si l'une des deux causes principales manque l'appétit disparaît »[44].

Ces notions théoriques, telles que esprits, vertus sont présentées dans l'*Isagoge Iohannitii*. Elles figurent dans l'énoncé des « choses naturelles » :

« Les choses naturelles sont au nombre de sept : les éléments, les complexions, les humeurs, les membres, les vertus, les opérations, les esprits. Certains en ajoutent quatre autres : les âges, les couleurs, les figures, la différence entre homme et femme »[45].

L'explication de Platearius met en avant le rôle des esprits, les différentes sortes du *pneuma* théorisé par Galien[46]. L'*Isagoge* reprend la division galénique :

« Il y a trois esprits : le premier, l'esprit naturel tire son principe du foie, le second, l'esprit vital vient du cœur, le troisième, l'esprit animal vient du cerveau. Le premier circule dans tout le corps

---

[44] *Fastidium est involuntaria cibi abhominacio. Fit autem tribus de causis : ex defectu spirituum, ex opilacione nervorum sensibilium, ex habundancia calidorum vel frigidorum humorum. Ex defectu spirituum fit fastidium cum enim spiritus sint quasi instrumenta virtutum et eas excitent ad suas peragendas acciones, ex eorum defectu non tantum effectus virtutis appetitive, verum etiam quelibet operacio prepeditur. Ex opilatione nervorum sensibilium, appetitus enim stomaci, qui proprie desiderium dicitur, a duplici virtute perficitur, videlicet ab appetitiva naturali et sensibili influente. Cum igitur, nervis sensibilibus opilatis, spiritus animalis non possit descendere ad os stomaci ad appetitum perficiendum, non immerito altera principali causa deficiente deficit appetitus* (ed. V. Recio Muñoz, p. 504).

[45] *Res vero naturales sunt VII : elementa, commixtiones, compositiones, membra, virtutes, operationes, spiritus. Et alii addiderunt his alias IV : scil. aetates, colores, figuras, distantiam inter masculum et feminam* (ed. Maurach, p. 151). Cf. D. JACQUART, « À l'aube … », *op. cit. supra* (note 41), p. 215.

[46] Le *spiritus* est l'expression latine du *pneuma* de Galien qui en distinguait trois sortes : « le psychique qui a la charge du cerveau et du système nerveux ; le vital, qui règle la marche du cœur et des artères ; le naturel ou végétatif, qui contrôle le foie et les veines », Danielle GOUREVITCH, « Les voies de la connaissance : la médecine dans le monde romain », *in* Mirko D. GRMEK (dir.), *Histoire de la pensée médicale*, Paris : Seuil, 1995, p. 94-122, ici p. 116 ; Armelle DEBRU, *Le corps respirant-La pensée physiologique chez Galien*, Leyde : Brill, 1996.

par les veines qui n'ont pas de pulsations, le second se trouve dans les artères, le troisième dans les nerfs »[47].

On comprend dès lors l'explication de Platearius consacrée à la perte d'appétit : l'obstruction des nerfs empêche l'esprit animal de déclencher la vertu sensible inséparable de la vertu naturelle dans la création de l'appétit. À l'opposé, un appétit excessif est également un signe de dérèglement qui peut s'expliquer de différentes façons. Selon Platearius :

> « La boulimie est un appétit immodéré ou non naturel, il est également appelé appétit canin. Il se produit à cause du froid seul imprégnant la bouche de l'estomac ou du froid accompagnant une humeur, en effet le froid intense dans la bouche de l'estomac pousse par une pression vers le bas la nourriture ingérée et ainsi l'estomac est vidé. L'estomac étant vide, l'appétit se déclenche à cause de cette vacuité »[48].

Constantin dans le *De stomacho* considère quant à lui que l'excès d'appétit peut provenir de deux causes opposées, le froid ou l'excessive chaleur des membres :

> « Ceux qui souffrent de cela à cause du froid mangent beaucoup et digèrent peu faute de chaleur parce que assurément lorsqu'ils mangent davantage que ce que leur chaleur peut digérer il est nécessaire que sorte rapidement la nourriture non digérée. Du fait de cette sortie l'estomac faute d'aliments désire la nourriture pour restaurer un vide pénible et ainsi, l'estomac ayant toujours de l'appétit et la nourriture ressortant très rapidement, la sensation de faim est permanente, la faiblesse perdure, le corps n'est pas nourri. Si la cause de cette maladie est la faiblesse du corps due à la chaleur il n'y a pas de fort flux de ventre car tout ce qui a été pris avec plaisir est réparti dans le corps. Alors de nouveau, comme la chaleur domine le corps, elle ouvre les pores et à cause de la dissolution des humeurs le corps nécessairement se dessèche jusqu'à ce que la sécheresse parvenant à la bouche de l'estomac provoque l'appétit »[49].

---

[47] *Spiritus igitur tres sunt : primus, naturalis, sumit principium ab epate ; secundus, vitalis, a corde ; tertius, animalis, a cerebro. Horum primus in venas, quae non habent pulsum, in totum corpus diffunditur, secundus in arterias, tertius vero in nervos dirigitur* (ed. G. Maurach, p. 155).

[48] *Practica* : *Bolismus est immoderatus vel innaturalis appetitus. Alio nomine dicitur caninus appetitus. Habet autem fieri ex sola frigiditate ori stomaci dominante aut ex frigiditate cum humore, frigiditas enim in ore stomaci intensa assumpta cibaria vi expressionis trudit inferius et sic stomacus inanitur. Inanitus racione vacuitate appetit* (ed. V. Recio Muñoz, p. 516).

[49] *Hanc enim passionem habentes causa frigiditatis multum comedunt et parum digerunt ex caloris paucitate, quia nimirum cum comederint plus quam calor eorum digerere valeat, citissime necesse est indigestus egrediatur ; quo videlicet stomachum exeunte, stomachus causa sua inanicionis appetit cibum ut sue paupertatis inanicionem restauret, unde, stomacho semper appetitum habente et cibo magna velocitatis festinacione egrediente, neque fames cessat neque defeccio minuitur neque corpus nutritur. Quod si causa huius passionis dissolucio corporis propter calorem fuerit, non nimia ventris solucio eam sequitur, quia quantum appetitur, tantum per corpus dividitur. Calor iterum corpori cum dominatur, poros aperit et humoribus dissolutis, corpus necesse est dessicetur, quousque desiccacio ad os stomachi perveniens, appetitum generet* (ed. E. Montero Cartelle, p. 258).

Bartholomeus envisage lui aussi ces deux causes d'un appétit insatiable en mentionnant d'abord le cas où « la boulimie, c'est-à-dire l'appétit canin <est> provoqué par le froid ». Mais ensuite, citant Galien il donne une autre explication, plus complexe : « il se produit aussi, selon Galien, une boulimie causée par la chaleur de tous les membres qui fait que les membres exercent une forte attraction sur les veines, les veines sur le foie, le foie sur l'estomac par les veines mésentériques »[50]. Est présenté ici de façon très synthétique le processus d'alimentation des membres par la digestion, le circuit étant, selon Bartholomeus : estomac / veines mésentériques / foie / veines / membres. La digestion est alors pensée comme un processus en trois temps. La première étape se déroule dans l'estomac qui, selon le *Pantegni*, « procède à la cuisson des aliments et envoie cette nourriture cuite au foie afin qu'il puisse plus facilement lui donner la nature du sang [...] cette cuisson réalisée par l'estomac les médecins l'appellent la première digestion »[51]. Plus loin l'ouvrage aborde les dysfonctionnements des étapes suivantes qualifiées de *Secunda digestio* et *Tertia digestio.* Lors de la seconde digestion au cours de laquelle le sang est généré dans le foie et les veines différents problèmes peuvent survenir : absence ou faiblesse de la mutation de la nourriture en sang, surabondance des humeurs qui en changent sa nature. La troisième digestion se produit dans tous les membres, sa réalisation peut se trouver affectée par la fièvre notamment. L'*Anatomia Ricardi* précise ces différentes étapes : la première digestion se fait dans l'estomac sous l'action d'une triple chaleur (chaleur propre, proximité du foie, bile transmise par la vésicule) qui transforme la nourriture en une masse comparable à de la bouillie d'orge et est qualifiée de *mater omnium humorum.* Cette masse blanche et pure est attirée par le foie qui par sa chaleur la transforme et lui donne une couleur rouge. C'est la seconde digestion où se forment les quatre humeurs. La troisième digestion se produit dans les veines qui transportent vers les membres le sang préparé dans le foie[52].

D'autres passages consacrés à des pathologies évoquent le rôle du sang dans ce processus d'alimentation des membres, l'énoncé du dysfonctionnement reflétant comme souvent la conception que les auteurs avaient de ce phénomène physiologique. Ainsi, Platearius explique-t-il, traitant de la *dissinteria* :

> « Parfois la dysenterie est appelée hépatique à cause d'un défaut du foie, ce défaut provenant de la faiblesse de sa vertu

---

[50] *Si vero sit bolismus, id est caninus appetitus ex frigiditate, quod cognoscitur ex predictis signis, ex pallore faciei, et membrorum macie et defectu virtutis, eadem cura est adhibenda. Contingit autem, teste Galeno, bolismum ex caliditate innasci omnium membrorum, que mediante membra a venis multum atrahunt, vene ab epate, epar a stomaco per meseraicas venas* (*Collectio Salernitana,* IV p. 387-88).

[51] *Theorica,* III, 26 : *adiuvat autem stomachus ut cibum excoquat et epati mittat excoctum ut facilius epar in sanguinis naturam vertat* [...] *quam stomachi excoctionem vocant medici primam digestionem* (ed. Lyon, 1515, f. 13).

[52] Ed. K. Sudhoff, *op. cit.* p. 223-227. Notons que l'*Anatomia* présente les veines mésentériques comme reliant le foie à l'intestin grêle, *recte tendunt ab epate ad ieiunum et contrario,* ce qui se retrouve chez Platearius alors que dans le texte cité de Bartholomeus elles semblent relier l'estomac et le foie.

> contentive ; en effet alors le foie affaibli ne peut retenir dans les veines mésentériques le sang qui se répand dans les intestins et est expulsé avec les déjections. Dans d'autres cas cela se produit à cause d'une surabondance de sang, surtout chez les mutilés qui ont perdu un pied ou une main. En effet, le sang transmis habituellement pour nourrir le membre amputé ne trouve alors aucun membre à nourrir et s'accumule dans le foie qui ne peut le contenir, son expulsion est improprement appelée dysenterie »[53].

Le rôle du sang dans la nutrition des membres explique également la coloration du corps des malades atteints d'ictère, maladie qui peut provenir de différentes causes :

> « un excès de bile qui imprègne le sang, l'obstruction du conduit supérieur, inférieur ou des deux conduits de la vésicule ce qui fait refluer la bile vers le foie et infecte le sang, un abcès bilieux du foie qui lui aussi infecte le sang, la fièvre continue. Pour ces différentes raisons le sang infecté qui circule pour nourrir les membres les infecte et change leur couleur »[54].

Pour les médecins salernitains, la nourriture des membres est donc bien le sang, résultat ultime du processus de digestion dont ils appréhendent le circuit grâce aux ouvrages plus théoriques auxquels ils ont alors accès[55].

Dans les *practice* salernitaines, le système digestif est d'abord présenté comme un ensemble d'organes souffrant de différentes pathologies qu'il faut reconnaître, comprendre et bien sûr soigner. Le fonctionnement équilibré des différentes parties du corps doit être rétabli mais le discours physiologique reste limité, il n'est pas au centre du propos des praticiens. Cependant, nombre d'allusions au détour de la présentation d'une pathologie digestive rendent compte des notions théoriques qui sous-tendent les commentaires et les prescriptions des médecins. Les différentes étapes de la digestion, de la nutrition des membres, l'importance du rôle du sang sont en arrière-plan bien présents dans le discours des praticiens salernitains du XIIe siècle qui répondent ainsi à l'injonction d'une connaissance théorique indispensable à leur pratique.

---

[53] *Practica* : *Interdum vicio epatis et epatica dissinteria nuncupatur et fit tali vicio epatis, quandoque ex debilitate virtutis contentive, dum enim epar debilitatum sanguinem nequit retinere per venas meseraicas, ad intestina distillat et per secessum emittitur, quandoque ex nimia sanguinis habundancia et hoc maxime in detruncatis, quando pes vel manus alicui absciditur. Sanguis enim consuetus transmitti ad nutrimentum membri quod abscisum est cum non inveniat subiectum quod nutriat superhabundat in epate et per incontinenciam emittitur et improprie dicitur dissinteria* (ed. V. Recio Muñoz, p. 584-586).

[54] Platearius, *Practica* : *ex colera superhabundante et sanguinem inficiente, ex opilacione superioris vel inferioris vel utriusque pori cistis fellis, unde colera redundat ad epar et sanguinem inficit, ex colerico apostemate epatis sanguinem similiter inficiente et ex febre continua. Ex his enim causis sanguis infectus et ad nutrimentum membrorum transmissus ea secundum se inficit et immutat* (*ibid.* p. 636-638).

[55] La physiologie de la digestion est aux siècles suivants l'objet de nombreux écrits et débats qui pousseront beaucoup plus loin l'effort d'analyse du processus. *Cf.* Danielle JACQUART, « La nourriture et le corps au Moyen Âge », *Cahiers de Recherches Médiévales*, XIII, numéro spécial 2006, p. 259-266 ; EAD. *La médecine médiévale dans le cadre parisien*, Paris : Fayard, 1998, p. 333-347 : « Est-ce que le sang seul nourrit ? ».

Les entrailles : alimentation, digestion, purgation, la triade des médecins arabes

Joëlle RICORDEL[1]

Les entrailles ? Comment les définir ? C'est là « où bat le sourd et lancinant fredon du sang, des entrailles, de la vie. La peau tendre du ventre, parfois moelleuse, si voluptueuse à caresser, et dessous les viscères, magma de matières visqueuses, spongieuses, de boue fécale et d'aquosités. L'endroit et l'envers, l'exhibé et l'enfoui, le séduisant et le nauséabond, indissociables »[2]. Ces quelques lignes mettent en exergue le double caractère du ventre, doux et attirant ou repoussant et dissimulé selon qu'on le considère de l'extérieur ou qu'on étudie ses organes internes qui entraînent à pénétrer dans un « enfoui » « nauséabond ». D'un point de vue médical, il s'agit de les examiner, de les décrire, mais surtout de les atteindre pour comprendre leur rôle et évaluer leur part dans les maladies. Cependant, pour les médecins de langue arabe, entre la fin du VIIIe siècle et le XIIIe siècle, les méthodes d'investigation reposent essentiellement sur l'identification des maladies à travers les symptômes observés. Pour le ventre, il faut disséquer et savoir « lire » ce que l'on regarde afin d'en donner une description anatomique plus juste. Mais la dissection n'a pas été sans poser problème puisqu'il fallait ouvrir pour voir et que la tradition musulmane, à l'instar des traditions chrétienne et juive, recommande le respect des corps des défunts et ce, bien qu'aucun texte ne le précise expressément. À ces considérations religieuses viennent s'ajouter, pour la société, le rejet de ce qui porte atteinte à l'intégrité des cadavres. Ainsi, les recherches anatomiques ont été longtemps paralysées et retardées par ces prises de position. Les planches anatomiques de Manṣūr ibn Ilyās[3] témoignent de la simplicité des connaissances et des représentations au XIVe siècle[4].

Donc, il faut ouvrir pour voir ce qui est si bien dissimulé. C'est de cette nécessité que va naître, dans la langue arabe, la forme nominale désignant la dissection, *tašrīḥ* (تشريح). Le mot est construit sur la racine trilitère š, r, ḥ, qui a pour sens couper, fendre, et sur laquelle, dans une seconde forme, avec le redoublement de la consonne centrale, le verbe š, r, r,

[1] Chercheur associé, UMR 7219, SPHERE, CNRS-Paris VII Denis Diderot.
[2] Sylvie GERMAIN, *Le vent reprend ses tours*, Paris : Albin Michel, 2019, p. 203.
[3] منصور ابن محمد ابن احمد ابن يوسف (mort en 1422).
[4] Voir l'illustration à la fin de l'article, Mansur ibn Ilyas, Tashrīḥ-i badan-i insān (تشريح بدن انسان) Manuscript, *ca.* 1450, U.S. National Library of Medicine. Une copie du manuscrit de Manṣūr est accessible en ligne sur le site de la Bibliothèque numérique mondiale : https:// www.wdl.org/fr/ item/9719/Anatomie de Manṣūr.

ḥ (شرّح) viendra exprimer la notion de disséquer. *Ilm al-tašrīḥ* (علم التشريح) désignera alors la science de l'ouverture et l'explication des corps : l'anatomie.

Bien que contraints par les conventions religieuses et morales, les médecins ont cherché à contourner les interdictions, conscients qu'elles limitaient les investigations indispensables à la connaissance du corps humain et à l'exercice de la chirurgie. Le médecin cordouan Abū al-Qāsim al-Zahrāwī (936-1013) souligne dans son traité de chirurgie[5] :

> « si l'on ignore les connaissances anatomiques [...] on tombera nécessairement dans l'erreur et l'on tuera les malades. J'en ai vu beaucoup — dit-il — qui se vantaient de posséder cet art et qui n'avaient ni connaissances, ni expérience. Ainsi j'ai vu un médecin ignorant inciser sur une tumeur scrofuleuse au cou d'une femme, ouvrir les artères cervicales et entrainer une hémorragie telle que la femme tomba morte entre ses mains »[6].

Différentes possibilités sont cependant offertes aux médecins pour affiner leurs connaissances anatomiques. Ils peuvent observer les entrailles des animaux de consommation alimentaire, pratiquer la dissection sur des spécimens dédiés à leur expérimentation. On cite, par exemple, les singes de Nubie offerts par le calife abbasside al-Mu`tasim (796-842) à son médecin Ibn Masawayh. Ces observations induisent ainsi un raisonnement par analogie.

Les champs de bataille sont également un vaste terrain de ressources lorsque le médecin se doit d'accompagner son protecteur pendant ses expéditions guerrières. La biographie[7] d'Ibn Sînâ (Avicenne) (980-1037), rapportée par son disciple Al-Jūzjānī, le montre accompagnant ainsi les armées sur le terrain des combats et pratiquant sur place l'opération des blessés[8]. De la même façon, Ṣalāḥ al-Dīn (Saladin) (m. 1183), lors de ses campagnes, était toujours suivi de son médecin personnel Muwaffak al-Dīn qui exerçait son art sur les blessés dans une tente personnelle, voisine de celle du souverain ayyoubide. Usāma ibn Munqiḏ dans le chapitre *Guérisons étranges* (*al-šifa' li ṭuruq ġarība*) de son livre *Kitāb al-i`tibar* montre les médecins opérant pendant les combats et notamment mentionne des opérations de la face après une blessure par lance[9]. Abū al-Qāsim al-Zahrāwī décrit comment réduire les plaies abdominales faites par un coup de lance ou de couteau. Il précise les signes qui permettent de diagnostiquer quels organes ont été atteints et quelles sont les chances de guérison. Il indique

---

[5] Abū al-Qāsim al-Zahrāwī, *Kitāb al-Taṣrīf li man `ajiza `an al-tā`līf* (couramment désigné par *al-Taṣrīf*), ms D 449, Bibliothèque Générale, Rabat.

[6] *La chirurgie d'Abulcasis*, trad. [de l'arabe] par le Dr Lucien Leclerc, Paris : J.-B. Baillière, 1861, p. 6.

[7] Soheil M. AFNAN, *Avicenna. His Life and Works*, Londres : George Allen and Unwin Ltd., 1958, II, *Life and Works of Avicenna*, p. 57-83.

[8] Gilbert SINOUÉ, *Avicenne ou la route d'Ispahan*, Paris : Denoël, 1989, p. 210-211.

[9] Louis POUZET, *Médecine populaire et guérisons curieuses en Orient arabe au Moyen Âge*, Actas XVI Congreso, Salamanca : Agencia española de cooperación internacional, 1995, p. 410.

comment remettre en place les intestins et comment et par quels moyens suturer les bords de la blessure[10].

Les catastrophes et les famines sont également autant de possibilités d'observer des cadavres et c'est ainsi qu'`abd al-Laṭīf al-Baġdādī (né en 1162), entouré de médecins anatomistes, avait pu observer les crânes de deux cents squelettes et remettre en question certains enseignements de Galien[11]. Aux déductions analogiques s'ajoutent alors les investigations pratiques, malgré les interdits et pour toutes les parties du corps y compris pour les cavités.

Et les entrailles ? Elles sont dans le corps, ce *badn* (بدن) qui est plus spécifiquement le tronc, cette cavité *tajwīf* (تجويف) qui renferme les organes : poumons, cœur, estomac, intestins, foie, rate, reins, vessie, organes reproducteurs. Parmi eux, le cœur occupe la place principale car comme l'écrit Avicenne dans son *Poème de la médecine* « sans lui nous ne serions que des plantes »[12]. Il détient le principe de la chaleur naturelle, entretient des relations aussi bien avec le cerveau qu'avec le foie. Il est « situé au centre de la poitrine parce que c'est un endroit équilibré » et « est incliné vers la gauche pour être éloigné du foie » plus important que la rate[13].

Mais le cœur et les poumons occupent la cage thoracique, le ventre lui-même, le *jawf* (جوف), la cavité, contient véritablement les entrailles. Ce sont principalement les organes de la digestion. On les appelle *aḥšā'* (أحشاء), terme qui s'est étendu à l'estomac, *ma`ida* (معدة) et aux intestins, *ma`ā* (معى).

Si dans les langues latines, « entrailles » provient du latin vulgaire *intralia,* attesté dès le VIIIe siècle dans les *Gloses du Reichenau*[14], est dérivé de *interaneus* (intérieur) et est à rapprocher du grec, *enteron* (intestins) et plus globalement d'une racine indo-européenne *inter* (dedans), en arabe أحشاء, *aḥšā'* n'est pas en relation avec la place interne qu'occupent les entrailles dans le corps. Dans la langue vulgaire حشى, *ḥašā* a le sens de s'empiffrer, de manger excessivement et أحشية , *aḥšiya* prend le sens général

---

[10] *Op. cit, La chirurgie d'Abulcasis*, p. 202-211.

[11] En l'occurrence, il constate et fait constater par plusieurs personnes et sur plus de deux cents têtes, que « l'os de la mâchoire inférieure est unique ; qu'il n'y a ni jointure ni suture ». Selon Galien, *De Ossibus ad tirones*, la mâchoire inférieure consiste en deux os puisqu'elle se sépare en deux quand elle est cuite ce que réfute `abd al-Lāṭīf. Cette affirmation est encore d'actualité parmi les médecins de la période médiévale car la découverte d'`abd al-Lāṭīf reste sans suite. Signalée dans un ouvrage, tout à la fois récit de voyage et compte rendu géographique, *La description de l'Égypte*, elle n'a pas été reprise ultérieurement et est passée quasiment inaperçue. `Abd al-Laṭīf al-Baġdādī, *Relation de l'Égypte*, A. Sylvestre de Sacy trad., Paris : Imprimerie impériale, 1810, p. 418-419.

[12] *Avicenne, Poème de la Médecine (Urjūza fī al-ṭibb)*, Henri Jahier, 'Abd-al-Qādir Noureddine ed. et trad., Paris : Les Belles Lettres, 1956, p. 17.

[13] Ibn Sīnā, *Al-Qānūn fī al-ṭibb*, Beyrouth : Dār Ṣādir, [s.d], vol. III, p. 262.

[14] Les Gloses de Reichenau ont été compilées au VIIIe siècle, en Picardie, pour aider les moines lisant la Bible (Vulgate) à comprendre des mots qui avaient disparu ou qui avaient développé une nouvelle signification dans leur dialecte roman. *Cf. Die Reichenauer Glossen*, I, ed. Hans-Wilhelm Klein et André Labhardt, Munich : Hueber, 1968, p. 197, n°1691.

de qui est farci, rempli de farce[15]. On forge à partir de cette même racine des expressions qui rendent l'idée de satiété.

Ces éléments de lexique mettent l'accent sur le fait que non seulement la notion d'entrailles est intimement liée à celle de l'alimentation mais plus précisément à celle de l'excès de nourriture et de la surcharge d'aliments dans l'appareil digestif. La lecture des textes médicaux arabes montre que les médecins accordent une grande importance à cet état de réplétion qui, selon eux, est à la base de la majorité des maladies. C'est pourquoi les rapports qu'ils ont pu établir entre la maladie et l'alimentation, la maladie et la digestion et la maladie et la purgation seront examinés dans cette étude qui est fondée principalement sur les écrits médicaux de Masīḥ ibn Ḥakam al-Dimašqī, médecin du calife Hārūn al- Rašīd[16], à Bagdad et des médecins d'Al-Andalus, Ibn Maymūn / Maimonide, Ibn Rušd / Averroès, Ibn Biklāriš et Al-Zahrāwī / Albucasis ainsi que sur le chapitre « La médecine, métier citadin » écrit par le penseur Ibn Ḫaldūn dans son *Discours sur l'Histoire universelle*[17].

Décrivant le corps humain, Masīḥ ibn Ḥakam al-Dimašqī, dans son traité *Risāla al-Hārūniyya,* situe les entrailles dans le corps qu'il divise en quatre quarts de la façon suivante :

> « L'abdomen est le troisième quart ; son nœud est le foie siège de la clémence et de la haine. Il est le serviteur du corps, grâce à lui les aliments sont digérés dans l'estomac qui les [pousse pour les] épurer, le foie absorbe la partie la plus pure et en fait le sang qu'il propulse vers la rate ; celle-ci le distribue vers les vaisseaux et expulse le résidu impur vers les intestins »[18].

Quant aux intestins, Masīḥ indique que leur longueur « chez l'homme est de 18 empans (*šibr*)[19] ; trois empans sont logés dans l'estomac, suivis de trois autres : c'est là que les aliments séjournent et sont digérés. L'intestin se contracte et se dilate en fonction du volume des aliments »[20].

I. Rapport entre maladie et alimentation

Dans le même ouvrage mais au chapitre « D'où viennent les maladies et les infirmités qui frappent l'homme », Masīḥ introduit l'idée du rapport étroit existant entre la santé et l'alimentation. Les sources des médecins de langue arabe sur le sujet sont Hippocrate et Galien. On peut le noter dès les

---

[15] *Supplément aux dictionnaires arabes*, Reinhart Dozy, ed. originale, Leyde : Brill, 1881 ; Beyrouth : Librairie du Liban, 1991, t. I, p. 291-293.
[16] Masīḥ ibn Ḥakam al-Dimašqī, auteur du traité *Risāla al-Hārūniyya* dédié au calife Hārūn al-Rašīd (765-809). Masīḥ ibn Ḥakīm al-Dimašqī, *al-Hārūniyya*, ms. Tunis, Bibliothèque nationale, 16642, 67 folios ; Suzanne Gigandet, *La Risāla al-Hārūniyya de Masīḥ b. Ḥakam al-Dimašqī* (ed., trad.), Damas : Institut français d'Études Arabes de Damas, 2001.
[17] Ibn Ḫaldūn : *Ibn Khaldūn, Discours sur l'Histoire universelle Al-Muqaddima*, traduction, préface et notes par Vincent Monteil, Paris : Sindbad, 1997, p. 650-654.
[18] Masīḥ, *Risāla al-Hārūniyya ... ed. cit.*, chap. « Le corps », p. 79 (arabe) et p. 78 (trad.).
[19] L'empan mesure environ 20 cm.
[20] Masīḥ, *Risāla al-Hārūniyya ... ed. cit.*, chap. « Discours sur les intestins », p. 81 (arabe) et p. 80 (trad.).

premiers écrits médicaux lorsque Masīḥ écrit : « Galien dit dans son livre que la racine de toutes les maladies et infirmités est dans les aliments et le ventre »[21]. L'idée est toujours d'actualité aux XIIe-XIIIe siècle quand Ibn Maymūn indique, dans son traité *Le régime de santé*, qu'« Hippocrate a dit : la conservation de la santé consiste à éviter la satiété en nourriture et à éviter l'excès dans l'effort physique »[22] et que « comme le dit Galien : celui qui veut éviter la maladie doit s'efforcer de ne pas avoir d'indigestion ni de mouvement après les repas »[23]. Il apparaît cependant que la tradition islamique est également porteuse de cette conception. Dans son *Discours sur l'histoire universelle*[24], Ibn Ḫaldūn interprète un *ḥadīṯ*[25] rapportant les dires du Prophète sur l'excès de nourriture : « l'estomac est le siège des maladies. La diète est le meilleur remède. Et l'indigestion la cause de tous les maux ». Il explique les termes diète et indigestion[26] qui y sont employés. Selon lui, le premier est à prendre comme une privation de nourriture (*iḥtimā'*) ou plus simplement de sensation de faim et, le second, comme la consommation d'aliments avant la fin de la digestion.

Quelles que soient leurs sources, les médecins rattachent essentiellement l'apparition des maladies à l'alimentation de l'homme. Le régime de santé exposé par Ibn Rušd[27] insiste sur le fait qu'il ne faut pas surcharger l'estomac mais adapter à chaque individu la quantité d'aliments ingérés. Il énonce les règles suivantes : manger à satiété est nuisible pour la santé ; il est donc recommandé de se nourrir avec modération, si possible d'un plat unique ce qui facilite la digestion. Le nombre de repas souhaitable est également précisé. Ibn Rušd préconise comme, indique-t-il, les « médecins modernes », qu'on ne fasse « que deux repas sur trois jours » ou au pis-aller, que douze heures séparent chaque repas pour que « l'estomac, le foie et les autres organes » aient entièrement digéré les aliments précédents. Le soir on devra se nourrir plus copieusement, ce qui favorisera le sommeil et permettra à la digestion de se faire pendant la longue période de la nuit. Masīḥ ibn Ḥakam al-Dimašqī, qui ne fait sans doute pas partie des *modernes* mentionnés par Ibn Rušd, adoucit le régime et préconise une nourriture abondante pour « tous ceux dont les vaisseaux sont très fins et invisibles afin

---

[21] Masīḥ, *Risāla al-Hārūniyya ... ed. cit.*, chap. « L'origine et les causes des maladies », p. 101 (arabe) et p. 102 (trad.).

[22] Maimonide, *Obras médicas*, t. I. *El regimen de salud*, ed., trad. et introd. Lola Ferre, Cordoue : El Almendro, 1991, p. 43.

[23] *Ibid.* p. 44.

[24] Ibn Ḫaldūn, *Al-Muqaddima*, *ep. cit.*, p. 650-651.

[25] « Toutes les maladies proviennent de l'alimentation. C'est ce que dit une tradition du Prophète rapportée par les médecins mais rejetée par les savants : l'estomac est le siège des maladies. La diète est le meilleur remède. Et l'indigestion la cause de tous les maux. Que l'estomac soit le siège des maladies, c'est évident. On doit comprendre que la diète est le meilleur remède en ce sens que le mot diète signifie privation de nourriture (*iḥtimā'*) ou simplement la faim. Quant à l'expression l'indigestion est la cause de tous les maux, il faut entendre ainsi l'introduction, dans l'estomac, d'aliments nouveaux avant que la digestion ne soit terminée ».

[26] Respectivement désignées par الحمية (*al-ḥimya*) et البردة (*al-barda*).

[27] Ibn Rušd (Averroes), *Sobre la conservación de la salud, in Obra médica*, trad. Maria de la Concepción Vàzquez de Benito, Séville-Malaga, 1998, p. 279-288.

qu'ils ne se gonflent pas d'air et ne se nourrissent de la brise car cela ne saurait remplacer les aliments, seule nourriture convenable »[28].

Les repas doivent donc être modérés, si possible de bonne qualité mais ce dernier critère n'est pas primordial. Selon Ibn Maymūn[29], tous les médecins sont unanimes pour dire « qu'absorber peu d'aliments de mauvaise qualité est meilleur que d'en absorber beaucoup de bonne qualité et saine ». N'étant pas rassasié, l'homme jouira d'une meilleure digestion, ses organes prélèveront ce dont ils ont besoin et le reste, préjudiciable, sera expulsé.

Après la question de la quantité puis de la qualité de la nourriture, le troisième point envisagé est celui du régime alimentaire lui-même. Il faut en effet ajouter à la frugalité une sélection des aliments consommés. Bien que quelques divergences apparaissent dans les textes, on peut dégager quelques recommandations générales. Les apports en céréales par la consommation de pain sont recommandés. Celui-ci doit être de farine de blé et bien cuit ; les viandes blanches (le veau, l'agneau, le chevreau, les volailles et le pigeon) sont également préconisées ; les avis divergent sensiblement à propos des poissons (essentiellement poisson de mer pour Ibn Rušd, poissons de mer mais aussi d'eau douce courante pour Ibn Maymūn). Sont à exclure formellement les volatiles aquatiques ; à consommer avec modération, si ce n'est avec méfiance : les légumes qui altèrent le chyme à l'exception de la laitue et les fruits en général sauf les figues et les raisins[30].

Il est conseillé de commencer les repas par des bouillons ayant la vertu de « ramollir le ventre ». C'est le cas, par exemple, de ceux qui sont « à base de blettes ou autres légumes ayant cette vertu avec de la saumure, du vinaigre et de l'huile. On évitera les repas composés de mets divers et d'épices qui nourrissent peu le corps »[31].

II. Rapport entre maladie et digestion

Les conseils diététiques qui accompagnent les manuels médicaux sont indispensables pour régler les désordres digestifs. Ils doivent être adaptés à la complexion de chaque individu et prendre en considération son âge, son mode de vie et tenir compte des saisons... D'autres régimes alimentaires existent. Ils sont destinés à des catégories bien spécifiques de la population. Ils peuvent s'adresser aux voyageurs et aux nomades en zone aride et sèche ; ils proposeront alors une nourriture hypercalorique et d'un faible volume. Ils peuvent aussi concerner ceux qui recherchent une performance qu'elle soit physique (par exemple : des combattants), sexuelle (comportant alors des aphrodisiaques) ou intellectuelle[32]. Ces régimes sont ciblés et tendent vers un

---

[28] Masīḥ, *Risāla al-Hārūniyya ... ed. cit.*, chap. « Discours sur les intestins », p. 81 (arabe) et p. 80 (trad.).

[29] Maimonide, *El regimen de salud, ed. cit.*, p. 44.

[30] Averroes, *Sobre la conservación ... ed. cit.* p. 279-280 ; Maimonide, *El regimen de salud, ed. cit.*, p. 49-53.

[31] Averroes, *ibidem*, p. 280.

[32] Jamal BELLAKHDAR, Younos CHAFÏQUE, « La diététique médicale arabo-islamique à travers les traités arabes anciens et la pratique actuelle au Maroc », in *Médicaments et aliments, approche ethnopharmacologique* (actes du 2e Colloque Européen d'Ethnopharmacologie de la 11e Conférence internationale d'Ethnomédecine, Heidelberg, 24-27 mars 1993), Paris : ORSTOM, 1996, p. 43-52.

résultat qui ne vise pas à réguler le bon fonctionnement du système digestif. Pourtant, de ce dernier critère dépend la bonne ou de mauvaise santé de l'homme.

Masīḥ al-Dimašqī souligne la gravité des affections que peut engendrer un mauvais régime alimentaire et en explique les raisons par une représentation très imagée de la mécanique stomacale en activité qui porte la marque de l'influence de Galien, en reprenant l'image du chaudron bouillonnant[33]. Masīḥ écrit :

> « À l'origine du mal auquel n'existe aucun remède sont la nourriture et la boisson. L'estomac, s'il est encombré d'aliments et de boisson, bouillonne comme une marmite et la digestion stomacale ne s'effectue pas, les gaz s'accumulent et refroidissent l'estomac »[34].

Les thèses développées sont que la satiété est, avant la qualité et la diversité de l'alimentation, la cause première des maladies. Celles-ci se révèlent par les fièvres provoquées par une digestion incomplète. La coction ne parvient pas à son terme et les aliments ne sont pas assimilés en totalité « soit que l'estomac soit trop plein pour l'effet de la chaleur, soit qu'on le remplisse avant qu'il ait pu digérer son *contenu* »[35]. Manger à satiété conduit l'estomac à se distendre. Cette déformation joue sur l'efficacité de la digestion gastrique. La conséquence première est une détérioration des muscles lisses de l'organe, car comme l'écrit Ibn Maymūn : « Dans tout membre qui s'étire, les jointures se brisent et inévitablement, ses forces sont réduites ». L'estomac assurera moins bien son rôle dans la dégradation des aliments qui seront broyés et liquéfiés plus lentement et le péristaltisme moins efficace retardera la vidange de l'estomac. Ibn Maymūn exprime ces différentes phases d'une mauvaise digestion mais, dans le tableau physiologique présenté, la notion de digestion chimique par les sucs gastriques, l'acide chlorhydrique et les enzymes est exclue. La répercussion de cette défaillance de l'estomac s'étendra au reste du processus digestif :

> « Quand se produit une mauvaise digestion au niveau de l'estomac, la seconde digestion au niveau du foie sera mauvaise ainsi que la troisième au niveau de tous les membres, ce qui occasionnera la plupart des maladies de tout type »[36].

Selon la nature des aliments absorbés, selon les complexions et la prédisposition des organes à être atteints, plusieurs types d'affections pourront se manifester : « une grosse indigestion, qui peut causer la mort, ou une indigestion légère, qui provoquera la maladie, ou bien divers dommages se produiront dans la digestion »[37].

---

[33] L'image est celle de « viscères semblables à de nombreux foyers sous un grand chaudron, à droite le foie, gauche la rate, en haut le cœur ». Galien, *Facultés naturelles*, III, 7 (II, 164 K = Helmreich, 219, 14 ; tr. Ch. Daremberg, Paris : Baillière, 1856, t. II, p. 294). *Cf.* aussi, *supra*, l'article d'Antoine Pietrobelli, « Théories et imaginaire de la digestion dans l'Antiquité ».

[34] Masīḥ, *Risāla al-Hārūniyya ... ed. cit.*, p. 105 (arabe) et p. 104 (trad.).

[35] Ibn Ḫaldūn, *Al-Muqaddima, ed. cit.*, p. 652.

[36] Maimonide, *El regimen de salud ... ed. cit.*, p. 43-44.

[37] Maimonide, *El regimen de salud ... ed. cit.*, p. 44.

III. Rapports entre maladie, traitement et purgation

S'il convient de bien se nourrir il faut également bien évacuer les excédents. L'équilibre des quatre humeurs qui signe l'état de bonne santé est directement relié à la question alimentaire. Si un déséquilibre s'est produit dans l'organisme, il faut le corriger soit par voie médicamenteuse par prise orale soit par l'évacuation de l'humeur qui est en cause par différentes méthodes de purgation. Le bain et l'exercice physique modéré sont, sous certaines conditions, des aides au rétablissement de la santé. Le médecin avant de prescrire un traitement doit observer son patient et considérer l'état de ses organes et son mode de vie. Ibn Rušd énumère les différents cas pouvant se présenter[38]. Il mentionne, en premier lieu, le patient qui est de complexion équilibrée mais ne se préoccupe ni de faire de l'exercice ni de son régime alimentaire. Le traitement de cet individu devra comporter des médicaments qui évacuent les excédents par l'urine et les selles et qui fluidifient les humeurs en « ouvrant les obstructions et en purifiant les conduits ».

Le second type de malade est celui qui se préoccupe de sa santé par la pratique d'exercice physique et par une alimentation adaptée mais dont « certains organes principaux ne remplissent pas leur fonction, comme le foie ou l'estomac ». Le traitement médical prescrit comprendra non seulement des médicaments évacuants mais également des médicaments qui fortifient l'organe déficient. Pour purger, Ibn Rušd recommande les médicaments composés contenant de l'aloès et des myrobolans. Pour fortifier le foie et surtout l'estomac, on prescrira un médicament contenant, en parts égales, du mastic, du bois d'aloès, du clou de girofle, de la lavande et de la cannelle de Chine.

Quant au troisième type de malade, celui dont l'un des organes ne fonctionne pas et qui ne prend pas soin de sa santé en favorisant sa digestion et en pratiquant des activités physiques, le pronostic sur sa santé est aléatoire et réservé et le médecin ne s'engage pas sur le succès d'un traitement...

Le médecin d'Al-Andalus Ibn Biklāriš[39] consacre un chapitre de l'introduction de son manuel sur les simples *Kitāb al-Musta`īnī*[40] à la purgation qui peut se faire de différentes façons suivant l'organe atteint et son affection : cautérisation, purgation par le haut ou par le bas.

On peut noter qu'Ibn Biklāriš se fonde[41] sur les aphorismes d'Hippocrate[42] (*Aphorismes*, II, 9) qu'il reprend ainsi : « Tout organisme que l'on veut purifier doit l'être de façon que ce que l'on veut évacuer s'écoule facilement » et « Quand on veut évacuer, il faut disposer le corps à être bien coulant ». On peut donc se fier pour décrire les pratiques des médecins arabophones à celles d'Hippocrate résumées de la façon suivante :

---

[38] Averroes, *El regimen de salud ... ed. cit.*, p. 279.

[39] Médecin (fin XIe siècle) d'Al-Musta`īn (II) à Zaragoza, capitale de la Marche supérieure d'Al-Andalus.

[40] Joëlle RICORDEL, Al-Musta`īnī *: Les* Tables des médicaments simples *d'Isḥāq Ibn Biklārish – Edition, traduction et analyse (des lettres* alif *à* zāy*)*, Thèse de doctorat en épistémologie et histoire des sciences, Université Paris 7 - Denis Diderot, 25 novembre 2004.

[41] J. RICORDEL, « Al-Musta`īnī » *ed. cit.*, f. 12v ; trad. p. 403.

[42] *Hippocrate de Cos, De l'art médical*, repr. de la trad. d'Émile Littré avec introd. et notes de Pierre Pellegrin, Mirko D. Grmek, Danielle Gourevitch, Paris : Le livre de poche, 1994, p. 442.

> « Elle se fait par le bas, par le haut, par l'ensemble de la peau ou par les voies non naturelles. On la provoque soit par les médicaments, soit par les moyens physiques (massage, bains, fomentations, ventouses etc.), soit par une intervention chirurgicale (saignée, cautérisation, incision si le dépôt est proche de la surface du corps) [...]. Les médicaments les plus utilisés sont les évacuants (laxatifs, émétiques, diurétiques, sternutatoires) »[43].

Ibn Biklāriš précise les modalités d'une bonne purgation et en décrit les différents procédés. L'une des techniques est la cautérisation qui requiert la plupart du temps la compétence d'un chirurgien habile et expérimenté. Les cautères sont de formes variées selon l'organe à traiter. Dans leur application aux organes abdominaux, Al-Zahrāwī donne plusieurs exemples qu'il s'agisse de traiter l'estomac atteint « de froid et d'humidités abondantes au point de transformer son tempérament »[44] et qui a résisté au traitement médicamenteux, d'un « refroidissement du foie » ou d'un d'abcès sur cet organe[45] ou de traiter un flux de ventre[46]. Dans le premier cas, il conseille l'emploi, par trois fois en formant un triangle à la base du sternum, d'un cautère en forme de clou. « La profondeur de la cautérisation sera l'épaisseur de la peau ». Dans le second cas, si le foie est atteint « par l'humidité ou par des vapeurs grossières, que son tempérament normal en soit complètement altéré », on appliquera le cautère « sur le bas des fausses côtes, à hauteur du coude » ou à l'épigastre, mais on appuiera que très légèrement de façon « à ne brûler la peau que dans la moitié de son épaisseur » « sous peine de blesser les organes abdominaux ». Les cautérisations de tumeurs ou abcès du foie et de la rate sont décrites comme délicates et réservées aux chirurgiens expérimentés.

Les diarrhées résistantes à tout traitement seront résolues par l'application de cautères tout à la fois autour de l'ombilic, sur le sacrum, le pubis et les flancs. Ensemble ces cautérisations garantissent un résultat sûr.

Le procédé de cautérisation, sans doute douloureux, consistait à appliquer au niveau de la peau et à proximité de l'organe malade, un instrument d'une forme spécifique, mis au feu. Il avait pour but de provoquer une inflammation locale. La plaie suppurait et la suppuration était entretenue pendant plusieurs jours. L'idée était que, ce faisant, la cautérisation attirait le mal vers l'extérieur et facilitait ainsi l'évacuation des humeurs corrompues et nuisibles[47].

---

[43] *Hippocrate de Cos. De l'art médical* (*op. cit. supra* note 42) : introd., p. 56-57.

[44] *La chirurgie d'Abulcasis, ed. cit. supra* note 6, ch. XXVI, p. 32.

[45] *Ibid.*, ch. XXVII et XXVIII, p. 32-34.

[46] *Ibid.*, ch. XXXIII, p. 37.

[47] Guy DEVAUX, « Sur les pois à cautères », *Revue d'histoire de la pharmacie*, 62e année, 223, 1974, p. 233-238 : cet auteur écrit qu'« au fond, les cautères agissaient en stimulant les processus de défense de l'organisme par la réaction inflammatoire qu'ils déclenchaient. Cette idée n'a-t-elle pas d'ailleurs cheminé jusqu'à nos jours, hier avec la pratique des abcès de fixation, aujourd'hui avec l'emploi du B.C.G. et de la vaccination antivariolique dans l'immunothérapie des leucémies ? »

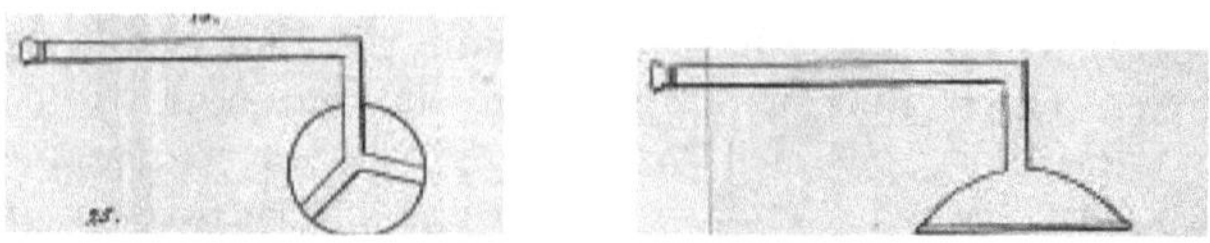

Dessins d'Al- Zahrāwī des cautères utilisés pour le foie[48]

Au Livre premier[49] de son traité de chirurgie, Al-Zahrāwī dresse la liste des avantages et des inconvénients de la cautérisation dans une introduction aux nombreux chapitres sur ce sujet. La technique est surtout adaptée au traitement des maladies froides et humides et son utilisation est plus contestée dans le cas des maladies chaudes et sèches. La cautérisation par le feu présente moins d'inconvénients que la cautérisation à l'aide de caustiques car elle reste très localisée et ne risque pas de léser les organes avoisinants. Al-Zahrāwī évoque les dissensions existantes à son sujet. Peut-on appliquer un cautère quelle que soit la saison ? Peut-on l'appliquer à toutes les complexions ? Un cautère en or est-il préférable à un cautère en fer ? Une maladie traitée par cautérisation peut-elle récidiver ? L'auteur prend position sur toutes ces questions précisant que pratiquement toutes les complexions peuvent bénéficier de la cautérisation, que peu importe l'époque de l'année car les avantages d'une intervention rapide, notamment dans les cas aigus, sont supérieurs aux inconvénients de son emploi en dehors du printemps, saison recommandée. Bien que l'or possède des qualités intrinsèques, un cautère en fer se révèle être plus fiable car le degré de température auquel il est porté est plus facile à estimer que s'il est en or qui, de plus, refroidit plus rapidement. Quant à la récidive, l'auteur estime qu'elle est possible ; les facteurs en sont, outre la gravité de l'affection, la puissance des humeurs corrompues et la mauvaise alimentation. Enfin, l'auteur avoue son incompréhension du mode d'action du feu mais insiste sur la nécessité pour le médecin de bien connaître la constitution du corps humain, d'être très expérimenté et extrêmement habile.

La seconde façon de débarrasser l'organisme des humeurs en excès et nocives pour lui est de le purger soit par voie orale soit en donnant un lavement. Ibn Biklāriš en exprime les principes généraux[50]. Le premier est de ne pas donner de médicaments laxatifs forts à un patient amaigri ou dont l'un des organes dysfonctionne. Dans ce cas, l'administration d'un purgatif puissant et violent comme, par exemple, la coloquinte (*citrullus colocynthis Schrad*) serait une erreur de prescription : cette substance dont la vocation est d'évacuer les humeurs les plus épaisses et les plus visqueuses, aurait pour effet d'altérer encore davantage un organisme affaibli ou sans défense et d'occasionner des lésions du système digestif parfois irréversibles.

La purgation doit en effet, obéir à des règles strictes qui sont prioritairement de ne pas en abuser et d'être adaptée à la condition physique, au tempérament du malade et à son âge. Elle doit être douce et légère dans son action et spécifique de l'humeur que l'on souhaite évacuer. Une

48 *La chirurgie d'Abulcasis*, p. 365.
49 *Ibid.*, Livre I, « De la cautérisation », p. 9-12.
50 Al-Musta'īnī ..., *ed. cit.*, f. 9 - 13v ; trad. p. 397-416.

purgation mal adaptée et trop fortement dosée aurait pour effet, une fois le but atteint, que d'autres humeurs soient évacuées jusqu'à épuisement total de la drogue. Ainsi, si l'on administre un médicament cholagogue, son rôle sera de purger la bile jaune, mais si la médication est trop fortement dosée, le phlegme sera ensuite évacué, puis la bile noire et enfin le sang jusqu'à l'épuisement de la force de la médication. Les conséquences pourront alors être fatales pour le malade. Ibn Biklāriš établit un guide pratique des différentes étapes de la purgation sachant qu'avant toute chose le médecin doit prendre en compte, comme le signifiait Ibn Rušd, non seulement l'état du patient mais également les conditions extérieures, les besoins du corps humain n'étant pas les mêmes tout au long de l'année. Un prétraitement thérapeutique doit préparer l'organisme à recevoir la purgation. Il comprend l'absorption de boissons atténuantes à base d'absinthe, d'oxymel ou de jonc odoriférant et la prise d'un médicament qui modère les matières solides et liquides. Il est associé à un régime alimentaire adapté à la complexion du patient et doit précéder la purgation de plusieurs jours. Pendant cette période, les activités intellectuelles, physiques et les rapports sexuels doivent être évités. Le protocole médical doit être le suivant : la purgation ne sera faite que lorsque l'estomac sera vide et le malade reposé mais non endormi. Les éventuels effets secondaires seront surveillés. S'ils apparaissent sous forme de haut le cœur et de spasmes gastriques, de coliques ou / et de flatuosités, on administrera le correctif adapté. On peut prendre l'exemple de ceux qui se produisent dans la partie basse de l'intestin occasionnant douleurs et spasmes et qui seront corrigés grâce à des lavements par clystères, frais et fluides, légers pour ne pas créer de lésions et composés de mucilagineux et de substances huileuses. On peut également noter que si les coliques sont accompagnées de borborygmes ou de flatuosités, il faudra associer au lavement, des lénifiants comme l'huile de rue. Il ne faudra « resserrer la nature » que si les forces du malade diminuent et associer alors des substances agglutinantes. La prudence est conseillée si la purgation est lente à agir ou inefficace et que l'on envisage de la renouveler, l'effet conjugué de deux médicaments pouvant occasionner des troubles graves. Enfin, après le traitement, le patient devra réduire sa nourriture, s'abstenir de tout excès et de boire du vin, éviter les relations sexuelles et les activités physiques et intellectuelles. Le retour à un régime normal devra être progressif et en rapport avec sa complexion.

La purgation se fait par le haut ou par le bas au moyen de laxatifs, d'émétiques, de diurétiques. La prise de bains et la fréquentation du hammam sont associées au traitement mais dans tous les cas, on doit prendre en compte la complexion froide ou chaude, sèche ou humide du malade. Si la purgation est donnée par voie orale, on prêtera attention à la forme thérapeutique du purgatif pour faciliter son assimilation. Une décoction ou une infusion sera donnée tiède, tandis qu'une pilule ou un électuaire sera absorbé avec de l'eau chaude.

Donnée par le bas, le lavement est fait à l'aide d'un clystère. Le matériel employé est décrit par Al-Zahrāwī[51]. Il se compose de deux parties.

[51] *La chirurgie d'Abulcasis, ed. cit.*, II, « De l'administration des lavements », p. 195-196.

La première partie est une canule lisse de taille et d'épaisseur variable, en porcelaine[52], en argent ou en cuivre, en forme d'entonnoir et percée de trois trous à son extrémité la plus étroite. La seconde partie est une pièce taillée dans une vessie d'animal ou dans une peau de mouton parcheminée, percée sur son pourtour de trous espacés d'un doigt dans lesquels on fera coulisser un lien qui resserré donnera une sorte de petit sac dans lequel les médicaments choisis seront introduits. Cette bourse sera reliée, en serrant le lien, à l'extrémité plus large de la canule. Une fois la canule introduite avec précaution dans le rectum du patient, il suffira de presser sur la bourse pour que l'intestin reçoive le traitement laxatif indiqué.

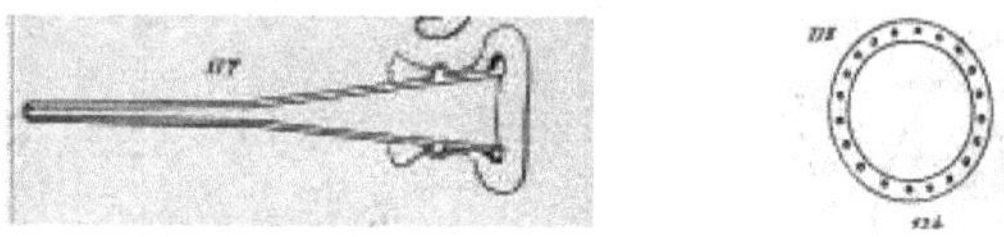

Dessins d'Al-Zahrāwī : description des deux parties du clystère[53]

En conclusion, on ne peut que noter toute l'importance que pouvaient avoir les organes de la digestion pour les médecins de langue arabe des IXe-XIIIe siècles. Ils occupaient une place centrale dans leur raisonnement sur la santé de l'homme et étaient considérés comme les facteurs essentiels d'une bonne ou d'une mauvaise santé. Leur dysfonctionnement est à la source de nombreuses pathologies. Leur état et leur bon fonctionnement doivent, dès lors, faire l'objet de toutes les attentions. Il convient de leur permettre d'assurer leurs fonctions sans souffrance sinon leurs déficiences et leurs atteintes devront être corrigées par certaines techniques parfois drastiques comme la cautérisation et la purgation pour lesquelles une dextérité et une expérience consommées sont requises et qui demeurent l'apanage de certains médecins seulement. Les médecins ont essayé d'apporter une réponse à cette question en proposant, dans le cadre d'une médecine préventive, l'observance d'un régime alimentaire strict conçu pour soulager les fonctions digestives. Ce régime de santé s'est développé au cours des siècles au point de donner naissance à une littérature spécifique visant à ce que ces entrailles « visqueuses », « enfouies » et « nauséabondes » contribuent malgré leur aspect peu engageant à la bonne santé de l'homme.

52 La formulation صيني « ṣīnī » peut désigner des objets en porcelaine de Chine ou dans un alliage dans lequel le cuivre entre en grande partie. Voir *Supplément aux dictionnaires arabes*, *op. cit.*, R. DOZY, t. I, p. 857.

53 *La chirurgie d'Abulcasis*, *ed. cit.*, p. 366.

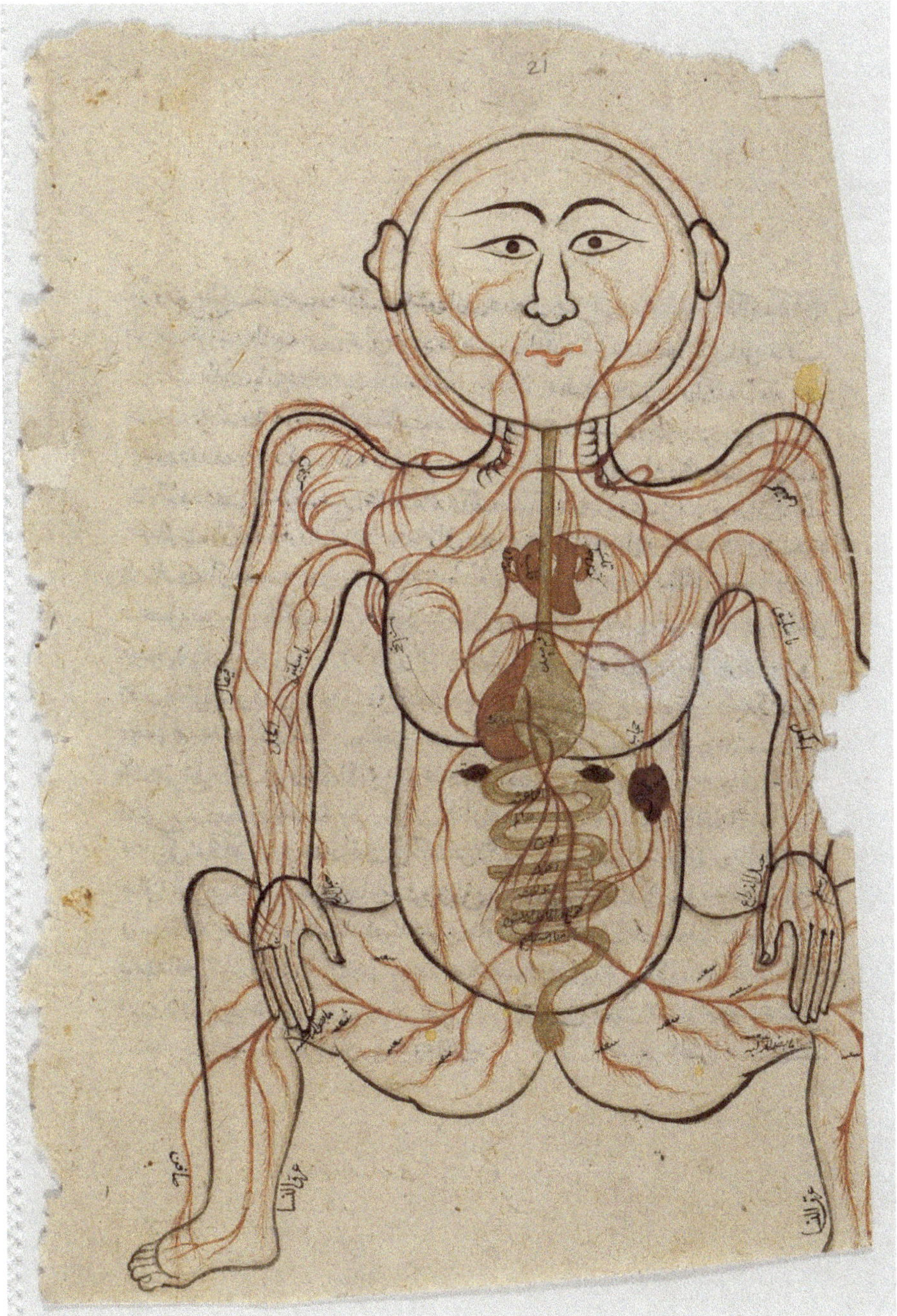

Anatomie de Manṣūr (actif vers 1384)

Bibliothèque médicale Harvey Cushing / John Hay Whitney, de l'Université de Yale
Bibliothèque numérique mondiale : https://www.wdl.org/fr/item/9719/ Anatomie de Manṣūr

Écriture(s) du ventre dans les manuscrits français de la *Chirurgie* d'Henri de Mondeville

Lucie VIÉNOT[1]

La chirurgie médiévale française a très fréquemment été mise en opposition avec la médecine de la même époque, autour de plusieurs éléments centraux. Le premier serait l'appartenance ou non de la discipline au cursus universitaire : les chirurgiens seraient caractérisés par un apprentissage directement auprès des praticiens, ce qui ferait de la chirurgie l'apanage des laïcs, tandis que la médecine, enseignée dans des universités reconnues comme celle de Paris ou de Montpellier, serait étudiée et pratiquée par des clercs[2]. Le deuxième point serait une opposition entre la théorie et la pratique : la médecine serait résolument tournée vers la première, en raison de son lien avec l'université, tandis que la chirurgie serait dédiée à la seconde[3]. Enfin, une opposition est parfois faite entre un travail qui aurait lieu à l'extérieur du corps, sur des éléments visibles — fractures, ulcères, maladies de peau... — et un autre à l'intérieur. En effet, dans son travail sur Henri de Mondeville, chirurgien normand du début du XIVe siècle, Marie-Christine Pouchelle définit le chirurgien comme celui qui travaille à l'extérieur, « à la lumière », tandis que le médecin, qui prescrit des remèdes, « travaille dans l'ombre, dans les obscurités profondes des viscères »[4]. Pourtant, les viscères sont également au cœur des préoccupations du chirurgien, qui œuvre lui aussi à les comprendre, les décrire et les guérir. Henri de Mondeville y consacre plusieurs passages de son traité, la *Chirurgia*. Écrite en latin, cette œuvre est rapidement traduite dans de nombreuses langues vernaculaires, notamment dans plusieurs versions françaises successives[5]. L'ouvrage est

---

[1] Doctorante, Sorbonne Université, ED433 Concepts et Langages, STIH (Sens, Texte, Informatique, Histoire ; EA4509).

[2] Voir à ce propos l'ouvrage de Danielle JACQUART, *Le milieu médical en France du XIIe au XVe siècle*, Genève : Droz, 1981.

[3] Ce principe, sous des apparences de simplicité, est en réalité réducteur. La chirurgie, tout comme la médecine, est une discipline qui relève autant de la théorie que de la pratique. Voir l'article de Sylvie BAZIN-TACCHELLA « Ouvrir les corps - Théorie et pratique dans la *Chirurgia magna* de Guy de Chauliac (1363) », *in* Franck COLLARD et Evelyne SAMAMA (dir.), *Le corps à l'épreuve. Poisons, remèdes et chirurgie : aspects des pratiques médicales dans l'Antiquité et au Moyen Âge*, Langres : Dominique Guéniot, 2002, p. 123-145.

[4] Marie-Christine POUCHELLE, *Corps et chirurgie à l'apogée du Moyen Âge : savoir et imaginaire du corps chez Henri de Mondeville, chirurgien de Philippe le Bel*, Paris : Flammarion, 1983, p. 31.

[5] Les deux versions françaises de la *Chirurgie* d'Henri de Mondeville, dont nous proposerons une édition critique dans notre thèse, sont au cœur de notre travail. Le présent article se fonde sur certains de leurs témoins manuscrits, sur lesquels nous avons déjà pu

un véritable reflet du parcours composite de son auteur, dont quelques éléments biographiques permettent de révéler la réalité complexe derrière les clivages que nous venons de présenter. À Bologne, Montpellier et Paris, Henri de Mondeville a étudié tant dans les écoles de chirurgie que dans les universités de médecine, auprès de grands maîtres comme Théodoric Borgognoni, Lanfranc de Milan ou encore Jean Pitard[6] : sa formation en fait l'un des rares chirurgiens lettrés de son temps[7]. Mais son expérience n'est pas seulement celle d'un universitaire : envoyé par Philippe le Bel, dont il était chirurgien royal, dans diverses campagnes militaires, il a bénéficié d'une expérience en tant que chirurgien des armées. Enfin, il aurait lui-même enseigné l'anatomie et la chirurgie à Montpellier et à Paris. Henri de Mondeville est donc un universitaire qui tente, dans son texte, de transmettre une mise à l'écrit d'un art d'opérer, mais aussi de faire de sa discipline une science qui répond aux codes rhétoriques de la scolastique[8]. Ce projet d'écriture est perceptible dans son travail sur le ventre, tel qu'il est traduit dans les manuscrits français de la *Chirurgie* : le ventre s'y trouve décrit, écrit et montré comme un lieu de frontières, de hiérarchisation et de réflexions. Le sujet est d'abord délimité selon plusieurs angles d'étude en fonction des manuscrits, puis décomposé dans

travailler, et principalement le manuscrit de Paris, BnF fr. 2030. Ce manuscrit, daté de 1314 et de ce fait copié du vivant de Mondeville, a servi de base à l'édition d'Alphonse Bos : *La Chirurgie de maître Henri de Mondeville, traduction contemporaine de l'auteur, publiée d'après le manuscrit unique de la Bibliothèque Nationale par le Dr A. Bos*, Paris : Firmin Didot, 1897. Le manuscrit contient une première traduction française de la *Chirurgie* telle qu'elle se fonde sur la première rédaction latine faite par Mondeville de 1306 à 1312. Les citations du texte de Mondeville que nous proposons dans cet article sont issues de ce manuscrit, d'après notre transcription. Une seconde rédaction latine commencée par Mondeville en 1316 et continuée jusqu'à sa mort (dont la date est discutée et se situerait entre 1320 et 1325), a donné lieu à une deuxième version française du texte que l'on trouve notamment dans le manuscrit d'Uppsala, Carolinabiblioteket, C 804.

[6] Des débats critiques existent concernant les lieux de formation d'Henri de Mondeville et les maîtres qu'il a pu côtoyer au cours de sa vie. Ernest Wickersheimer, notamment, conteste la possibilité que Mondeville ait bénéficié d'une formation italienne et montpelliéraine (Ernest WICKERSHEIMER, « Henri de Mondeville », dans le *Dictionnaire biographique des médecins en France au Moyen Âge*, Genève : Droz, 1979, p. 283) Pour d'autres éléments biographiques, voir Achille CHÉREAU, *Henri de Mondeville : chirurgien de Philippe le Bel, roi de France*, Paris : Auguste Aubry, 1862 ; Danielle JACQUART, « Henri de Mondeville », *in* Guy BEAUJOUAN (dir.), *Dictionnaire biographique des médecins en France au Moyen Âge - Supplément*, Genève : Droz, 1979, p. 117-118 ; George SARTON, *Introduction to the History of Science - Science and Learning in the Fourteenth Century*, Baltimore : The Williams and Wilkins Company, 1947, vol. 3, p. 865-873.

[7] Voir D. JACQUART, *Le milieu médical ..., op. cit.* ; D. JACQUART, *La médecine médiévale dans le cadre parisien*, Paris : Fayard, 1998.

[8] Cette hypothèse a été présentée et analysée par Sylvie Bazin-Tacchella lorsqu'elle a comparé dans un article les travaux d'Henri de Mondeville et de Guy de Chauliac : elle y décrit la chirurgie comme étant à la fois une science et un art, distinguant entre une « chirurgie qui enseigne » et une « chirurgie qui agit » (S. BAZIN-TACCHELLA, « Ouvrir les corps », *op. cit.*, p. 132). Elle indique qu'Henri de Mondeville et Guy de Chauliac sont « des chirurgiens lettrés ». Michael McVaugh, en s'appuyant sur les travaux de Danielle Jacquart, a, lui aussi, souligné le projet d'écriture de Mondeville qui allie théorie et pratique : « he seems to have dreamed of tying a science of surgery to academic modes of education as well as to practical instruction », M. MCVAUGH, *The Rational Surgery of the Middle Ages*, Florence : SISMEL, 2006, p. 42.

un propos organisé révélateur de l'art d'opérer du chirurgien, tout en répondant au cadre rhétorique de la scolastique et à celui, théorique, des grands courants de pensée de la médecine médiévale.

I. (Dé)limitations d'un sujet complexe : les frontières du ventre

Qu'est-ce que « le ventre » dans un traité de chirurgie du XIVe siècle ? Les traductions françaises de la *Chirurgie*, dans les différents manuscrits qui les contiennent, révèlent plusieurs approches concernant cette partie du corps et permettent d'en délimiter les frontières. Tout d'abord, le ventre peut être envisagé selon une perspective anatomique. Le traité d'anatomie est le premier des livres qui composent la *Chirurgie* : en abordant ce sujet, Henri de Mondeville s'inscrit dans une organisation traditionnelle des travaux de l'époque[9]. L'anatomie, par sa position liminaire tant que par l'importance qui lui est accordée spécifiquement dans certains manuscrits, dans lesquels elle apparaît seule[10] et séparée du reste de l'ouvrage, est donc primordiale pour l'auteur, pour ses traducteurs, mais aussi pour les destinataires des manuscrits. Or, c'est selon cette perspective anatomique que le ventre se trouve délimité, dans le corps humain comme dans le texte lui-même, dès le sommaire du texte traduit, lorsqu'il est présenté comme suit : « La .22. rebriche de l'anathomie : du ventre et de la region nutritive et des membres qui sont contenus dedens[11] ». Lié à la *région nutritive*[12], le ventre se définit, par métonymie, au moyen de la fonction assurée par les organes qu'il contient. Il faut souligner toutefois que le terme *ventre* a un sens plus large dans son

[9] Voir Sylvie BAZIN-TACCHELLA, « L'anatomie comme base du savoir chirurgical à la fin du Moyen Âge », *in* Erika GIELEN et Michèle GOYENS (dir.), *Towards the Authority of Vesalius. Studies on Medicine and the Human Body from Antiquity to the Renaissance and beyond*, Turnhout : Brepols, 2018, p. 353-380 : elle indique que Guillaume de Salicet est le premier, au XIIIe siècle, à consacrer un chapitre entier de son travail à l'anatomie. Or, Guillaume a été le maître de Lanfranc de Milan, lui-même maître d'Henri de Mondeville. S. Bazin-Tacchella précise qu'Henri de Mondeville s'est distingué de ses maîtres en plaçant l'anatomie au début de son texte, car ce traité était plus traditionnellement situé à la fin des ouvrages de chirurgie.

[10] C'est le cas dans le manuscrit de Paris, BnF fr. 12318, un recueil qui comporte l'anatomie d'Henri de Mondeville, une traduction française de la *Chirurgie* de Lanfranc de Milan, et divers fragments de textes de médecine. Le traité d'anatomie qui s'y trouve est similaire au texte plus complet contenu dans le ms. BnF fr. 2030.

[11] Ms. BnF fr. 2030, f. 2vb.

[12] La notion de région nutritive, qui tient de la subdivision des organes du corps en région spirituelle, nutritive et générative, est intrinsèquement mêlée à celle des facultés intellective, sensitive et nutritive : il s'agit là d'un héritage de la pensée aristotélicienne, notamment dans la transmission qui en a été faite par Avicenne dans son *De anima*. Il n'est pas surprenant de trouver dans ce texte l'influence de tels concepts, communs dans la pensée médicale de l'époque, d'autant plus qu'Aristote et Avicenne sont deux autorités qu'Henri de Mondeville cite abondamment. Nous avons ici grandement simplifié ces idées qui donnent lieu à de véritables discussions dans les textes scientifiques médiévaux : pour une perspective plus détaillée sur ces théories, et particulièrement sur celle du *spiritus*, qui y est liée, voir l'article de Danielle JACQUART, « La notion philosophico-médicale de *spiritus* dans l'Avicenne latin », *in* Gaia GUBBINI (dir.), *Body and Spirit in the Middle Ages : Literature, Philosophy, Medicine*, Berlin / Boston : De Gruyter, 2020, p. 13-33.

acception médiévale que dans la terminologie moderne, comme le montre la présentation de la poitrine qui est faite plus loin dans le traité :

> « La .2. partie principal entrant en la composition du pis est la partie dedens, qui est .1. concavité apelee d'aucuns le ventre dessus, et la concavité des nutritis est apelee le ventre desous. Le dyaffragme desevre et depart ces .2. ventre[s] »[13].

Le substantif *ventre* peut désigner tant la poitrine que la cavité abdominale : l'ajout du terme « dessus » ou « dessous » est ce qui permet de les différencier, en formant ainsi deux locutions distinctes qui soulignent la verticalité du corps. En tant que partie du corps contenant les organes nécessaires à la faculté nutritive, le ventre se trouve de fait au cœur d'une opposition entre le haut et le bas : les organes nutritifs se situent entre les membres spirituels en haut et les membres génératifs plus bas. Le diaphragme, quant à lui, sert de frontière entre la partie haute et la partie basse du corps[14].

La deuxième perspective à souligner est opératoire. Elle est résolument tournée vers la pratique, lorsque le ventre et ses plaies sont envisagés du point de vue des interventions possibles du chirurgien. En ce sens, ce n'est plus une distinction verticale qui structure les frontières du ventre, mais une opposition entre l'intérieur et l'extérieur du corps. Dans la table des matières située au début de l'un des manuscrits français, le traducteur annonce, parmi les passages de la *Chirurgie* qui traitent des plaies pouvant affecter le ventre, les sujets suivants :

> « Le .8. chapitre : dc la cure de toutes les plaies penetrans à la concavité du pis, de quelque partie que ce soit ; et de la cure des plaies du ventre dedens et dehors. [...]
>
> La maniere de ramener les boiaus quant il issent.
>
> La maniere d'ouvrer es boiaus quant il issent et sont navrés.
>
> La maniere de coustre les plaies es gros boiaus.
>
> Des plaies des membres nutritis.
>
> La cure de la tortion qui ensient les plaies du ventre penetrans »[15].

---

[13] Ms. BnF fr. 2030, f. 24va.

[14] Ici encore, l'héritage de la pensée aristotélicienne se retrouve dans le travail d'Henri de Mondeville. Sur la question du diaphragme comme cloison entre les parties hautes et basses du corps dans la pensée grecque à travers le lexique, voir G. PETIT, « Sur la conception ancienne - anatomique, physiologique et psychique - du muscle diaphragme », *Bulletins et Mémoires de la Société d'Anthropologie de Paris*, vol. 3, n° 1, 1922, p. 48-54.

[15] Ms. BnF fr. 2030, f. 3vb. Cette table, qui ouvre le manuscrit français, est particulièrement intéressante car elle n'apparaît pas sous cette forme dans le manuscrit latin qui aurait servi de modèle pour la traduction – le ms. BnF lat. 7131, d'après Alphonse Bos (*La Chirurgie de maître Henri de Mondeville, op. cit.*, p. xvii). En effet, seuls les titres des sections principales sont annoncés au début du manuscrit (ms. BnF lat. 7131, f. 1v-2r). On les retrouve ensuite dans le corps du texte latin : « *Cap. VIII doctr. I tract. II de cura omnium vulnerum penetrantium ad concavitatem interiorem pectoris ex quacunque parte et de cura omnium vulnerum membrorum ventris intrinsecorum et extrinsecorum* » (Julius L. Pagel ed., *Die Chirurgie des Heinrich von Mondeville*, Berlin : August Hirschwald, 1892, p. 239). Le traducteur, en détaillant la table minutieusement, montre non seulement une bonne connaissance du texte, mais rend également visible, dès le début du manuscrit, l'organisation de l'ouvrage dans ses subdivisions les plus précises.

Le terme « concavité » utilisé pour désigner le ventre est révélateur de la conception qu'en donne le texte de chirurgie : il s'agit avant tout d'un contenant, dans lequel se trouvent situés divers organes essentiels, parmi lesquels les intestins occupent une place signifiante. Soulignons l'importance du verbe *issir* lorsque le ventre est pensé comme lieu à opérer : le problème à résoudre est alors que les organes de la cavité abdominale échappent à la barrière censée les contenir. La complication inverse est également prise en compte, car la deuxième catégorie de plaies mentionnées ici est celle des plaies « penetrans », c'est-à-dire celles qui transpercent, de l'extérieur, la paroi abdominale. De l'intérieur vers l'extérieur, ou de l'extérieur vers l'intérieur, dans les deux cas, c'est l'opération du chirurgien qui permet de rétablir le bon fonctionnement du corps.

Notons une troisième perspective d'approche, thérapeutique, à travers le cas de l'antidotaire. Deux manuscrits français contiennent tout ou partie de l'antidotaire latin écrit par Henri de Mondeville lors de sa deuxième phase de rédaction[16]. Les recettes qui y sont présentées montrent que les considérations du chirurgien ne sont pas uniquement opératoires : les remèdes font, eux aussi, partie intégrante de la science chirurgicale.

Enfin, lieu délimité entre le haut et le bas, entre l'extérieur et l'intérieur du corps, le ventre est lui-même un lieu de limitations pour le chirurgien. Si Mondeville parle sans restriction de cas de fracture crânienne[17], il admet ses limites face à la région délicate des intestins : « Se le bouel est du tout en tout coupé selonc sa latitude ou selonc sa longitude, il est incurable. Aussi des plaies de boiaux qui sont o deperdicion de substance[18] ». Le chirurgien est catégorique et admet son impuissance face aux plaies les plus conséquentes qui touchent les organes de la cavité abdominale :

> « Les plaies ou cousture ne vaut rien car il sont incurables, toutevoies il aroient mestier de cousture s'il estoient curables : ce sont plaies notables, moiennes ou grans, du foie ou de l'esplein du fiel, des grelles boiaux, des rains, de la matrique, de la bouche du stomach, de la vessie, de la lunge du col »[19].

L'énumération des organes blessés se fait grammaticalement au sein d'un système hypothétique qui ne vient qu'accentuer le fait que la pratique du chirurgien est inopérante face à ces plaies. En ce qui concerne les plaies

---

[16] Il s'agit du manuscrit d'Uppsala, Carolinabiblioteket, C 804, dans lequel l'antidotaire est présent dans son intégralité, avec de nombreux passages conservés en latin ; et du manuscrit 1037 de la Bibliothèque Sainte-Geneviève, qui comprend une traduction française abrégée de la *Chirurgia parva* de Lanfranc de Milan, ainsi que des recettes dont certaines sont attribuées à Jean Pitard et Henri de Mondeville. Nous ne détaillons pas davantage ici cette perspective thérapeutique, car notre transcription de ces témoins manuscrits n'est pas encore aboutie : elle figurera dans notre thèse.

[17] Voir « Le .3. chapistre de la .1. doctrine du .2. traitié : de la cure des plaies du chief o la froisseure du craon [*sic*] selonc Thederic ou selonc nostre nouvele experience », ms. BnF fr. 2030, f. 50rb.

[18] Ms. BnF fr. 2030, f. 62rb.

[19] Ms. BnF fr. 2030, f. 62va.

moins profondes, il reconnaît là encore que son travail est inutile[20], mais se place alors sous l'influence de la nature, à laquelle est confiée la guérison : ainsi, les plaies légères de cette région du corps doivent être « lessies à nature, car à celes l'oevre manuel ne profite en rien »[21]. Or, c'est bien cette « oevre manuel »[22] que le chirurgien, au cœur du traité d'anatomie, met à l'écrit en détaillant de manière ordonnée et rigoureuse la cavité abdominale et ses organes.

II. Un art d'opérer, mis à l'écrit dans un traité organisé

La connaissance exhaustive et détaillée des constituants du corps est, d'après Henri de Mondeville, nécessaire au chirurgien qui veut pouvoir se revendiquer comme expérimenté et compétent – la cavité abdominale n'échappe pas à cette règle. Néanmoins, si ce savoir est une condition nécessaire, il n'est pas condition suffisante : « cil n'est pas cyrurgiens soufisant qui ne seit l'art et la science de cyrurgie et de medecine, meismement l'anathomie »[23]. La connaissance anatomique doit donc être complétée par d'autres aspects de pratique et de théorie, tant en chirurgie qu'en médecine. Or, si la chirurgie est un art, dans le sens où elle fait appel à l'opération manuelle, les textes eux-mêmes ne sont pas les témoins fidèles d'une pratique réelle de leurs auteurs, mais proposent surtout une pratique mise à l'écrit de manière théorique[24]. C'est ce que l'on retrouve dans le texte lorsque la présentation des différents constituants de la région des nutritifs se fait de manière organisée et progressive. D'après l'ordre traditionnel *a capite ad calcem*, suite à la description du haut du corps, le chapitre du traité d'anatomie qui parle du ventre commence comme suit :

[20] Il est néanmoins quelques rares plaies des intestins que le chirurgien est capable de traiter, voir à ce propos la comparaison que fait M. McVaugh des différentes méthodes utilisées par Mondeville et ses prédécesseurs (M. McVaugh, *The Rational Surgery... op. cit.* p. 116-117).

[21] Ms. BnF fr. 2030, f. 62va. La notion d'humilité du chirurgien face à la nature se retrouve à de multiples reprises dans le travail de Mondeville ainsi que dans les autorités qu'il cite. Marie-Christine Pouchelle propose une analyse de la relation du praticien avec la nature, le décrivant à la fois comme « esclave et maître » de cette dernière. (M.-C. Pouchelle, *Corps et chirurgie ... op. cit.*, p. 64). L'image du médecin, *minister naturae*, qui doit seconder la nature, se trouve déjà dans certains aphorismes de Galien, cf. Danielle Jacquart et Marilyn Nicoud, « L'office du médecin entre intercession et médiation », *in* Jean-Marie Moeglin (dir.), *L'intercession du Moyen Âge à l'époque moderne : autour d'une pratique sociale*, Genève : Droz, 2004, p. 199.

[22] Locution qui traduit l'expression latine « *operatio manualis* », *Die Chirurgie des Heinrich von Mondeville, ed. cit.*, p. 244. *Cf.* l'analyse de l'*operatio manualis* proposée par M. McVaugh qui souligne à nouveau l'union de la science théorique et de la pratique dans le traité de Mondeville (M. McVaugh, *The Rational Surgery... op. cit.* p. 49).

[23] Ms. BnF fr. 2030, f. 34va.

[24] Les rapports entre théorie et pratique sont complexes et ont été étudiés en détail par la critique. Voir notamment le passage qui traite de *theorica* et *practica* dans D. Jacquart, « L'enseignement de la médecine : quelques termes fondamentaux », *in* Olga Weijers (dir.), *Méthodes et instruments du travail intellectuel au Moyen Âge : Études sur le vocabulaire*, Turnhout : Brepols, 1990, p. 104-120. Pour la chirurgie spécifiquement, voir S. Bazin-Tacchella, « Ouvrir les corps », *op. cit.* Pour une analyse approfondie des genres de la médecine pratique, et sur la théorie de la pratique médicale, voir la thèse d'Adeline Sanchez, *De la théorie à la pratique médicale : étude de la transmission du* Lilium medicinae *de Bernard de Gordon par l'édition des traductions manuscrites françaises*, thèse de doctorat, Paris, Sorbonne Université, 2020.

« Le ventre est apelé communement toute la region des nutritif, qui dure du dyaffragme par desous, dedens, et dehors duc aus rains et à la panilliere. Ceste partie est composte de deux parties principaus : c'est de la partie dehors et de la partie dedens »[25].

Le texte reprend ainsi dans un premier temps de manière concise les limites de cette partie du corps telles que nous les avons présentées plus haut. Puis c'est une décomposition progressive du sujet en ses différents éléments qui commence, avec tout d'abord une découpe du ventre en deux parties générales : les couches superficielles de la cavité abdominale d'une part et les organes internes de l'autre. Au moyen d'éléments d'emphase et de reprise, c'est, parallèlement à cette progression thématique, une découpe syntaxique du corps qui se déploie dans le traité. De fait, l'intégralité de la zone étudiée, présentée dans la première phrase, est résumée et contenue grâce à l'emploi du démonstratif « ceste » et de l'hyperonyme « partie ». La locution ainsi obtenue est alors à son tour détaillée en ses deux constituants, par le biais du présentatif « c'est » à valeur cataphorique. Cette organisation textuelle, qui joue d'annonces et de développements successifs, se retrouve dans toute la *Chirurgie* et structure le traité d'anatomie. De la même manière, ce sont donc ensuite les deux parties annoncées qui font l'objet de développements détaillés :

« La partie dehors est composte de .2. choses : c'est du pannicle qui avironne les membres nutritis par dedens, lequel est apelé cifac ; et de char lacerteuse o le cuir dehors, laquele composicion est apelee mirach. [...][26] La .2. partie principal de quoy la region des nutritis est composee sont iceux membres nutritis qui sont dedens, et sont .6. : le stomach, les boiaus, le foie, la huiche du fiel, l'esplain, zi[r]bus, desquiex voion par ordre »[27].

De la sorte, du général au particulier, ce sont tous les composants de la région abdominale qui se trouvent décrits les uns après les autres. L'utilisation de la numération permet de structurer le texte et de rendre visible son organisation[28]. Elle vient s'ajouter aux procédés syntaxiques

[25] Ms. BnF fr. 2030, f. 26rb.

[26] Le passage que nous ne citons pas consiste en un développement sur lesdits « cifac » et « mirach », à savoir ici le péritoine viscéral et la paroi abdominale. De cette façon, avant de passer à la présentation de la deuxième partie principale qui compose le ventre, le chirurgien décrit un à un les éléments de la première.

[27] Ms. BnF fr. 2030, f. 26rb-va. Le ms. BnF lat. 7131 (f. 8r) et la traduction française donnent une énumération en accord avec l'ordre dans lequel les organes internes sont effectivement présentés ensuite dans le traité, en plaçant l'épiploon – *zirbe* dans le texte médiéval – à la fin. Ce n'est pas le cas dans ce même passage latin d'après l'édition de Pagel, qui indique : *stomachus, intestina, zirbus, epar, cistis fellis et splen* (*Die Chirurgie des Heinrich von Mondeville, op. cit.*, p. 48). L'ordre des composants listés ici n'influence pas l'organisation macrotextuelle du traité, qui reste la même dans les deux versions : il montre néanmoins que des variations et des remaniements existent d'une version à l'autre du texte, tant en latin qu'en français.

[28] Il faut souligner que, dans le manuscrit, les chiffres arabes utilisés sont systématiquement encadrés de points, comme nous l'avons rendu dans la transcription. L'usage de ces signes diacritiques était commun dans la plupart des textes lorsque les chiffres romains étaient employés, afin d'éviter les confusions entre différentes formes – comme le chiffre quatre ou le mot *un*, qui comportaient le même nombre de jambages. Leur conservation, alors que les

que nous avons relevés plus haut pour mettre à l'écrit une stratification du corps, de ses couches superficielles jusqu'à ses organes internes et pour rendre le propos clair et aisé à suivre. L'ensemble crée une véritable arborescence de la cavité abdominale, reflet dans le texte d'une manière de penser en arbre, schématique et ordonnancée[29]. À chaque nœud de l'arbre, le chirurgien annonce le nombre de branches à traiter, puis suit la première branche annoncée, pour aller jusqu'au constituant le plus précis, avant de remonter nœud par nœud le long de l'arbre ainsi créé, pour traiter chacun des sujets que sont les différents constituants de cette partie du corps. Le ventre se trouve donc découpé aussi bien textuellement que thématiquement, sous les yeux du lecteur : l'écrit mime et imite de manière théorique les étapes suivies par le chirurgien lors de la dissection ou de la leçon d'anatomie[30].

La hiérarchisation macrotextuelle du ventre qui a lieu dans le traité d'anatomie s'accompagne d'un autre phénomène de structuration du discours : l'usage de gloses[31]. Mondeville sépare dans son ouvrage les passages destinés à un public instruit, de ceux qui ont pour vocation de fournir les bases nécessaires pour les personnes les plus ignorantes en la matière[32]. Son art d'opérer est donc transmis selon plusieurs niveaux d'expertise et cette démarche influence la syntaxe de son traité. Dans l'extrait cité, deux propositions relatives explicatives viennent ainsi spécialiser le discours au moyen des termes issus de l'arabe : *cifac* et *mirach*[33]. À l'inverse, c'est parfois un terme spécialisé qui se trouve glosé dans une tournure explicative : « de l'esplain, c'est la rate[34] ».

Enfin, si le lexique utilisé pour traduire les termes latins mérite en lui-même une étude approfondie – certains articles critiques se sont déjà penchés sur ce sujet[35] –, soulignons ici l'accumulation lexicale qui se crée

---

chiffres arabes ne posent pas les mêmes problèmes de confusion graphique, permet de marquer visuellement l'usage du symbole numéral, et de le mettre en exergue dans la page.

[29] Sur cette façon de penser, et sur l'utilisation des schémas en arborescence dans les manuscrits, voir Ayelet EVEN-EZRA, *Lines of Thought - Branching Diagrams and the Medieval Mind*, Chicago : The University of Chicago Press, 2020.

[30] Pour une histoire de la pratique de la dissection, voir Rafael MANDRESSI, *Le regard de l'anatomiste : dissections et invention du corps en Occident*, Paris : Seuil, 2003. R. Mandressi estime que Mondeville n'aurait jamais pratiqué de dissection lui-même (*Ibid.*, p. 23).

[31] Voir à ce propos Joëlle DUCOS, « De la lecture à l'abrégé de la glose : la vulgarisation du savoir universitaire », *in* Pierre NOBEL (dir.), *La transmission des savoirs au Moyen Âge et à la Renaissance*, Besançon : Presses universitaires de Franche-Comté, 2005, p. 215-230.

[32] Cette distinction est faite dans certains manuscrits par des écritures de tailles différentes pour le texte ou la glose, une modalité de présentation qui est expliquée par l'auteur. L'explication a été traduite dans le texte français mais la présentation n'a pas été conservée.

[33] Sur ces termes, voir Danielle JACQUART, « Médecine et lexicographie au XVe siècle : Jacques Despars dans les traces de Simon de Gênes », *in* Wouter BRACKE et Herwig DEUMENS (dir.), *Medical Latin from the late Middle Ages to the Eighteenth Century*, Bruxelles : Koninklijke Academie voor Geneeskunde van België, 2000, p. 137-150.

[34] Ms. BnF fr.2020, f. 2rb.

[35] Sylvie BAZIN-TACCHELLA, « Constitution d'un lexique anatomique en français aux XVe et XVIe siècles. L'exemple des noms des intestins et des os dans les traductions françaises de la *Chirurgia Magna* de Guy de Chauliac », *in* Olivier BERTRAND, Hiltrud GERNER et Béatrice STUMPF (dir.), *Lexiques scientifiques et techniques. Constitution et approche historique*, Palaiseau : Éditions de l'École Polytechnique, 2007, p. 65-80 ; Maria

par l'énumération des organes du ventre : elle imite dans le texte la masse des organes contenus dans la cavité abdominale. Or, cette particularité anatomique, mise en mots grâce à l'énumération, se trouve également mise en image dans le manuscrit français. À l'accumulation lexicale répond ainsi une accumulation visuelle, lorsque les images offrent au regard le contenu du ventre béant (fig. 1 et 2). En outre, les miniatures successives suivent elles aussi le parcours du chirurgien qui ouvre le corps lors de la dissection, en présentant d'abord les couches les plus superficielles de la cavité abdominale, puis ses organes internes.

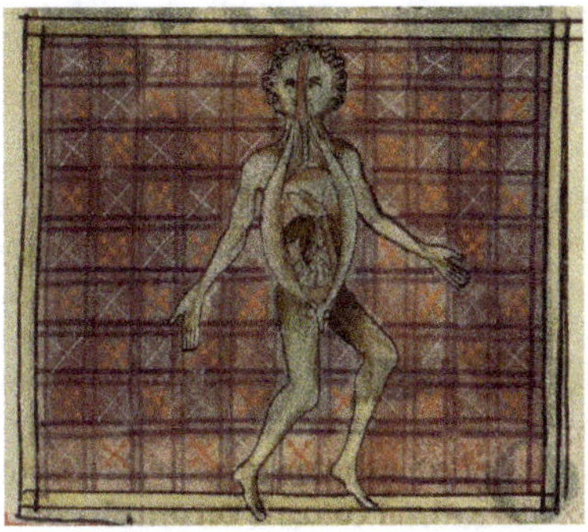

Figure 1 : Organes internes de face, ms. BnF fr. 2030, f. 17ra

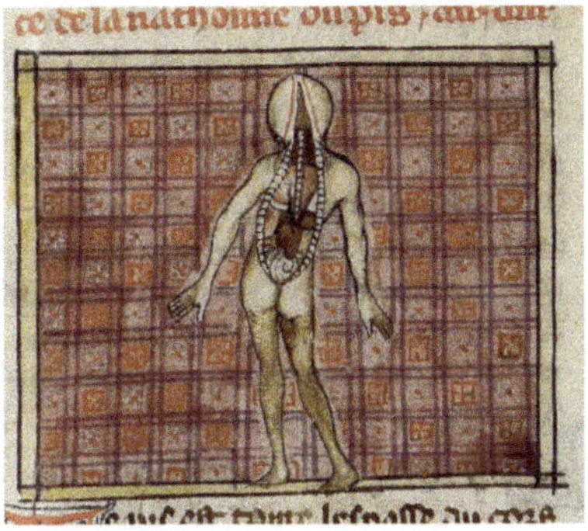

Figure 2 : Organes internes de dos, ms. BnF fr. 2030, f. 23vb

Organisation textuelle, éléments syntaxiques et représentation permettent donc à Mondeville et ses traducteurs de mettre en mots et en image l'art d'opérer du chirurgien autour de cette question du ventre. Il se trouve que les miniatures du manuscrit français sont la transposition d'un véritable programme iconographique que l'on trouve dans certains témoins latins de la *Chirurgie*[36]. Cet ensemble d'illustrations serait le résultat de l'enseignement donné par Mondeville à l'université de Montpellier, où il aurait utilisé des planches anatomiques comme supports de cours[37]. Ce n'est donc pas seulement un art d'opérer qui est mis à l'écrit ici, mais aussi le résultat d'un enseignement, ce qui révèle le lien complexe tissé entre théorie et pratique dans cet ouvrage : lieu de hiérarchisation et de

FREDRIKSSON, « The sinking stomach : the semantic development of Greek στόμαχος and latin *stomachus* », *in* Pieter H. ANDERSEN (dir.), *Pratiques de traduction au Moyen Âge / Medieval Translation Practices, actes du colloque de l'université de Copenhague, 25 et 26 octobre 2002*, Copenhague : Museum Tusculanum Press, 2004, p. 147-155 ; Isabelle VEDRENNE-FAJOLLES, « Des modes de vernacularisation du savoir anatomique : paradigmes désignationnels et sélection de formes. L'exemple du vocabulaire de la *region des nuritifs* d'après différents traités rédigés en a.fr. et m.fr. (XIIIe-XVe siècles) », *in* Erika GIELEN et Michel GOYENS (dir.), *op. cit.*, p. 297-352.

[36] Nous avons présenté cette analyse, que nous développerons dans notre thèse, dans une intervention intitulée « Représentation anatomique et chirurgie : la traduction française de la *Chirurgie* d'Henri de Mondeville du manuscrit BnF fr. 2030 », lors du séminaire de recherche de Joëlle Ducos, « Écriture des savoirs et culture médiévale : décrire le corps au Moyen Âge », en novembre 2019.

[37] Voir S. BAZIN-TACCHELLA, « L'anatomie comme base ... », *op. cit.*

stratification, le ventre se trouve aussi être un lieu de réflexions et de discussions pour l'universitaire.

III. Rhétorique scolastique et fondations théoriques

Si la présence d'Henri de Mondeville en Italie a parfois été questionnée, un élément indéniable est son lien avec le milieu universitaire[38]. De fait, lorsqu'il dispense à l'écrit l'enseignement de sa discipline, c'est non seulement l'influence de sa propre formation qui transparaît, mais aussi sa volonté d'inscrire la chirurgie dans le cadre de la rhétorique scolastique et des exercices qui y sont liés[39]. Ainsi, l'étude de chacun des organes internes de la cavité abdominale commence par une véritable *expositio* scolastique. Prenons l'exemple du foie :

> « Le foie est menbre principal, official, compost, de sa premiere creation spermatique, complet par quantité de sanc, insensible par soi, sensible par accident. En lui est parfaite la .2. digestion. Il est envolepé d'un pannicle nerveus. Qu'il soit principal c'est chose manifeste par le Philosophe ou .4. des *Hystoires* et par Avicene en ces *Quantiques* et par Galien ou .4. des *Aides* ou .3. chapistre, et en l'anathomie. Il est official ausi com le stomac. Il est compost de matiere nerveuse par laquele les vaines de lui sont engendrees. Et pour ce qu'il estoit petit en quantité, nature li ajousta sanc coagulé pour quantité soufisant à son acomplissement »[40].

La première phrase, selon une série de critères descriptifs qui sont énoncés au début du traité d'anatomie, expose toutes les caractéristiques du foie : son rôle dans le corps, sa composition, sa sensibilité... Cela offre ainsi au lecteur une définition nette du sujet étudié et de ses signes distinctifs. Les critères sont ensuite développés et explicités : ils sont appuyés de mentions des sources livresques en la matière. Ce sont donc Aristote, Avicenne et Galien, trois grandes *auctoritates* médicales, qui sont citées pour venir étayer la présentation du foie[41]. La nature est également mentionnée : la proposition subordonnée circonstancielle causale, introduite par « pour ce que », montre une conception téléologique du

---

[38] Danielle Jacquart, notamment, a souligné dans ses travaux la formation médicale de Mondeville, *cf. Le milieu médical ... op. cit.* et *La médecine médiévale ..., op. cit.*

[39] Sur ces exercices universitaires durant la période médiévale, voir Olga WEIJERS (dir.), *Méthodes et instruments du travail intellectuel au Moyen Âge : Études sur le vocabulaire*, Turnhout : Brepols, 1990 ; Olga WEIJERS, *Le maniement du savoir : pratiques intellectuelles à l'époque des premières universités (XIIIe-XIVe siècles)*, Turnhout : Brepols, 1996. *Cf.* aussi, pour les liens entre les textes de médecine pratique et la scolastique, Luke DEMAITRE, « Scholasticism in *compendia* of practical medicine, 1260-1450 », *Manuscripta*, 20, 1976, p. 81-95.

[40] Ms. BnF fr. 2030, f. 27va.

[41] Édouard Nicaise, dans sa traduction française de la *Chirurgia* latine qui se fonde sur l'édition faite par Julius Pagel, utilise l'index de Pagel pour comptabiliser les citations d'autorités. Aristote, Avicenne et Galien seraient donc respectivement cités 47, 307 et 431 fois dans l'ensemble de la *Chirurgia* (*Chirurgie de Maître Henri de Mondeville, chirurgien de Philippe le Bel, roi de France, composée de 1306 à 1320 ;* ed., trad. notes, introd. et biographie d'Edouard Nicaise, Paris : Félix Alcan, 1893, p. xxxviii ; *Die Chirurgie des Heinrich von Mondeville, ed. cit.*, p. 659-661).

corps, héritée des pensées galénique et aristotélicienne. Selon cette théorie, pour chaque élément du corps, il est une raison profonde à son existence, à son fonctionnement et à sa création, raison voulue par nature et révélatrice d'un ordonnancement du monde. Citer les autorités et respecter ces considérations téléologiques, c'est pour Henri de Mondeville le moyen d'inscrire l'anatomie dans le cadre des courants de pensée de son époque et de dire que la chirurgie n'est pas seulement un art pratique : les objets d'étude de cette discipline méritent eux aussi leur *expositio*, comme lors du début d'un cours qui pourrait se dérouler à l'université.

Le sujet étant cerné, c'est un deuxième temps qui peut commencer dans ce cadre scolastique : celui des débats, des discussions. La question du système sanguin et artériel a fait l'objet de nombreux débats théoriques[42] et le rôle du foie dans la création et la circulation du sang est une idée présente dans la pensée galénique. Autour de la question du nombre de veines issues du foie, Mondeville met en place une véritable *disputatio*[43] qui se construit de manière progressive. La première étape de la *disputatio* est la suivante : « de la substance du foie spermatique qui est dedens sont engendrees .3. vaines selonc aucuns et selonc les autres seulement .2. »[44]. La confrontation d'avis divergents se fait de manière assez générale, grâce aux indéfinis « aucuns » et « les autres » qui permettent simplement de souligner la dualité des opinions sur le sujet[45]. Puis, lorsque le chirurgien présente lesdites veines, il décrit « la .3. veine, laquele nest selonc l'opinion d'aucuns mires de la substance du foie, selonc les autres de la vaine rameuse, et cele vaine est dite vaine arterial et porte du foie au pomon le sanc nutritif, colerique et soutil »[46]. Le substantif « mire », qui traduit le latin *medicus*, fait apparaître dans le texte un groupe de praticiens, auquel s'oppose encore l'indéfini « les autres » : ce groupe est lui-même indéfini à ce moment-là du développement, non seulement en raison de l'article qui le précède, mais aussi par la polysémie du terme *mire* et de son original latin, qui peuvent tous les deux désigner tant une activité pratique médicale que chirurgicale[47]. Néanmoins, le texte poursuit et ajoute un troisième acteur à la *disputatio* : « la quel vaine tant seulement a .2. cotes, mes ele neist selonc le Philosophe et selonc la verité du destre

---

[42] Voir par exemple ce qu'en ont dit Danielle Jacquart et Françoise Micheau dans le passage « Le temps des controverses » de leur ouvrage *La médecine arabe et l'Occident médiéval*, Paris : Maisonneuve et Larose, 1996, p. 176-189.

[43] Sur l'exercice de la *disputatio*, voir Olga WEIJERS, *La « disputatio » à la Faculté des Arts de Paris (1200 - 1350 environ) : esquisse d'une typologie*, Turnhout : Brepols, 1995.

[44] Ms. BnF fr. 2030, f. 28ra.

[45] Sur les usages rhétoriques permettant d'exprimer l'autorité scientifique, tant grâce à des indéfinis comme ici que grâce à des termes plus spécifiques comme dans la suite de cette *disputatio*, voir Christine SILVI, *Science médiévale et vérité : étude linguistique de l'expression du vrai dans le discours scientifique en langue vulgaire*, Paris : Honoré Champion, 2003. Mondeville procède ici à ce que Chr. Silvi a nommé une « stratégie de l'amalgame » (*op. cit.* p. 116) : l'emploi de termes indéfinis souligne les tensions théoriques autour de certains sujets, sans que l'auteur ne prenne parti pour l'un ou l'autre des camps qui s'opposent.

[46] Ms. BnF fr. 2030, f. 28rb.

[47] Voir l'article *medicus* du *FEW*, *Französisches Etymologisches Wörterbuch*, Walther von Wartburg (dir.), Bâle : R. G. Zbinden, 1922, vol. VI/1, p. 604.

ventrail du cuer[48] ». Mondeville semble alors trancher en faveur d'une opinion plutôt qu'une autre, comme le montre l'emploi du substantif « vérité » : l'hypothèse validée par le chirurgien se trouve alors confortée à la fois par l'autorité livresque, représentée dans la mention d'Aristote et par la pratique médicale et chirurgicale. La locution « selon la vérité » qui signifie « dans la réalité »[49], permet à Mondeville de souligner la réalité pratique de l'expérience[50]. Signalons un dernier extrait de cette *disputatio*, qui parachève les oppositions construites graduellement dans le passage :

> « Toutes les autres veines, exceptee la veine arterial, et tous les reins qui d'eles issent, et les mesaraïques, n'ont qu'une cote, et nessent du foie par la veine *kilis* qui est racine d'eles selonc les mires. Mes selonc le Philosophe et selonc la verité il nessent du destre ventrail du cuer qui est com la racine d'eles, laquel racine gete un tronc, lequel tronc s'estent ou foie et là se remefie et se depart en pluseurs branches, tout ausi com de la racine vient la souche de l'arbre, et de la souche les branches, et des branches les rains, des rains la foille et la flour, et de la flour le fruit, ausi poés ymaginer de l'estat du cors »[51].

L'opposition est nette. L'article défini précise le groupe de praticiens formé des « mires », dont l'opinion est réfutée par l'autorité plurielle à laquelle Mondeville semble adhérer, une autorité qui, selon la référence qu'est l'autorité d'Aristote et d'après la pratique médicale et chirurgicale, est dès lors à la fois théorique et pratique. Nous n'irons pas jusqu'à dire qu'un désaccord entre médecins et chirurgiens se dessine ici. La *disputatio* sert cependant à tisser un lien dialectique entre anatomie, chirurgie et médecine et rappelle l'importance d'allier théorie et pratique pour une connaissance complète du corps. La métaphore filée de l'arbre qui clôt le passage, bien qu'assez fréquente dans les textes, est particulièrement intéressante, car elle conclut la *disputatio* par un rappel du lien du corps à la nature. Présente dans une moindre mesure dans l'original latin, elle se trouve amplifiée dans la traduction française : le traducteur développe ce lien entre le microcosme qu'est le corps et le macrocosme qu'est le monde. Tout comme les considérations téléologiques mentionnées plus haut, cette métaphore est révélatrice de l'ordonnancement du monde naturel et inscrit le texte de Mondeville dans des considérations médicales traditionnelles[52].

Pour finir, mentionnons un dernier élément théorique qui, s'il est lui aussi attendu pour l'époque, appuie une fois de plus la volonté du chirurgien de lier sa discipline à la théorie médicale. Il s'agit de l'importance de la théorie des humeurs : le ventre, en raison des organes

---

[48] Ms. BnF fr. 2030, f. 28rb.

[49] Voir l'article « vérité » du *Dictionnaire du Moyen Français,* version 2020 (www.atilf.fr/dmf).

[50] Ce procédé linguistique est analysé par Christine Silvi qui souligne que l'expérience personnelle du chirurgien vient compléter l'autorité (Chr. SILVI, *Science médiévale et vérité, op. cit.* p. 384).

[51] Ms. BnF fr. 2030, f. 28va.

[52] Voir Denis HÜE, « Le corps de l'homme, petite histoire du microcosme », *in* Denis HÜE, Bernard BAILLAUD et Jérôme de GRAMONT (dir.), *Corps et encyclopédies*, Rennes : Presses Universitaires, 2013, p. 305-324.

qu'il contient, est central dans les sécrétions humorales du corps. Le foie, les extraits cités le montrent, est considéré comme crucial dans la création et la circulation du sang. Cette notion est visible dans la miniature qui accompagne, plus haut dans le traité d'anatomie, la présentation générale de la circulation sanguine : le foie y figure, ainsi que le cœur, comme un point d'origine d'où naissent les veines et les artères (figure 3).

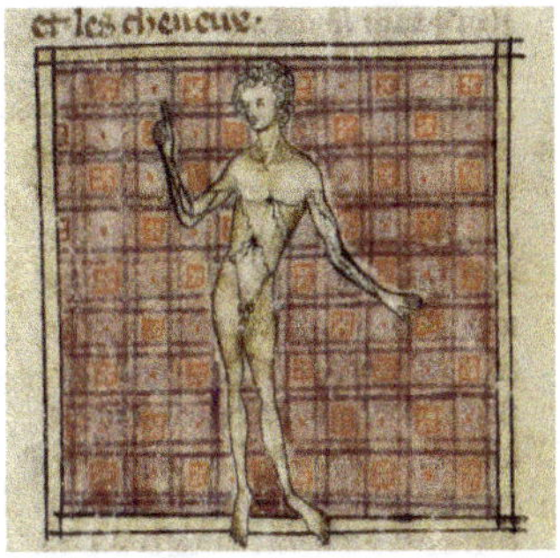

Figure 3 : Les veines et les artères, ms. BnF fr. 2030, f. 10va

Puis c'est la vésicule biliaire qui est mentionnée et son lien avec la bile – *cole* dans le texte :

> « Le lieu du fiel est membre official, compost de toutes manieres de vilz, spermatiques, nerveus, lequel est un sac ou .1. pannicle dit *cistis fellis*, le quel depend du cruez du foie, lequel *cistis fellis* est receptable de cole »[53].

Enfin, toujours dans la description successive des organes de la cavité abdominale, vient s'ajouter la rate qui est primordiale dans la circulation de la bile noire :

> « L'esplein est membre spermatique, official aussi com le foie, et est receptable de melancolie, lequel a .2. porres : l'un par lequel il trait la melancolie du foie ; l'autre par lequel il envoie la melancolie à la bouche du stomach »[54].

Les flux du sang, de la bile et de la bile noire s'organisent donc autour des organes internes qui composent le ventre. Et si la théorie humorale est centrale dans la médecine de l'époque, le fait de la faire figurer dans le traité d'anatomie renforce le lien entre ces sciences naturelles et reflète la volonté pour Mondeville de former des chirurgiens dont la connaissance ne doit pas s'arrêter à la pratique des opérations, mais doit être complétée par des bases théoriques et par une maîtrise des exercices scolastiques.

---

[53] Ms. BnF fr. 2030, f. 28va.

[54] Ms. BnF fr. 2030, f. 28vb.

Écrire le ventre, pour Henri de Mondeville, c'est avant tout le décrire. C'est, anatomiquement, expliquer sa place en tant que partie au sein du tout que forme le corps et lui faire une place dans le traité comme il occupe une place dans la chair. Entre considérations anatomiques, opératoires et thérapeutiques, c'est délimiter les frontières de cette région du corps qui est elle-même un lieu de limitations dans la pratique du chirurgien.

Écrire le ventre, c'est aussi décomposer, en mots comme en images, le système qu'il forme lui-même dans le corps et qui contient organes, muscles et membranes. En une stratification lexicale et visuelle qui met à l'écrit l'art d'opérer du chirurgien, tant dans la syntaxe que dans les images successives qui accompagnent le texte, c'est détailler les constituants que le ventre contient et les dérouler sous les yeux du lecteur tout comme ils s'offrent à la vue du chirurgien opérant qui ouvre la cavité abdominale.

Écrire le ventre, c'est enfin, pour l'universitaire, le composer : c'est créer un ensemble textuel et iconographique qui s'inscrit dans les grands courants théoriques de la pensée médicale et qui répond aux attentes d'une rhétorique scolastique, pour faire entrer la chirurgie dans le cadre de l'université. C'est montrer les multiples ramifications corporelles et théoriques de cette partie du corps dans un ordonnancement du monde qui la transcende et inscrire de concert la chirurgie dans le tout que forment les sciences naturelles.

Afflux, efflux et reflux dans la physiologie et la pathologie hépatiques à la fin du Moyen Âge (XIIIe-XVe siècle)

Laetitia LOVICONI[1]

Entre le XIIIe et le XVe siècle, les phénomènes, les facultés et les parties corporelles, mais aussi les finalités et les enjeux de la nutrition ont été amplement examinés dans des écrits très divers. Plusieurs textes traduits en latin depuis le grec ou l'arabe, en particulier dans la seconde moitié du XIe siècle, puis de la seconde moitié du XIIe siècle jusqu'au début du XIVe siècle[2], ont indéniablement contribué au développement d'un fort intérêt pour ce processus caractéristique du vivant et à l'intégration des théories explicatives sous-jacentes dans les champs médicaux, philosophiques et théologiques. Il convient tout d'abord de rappeler que, dans le *De anima*, traduit en latin à plusieurs reprises au cours des XIIe et XIIIe siècles[3], Aristote a caractérisé la nutrition comme une opération commune à tous les êtres vivants, au contraire de la sensibilité et de la raison qui relèvent des puissances animale et rationnelle de l'âme et n'existent pas chez les plantes, qui n'ont d'autre puissance de l'âme que celle qui leur permet de se nourrir et se développer par elles-mêmes[4]. Au livre II (chapitre 4), Aristote s'est tout particulièrement attaché à définir ce qu'est le nutriment, à discuter des modalités de la nutrition par le semblable ou par le contraire, à analyser la nutrition et la puissance nutritive de l'âme, à exposer l'importance de la chaleur pour les processus digestifs, affirmant par ailleurs, dans le *De iuventute et senectute*, que le principe de l'âme nutritive est dans le cœur chez tous les animaux sanguins. Disposant à la fois de traductions du *De anima* d'Aristote, mais aussi de celle du Grand commentaire qu'en avait fait

[1] Maître de conférences EPHE, PSL, Section des sciences historiques et philologiques, équipe Saprat (EA 4116).

[2] Sur ces traductions, parmi une large bibliographie, nous renvoyons en particulier à : Marie-Thérèse D'ALVERNY, *Translations and translators in Renaissance and renewal in the twelfth century*, Oxford : Clarendon Press, 1982, p. 421-462 ; Danielle JACQUART et Françoise MICHEAU, *La médecine arabe et l'Occident médiéval*, Paris : Maisonneuve et Larose, 1990 ; Luis GARCIA-BALLESTER, « The New Galen : a challenge to Latin Galenism in thirteenth-century Montpellier », *in* Klaus-Dietrich FISCHER *et al.* (dir.), *Text and tradition*, Leyde / Boston / Cologne : Brill, 1998, p. 55-83.

[3] Jacques de Venise et Guillaume de Moerbeke ont traduit *De anima* depuis le grec, respectivement aux XIIe et XIIIe siècles. De plus, Michel Scot a donné vers 1220 une traduction depuis l'arabe du *De anima* et de son commentaire par Averroès.

[4] On pourra consulter différentes contributions concernant le cadre aristotélien explicatif de la nutrition dans Giouli KOROBILI et Roberto LO PRESTI (dir.), *Nutrition and Nutritive Soul in Aristotle and Aristotelianism*, Berlin / Boston : de Gruyter, 2021.

Averroès, ainsi que de la traduction du *Sextus de naturalibus* ou *De anima* d'Avicenne[5], les philosophes et médecins ne manquèrent pas de développer questions et commentaires autour du processus de nutrition, tout particulièrement concernant les facultés et les opérations qu'il implique. Ainsi, Albert le Grand a non seulement discuté de la nutrition dans ses commentaires au *De anima* et au *De animalibus* d'Aristote, mais il a également composé un ouvrage intégralement dédié à la nutrition, intitulé *De nutrimento et nutribili*[6], envisageant ce processus en tant que mouvement d'actualisation, au cours duquel l'âme nutritive permet l'assimilation du nutriment, processus par lequel les membres informent la matière nutrimentale selon leur propre forme. Outre cette inscription dans un cadre aristotélicien, Albert le Grand a puisé dans le *Canon medicinae* d'Avicenne la distinction entre différents genres ou stades d'humidités issues du processus de digestion et de transformation des aliments : les humeurs (sang, bile, phlegme, mélancolie) et les humidités secondes nutrimentales. Le *Canon* d'Avicenne ainsi que les traductions de nombreuses œuvres médicales ont en effet constitué un autre élément clé dans le développement de l'intérêt médiéval porté à la nutrition. La traduction et la circulation d'œuvres galéniques (*De juvamentis membrorum* puis *De usu partium*[7], *De naturalibus facultatibus, De alimentorum facultatibus, De subtiliante dieta*) ou pseudo-galéniques (*De nutrimento, De virtutibus cibariorum*) participèrent à la constitution d'un ensemble textuel propre à susciter des réflexions approfondies sur les aliments et le processus nutritionnel. Dans toutes ces œuvres, le foie revêt un rôle essentiel en tant que lieu d'élaboration des quatre humeurs corporelles constituant la masse sanguine nutritive, véhiculée par les veines à destination de l'ensemble des membres[8]. De plus, le processus de nutrition a été discuté, parfois de façon très approfondie, dans plusieurs œuvres fondamentales traduits de l'arabe à partir de la seconde moitié du XIe siècle : le *Pantegni* de Constantin l'Africain, adapté d'une œuvre de Haly Abbas al-Majusi, l'*Isagoge* de Johannitius, le *Canon de la médecine* d'Avicenne et le *Colliget* d'Averroès, mais également dans des écrits plus spécifiques traitant du régime alimentaire ou de maladies affectant l'assimilation des nutriments, parmi lesquels figurent *De dietis universalibus, De dietis particularibus* et *Liber febrium* d'Isaac Israeli. Au

---

[5] Comme indiqué précédemment, le Grand commentaire au *De anima* a été rendu en latin vers 1220. Pour sa part, le *De anima* d'Avicenne aurait été traduit par Gundissalinus et Avendauth entre 1152 et 1166.

[6] En cela Albert a suivi le programme d'Aristote lui-même qui a composé un traité consacré à la nutrition dont la copie n'est pas conservée, mais dont il est parlé dans le traité *Sur le sommeil et la veille*. Sur l'intérêt d'Albert le Grand pour la nutrition : Joan CADDEN, « Albertus Magnus' universal physiology : the example of nutrition », *in Albertus Magnus and the Sciences*, James A. WEISHEIPL (dir.), Toronto : Pontifical Institute of Mediaeval Studies, 1980, p. 321- 339.

[7] Le *Peri khreias tôn en anthrôpou sômati moriôn* de Galien fut d'abord connu par le *De juvamentis membrorum*, traduction d'une paraphrase arabe de l'ouvrage galénique, avant d'être traduit en 1317 par Niccolò da Reggio sous le titre *De usu partium* ou *De utilitate particularum*.

[8] Sur la nature, l'origine et le devenir des humeurs corporelles, ainsi que sur leur implication dans la pathologie selon Galien, *cf.* Rudolf E. SIEGEL, *Galen's System of Physiology and Medicine : An Analysis of his Doctrines and Observations on Blood Flow, Respiration, Humors and Internal Diseases*, New York : Karger, 1968, p. 196-331.

sein de la production littéraire médicale de l'Occident latin, l'influence de ces nombreuses et diverses traductions est manifeste, que ce soit dans le développement d'une littérature spécifique des régimes de santé incluant un large pan de préconisations alimentaires [9], ou encore dans la place considérable accordée aux recommandations et conseils d'ordre alimentaire dans les *practicae*, œuvres exposant les données de pathologie et de thérapeutique nécessaires à l'exercice médical, et dans les *consilia* (par exemple, sous forme de régimes pour prévenir les calculs, régimes pour les femmes enceintes, et dans une grande diversité d'aliments médicamenteux inclus dans le traitement des maladies).

Toutefois, les traductions susmentionnées n'ont pas seulement influencé l'exercice médical, entendu dans sa seule dimension pratique. Elles ont également stimulé les réflexions des médecins médiévaux concernant les processus sous-jacents à la nutrition. L'étape finale d'assimilation du nutriment à l'être nourri, au niveau de chacun de ses membres, a suscité d'amples discussions dont on trouve la trace dans des écrits tant philosophiques et théologiques que médicaux, tout particulièrement à l'égard des humidités secondes d'origine nutrimentale[10]. Que ce soit dans des écrits médicaux scolastiques discutant de l'essence des humeurs, de leur présence dans la masse sanguine, de la participation de chacune d'elles à la nutrition des membres corporels, ou bien au sein de discussions théologiques portant sur l'essence de la nature humaine (*veritas humanae naturae*), concept crucial pour expliquer la transmission du péché originel, l'Incarnation et la Résurrection, les auteurs ont amplement discuté entre le XIIIe et le XVe siècle du devenir de l'aliment, de la façon dont celui-ci participe de la restauration et du développement corporels, de la nature des substances qui sont apportées aux membres et y sont assimilées. Cependant, entre la prise alimentaire et l'assimilation du nutriment *in fine* au niveau des membres corporels, les conceptions médiévales postulaient des processus complexes de digestion qui ont fortement retenu l'attention des médecins médiévaux, en raison de leurs implications en termes de pathologie. Dans cette contribution, nous nous intéresserons à la période

[9] Sur la littérature des régimes de santé et les pratiques alimentaires inscrites dans le cadre médical, nous renvoyons aux travaux de Marilyn Nicoud, parmi lesquels : Marilyn NICOUD, *Les régimes de santé au Moyen Âge : naissance et diffusion d'une écriture médicale, XIIIe-XVe siècle*, Rome : École française de Rome, 2007 ; Marilyn NICOUD, « Entre discours médical et pratiques alimentaires : Les fruits au Moyen Âge : un alicament avant la lettre ? » *in Science et technique au Moyen Âge (XIIe – XVe siècles)*, Joël CHANDELIER, Catherine VERNA, Nicolas WEILL-PAROT (dir.), Saint-Denis: Presses universitaires de Vincennes, 2017, p. 321- 359.

[10] Danielle Jacquart a examiné dans plusieurs écrits médicaux scolastiques les théories médiévales concernant les modalités de nutrition du corps et l'assimilation du nutriment : Danielle JACQUART, *La médecine dans le cadre parisien*, Paris : Fayard, 1998, p. 331- 336. Les digestions successives impliquées dans la nutrition sont également analysées en lien avec la diététique dans : Danielle JACQUART, « La nourriture et le corps au Moyen Âge », *Cahiers de recherches médiévales*, 13 spécial, 2006, p. 259-266. À propos de la mobilisation de concepts médicaux relevant de la nutrition dans le cadre de discussions théologiques, on pourra consulter : Joseph ZIEGLER, « *Ut Dicunt Medici*: Medical Knowledge and Theological Debates in the Second Half of the Thirteenth Century », *Bulletin of the History of Medicine* 73 (2) (1999), p. 208-237 ; Philip Lyndon REYNOLDS, *Food and the Body : Some Peculiar Questions in High Medieval Theology*, Leyde / Boston / Cologne : Brill, 1999.

s'étendant du XIIIe au XVe siècle, période au cours de laquelle de nombreuses œuvres traitant de la nutrition étaient devenues disponibles. Pour cette période, nous souhaitons explorer les conceptions médicales portant sur les digestions en nous focalisant sur les discussions établies autour du foie car son rôle central dans la nutrition est caractéristique des doctrines de Galien, et qu'à ce titre, les maladies l'affectant pouvaient aussi susciter d'intéressants discours de la part des médecins médiévaux. Notre étude des discours concernant la centralité du foie dans le processus nutritif physiologique et pathologique reposera sur les *practicae*[11], observatoires privilégiés en tant qu'écrits médicaux conjuguant une finalité pratique à l'exposé de connaissances relevant non seulement de la pathologie, mais encore d'anatomie et de physiologie. Après avoir recherché dans quelle mesure les auteurs de *practicae* ont adopté ou discuté de la conception d'une nutrition à centralité hépatique et quelles étaient les opérations et facultés attribuées au foie, nous analyserons comment le foie pouvait être présenté non seulement comme central dans le processus nutritif mais aussi comme carrefour de flux humoraux. Nous explorerons ensuite de quelle façon les *practicae* de la fin du Moyen Âge éclairent par ces savoirs physiologiques la compréhension des maladies de la nutrition dans leurs aspects sémiologiques et étiologiques.

I. Le foie, principe de la nutrition au carrefour de flux humoraux

A. Le foie, principe de la nutrition ?

Dans sa *practica* intitulée *Secreta sublimia*, rédigée dans le premier tiers du XIVe siècle, Gugliemo de Varignana (m. 1339) affirme que Dieu a créé le foie comme un point d'ancrage dans le corps car toutes les veines sont reliées à ce membre afin d'assurer le transport du nutriment. Parmi les membres dits nutritifs qui comprennent aussi notamment l'estomac, le foie se voit également distingué en tant que source de la vertu naturelle et lieu d'élaboration des quatre humeurs corporelles sous l'effet d'une digestion qui s'y déroulerait, succédant à une première digestion dans l'estomac[12]. Ce rôle essentiel du foie dans la nutrition, en raison de la digestion qui s'y déroule, apparaît aussi clairement dans le *Compendium medicinae* de Gilbert l'Anglais (*ca* 1180 - *ca* 1250) qui, en s'appuyant sur le *Pantegni* de Constantin l'Africain et sur le *Canon medicinae* d'Avicenne, indique[13] :

> « Selon Constantin, il existe trois humidités qui suivent les trois digestions, à savoir la masse ptisanaire [= chyle] dans l'estomac, la masse sanguine dans le foie, et la troisième qui est une humidité comme susdit. [...] [dans la bouche] la nourriture est digérée un

[11] Sur ce genre de la littérature médicale, nous renvoyons à notre contribution : Laetitia LOVICONI, « Les *Practicae*, un révélateur de la structuration et de l'élaboration des savoirs théoriques et pratiques médicaux » *in Écritures médicales : discours et genres, de la tradition antique à l'époque moderne*, Laurence MOULINIER-BROGI et Marilyn NICOUD (dir.), Lyon / Avignon : CIHAM éditions, 2019, p. 73-99.

[12] Guglielmo de Varignana, *Secreta sublimia ad varios curandos morbos*, Lyon, 1526, I.2.1.

[13] Cette traduction, comme toutes celles de cette contribution, est personnelle.

> petit peu puisqu'elle perd sa saveur et sa chaleur, puis elle est recueillie par l'estomac pour que soit achevée la première digestion. Après quoi [Avicenne] dit que dans une décoction de foie, il se trouve quelque chose qui est comme une écume, il s'agit de la bile, une autre chose qui est comme une hypostase, il s'agit de la mélancolie, une chose bien cuite et c'est le sang, une chose qui est cuite imparfaitement et c'est le phlegme. Et voilà ce qu'est la deuxième digestion »[14].

Si Gilbert l'Anglais évoque ou cite Constantin l'Africain et Avicenne comme autorités pour rendre compte des processus de digestion et faire du foie le principe des humeurs corporelles, Galien est lui aussi très souvent mentionné à l'appui de cette conception d'un principe hépatique de la nutrition. Tel est le cas dans le *Philonium* (*ca* 1418) où Valesco de Tarente (*fl.* 1382-1418) rappelle que, selon Galien, chaque membre tend naturellement à assimiler ce qui lui parvient selon sa nature propre, sa couleur et sa complexion. C'est pourquoi l'action du foie altère la nourriture c'est-à-dire le chyle pur qui lui parvient de l'estomac et des veines mésentériques et le transforme jusqu'à ce qu'il devienne pareil à lui en nature, c'est-à-dire rouge et épais. Il en résulte que le foie est non seulement le principe des veines mais aussi, affirme Valesco de Tarente, le principal instrument qui fabrique le sang sans lequel la vie ne peut persister[15]. Dans toutes ces œuvres, le foie est ainsi présenté comme membre élaborant les quatre humeurs corporelles et, à ce titre, il peut être considéré comme principe de la nutrition, puisque les quatre humeurs constituant la masse sanguine, véhiculée par les veines, servent à nourrir tous les membres corporels.

De plus, si le foie n'est pas le seul à effectuer une digestion, celle à laquelle il procède paraît néanmoins plus remarquable et cruciale que ne l'est celle à laquelle procède l'estomac. C'est ce point que Bernard de Gordon (*ca* 1260 - *ca* 1330), met en lumière dans le *Lilium medicinae* (*ca* 1305) quand il cherche à déterminer si une erreur dans la première digestion, dans l'estomac, peut être corrigée au moyen de la deuxième digestion, dans le foie[16]. Dans un premier temps, le médecin indique que cette correction paraît impossible en raison de l'ordre de succession des digestions (une corruption initiale entraînerait une corruption des niveaux ultérieurs de transformation de l'aliment) mais aussi parce que l'estomac, capable d'agir sur ce qui est non digéré et non disposé, serait un membre plus fort que le foie et que ce dernier serait donc incapable de résister à une corruption que l'estomac n'a pu surmonter. Toutefois, Bernard de Gordon considère que si

---

14 Gilbert l'Anglais, *Compendium medicinae*, Lyon, 1510, VI (« *De ethica et eius speciebus* ») : *Igitur secundum Constantinum tres humiditates sunt secundum tres digestiones scilicet massa ptisanaria in stomacho, massa sanguinea in epate, et tertia que est humiditas ut dictum est* [...] *cibus digeratur aliquantulum quia saporem et calorem amittit post a stomacho recipitur ut compleatur digestio prima. Dehinc dicit in decoctione epatis quedam res est ut spuma, et est colera rubea, quedam ut ypostasis et est melancolia, quedam que bene coquitur et est sanguis, quedam imperfecte ut flegma ecce secunda.*

15 Valesco de Tarente, *Philonium*, Lyon, 1500, V.13

16 Bernard de Gordon, *Lilium medicinae*, Venise, 1521, V.13.

la corruption ou l'erreur de la première digestion n'est pas trop considérable, le foie serait à même de la corriger car « ce qui est plus noble corrige ce qui ne l'est pas et le foie est un membre plus noble que l'estomac, c'est pourquoi le foie peut corriger les erreurs de l'estomac ». L'affirmation d'une telle primauté semble donc faire consensus parmi ces auteurs de *practicae*, mais fait-elle consensus plus globalement, parmi l'ensemble des médecins ? et qu'en est-il dans l'ensemble des discours s'intéressant à la nutrition ?

Un élément de réponse est apporté par l'auteur du *Lilium medicinae* qui affirme que « le foie est le membre premier et le principe de la génération des humeurs d'après l'opinion des médecins »[17]. De l'opinion de ceux qui ne sont pas médecins, de leurs arguments contre une primauté hépatique, il n'est pas question dans cette œuvre, pas plus que dans les autres *practicae* rédigées entre le XIIIe et le XVe siècle que nous avons consultées[18] à l'exception notable du *Compendium medicinae* dans lequel Gilbert l'Anglais examine dans une subdivision spécifique l'« opinion de certains selon lesquels le foie n'est pas le principe du sang si ce n'est en tant que voie de préparation » :

> « Selon d'autres, l'opération du foie est régulée et rectifiée par le cœur comme cela est manifeste chez les bêtes qui paissent dans les prés, puisque leur foie est rendu turgescent en se remplissant d'une humidité aqueuse et de pierres générées dans la substance du foie et dans la vessie, et le foie ne génère pas de sang à cause de l'affaiblissement de sa vertu et de la corruption de sa substance. C'est pourquoi il est rapidement malade mais le cœur rectifie celui-ci et génère suffisamment de sang, de sorte que ces bêtes vivent longtemps malgré la destruction de leur foie. [...] Mais le cœur est placé au milieu comme une araignée au milieu de sa toile, afin qu'à égale distance de toutes les extrémités il en soit le principe et répande la source de toutes les vertus dans le corps entier. C'est pourquoi toutes les vertus procèdent du cœur, comme le dit Avicenne : le cœur est le principe de toutes les vertus. Et une autre raison en provient. Le foie est comme un canal à travers lequel se produit un déplacement, or il n'y a pas digestion dans le déplacement, c'est pourquoi le foie n'est qu'un passage vers le cœur. Par trois raisons on démontre donc que le foie n'est pas le principe du sang, mais que c'est le cœur qui l'est. Et l'une des raisons est prise du fait que le cœur est le principe de toutes les vertus, la deuxième du passage par le foie et afin qu'il soit achevé dans le cœur, ce qui est prouvé par le sang extrait des artères, qui est pur et clair, et c'est le sang du cœur - d'autres pensent que c'est de la bile. Et il existe une troisième raison dans le fait que le cœur rectifie les défauts du foie. Donc d'après cela, le foie sert au cœur par une vertu préparatoire et purificatrice, c'est pourquoi quand les humeurs ne sont pas purifiées ni préparées à cause d'un défaut du foie, on considère ce dernier comme principe de l'erreur, en conséquence de

[17] Bernard de Gordon, *Lilium medicine*, VI, 1.

[18] À savoir les *practicae* de Gilbert l'Anglais, Guglielmo de Salicet, Bernard de Gordon, John de Gaddesden (ca 1280 - 1361), Ps-Arnaud de Villeneuve, Guglielmo de Brescia, Guglielmo de Varignana, Niccoló Bertruccio, Valesco de Tarente, Antonio Guaineri, Michel Savonarole.

quoi le médecin attribue ce défaut au foie d'après ce qui est manifeste aux sens. [...] Mais ces paroles sont assez éloignées de ce que disent les médecins, de sorte que le propos tenu par Aristote place les médecins dans l'erreur, de sorte qu'Aristote parle conformément à la vérité, les médecins en conformité avec ce qui est manifeste aux sens [...] Mais ne pas connaître la vérité ne nuit pas au médecin, puisqu'on peut traiter les maladies en s'appuyant sur ce qui est manifeste [aux sens] »[19].

Si, dans la plupart des *practicae*, on entraperçoit donc seulement la possibilité d'une opinion autre que la centralité hépatique, notamment à travers la mention « selon les médecins », il existe en revanche dans l'œuvre de Gilbert l'Anglais une présentation et une explication approfondies des arguments d'une centralité cardiaque étendue à la nutrition, empruntée à Aristote et présentée dans le cadre d'une philosophie naturelle recherchant les vrais principes et ne se restreignant pas, contrairement à la médecine, à la prise en compte de ce qui est manifeste aux sens et qui suffirait à l'exercice médical. Sans doute, Gilbert l'Anglais s'appuie notamment sur les affirmations d'Aristote lui-même qui a explicitement fait du cœur le principe de l'âme nutritive dans le *De iuventute et senectute*, traduit par Jacques de Venise dans la première moitié du XIIe siècle. Parmi les partisans médiévaux d'une centralité nutritive cardiaque, Gilbert l'Anglais ne mentionne explicitement qu'Avicenne. Il se pourrait qu'il pense également à certains écrits d'Averroès, non au *Colliget* qui a été traduit après que Gilbert l'Anglais a composé son *Compendium medicinae*, ni au commentaire d'Averroès au *De anima* qui n'explicite pas le principe corporel de la vertu nutritive, mais peut-être à l'*Épitomé* aux *Parva naturalia* (probablement traduit dans le premier tiers du XIIIe siècle par Michel Scot) : Averroès y présente notamment le cœur comme principe des veines et discute longuement de la nutrition en mentionnant l'importance de la chaleur

---

[19] Gilbert l'Anglais, *Compendium medicinae*, *op. cit.*, VI (« *Opinio quorumdam qua epar non sit principium sanguinis nisi secundum viam preparationis* ») : *Aliis videtur quod regulatur eius operatio a corde et rectificatur, ut patet in bestiis degentibus in pascuis quia epar earum turgescit plenum aquea humiditate et lapidibus generatis in substantia ipsius et vesicis et non generat sanguinem propter virtutis defectionem et corruptionem substantie, unde cito infirmatur, sed rectificat cor, unde quamvis destruatur epar diutius vivunt.* [...] *Cor autem positum est in medio tanquam aranea tele in medio ut distans equaliter ab extremis sit principium et minera omnium virtutum infundens toti corpori, unde omnes virtutes procedunt a corde, quemadmodum dicit Avicenna, principium omnium virtutum est cor. Item alia ratio est secundum ipsum. Epar est ad modum canalis per quem fit transitus. In transitu autem non est digestio, quare epar non est nisi via ad cor. Triplici igitur ratione probatur epar non esse principium sanguinis, sed cor, et est una sumpta ab eo quod cor est principium omnium virtutum et secunda a transitu epatis, quia ut acquiritur terminus in eo, quod probatur in sanguine arteriali extracto qui sanguis est purus, clarus, et est sanguis cordis, quem alii existimant esse colera. Et est tertia ratio sumpta a defectu ipsius quam cor rectificat, unde secundum ipsum epar servit cordi virtute preparatoria et depuratoria, unde cum humores non depurantur nec preparantur a vitio epatis sumitur principium erroris, unde medicus attribuit hoc vitium epati propter manifestationem in sensu.* [...] *Sed ista dictio valde remota est a sententia medicorum, eo quod sententia Aristotelis facit medicos errare eo quod loquitur secundum veritatem medici secundum manifestationem in sensu* [...] *Veritatis autem occultatio non nocet medico, cum via secundum manifestationem pateat curationis.*

cardiaque dans ce processus. Toutefois, dans cet *Épitomé*, Averroès n'a pas fait état de la centralité du cœur dans la nutrition[20]. C'est seulement au livre II du *Colliget* que le cœur est qualifié de principe de la vertu nutritive et qu'Averroès s'oppose explicitement à Galien sur ce point doctrinal. Gilbert l'Anglais fait aussi peut-être référence à des philosophes qui lui sont contemporains. En effet, au XIIIe siècle, nombre d'entre eux ont soutenu un cardiocentrisme nutritif. Ainsi, dans son *De formatione corporis in utero* (1276), Gilles de Rome, adoptant une perspective aristotélicienne et averroïste, a soutenu d'une part que le cœur est le principe de la vertu nutritive, d'autre part, qu'il existe plusieurs digestions successives, dont la principale se situe dans le cœur et assure l'obtention du nutriment final[21].

Si Gilbert l'Anglais se singularise donc en développant la conception d'un cardiocentrisme de la nutrition, on ne saurait considérer qu'il s'agit d'un intérêt particulier de l'auteur pour ce phénomène du vivant. En effet, bien plus que d'autres *practicae*, le *Compendium medicinae* se caractérise par une abondance de discours d'ordre physiologique conversant avec la philosophie naturelle, notamment à propos des puissances de l'âme, des sens internes et des conceptions explicatives de la sensibilité en général, de la vision en particulier. Par ailleurs, la présentation des arguments de ceux « selon lesquels le foie n'est pas le principe du sang si ce n'est en tant que voie de préparation » ne porte aucunement Gilbert l'Anglais à retirer *in fine* au foie son rôle galénique de producteur des humeurs corporelles ni à taire l'exposé d'Avicenne faisant du foie le lieu d'afflux et d'efflux nutritifs, comme nous allons le montrer désormais.

B. Le foie au carrefour de flux humoraux

De la présentation des digestions successives faite dans le *Canon medicinae*, Gilbert l'Anglais reprend tout d'abord un premier flux précédemment mentionné : l'arrivée au foie de la masse ptisanaire qualifiée d'humidité issue de la première digestion des aliments dans l'estomac. C'est aussi sur le *Canon* qu'il s'appuie pour mentionner l'efflux qui suit la génération des quatre humeurs dans le foie :

> « Puis [Avicenne] dit : Le sang qui est bon monte par le biais de la grande veine qui se ramifie dans la partie gibbeuse du foie, ensuite il passe dans des petites veines dans lesquelles il blanchit davantage, ensuite dans des veines secondes dans lesquelles il se sépare une première fois, ensuite dans une troisième série de veines dans lesquelles il se sépare une deuxième fois, puis dans une quatrième série de veines dans lesquelles il se sépare une troisième fois et qui sont comme des capillaires aquatiques d'où le sang sort par des orifices et s'écoule dans les membres, comme Dieu l'a voulu »[22].

[20] Averroès, *Compendia librorum que vocantur Parva naturalia*, ed. Emily Ledyard Shields et Harry Blumberg, Cambridge (Mass.) : Mediaeval Academy of America, 1949.

[21] Anthony HEWSON, *Giles of Rome and the Medieval Theory of Conception : A Study of the* De formatione corporis humani in utero, Londres : Athlone Press, 1975, p. 75-76.

[22] Gilbert l'Anglais, *Compendium medicinae*, *op. cit.* VI (« *De ethica et eius speciebus* ») : *Item post dicit : Sanguis autem bonus per venam magnam in gib[b]o epatis ramificatam ascendit, deinde transit in parvas venas in quas magis albescit, deinde in secundas venas in*

Si cette description de flux montre en quoi le foie reçoit tout autant qu'il délivre des flux nutritifs, il présente aussi l'intérêt de montrer l'attention portée aux supports anatomiques de ces flux. C'est du moins le cas pour la circonscription des voies d'efflux hépatique, tandis que les voies d'afflux ne sont pas ici précisées, sans doute parce que ce passage est extrait d'une subdivision consacrée aux fièvres hectiques, dans lesquelles ce sont les humidités secondes et les processus d'assimilation engageant la troisième et la quatrième digestions qui sont en jeu, non les processus et les produits de la première et de la deuxième digestions. Cependant dans les subdivisions des *practicae* consacrées aux membres nutritifs que sont l'estomac, les intestins et le foie, les auteurs mentionnent très fréquemment les voies par lesquelles le produit de la première digestion est apporté de l'estomac jusqu'au foie. Ainsi Valesco de Tarente précise que le chyle parvient au foie depuis l'estomac et les veines mésentériques[23]. Ces veines sont reliées aux intestins qui font suite à l'estomac, de sorte que le chyle ne passe pas directement de l'estomac au foie. Comme l'indique Niccolò Bertruccio dans son *Collectorium medicinae*[24], c'est plus exactement au niveau de la deuxième portion intestinale appelée *jejunum* que parviennent les veines mésentériques qui vont se charger de chyle puis l'apporter jusqu'au foie, raison pour laquelle, au cours des dissections, les médecins trouvent habituellement le *jejunum* vide de tout chyle ou de toute matière nutrimentale.

Dans certaines subdivisions consacrées aux maladies des membres nutritifs, ou à leur anatomie et leur fonctionnement quand de telles subdivisions existent, les auteurs de *practicae* mentionnent plus fréquemment encore que les quatre humeurs n'ont pas vocation à servir en totalité à la nutrition des membres : en effet, une grande partie de la bile et de la mélancolie n'est pas transportée dans les veines qui tirent leur origine du foie. C'est ce qu'affirme Valesco de Tarente en précisant :

> « Je dis que la Nature a créé des réceptacles pour les humeurs naturelles maintenues sous le régime de la Nature, afin d'être ainsi assistée par le service effectué auprès de membres particuliers, mais aussi auprès de tout le corps en général. En effet la Nature a fabriqué des artères destinées au sang subtil artériel. Elle a aussi fabriqué des veines destinées à la masse sanguine et pour le phlegme naturel qui est du sang imparfaitement cuit dont la Nature se sert pour la nutrition quand cela est nécessaire, et c'est pourquoi le phlegme ne se sépare pas du sang. On trouve également dans cette masse sanguine toutes les humeurs mélangées selon une proportion réglée par la Nature, et cela est affirmé par Galien au commentaire 38 des *Pronostics* dans ce passage *Laudabilis vero vomitus etc.* La Nature a aussi prévu une

---

quas primo se dividit, deinde in tertias venas in quas secondo se dividit, deinde in quartanas in quas tertio se dividit que sunt ad modum capillorum aquarium orificiis sanguis resudans in membra labitur ut deus volvit.

[23] Valesco de Tarente, *Philonium*, V.13.

[24] Niccolò Bertruccio, *Nusquam antea impressum Collectorium totius fere medicine*, III. 4.

vésicule pour retirer la bile de la masse sanguine susmentionnée, ainsi que la rate pour débarrasser le sang de la superfluité mélancolique et afin que soient procurées les utilités susdites dans l'anatomie de la rate »[25].

Dans le cadre des explications tournées vers la compréhension des maladies, les auteurs de *practicae* adoptent donc clairement un schéma galénique dans lequel le foie, en dépit d'une possible subordination au cœur « selon la vérité des choses », se trouve au carrefour de plusieurs flux humoraux : un afflux de chyle, humidité ptisanaire qui lui parvient de l'estomac à travers les intestins puis les veines mésentériques, et plusieurs efflux : un efflux de masse sanguine qui emprunte les veines en direction des membres à nourrir, un efflux de bile vers une vésicule attenante, un efflux de mélancolie vers la rate. Il est donc manifeste que tout dysfonctionnement au niveau de ces flux peut s'accompagner de conséquences générales sévères : non seulement la nutrition des membres pourrait être altérée ou réduite, mais encore le corps pourrait subir d'autres affections, notamment dans la mesure où, comme l'indique Valesco de Tarente, les superfluités bilieuses et mélancoliques, après avoir été retirées de la masse sanguine, participent encore à certaines opérations corporelles. Il faut donc examiner quelles étaient ces maladies consécutives à des modifications des flux hépatocentrés et comment ces connaissances anatomiques et physiologiques participaient à la compréhension des causes et signes de maladies.

II. Afflux, efflux, reflux pathologiques de flux humoraux

A. Perturbation des flux humoraux, ictères et couleurs des urines

Pour saisir quelle pouvait être l'origine des perturbations de flux nutritifs pour les médecins médiévaux, il faut rappeler que ces derniers reconnaissaient en chaque membre l'existence de quatre facultés ou vertus dites naturelles, suivant en cela aussi l'enseignement de Galien : la vertu attractive, la rétentive, la digestive et l'expulsive. Or, chacune d'elles était jugée susceptible d'être altérée, réduite ou supprimée, notamment sous l'effet d'une mauvaise complexion touchant le membre dans lequel elles s'exercent. Selon ce cadre explicatif, des maladies diverses pouvaient en particulier résulter de la perturbation de l'une ou de plusieurs de ces vertus au niveau du foie car :

[25] Valesco de Tarente, *Philonium*, V, 13 : *Dico quod natura ordinavit receptacula humoribus naturalibus qui sunt sub regimine nature conservatis, ut inde se iuvaret in servitio quorumdam membrorum in speciali, etiam in servitio totius corporis in generali. Natura enim condidit arterias pro sanguine subtili arteriali, fecit etiam venas pro massa sanguinaria etiam pro flegmate naturali quod est sanguis imperfecte coctus de quo natura se iuvat in nutritione tempore necessitatis ideo a sanguine non separatur. In ista etiam massa sunt omnes humores commixti secundum proportionem quam natura eis ordinavit. Et hoc dicit Galenus secundo pronosticorum commento 38, ibi : Laudabilis vero vomitus etc. Preparavit etiam natura cistim fellis ut mundificaret massam sanguinariam iam recitatam, similiter etiam splenem ad mundificandum superfluitatem melancolicam a sanguine etiam ut inde fierent iuvamenta supradicta in anatomia splenis.*

> « quand le foie est dans sa disposition naturelle pour ses quatre vertus naturelles, il envoie les superfluités bilieuses en premier et principalement à la vésicule, et s'il ne peut pas le faire à cause d'un certain empêchement, il les envoie vers l'urine, et autant que possible, la Nature empêche que la bile ne pénètre avec le sang dans les membres du corps. Et quand il ne peut davantage envoyer les superfluités bilieuses [...] tout le corps se teinte d'une couleur safran, et il en est de même pour la mélancolie »[26].

Ainsi, si le foie présente un défaut dans sa vertu expulsive et qu'il ne peut expulser la bile vers la vésicule, cette humeur peut être envoyée vers les reins avec l'urine si la vertu naturelle est suffisamment forte : ceci évite que la bile ne soit en abondance dans la masse sanguine alors même que cette humeur n'est pas propre à nourrir les membres. Toutefois si cela n'est pas possible, sans doute parce que la vertu naturelle est trop affaiblie, une forme d'ictère, l'ictère citrin, affectera le patient[27].

Les obstructions hépatiques, définies comme obstruction ou resserrement des veines du foie ou des porosités de celui-ci, apparues indépendamment ou consécutivement à une perturbation des vertus naturelles hépatiques, contribuent aussi à une anomalie des flux humoraux et conduisent à des ictères. Bernard de Gordon[28] énumère parmi les signes d'obstruction hépatique une plus grande ténuité de l'urine (dans la mesure où l'urine est une superfluité formée lors de la digestion du chyle en humeurs) ainsi qu'une altération de la couleur du corps, qui sera plutôt rouge sombre, citrine, d'un noir bleuâtre ou blanche, en fonction de l'humeur provoquant l'obstruction si cette dernière est de cause humorale. Une autre cause de diversification de couleur des ictères réside dans le lieu d'obstruction des flux. Ainsi que l'indique Valesco de Tarente, l'ictère noir provient en particulier d'une obstruction des voies qui conduisent du foie à la rate, de sorte que la totalité de la mélancolie produite par le foie reste mélangée au sang et, envoyée avec lui vers l'ensemble des membres, elle leur confère une couleur noire[29]. Cette maladie quoiqu'ayant une cause au niveau des membres nutritifs possède ainsi une manifestation à l'échelle de

---

[26] Valesco de Tarente, *Philonium*, V, 9 : *quando epar est secundum dispositionem naturalem in suis 4 virtutibus naturalibus mittit superfluitates colericas primo et principaliter ad fel, et si non potest propter aliquod impedimentum mittit ipsas ad urinam et quantum potest natura prohibet ne ipse penetrent cum sanguine ad membra corporis. Et quando amplius non potest mittit ipsas [...] totum corpus croceo tingitur colera, similiter dicendum est de melancolia.*

[27] Sur la diversité des ictères, leurs causes respectives et leurs diagnostics différentiels, voir Laetitia LOVICONI, *Le diagnostic différentiel au Moyen Âge - Distinguer les maladies d'apparence voisine*, Paris : Garnier, 2020, p. 55-56, p. 192-194, p. 324-325. À propos des théories antiques et médiévales concernant la couleur du corps chez l'individu sain ou au cours de maladies, on pourra consulter notamment : Isabelle BOEHM, « La couleur du corps chez Galien. Coloration naturelle et couleurs modifiées dans la polychromie du vivant » *in* Franck COLLARD et Évelyne SAMAMA (dir.), *Le corps polychrome couleurs et santé : Antiquité, Moyen Âge, Époque moderne*, Paris : L'Harmattan, 2018, p. 11-22 ; Mireille AUSÉCACHE, « Une sémiologie salernitaine haute en couleur », *ibid.*, p. 23-34 ; Maaike van der LUGT, « Les couleurs de la peau dans les commentaires sur l'*Isagoge* de Johannitius (XIIe-XIIIe siècle) », *ibid.*, p. 49-66.

[28] Bernard de Gordon, *Lilium medicine*, VI.2.

[29] Valesco de Tarente, *Philonium*, V.9.

tout le corps. Comme les obstructions hépatiques en général, celles qui touchent spécifiquement les voies entre foie et rate se caractérisent par un changement de l'urine[30] conjointement à une modification de la couleur corporelle. Comme l'explique Gilbert l'Anglais :

> « Si la voie entre la rate et le foie est obstruée, la mélancolie demeure dans le foie et elle est envoyée à travers tout le corps, et elle rend parfois l'urine livide ou noire en se mélangeant à cette dernière, ou bien cette urine épaisse [à cause de son mélange à la mélancolie] obstrue les porosités et les passages naturels du foie. Il en résulte que rien ne peut être expulsé si ce n'est quelque chose d'extrêmement filtré et qu'aucune opération de la nature ne peut être menée de façon conforme, c'est pourquoi [l'urine] possède une extrême clarté, une extrême ténuité et elle est décolorée et comme striée, rayonnée ou pourvue d'une série de traits »[31].

On voit combien la connaissance des flux physiologiques générés dans le cadre de la nutrition est déployée par Gilbert l'Anglais pour rendre compte des signes pouvant accompagner un ictère noir. Non seulement cette connaissance explique la coexistence d'un changement de couleur corporelle et de modifications urinaires, mais encore elle permet d'interpréter les signes manifestés par un malade en termes de localisation de l'obstruction et de comprendre la possibilité que l'urine soit modifiée de deux façons différentes au cours d'un ictère noir.

B. Perturbation des flux humoraux et modification des opérations intestinales et stomacales

La maîtrise des théories galéniques de la nutrition permet tout autant de rendre compte d'une autre conséquence fréquente de la perturbation des flux humoraux, à savoir une anomalie des flux intestinaux. Au début du chapitre qu'il consacre aux maladies de la rate, Bernard de Gordon mentionne en particulier :

> « La rate est un membre pourvu d'une matière éparse, spongieuse, elle est de forme oblongue et située dans la partie gauche du corps, elle sert à nettoyer et purifier le sang. Il faut comprendre que lorsque la rate purifie bien le sang, le corps est réjoui et bien disposé. Mais quand elle ne purifie pas correctement, alors il survient une tristesse au corps et de nombreuses autres dispositions, puisque si la rate attire de façon insuffisante [la mélancolie], il apparaît un ictère, et si elle

[30] Sur la sémiologie médiévale des urines, *cf.* les travaux de Laurence Moulinier Brogi, en particulier *L'uroscopie au Moyen Âge. Lire dans un verre la nature de l'homme*, Paris : Champion, 2012.

[31] Gilbert l'Anglais, *Compendium medicinae*, *op. cit.*, VI (« *De viciis splenis* ») : *Et si oppiletur porus inter splenem et epar melancolia remanet in epate et mittitur per totum corpus et quandoque urinam in sua admixtione disponit lividam aut nigram aut sui grossitudine poros epatis et meatuum naturalium oppilat ut nihil nisi summe colatum exire valent nil de aliqua actione nature secum ducens unde habet summam claritatem et tenuitatem et discolorationem quasi virgulatam aut radiosam aut fenestratam.*

> possède un défaut de rétention après avoir attiré [la mélancolie], il s'ensuit un flux de ventre et des choses semblables »[32].

Selon la vertu naturelle affectée dans la rate, le patient manifeste donc des signes généraux ou des signes localisés. En particulier, si la vertu rétentive de la rate est défectueuse, la conséquence d'une telle atteinte ne sera donc pas globale mais demeurera dans la sphère de la nutrition, avec apparition d'un flux de ventre. Le soubassement physiologique expliquant la survenue de ce flux de ventre est présenté par plusieurs auteurs, notamment par Gilbert l'Anglais qui mentionne que : « s'il existe une obstruction dans la voie située entre la rate et les intestins et par laquelle la mélancolie est envoyée pour fortifier la vertu rétentive de ces derniers, alors cette vertu devient défaillante et il apparaît un flux de ventre[33] ». C'est donc bien une modification du flux de mélancolie qui engendre systématiquement des conséquences dans différentes parties corporelles. Sans doute aussi un tel flux de ventre peut apparaître si la vésicule biliaire possède une vertu expulsive trop importante : en effet , comme le précise Michel Savonarole (*ca* 1385-1466) dans sa *Practica maior* (1440-1446) :

> « quoique le colon fasse partie des parties inférieures, il est situé par-dessus l'estomac et il est recouvert par le *zirbus* [*i. e. omentum, epiploon*] qui entoure aussi l'estomac, de sorte que lorsque les fèces contenus dans le colon ont durci, ils puissent être expulsés grâce à l'humidité du *zirbus*, et également puisqu'en ce lieu davantage de bile parvient pour stimuler l'expulsion des fèces par la vertu, plus de bile parvient au colon et doit lui parvenir, ce pourquoi la dysenterie survient plus fréquemment en ce lieu »[34].

Certaines obstructions hépatiques sont elles aussi causes d'une perturbation des fèces, non parce qu'elles modifient les flux de bile et de mélancolie, mais parce qu'elles empêchent ou limitent l'arrivée du chyle jusqu'au foie et sa transformation en masse sanguine. Toutefois, la position de l'obstruction hépatique est fondamentale pour rendre compte des signes qui l'accompagnent. Bernard de Gordon mentionne donc avec soin la diversité des obstructions d'une part en fonction de leurs causes, d'autre part en fonction de leur localisation :

> « Si l'obstruction [hépatique] est de cause interne, elle peut survenir à cause du foie ou à cause des autres membres. Si c'est à cause du foie,

---

[32] Bernard de Gordon, *Lilium medicine*, *ed. cit.*, VI, 7 : *Splen est membrum rarum spongiosum oblongum in sinistra parte corporis collocatum, ad mundificandum et depurandum sanguinem ordinatum. Intelligendum quod cum splen bene mundificat sanguinem corpus est iocundum et bene dispositum. Quando autem non bene mundificat, tunc advenit tristicia corpori et multe alie male dispositiones, quoniam si splen deficiat in attrahendo generat ictericiam, et si deficiat postquam attraxit in continendo causatur fluxus ventris et similia.*

[33] Gilbert l'Anglais, *Compendium medicinae*, VI (« *De viciis splenis* »).

[34] Michel Savonarole, *Practica maior*, *op. cit.*, VI, 16, 9 : *licet sit de inferioribus, tamen locatur supra stomachum, et cooperitur a zirbo cooperiente stomachum ipsum, ut cum accidat foeces in eo contentas indurari possint praeparari expulsioni mediante humiditate zirbi. Et quia in tali situ plus de cholera venit ad stimulandum virtutem ad expellendum foeces, unde ad ipsum plus de cholera pervenit, et debet pervenire, ideo forsitan dysenteria in eo ut frequentius accidit.*

ce peut être parce que les veines sont étroites de naissance, ou à cause de mauvaises complexions affaiblissant la vertu digestive et engendrant la présence d'abondantes superfluités qui s'agrègent, ou à cause d'une faiblesse de la vertu expulsive ou de la vertu séparatrice ou purificatrice, ou encore à cause de la mauvaise qualité des humeurs [...] Et si l'obstruction se localise dans la partie aplatie du foie, alors les fèces sont humides comme de la ptisane bourbeuse, et parfois sanguine, car le foie n'attire pas le chyle [...] si l'obstruction se produit dans la partie gibbeuse du foie, les fèces sont sèches, s'il existe des obstructions à la fois sur la partie aplatie et la partie gibbeuse, alors les fèces sont tantôt humides, tantôt sèches »[35].

Les obstructions hépatiques d'origine interne sont donc diverses tant par la nature des humeurs obstruantes que par leurs localisations. De ce dernier critère découlent les qualités des fèces car les selles portent d'autant moins les traces de la deuxième digestion et ressemblent d'autant plus à la ptisane, aspect caractéristique du chyle issu de la digestion stomacale, que les voies obstruées sont celles qui amènent le chyle du *jejunum* au foie.

Une autre conséquence fréquente des perturbations du flux de mélancolie est la perturbation des opérations stomacales. En effet, Gugliemo de Brescia (*ca* 1250 - *ca* 1326) indique que la rate envoie la mélancolie vers l'entrée de l'estomac afin d'y causer mouvement et excitation (d'où résulte aussi l'appétit) et pour en tempérer la chaleur, de sorte que des vomissements surviennent si la rate expulse trop de mélancolie[36]. Décrivant la rate, ses afférences veineuses et les flux qu'elle reçoit et émet, Michel Savonarole précise :

« la [veine] supérieure [issue du foie] traversant la concavité de la rate se subdivise à son tour en deux branches dont la première rejoint la partie supérieure gauche, tandis que l'autre branche parvient à proximité de l'ouverture de l'estomac afin d'y porter la mélancolie qui se déverse jusque dans l'entrée de l'estomac afin d'exciter l'appétit. Et la rate reçoit elle-même la mélancolie depuis le foie à travers un col en continuité avec la concavité du foie, où se continue le col de la vésicule biliaire, et de là la mélancolie est expulsée par le biais du col né de la partie interne du foie »[37].

---

[35] Bernard de Gordon, *Lilium medicine*, *op. cit.*, VI, 2 : *Si autem fuerit ab intus, aut hoc est propter epar, aut propter alia membra. Si propter epar, aut quia vene sunt stricte a nativitate, aut propter aliquam de malis complexionibus debilitantibus virtutem digestivam, quare multa superflua ibidem coadunantur, aut propter debilitatem virtutis expulsive, seu segregative, seu mundificative. Provenit etiam propter malam humorum qualitatem* [...] *Et si opilatio fuerit in sima epatis, tunc egestio est humida sicut ptisana feculenta, aliquando sanguinea, qunoiam epar non attrahit chilum* [...] *Si autem fuerit opilatio in gibbo tunc egestio est sicca, et si fuerit in utraque parte, tunc egestio est partim sicca et partim humida.*

[36] Guglielmo de Brescia, *Practica*, CI.

[37] Michel Savonarole, *Practica maior*, *op. cit.*, VI, 15, 1 : *superior vero transiens per concaviatem splenis ramificatur in duos, quorum primus pervenit ad partem superiorem sinistram nutriendum, alter vero circa orificium pervenit stomach ad portandum melancholiam, quae promulgendo profluit ad os stomachi, utincitet appetitum. Item recipit*

À la lumière du rôle appétitif associé au flux de mélancolie déversée de la rate vers l'entrée stomacale, on comprend fort bien pour quelle raison Niccolò Bertruccio indique que les diverses obstructions de la rate ont toutes pour signe un ictère noir mais aussi une perte d'appétit à cause d'une obstruction de la veine censée faire parvenir goutte à goutte de la mélancolie vers l'entrée de l'estomac pour y stimuler l'appétit par son aigreur[38]. L'anomalie contraire peut exister puisque certains patients sont affectés d'un appétit pathologiquement excessif à cause d'une trop grande largeur de la voie conduisant la mélancolie de la rate vers l'estomac[39]. De façon générale, la perturbation des flux de mélancolie est présentée comme cause de bien plus nombreuses maladies ou affections corporelles. Après avoir présenté l'anatomie de la rate, sa physiologie, les relations qui existent entre elle et d'autres parties corporelles, Michel Savonarole conclut en effet :

> « grâce à ces informations, on peut tout d'abord extraire la cause de la lèpre, de la morphée, du cancer, de varices, de l'*elephantia*, et de maladies mélancoliques de ce genre qui peuvent affecter le corps humain. Elles surviennent en raison d'une défaillance de la rate qui ne débarrasse pas le foie de l'humeur mélancolique alors que la Nature l'a créée dans le but d'attirer cette humeur et d'ainsi purifier le foie »[40].

À la fin du Moyen Âge, les auteurs de *practicae* mobilisent donc systématiquement un schéma galénique pour rendre compte de la centralité du foie dans le processus de nutrition et de la diversité des afflux et efflux qui s'y rapportent. À l'appui de ce cadre explicatif, ils mentionnent abondamment Galien, mais aussi le *Pantegni* de Constantin et le *Canon medicinae* d'Avicenne, quoique ce dernier établisse une distinction entre savoir philosophique et savoir médical, ce dernier n'étant basé que sur ce qui est manifeste aux sens mais suffisant à l'exercice médical. Dans les *practicae*, le cadre explicatif galénique est effectivement adopté dans une telle perspective, sans que soit ignorée l'existence de la conception cardiocentrique, comme en témoignent les mentions telles que « selon les médecins », « d'après l'opinion des médecins », ou, chez Gilbert l'Anglais, une large discussion sur ce sujet. Sur la base d'un principe nutritif hépatique, les auteurs prennent soin de préciser les voies afférentes et efférentes ainsi que les utilités de chacune des humeurs issues de la digestion hépatique. C'est en effet grâce à ces données anatomiques et physiologiques que les

---

melancholiam ab hepate mediante collo continuato cum concavitate hepatis, ubi continuator collum fellis, et expellit ipsam cum collo orto ex interiore eius.

[38] Niccolò Bertruccio, *Collectorium medicinae*, III, 3, 2.

[39] Gilbert l'Anglais, *Compendium medicinae*, VI (« *De viciis splenis* »).

[40] Michel Savonarole, *Practica maior, op. cit.* VI, 15, 1 : *ex his colligitur primo causa quare accidunt lepra, morphea, cancer, varices, elephantia, et huiusmodi aegritudines melancholicae in corpore humano. Haec contingunt defectu splenis non mundificantis hepar ab humore melancholico, ad quem attrahendum, et ex consequenti hepar ipsum mundificandum a natura finaliter est ordinatum.*

médecins peuvent développer une théorie des maladies au sein de laquelle étiologie et sémiologie découlent de la connaissance des flux physiologiques et de la contribution des humeurs à l'intégrité de la disposition et du fonctionnement corporels. Cette attention permanente portée à la compréhension des maladies à partir de la maîtrise des conceptions physiologiques est une caractéristique des *practicae* qui, en revanche, n'évoquent guère de nombreuses autres questions théoriques développées dans des écrits scolastiques relevant de la philosophie naturelle ou de la médecine. À titre d'exemple, parmi les questions traitées par Jacques Despars, dans son commentaire au livre I du *Canon* d'Avicenne[41], une cinquantaine porte sur le chapitre consacré aux humeurs et seulement deux questions portent sur la nutrition dans le chapitre consacré aux vertus naturelles dirigeantes (à savoir : la nutrition se fait-elle par le semblable ou par le contraire ? est-ce que le nutriment agit sur le nourri au cours de la nutrition ?). La très grande majorité des questions sur les humeurs que Jacques Despars traite dans son commentaire porte sur les différences des humeurs selon l'espèce, selon leurs qualités, selon leurs participations à la nutrition de tout le corps ou d'une partie corporelle en particulier, ou encore en fonction de leur appartenance à l'Homme ou à d'autres animaux. À propos de l'implication des humeurs dans la nutrition, Jacques Despars pose aussi la question de l'intermittence ou de la continuité du processus de nutrition en raison de la discontinuité de la prise alimentaire. L'une des questions abordées, visant à définir dans quelle mesure seul le sang nourrit, fut amplement abordée avec des variations de formulation : par Albert le Grand, dans ses *Quaestiones super animalibus*, par Gérard de Breuil dans son commentaire à *Historia animalium*, mais aussi dans les œuvres scolastiques de nombreux médecins, tels que Taddeo Alderotti, Dino del Garbo, Pietro d'Abano, Pietro Torrigiano, Gentile da Foligno, Jean de Saint-Amand, Ugo Benzi, Jacques Despars. Ce dernier, dans son commentaire au livre I du *Canon*, ne traite pas sous forme de questions la centralité hépatique mais pose la question de savoir si les quatre humeurs sont produites simultanément dans le foie. De rares questions portent sur les flux humoraux : pour déterminer si chacune des humeurs est présente dans la masse sanguine d'une part, pour interroger l'utilité de l'apport de mélancolie à l'entrée de l'estomac d'autre part, enfin pour préciser la voie au niveau laquelle bile et mélancolie quittent le foie et sont séparées.

Il est donc manifeste que les auteurs de *practicae* traitent différemment du processus de la nutrition en ce qui concerne la génération des humeurs et les flux qui leurs sont associés. Ainsi ils choisissent de ne pas discuter de la part relative de chaque humeur dans la masse sanguine ni ne s'interrogent pour savoir si la nutrition se fait plutôt par le semblable ou le contraire. En revanche ils développent amplement le cadre anatomo-physiologique des flux qui ne font l'objet que de quelques questions scolastiques. En effet, comme nous l'avons vu, les efflux pathologiques de chyle vers les intestins, le défaut de séquestration de la bile ou de la

[41] Danielle JACQUART, *La médecine médiévale dans le cadre parisien*, Paris : Fayard, 1998, p. 331-336.

mélancolie notamment associé à une anomalie des flux hépato-vésiculaire ou hépato-splénique, les modifications de flux mélancolique en direction de l'estomac ou des intestins comptent au nombre des causes explicatives de plusieurs maladies. S'inscrivant dans le cadre d'une médecine médiévale savante attentive à la connaissance anatomique et fonctionnelle du corps perçue comme nécessaire à la maîtrise de la pathologie et de la thérapeutique, les auteurs de *practicae* ont ainsi fréquemment apporté des informations notables sur la première et la deuxième digestion, ainsi que sur les flux d'humidités et humeurs précédant les ultimes étapes de l'assimilation nutrimentale au niveau des membres.

Estomac, tripes et boyaux : le ventre chez Rabelais

Nicolas LE CADET[1]

Le ventre occupe chez Rabelais une place centrale qu'écrivains et critiques n'ont cessé de souligner, de Victor Hugo à Dany Laferrière en passant par Mikhaïl Bakhtine et Michel Jeanneret[2]. Le mot apparaît à quatre-vingt-quatorze reprises[3] dans la geste pantagruéline, publiée entre 1532 et 1552 – à l'exception du *Cinquiesme livre* posthume[4] (1564). Rabelais va même jusqu'à en faire un personnage du *Quart livre* : Gaster (du grec γαστήρ) est en effet le dernier monstre rencontré par Pantagruel et ses compagnons au cours de leur périple maritime, au sommet d'une île montagneuse. La séquence, composée de six chapitres (*QL*, LVII-LXII), est emblématique de la polyphonie rabelaisienne. Rabelais y confronte en effet trois discours très différents sur ce ventre personnifié[5] : un discours matérialiste qui voit en lui le principe, à la fois inquiétant et bénéfique, qui régit l'univers (toutes les actions animales et humaines sont ramenées aux pulsions alimentaires) ; un discours évangélique militant qui fait du Ventre l'image d'une religion pervertie, rivée à la matière et oubliant l'Esprit ; et enfin un discours gastronomique qui prouve que les mets consommés par le ventre peuvent

---

[1] Maître de conférences HDR en littérature française du XVIe siècle, Université Paris-Est Créteil, LIS – EA 4395.

[2] Victor Hugo, *William Shakespeare* [1864], I, 2, 12 : « Tout génie a son invention ou sa découverte ; Rabelais a fait cette trouvaille, le ventre » ; Mikhaïl BAKHTINE, *L'Œuvre de François Rabelais et la culture populaire au Moyen Âge et sous la Renaissance*, traduit du russe par A. Robel, Paris : Gallimard, 1970 ; Michel JEANNERET, « Alimentation, digestion, réflexion dans Rabelais », *Studi francesi*, 1983, vol. 81, p. 405-416 ; *ID.*, « Polyphonie de Rabelais : ambivalence, antithèse et ambiguïté », *Littérature*, n° 55, 1984, p. 98-111 ; Dany LAFERRIÈRE, « La langue du ventre », *in Dire, ne pas dire. Bloc-notes – Académie française*, 2 mars 2018 : « Je me souviens de mon étonnement à la découverte de Rabelais. J'ignorais que le ventre était admis dans les livres. J'ai ri aux éclats comme si lire ces mots me libérait de quelque prison linguistique ».

[3] Jack DIXON et John DAWSON, *Concordance des Œuvres de Rabelais*, *Études rabelaisiennes*, XXVI, Genève : Droz, 1992 : « ventre » (90), « ventres » (4)

[4] Nous citerons le texte de Rabelais d'après l'édition des *Œuvres complètes* procurée par Mireille Huchon dans la « Bibliothèque de la Pléiade », Paris : Gallimard, 1994. Nous utilisons les abréviations suivantes : *P* (*Pantagruel*), *G* (*Gargantua*), *TL* (*Tiers livre*), *QL* (*Quart livre*), *CL* (*Cinquiesme livre*), *PP* (*Pantagrueline Prognostication*). Les chapitres sont cités en chiffres romains et les numéros de page en chiffres arabes.

[5] C'est l'idée que nous soutenons dans notre article « Gastromanie et gastrophobie chez Rabelais : l'allégorie de messere Gaster (*Quart livre*, chap. LVII-LXII) », *in* Bertrand MARQUER (dir.), *Allégories de l'estomac au XIXe siècle. Littérature, art, philosophie*, Strasbourg : Presses Universitaires, 2020, p. 15-38. La présente contribution constitue le second volet de notre réflexion sur le roi Gaster.

être cuisinés avec art. La liste des quelque trois cents sacrifices comestibles que les Gastrolâtres offrent à leur idole célèbre en effet tout à la fois l'exceptionnelle variété des formes produites par la nature et la diversité des recettes inventées pour les sublimer.

Mais il est un quatrième type de discours sur le ventre, omniprésent dans la fiction pantagruéline, sur lequel nous voudrions mettre l'accent : le discours médical. C'est en effet d'abord en tant que médecin, diplômé de la faculté de médecine de Montpellier et éditeur d'Hippocrate, de Galien et du médecin ferrarais Giovanni Manardo[6] que Rabelais s'intéresse au ventre. De fait, loin de s'en tenir à l'extériorité[7], Rabelais décrit le ventre de l'intérieur : il s'intéresse non seulement au ventre de la femme comme siège des organes génitaux internes (*TL*, XXXII, 453-455) et siège de la gestation (*G*, III, 14-16), mais encore au ventre comme siège de la digestion. Nous verrons qu'à travers cette partie très ambivalente du corps humain, l'œuvre rabelaisienne, véritable fiction médicale[8], médite sur l'harmonie mais aussi sur la fragilité de ce « petit monde » qu'est l'homme (*TL*, III, 364).

La pensée de Rabelais, dans ce domaine, est largement inspirée de ses lectures de Galien – il possédait un exemplaire des *Galeni Opera omnia græce* de 1525 en cinq volumes (Venise, A. Manuce et A. Torresanus) copieusement annoté par ses soins[9]. Rabelais est notamment un fin connaisseur du *De usu partium* (*De l'utilité des parties du corps humain*), description du corps humain en dix-sept livres, rythmée par l'idée que la nature a tout fait pour le mieux et que chaque partie du corps a son utilité. Le traité figure dans la deuxième partie du tome I des *Opera omnia* : Rabelais

[6] Sur la carrière médicale et éditoriale de Rabelais, voir Mireille HUCHON, *Rabelais*, Paris : Gallimard, coll. *Nrf* biographies, 2011, p. 116-125 (« Médecin à l'Hôtel-Dieu de Lyon et éditeur savant »), ainsi que le dossier « Rabelais éditeur des Anciens et des Modernes » (dir. Claude La Charité), *L'Année rabelaisienne*, n°2, p. 15-212. Sur l'édition du texte grec du *Pronostic* d'Hippocrate procurée par Rabelais chez l'imprimeur lyonnais Sébastien Gryphe en 1537, voir Claude LA CHARITÉ, *Rabelais éditeur du* Pronostic. *« La voix véritable d'Hippocrate »*, Paris : Classiques Garnier, coll. « Les mondes de Rabelais », en préparation.

[7] Rabelais envisage souvent le ventre comme une proéminence importante. On trouve ainsi chez lui des « ventres à poulaine », c'est-à-dire démesurément gros comme ceux des censeurs hypocrites et diaboliques du chapitre conclusif de *Pantagruel* (*P*, XXXIIII, 337 ; voir aussi *PP*, V, 929), des ventres « bossus » comme ceux de certains hommes après avoir consommé des nèfles géantes au temps d'Abel et de Caïn (*P*, I, 218), des ventres qui tirent comme celui de Gargantua lorsqu'il suit la « mauvaise diete » (*i. e.* manière de vivre) des sophistes (*G*, XXI, 57), des ventres pleins de graisse comme celui « d'un gros et gras villain » dans lequel s'enfonce le pied droit du cheval d'Eudémon (*G*, XXXVI, 101) ou encore celui d'un soldat de la bataille de Marignan sur lequel il y avait « gueres moins de quatre doigts de lard » (*QL*, XXXXI, 634), des ventres distendus comme celui du seigneur de Merville obligé de se procurer un harnais neuf car « depuys certaines années la peau de son ventre s'estoit beaucoup esloingnée des roignons » (*TL*, VIII, 376) et des « ventres carrelez » – c'est-à-dire bien remplis comme ceux des frères Fredons (*CL*, XXVI, 788).

[8] Sur la médecine dans la vie et l'œuvre de Rabelais, l'ouvrage de référence reste à ce jour celui de Roland ANTONIOLI, *Rabelais et la médecine* (*Études rabelaisiennes*, XII, Genève : Droz, 1976). Le critique exclut cependant de son étude le *Quart livre* et le *Cinquiesme livre* et ne consacre pas de développement spécifique au ventre chez Rabelais.

[9] Les quatre premiers volumes de l'exemplaire conservé aujourd'hui à la bibliothèque de l'Université de Sheffield portent l'*ex-libris* de Rabelais et contiennent de nombreuses notes manuscrites autographes (en grec ou en latin). Ils sont numérisés sur le site des Bibliothèques Virtuelles Humanistes.

en a annoté cursivement les cinq premiers livres[10]. La fiction pantagruéline tire en particulier profit du livre IV, qui est centré sur les différents « organes alimentaires » et « leurs annexes » : la bouche, l'œsophage, l'estomac, les intestins, les veines mésentériques, la veine porte, le foie, la vésicule biliaire, la rate, les reins, la vessie, l'anus et le sphincter. C'est dans ce livre que Galien explique le processus de transformation des aliments en sang, la purification de ce dernier et sa diffusion, au sortir du foie, dans les différentes parties du corps – doctrine qui fournit l'essentiel du passage du *Tiers livre* où Panurge compare un monde entièrement constitué de prêteurs et de débiteurs à l'harmonie du corps humain dans lequel toutes les parties s'activent pour « forger sang continuellement[11] » (*TL*, IIII, 365-366).

I. Anatomie de l'estomac

Au moyen d'une série d'images, Rabelais réfléchit tout d'abord à l'anatomie de l'estomac – lequel Galien qualifie d'« œuvre vraiment divine et non humaine[12] » et qu'il décrit comme une « forme ronde et allongée[13] ». Cette pratique de l'analogie médicale, très prisée du médecin de Pergame, est bien ancrée dans les traités d'anatomie contemporains[14]. Rabelais en fait un jeu littéraire, partagé par tous les personnages de la fiction, qui sera systématisé dans les chapitres consacrés à l'anatomie du monstre Quaresmeprenant[15] (*QL*, XXX-XXXII).

Dans *Gargantua*, l'estomac d'un des « bienyvres » est ainsi comparé à une cave où l'on descend le vin[16], et celui du géant à un gouffre dans lequel tombent les pèlerins mangés en salade[17]. Quant à frère Jean, désireux de justifier son grand appétit lors du banquet organisé en son honneur, il décrit son estomac au moyen d'une double comparaison :

---

[10] Voir Romain MENINI, « Rabelais lecteur et annotateur de Galien : le traité *Sur l'utilité des parties* (*De usu partium*) », à paraître dans *La Réception de Galien au temps de Rabelais*, dir. Claude LA CHARITÉ et Romain MENINI. Le critique, qui nous a amicalement donné la primeur de son article, situe les annotations entre 1530 et 1536 et montre que Rabelais disposait en même temps de la traduction latine de Niccolo da Reggio (XIVe siècle).

[11] Voir R. ANTONIOLI, *op. cit.*, « L'éloge des dettes et la génération du sang », p. 223-237.

[12] Galien, *De l'utilité des parties du corps humain*, trad. Charles Daremberg, dans *Œuvres médicales choisies*, tome I, ed. A. Pichot, Paris : Gallimard, coll. Tel, 1994, IV, 1, p. 55.

[13] *Ibid.*, IV, 7, p. 64.

[14] Roland ANTONIOLI, *op. cit.* note 11, p. 288-289.

[15] Marie Madeleine FONTAINE, « Quaresmeprenant : l'image littéraire et la contestation de l'analogie médicale », *in Rabelais in Glasgow*, James A. COLEMAN et Christine SCOLLEN (dir.), Glasgow : University of Glasgow, 1984, p. 87-112. Le locuteur Xénomanes commence par décrire les « parties internes » de Quaresmeprenant (*QL*, XXX), continue par les parties externes (*QL*, XXXI) et finit par les « contenances » (*QL*, XXXII), c'est-à-dire les extériorisations de son corps. Il s'appuie pour cela sur la figure de l'analogie, avec la litanie des « comme » dans les chapitres XXX et XXXI (cent quarante-et-une comparaisons) et, dans le chapitre XXXII, une série de trente-six propositions subordonnées hypothétiques suivies d'une principale introduite par le présentatif « c'estoi(en)t ».

[16] « Par le poulain (*i. e.* échelle de cave) on descend le vin en cave, par le jambon, en l'estomach. » (*G*, V, 19).

[17] « Et lors que Gargantua beut le grand traict [*i. e.* une gorgée de vin pineau], cuyderent noyer en sa bouche, et le torrent du vin presque les emporta au gouffre de son estomach. » (*G*, XXXVIII, 105).

« [...] j'ay un estomac pavé, creux comme la botte sainct Benoist, tousjours ouvert comme la gibbessiere d'un advocat » (*G*, XXXIX, 107). La « botte sainct Benoist » est la grande cuve[18] du couvent bénédictin de Bologne : l'estomac du moine est donc une cavité particulièrement importante. Et s'il est toujours ouvert comme la gibecière[19] d'un avocat – par référence à l'avidité des hommes du métier mais aussi, sur un plan anatomique, à l'orifice (le « *cardia* ») par lequel les aliments pénètrent dans l'estomac depuis l'œsophage –, c'est pour signifier son besoin constant d'être rempli.

Panurge, de son côté, explique qu'il peut se passer de déjeuner lorsque son estomac « est bien à poinct affené et agrené », c'est-à-dire repu de foin et de grain (*TL*, XV, 397). Il réactive ainsi la métaphore de l'estomac comme grenier utilisée par Galien dans le *De usu partium* :

> « Comme les diverses parties de l'animal doivent nécessairement être nourries, et qu'il n'existe qu'une voie, la bouche, pour l'introduction des aliments dans le corps, c'est avec raison que Nature a étendu, à partir de cette cavité, des routes nombreuses, dont les unes sont, pour ainsi dire, des chemins larges et communs de tous les aliments, et les autres d'étroits sentiers qui apportent la nourriture à chacune des parties. La route commune la plus grande et la première conduit de la bouche à l'estomac (γαστήρ), lequel est comme le grenier général de toutes les parties, et situé au centre de l'animal »[20]. *De l'utilité des parties du corps humain*, *op. cit.*, IV, 1, p. 55 (nous soulignons).

Quant à Xénomanes, le guide des Pantagruélistes durant l'expédition maritime du *Quart livre*, il compare l'estomac de Quaresmeprenant à un baudrier[21] (*QL*, XXX, 608), puis associe son propre estomac vide à une cornemuse mal équilibrée[22]. Mais après un joyeux banquet, son estomac lui

[18] Chez Galien, c'est la transformation du chyle en sang dans le foie qui est comparée à la vinification dans une cuve. Voir *De l'utilité des parties du corps humain*, *op. cit.*, IV, 3, p. 57 : « Il vaudrait mieux, pour rendre l'image plus vive, comparer le suc (χυλός) conduit par les veines de l'estomac dans le foie, non pas à des aliments secs, mais à une humeur liquide (χυμὸς ὑγρός), ayant déjà subi une coction et une élaboration préalables, et réclamant une coction plus complète. C'est un vin récemment exprimé des grappes, versé dans un tonneau, mais travaillant, déposant, bouillonnant et fermentant encore par sa chaleur naturelle ; la partie lourde et terreuse de son résidu, cette partie qu'on appelle, je pense, *lie*, est tombée au fond du vase, la partie légère et volatile surnage : cette partie s'appelle *fleur*, elle se montre particulièrement sur les vins ténus, de même que le dépôt est surtout considérable dans les vins plus épais ».

[19] Chez Rabelais, la gibecière sert aussi de comparant à la « memoire » (*G*, XIII, 41), aux « couilles » (*TL*, XXVII, 436), à l'« entendement » (*TL*, XXXVI, 465) et au « crane » (*QL*, XXXI, 612).

[20] La métaphore galénique est citée à propos d'un autre chapitre de Rabelais (*P*, XXXI) par Roland ANTONIOLI (*op. cit.*, p. 155) et Romain MENINI (« Mots de gorge. Voir (et savoir) dedans la bouche de Pantagruel », *Arts et Savoirs* [En ligne], 8 | 2017, mis en ligne le 20/04/17, consulté le 27/02/21). Voir, à ce propos, la contribution d'Antoine Pietrobelli dans ce volume, *supra*.

[21] Il s'agit d'une bande de cuir ou d'étoffe servant à porter l'épée, mais aussi à mettre de l'argent (*G*, XXV, 74 ; *TL*, XXXVII, 469) ou des lettres (*QL*, XV, 574).

[22] « Xenomanes [...] demanda. « "Maniere de æquilibrer et balancer la cornemuse de l'estomach, de mode qu'elle ne panche poinct plus d'un cousté que d'aultre ?" » (*QL*, LXIII, 688). L'analogie est également présente lors de la première apparition du personnage de Panurge, dans son discours en italien : « *Signor mio voi videte per exemplo che la Cornamusa non suona mai s'ela non a il ventre*

apparaît désormais comme un bateau « sabourré »[23], c'est-à-dire lesté (de sable ou d'argile).

Cave, gouffre, cuve, gibecière, grenier, baudrier, cornemuse mal équilibrée ou bateau lesté : l'estomac apparaît ainsi, de manière très poétique, comme un vaste contenant qui n'attend qu'à être rempli.

II. Les abois de l'estomac

Rabelais donne aussi un ancrage fictionnel aux quatre facultés de l'estomac et au « sentiment du besoin » suscité selon Galien par « les parties qui constituent son orifice » :

> « L'estomac possède une faculté attractive, des qualités qui lui sont propres, comme cela est démontré dans l'ouvrage *Sur les facultés naturelles* (III, VI) ; il retient les matériaux qu'il reçoit (*faculté rétentive*), expulse les résidus (*faculté expulsive*), et avant tout il les transforme (*faculté transformatrice ou assimilatrice*) ; c'est à cause de cette dernière faculté qu'il avait besoin des premières. Toutes les autres parties du corps, bien qu'elles soient douées des mêmes facultés, n'ont cependant pas reçu de la nature le sentiment du besoin, mais elles se nourrissent comme les plantes, puisant perpétuellement leur nourriture dans les veines. L'estomac seul, et surtout les parties qui constituent son orifice (*cardia*), ressentent naturellement ce besoin qui pousse, qui excite l'animal à prendre de la nourriture »[24].

C'est en effet à cette étonnante vertu de « l'orifice de l'estomach » que se réfèrent explicitement Panurge lorsqu'il évoque l'harmonie des différentes parties du corps humain[25] puis la Reine Quinte Essence dans le discours qu'elle adresse à ses gentilshommes[26].

---

pieno. » (*P*, IX, 247) [« Mon seigneur, vous voyez par exemple que la cornemuse ne sonne jamais sans avoir le ventre plein » ; trad. *Œuvres complètes*, *op. cit.*, p. 1275].

[23] « J'ay maintenant, dist Xenomanes, mon estomach sabourré à profict de mesnaige (*i. e.* avantageusement). Jà ne panchera d'un cousté plus que d'aultre. » (*QL*, LXV, 693). Sur cette métaphore que Rabelais utilise à deux autres reprises (*G*, v, 18 ; *CL*, IX, 746), voir Érasme, *Les Adages*, dir. Jean-Christophe SALADIN, Paris : Les Belles Lettres, 2011, t. III, « *Saburratus* » (III, VII, 57), p. 339 : « *Bien lesté.* Plaute dans *La Corbeille* use d'un terme inhabituel mais expressif en disant "lesté" pour "gorgé de nourriture". La métaphore est empruntée au vocabulaire maritime : on leste les navires avec du sable ou de l'argile, pour éviter qu'ils ne soient ballottés et ne roulent dans les vagues », cité par Romain MENINI, « Le ventre sabourré (de Plaute à Rabelais) », *L'Année rabelaisienne*, n°5, 2021, p. 425-430.

[24] *De l'utilité des parties du corps humain, op. cit.*, IV, 7, p. 62. Dans son exemplaire de Galien, Rabelais a indiqué en marge de ce passage : « *Ventriculi facultates. 4* » (« Les quatre facultés de l'estomac ») puis « *fames* [...] *fiat* », voir *Cl. Galeni Librorum pars prima, quorum indicem VI. Pagina continet*, Venise, A. Manuce et A. Torresanus, 1525, 2e partie, f. 23 v°.

[25] « L'appetit en l'orifice de l'estomach moyenant un peu de melancholie (*i. e.* bile noire) aigrette, que (*i. e.* qui) luy est transmis de la ratelle (*i. e.* rate), admonneste de enfourner viande (*i. e.* aliment). » (*TL*, IIII, 366).

[26] « L'orifice du stomach, commun ambassadeur pour l'avitaillement de tous membres, tant inferieurs que superieurs, nous importune de le restaurer, par apposition (*i. e.* apport) de idoines alimens » (*CL*, XXII, 776). La Reine délègue ensuite à ses « Massiteres » – personnifications du masséter, muscle de l'appareil manducateur dont Galien parle dans le livre XI du *De usu partium* – le soin de mastiquer les aliments puis de les lui verser dans son estomac au moyen d'un entonnoir d'or fin (*CL*, XXII, 777).

Mais il faut aussi rattacher à « ce besoin qui pousse, qui excite l'animal à prendre de la nourriture » les nombreuses variations rabelaisiennes sur la métaphore antique des abois de l'estomac, empruntée à Horace qui parlait de « l'estomac aboyeur » (*latrantem stomachum*) dans ses *Satires* (2, 2, 18)[27]. Pour faire taire ces abois de l'estomac, un repas « sobre et frugal » peut être la solution[28] ou alors « force souppes » (*i. e.* tranches de pain) jetées « en gueule », « à l'exemple de la Sibylle envers Cerberus »[29]. Cette référence à Cerbère, qui est propre à Rabelais[30], rend l'image antique encore plus inquiétante. On notera par ailleurs que dans le chapitre XIII du *Tiers livre*, la métaphore des abois de l'estomac est enrichie par une série de huit autres métaphores animales, de manière à traduire l'intensité des cris produits par l'estomac affamé d'un philosophe qui pensait s'être bien isolé et pouvoir écrire en toute tranquillité :

> « Souvenir assez vous peut comment Gargantua mon pere (lequel par honneur je nomme) nous a souvent dict les escriptz de ces hermites jeusneurs autant estre fades, jejunes, et de maulvaise salive, comme estoient leurs corps lors qu'ilz composoient [...]. Nous baillans exemple d'un Philosophe, qui en solitude pensant estre, et hors la tourbe pour mieulx commenter, discourir, et composer : ce pendent toutesfoys au tour de luy **abayent les chiens**, ullent les loups, rugient les Lyons, hannissent les chevaulx, barrient les elephans, siflent les serpens, braislent les asnes, sonnent les cigalles, lamentent les tourterelles : c'est à dire plus estoit troublé, que s'il feust à la foyre de Fontenay, ou Niort : car la faim estoit on corps : pour à laquelle remedier, **abaye l'estomach**, la veue esblouist, les venes sugcent de la propre substance des membres carniformes [...] »,*TL*, XIII, 390 (nous soulignons).

Aux cris des chiens viennent se joindre, dans une parfaite cacophonie, ceux des loups, des lions, des chevaux, des éléphants, des serpents, des ânes, des cigales et des tourterelles. L'une de ces métaphores – les braiments de l'estomac – apparaît aussi dans la bouche de Pantagruel lorsqu'il fait escale avec ses compagnons sur l'île de Satin : « j'ay icy longuement repeu mes yeux, mais je ne m'en peux en rien saouler, mon estomach brait de male rage de faim » (*CL*, XXX, 803).

Dans l'épisode de Gaster, les abois de l'estomac cèdent la place à des métaphores politiques. Le portrait inaugural qui est brossé du Ventre

[27] La métaphore d'Horace est notamment répertoriée par Érasme dans son commentaire de l'adage III, VIII, 12, *Non interpellandus famelicus* (« Qu'il ne faut pas interpeller un affamé »).

[28] « Notez icy que son disner [de Gargantua] estoit sobre et frugal, car tant seulement mangeoit pour refrener les haboys de l'estomach, mais le soupper estoit copieux et large. » (*G*, XXIII, 70)

[29] « Mon stomach abboye de male faim comme un Chien. Jectons luy force souppes en gueule pour l'appaiser : à l'exemple de la Sibylle envers Cerberus. » (*TL*, XV, 398) Dans le livre VI de l'*Énéide*, la Sibylle jette en réalité à Cerbère un gâteau de miel contenant des graines soporifiques (v. 417-423).

[30] Elle était déjà utilisée dans le texte en danois prononcé par Panurge au chapitre IX de *Pantagruel* : « *hwarfor forbarme teg omsyder offvermeg : och bef ael at gyffuc meg nogeth : aff huylket jeg kand styre myne groeendes maghe, lygeruss son mand Cerbero en soppe forsetthr.* » (*P*, IX, 248) [« Ayez donc pitié de moi et faites-moi donner de quoi maîtriser les abois de mon estomac, comme on place une soupe devant Cerbère », trad. *Œuvres complètes*, *op. cit.*, p. 1276].

personnifié le décrit en effet comme un « gouverneur » absolu, un « chevaleureux Roy » sourd et muet, dont les « signes », les « sommations » ou encore le « mandement » imposent à ses serviteurs une obéissance immédiate, sous peine de mourir de « male famine » (*QL*, LVII, 672). Gaster enjoint ainsi à ses serviteurs les Gastrolâtres d'enfourner dans sa « gueule » (du latin *gula*, le gosier) une série de mets les plus divers (*QL*, LIX-LX). Le regard que Rabelais porte sur ce besoin fondamental est des plus ambivalents : d'un côté, Gaster apparaît comme le tyran universel de la faim ; d'un autre côté, il est le « premier maistre es ars du monde » qui fournit aux hommes comme aux animaux les techniques nécessaires pour assurer leur subsistance.

III. Anatomie des intestins

Une semblable ambivalence se retrouve dans la manière dont Rabelais rend compte dans sa fiction des intestins, qu'il appelle « les boyaulx du ventre » (*QL*, LXVII, 699) ou les « trippes et boyaulx » (*P*, prol., 215). Selon le *De Usu Partium*, l'intestin grêle – composé du duodénum (faisant suite au pylore), du jéjunum et de l'iléon – est doué comme l'estomac d'une faculté altératrice et est chargé de distribuer l'aliment dans les veines. Ses nombreuses sinuosités permettent d'éviter que le corps ne réclame inlassablement de la nourriture (IV, 17). Quant au gros intestin, qui commence avec le cæcum, il est conçu, selon Galien, pour retenir les excréments et empêcher ainsi la défécation incessante, qui ferait mener « une existence tout à fait étrangère aux muses et à la philosophie[31] » (IV, 18). Mais Rabelais mentionne surtout les intestins dans les descriptions anatomiques de scènes de carnage. On songe à frère Jean qui transperce et éviscère méthodiquement les soldats qui envahissent le clos de son abbaye de Seuilly, visant par exemple tour à tour le médiastin et le cœur, l'estomac, les intestins et le rectum de ses ennemis[32]. De même, le capitaine Tripet, comme le préfigure son nom, est littéralement « estripé » (*G*, XLIII, 116) par Gymnaste, qui fait mine de lui donner un coup de pointe en haut pour mieux l'attaquer avec le tranchant de l'épée au niveau de l'estomac, du côlon et du foie[33]. Au-delà de la parodie des romans de chevalerie, il faut sans doute voir dans ces descriptions anatomiques la méditation amusée du médecin sur la grandeur mais aussi la fragilité du corps humain.

Dans l'anatomie de Quaresmeprenant, Rabelais, par la voix de Xénomanes, témoigne aussi d'une certaine fascination pour la dénomination et la caractérisation des différentes parties des intestins. Il mentionne ainsi le mésentère (qui relie l'intestin grêle aux parois abdominales), le jéjunum

---

[31] *De l'utilité des parties du corps humain*, *op. cit.*, IV, 18, p. 90.

[32] « Car il leurs transperçoyt la poictrine par le mediastine et par le cueur : à d'aultres donnant suz la faulte des coustes (*i. e.* sous le sternum), leurs subvertissoyt l'estomach, et mouroient soubdainement, es aultres tant fierement frappoyt par le nombril, qu'il leurs faisoyt sortir les tripes, es aultres parmy les couillons persoyt le boiau cullier » (*G*, XXVII, 80).

[33] « [Gymnaste] soubdain se tournant, lancea un estoc volant audict Tripet, et ce pendent que icelluy se couvroit en hault, luy tailla d'un coup l'estomac, le colon, et la moytié du foye, dont tomba par terre, et tombant rendit plus de quatre potées de souppes, et l'ame meslée parmy les souppes » (*G*, XXXV, 99).

(*jejunum intestinum*, littéralement « intestin à jeun », partie centrale de l'ntestin grêle, entre le duodénum et l'iléon), le cæcum (« diverticule du gros intestin situé sous l'abouchement de l'intestin grêle »), le côlon (« portion moyenne du gros intestin entre le cæcum et le rectum ») et enfin le « boyau cullier », c'est-à-dire le rectum ou intestin droit (*rectum intestinum*)[34] :

> « [Quaresmeprenant, dist Xenomanes, quant aux parties internes a, au moins de mon temps avoit]
> Le mesantere, comme une mitre abbatiale.
> L'intestin jeun, comme un daviet (*i. e.* sorte de pince utilisée en menuiserie).
> L'intestin borgne, comme un plastron.
> Le colon, comme une brinde (*i. e.* verre à boire).
> Le boyau cullier, comme un bourrabaquin (*i. e.* grand verre) monachal ». (*QL*, XXX, 609)

De manière comique, le « boyau cullier » est ici associé aux moines. Le jeu des analogies médicales accorde en effet dans cette séquence une large place à la satire religieuse.

IV. Les maux de ventre

Pour faciliter la digestion, les médecins de la Renaissance préconisent un certain nombre de remèdes que Rabelais introduit facétieusement dans sa fiction. C'est ainsi que dans le *Tiers livre*, lors d'un banquet qui réunit la fine crème des savants, Panurge propose au théologien Hippothadée puis au médecin Rondibilis certains mets à base d'amandes[35] ou de coings[36].

Il arrive cependant que le beau mécanisme de la digestion s'enraye. C'est le cas de Pantagruel qui souffre de violents maux d'estomac après sa victoire contre les Dipsodes (*P*, XXXIII, 333). Les médecins lui administrent d'abord des drogues purgatives d'origine végétale. Puis, afin de lui purger tout l'estomac, une équipe de dix-sept personnes entre par sa gorge à l'intérieur de grosses pommes de cuivre qu'il avale comme des pilules (*ibid.*, 334-335). De même, le géant Bringuenarilles, dans le *Quart livre*, tombe gravement malade pour avoir changé son régime alimentaire habituel : au lieu d'avaler des moulins à vent, il a dévoré tous les ustensiles de cuisson des îles de Tohu et Bohu (*QL*, XVII, 579). De manière burlesque, ce sont précisément des instruments de cuisson (« les paelles et coquasses ») que « la vertu concoctrice de son estomach » (du latin *concoquere*, « cuire ensemble ») n'est pas parvenue à « consommer ». La mise en scène est

---

[34] Rabelais le qualifie de « droict intestine » dans l'épisode de l'accouchement de Gargamelle (*G*, VI, 21). Le rectum a en effet une forme droite. C'est par lui que les résidus d'aliments parviennent à l'anus pour l'« excretion des digestions naturelles » (*G*, XXIII, 65).

[35] « Mangez ce taillon (*i. e.* morceau) de massepain (*i. e.* pâtisserie à base d'amandes, de sucre et de blanc d'œuf). Ils vous aydera à faire digestion. Puys boirez une couppe de Hippocras clairet. Il est salubre et stomachal (*i. e.* bon pour l'estomac) » (*TL*, XXX, 448).

[36] « Mangez un peu de ce pasté de Coins : ilz ferment proprement l'orifice du ventricule (*i. e.* estomac) à cause de quelque stypticité joyeuse qui est en eulx, et aydent à la concoction premiere » (*TL*, XXXII, 455).

certes burlesque dans ces deux passages mais Rabelais propose aussi une réflexion médicale et philosophique sur les mystères de l'appareil digestif.

Les personnages sont par ailleurs souvent en proie à des problèmes intestinaux, à l'instar de Lucifer – hérité des mystères des XVe-XVIe siècles – qui souffre d'une colique « pour avoir mangé l'ame d'un sergeant en fricassée à son desjeuner[37] » (*P*, IIII, 228). D'autres sont sujets à la diarrhée, ce que résume bien un proverbe cité par Alcofribas (« a cul de foyrard tousjours abonde merde », *G*, IX, 28) ou encore une lapalissade figurant dans la *Pantagrueline Prognostication* : « ceulx qui auront flus de ventre iront souvent à la celle percée » (*PP*, III, 926-927). Epistémon est ainsi pris d'un accès de diarrhée qui le force à quitter la table après avoir mangé une « farce magistrale (*i. e.* une farce de *Magistri nostri*) » (*QL*, LI, 656) dans un « beau cabaret » de Papimanie, à l'invitation de l'évêque Homenaz[38]. La farce en question, au-delà de son acception alimentaire (« hachis d'aliments servant à farcir »), constitue aussi une indication générique, Rabelais attirant l'attention sur la théâtralité de l'épisode et sur le ridicule du fanatique Homenaz.

D'autres personnages sont au contraire constipés. C'est le cas de l'un des géants sous les ordres du capitaine Loupgarou : « aussi bien suis je constipé du ventre, et ne peulx gueres bien cagar [*i. e.* chier, en languedocien], sinon à force de grincer les dentz » (*P*, XXIX, 319). C'est le cas aussi de Panurge, après avoir lu un chapitre de Décrétales, recueil de décisions prises par les papes : « je ne feuz tant constipé du ventre, que par plus de quatre, voyre cinq jours je ne fiantay qu'une petite crotte » (*QL*, LII, 658). Pour régler les problèmes de constipation, il existe plusieurs recettes : manger au petit déjeuner des « foyrars » (une espèce de raisin qui donne la diarrhée) (*G*, XXV, 73), boire certaine « mirificque decoction » (*QL*, VII, 553), utiliser un clystère, ou alors se faire peur, ressort psychologique d'une efficacité redoutable. Panurge en fait les frais au dernier chapitre du *Quart livre* : effrayé par le « tintamarre » et par la « fumée » produits par les salves d'artillerie de la flotte pantagruéliste, persuadé d'avoir affaire à des diables, il se couvre d'excréments. La peur a en effet provoqué le relâchement de son « muscle nommé Sphincter[39] (c'est le trou du cul) » (*QL*, LXVII, 698-699), conçu par l'ingénieuse nature pour empêcher la défécation involontaire (*De l'utilité des parties du corps humain*, IV, 19). Le *Quart livre*, qui s'ouvre sur un banquet, se clôt sur l'image d'un ventre rempli qui se vide : la quête initiatique des voyageurs à la recherche du « mot » de la bouteille se double ainsi d'un surprenant parcours digestif.

---

[37] Lucifer est également pris de colique dans l'épisode de Papefiguière, comme le révèle le petit diable : « Je voys tenter les Hereticques, ce sont ames friandes en carbonnade (*i.e.* savoureuses en grillade) : monsieur Lucifer a sa cholicque, ce luy sera une guorgechaulde » (*QL*, XLVI, 645).

[38] « Ceste farce me a desbondé le boyau cullier (*i. e.* la bonde du rectum a été enlevée). Je ne arresteray gueres. » (*QL*, LI, 657).

[39] Dans les marges du premier tome de son Galien de Sheffield, à la fin du livre IV du *De usu partium*, Rabelais a noté le mot « sphincter » (*Galeni Librorum pars prima*, *op. cit.*, 2e partie, f. 28 vo).

La récurrence, dans la fiction pantagruéline, de ces problèmes de diarrhée ou de constipation ne doit pas se lire dans la seule optique comique. Rabelais pose aussi sur toutes ces questions le regard aiguisé du médecin qui réfléchit aux causes des maux de ventre et à leurs remèdes. De fait, si le ventre est une source d'embarras et une cause de dépravation morale selon l'*Histoire naturelle* de Pline l'Ancien – l'une des sources les plus souvent citées par Rabelais –, il peut aussi être guéri par les multiples remèdes offerts par la terre :

> « Le plus que l'homme a à faire, c'est de bien entretenir son ventre : aussi la pluspart du monde ne pense qu'à le contenter. Car quelquefois il ne veut donner passage à la viande : et d'autresfois la viande n'y peut demeurer. Par fois aussi il ne la peut endurer : et le plus souvent il ne la peut digerer. Et certes le malheur est si grand aujourd'huy, qu'on voit la pluspart des hommes mourir par leur bouche. Car ce ventre, qui est le pire vaisseau de tout le corps, est plus importun qu'un creancier qui est tousjours à la porte, pour demander ce qui luy est deu, importunant l'homme souventesfois et le jour et la nuict, pour le rassasier. Pour le ventre on s'adonne à avarice : pour luy on cerche tous les appetis et toutes les superfluitez du monde : luy seul cause qu'on ne craint point de faire voile jusques au fleuve Phasis : et pour iceluy seul on va cercher et sonder les gouffres et les plus profons lieux de la mer. Et neantmoins il n'y a un seul qui considere la vilité et abjection d'iceluy, par les choses qu'il est contreint de digerer, et consumer. De là vient que ce n'est de merveille, si on trouve un grand amas de medecines ordonnees pour son entretien »[40].

Rabelais étudie donc le ventre en philosophe, en théologien, en gastronome mais aussi en médecin – méditant sur les organes de la digestion que sont l'estomac et les intestins et mettant en scène des personnages souffrant de diarrhée ou de constipation. Il jette en somme sur le roi Gaster l'éclairage simultané d'Ovide et de Perse, de saint Paul et de Lefèvre d'Étaples, de Taillevent et de Platina, de Platon et de Galien. Les différentes perspectives se succèdent, se croisent, se superposent ou se contestent dans la fiction, conférant profondeur et complexité à la question. Mais d'un simple point de vue médical, la leçon est déjà des plus ambiguës. Dans le *Timée* (70 d-e ; 91 a), Platon considère que la partie du corps située sous le diaphragme est la plus basse et la plus bestiale, le siège de « la force concupiscente qui désire aliments et boissons et nous pousse vers Vénus », comme le résume Érasme dans son *Poignard du Soldat chrétien*[41]. Cette âme mortelle et appétitive du ventre, responsable de la vie, est le contraire de l'âme divine et immortelle qui habite dans le cerveau, la partie du corps la plus haute et la plus proche du ciel, son origine. Rabelais, qui connaissait

[40] Nous soulignons et citons l'*Histoire naturelle* de Pline dans la première traduction intégrale en français, due à Antoine du Pinet : *L'Histoire du Monde de C. Pline second… Mis en François par Antoine du Pinet*, Lyon : Claude Senneton, 1562, tome second, p. 335 ; *cf. Naturalis Historia*, XXVI, 28.

[41] Érasme, *Œuvres choisies*, ed. Jacques Chomarat, Paris : Le Livre de poche, 1991, p. 53-54.

bien ce dialogue riche en considérations médicales, ne propose pas un discours aussi tranché sur la question. Tout en ne cessant de s'interroger sur l'omniprésence du bas corporel et sur son lien avec la partie spirituelle de l'homme, il reste toujours prêt à s'extasier avec Galien sur la formidable utilité des différentes parties du corps humain et sur la sympathie qui règne entre elles grâce à l'art admirable du Créateur.

Sources

Érasme, *Œuvres choisies*, ed. Jacques Chomarat, Paris : Le Livre de poche, 1991.

Érasme, *Les Adages*, dir. J.-Ch. Saladin, Paris : Les Belles Lettres, 2011.

Galien, *Œuvres médicales choisies*, tome I, *De l'utilité des parties du corps humain*, trad. Charles Daremberg, ed. A. Pichot, Paris : Gallimard, « Tel », 1994.

Pline, *L'Histoire du Monde ... Mis en François par Antoine du Pinet*, Lyon : Claude Senneton, 1562.

Rabelais, *Œuvres complètes*, ed. Mireille Huchon, Paris : Gallimard, « Bibliothèque de la Pléiade », 1994.

DEUXIÈME PARTIE

LE VENTRE EN SOUFFRANCES

Paléopathologie du ventre : apport de l'étude des tissus mous et des calcifications biologiques

Caroline POLET[1]

La paléopathologie qui se définit comme l'étude des maladies du passé, est une discipline située à l'interface entre la médecine, l'anthropologie biologique, l'archéologie et l'histoire (pour les périodes récentes)[2]. Trois de ses thématiques de recherche apportent leur contribution à la connaissance des pathologies du ventre dans les populations anciennes. Elles portent respectivement sur les tissus mous, les calcifications biologiques et les parasites.

Ce chapitre se limitera aux deux premières thématiques (les parasites seront néanmoins traités quand ils affectent la morphologie des organes et lorsqu'ils se minéralisent). La paléoparasitologie est une discipline en plein essor qui fait l'objet de nombreuses publications[3] (dont une dans le présent volume[4]) et nous invitons le lecteur à les consulter afin de compléter sa connaissance de la paléopathologie des entrailles, des tripes et des boyaux.

Pour les deux domaines abordés, nous présenterons le type de matériel analysé, les méthodes d'étude employées ainsi que des exemples d'application datant principalement de l'Antiquité, du Moyen Âge et de l'Époque moderne.

I. Les tissus mous du ventre

En paléopathologie, les tissus mous désignent tous les tissus biologiques (peau, muscles, viscères, etc.) à l'exception des os et des dents. Ces tissus mous proviennent de momies (si possible non éviscérées !) ou d'organes momifiés qui ont été conservés dans divers récipients comme des

[1] Chercheur à la Direction Opérationnelle Terre et Histoire de la Vie, Institut royal des Sciences naturelles de Belgique, 29 rue Vautier, B-1000 Bruxelles, Belgique.

[2] Olivier DUTOUR, *La paléopathologie* (Collection Préhistoires en questions, n°1), Paris : éditions du CTHS, 2011.

[3] Citons, entre autres : Françoise BOUCHET, Niéde GUIDON, Katharina DITTMAR, Stephanie HARTER, Luiz Fernando FERREIRA, Sergio Miranda CHAVES, Karl REINHARD, Adauto ARAÚJO, « Parasite Remains in Archaeological Sites », *Memórias do Instituto Oswaldo Cruz*, 98, Suppl. I, 2003, p. 47-52 ; Luiz Fernando FERREIRA, Karl Jan REINHARD, Adauto ARAÚJO (dir.), *Foundations of Paleoparasitology*, Rio de Janeiro: Editora Fiocruz, 2014 ; Piers D. MITCHELL (dir.), *Sanitation, latrines and intestinal parasites in past populations*, Surrey (UK) : Ashgate Publishing, 2015 ; Matthieu LE BAILLY, Céline MAICHER, Benjamin DUFOUR, « La paléoparasitologie. Mieux comprendre la vie de nos ancêtres grâce à leurs parasites », *Les Nouvelles de l'Archéologie*, 148, 2017, p. 45-49.

[4] Voir *infra* l'article de Piers D. Mitchell et Sophie Rabinow.

vases canopes[5] ou des reliquaires[6]. Ils sont d'une importance capitale car ils permettent de diagnostiquer de nombreuses conditions pathologiques qui n'atteignent pas le squelette comme des maladies aiguës. De plus, leurs analyses peuvent révéler la présence de substances administrées à un individu peu de temps avant sa mort.

Leurs méthodes d'étude peuvent être invasives ou non-invasives[7].

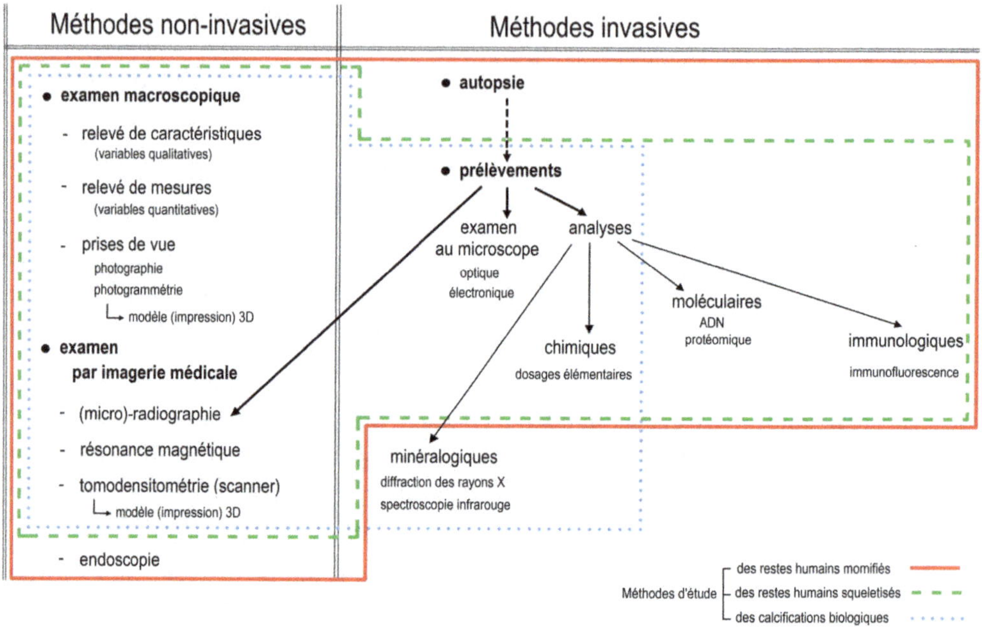

Figure 1 : Méthodes invasives et non-invasives appliquées aux restes humains (momifiés et squelettisés) et aux calcifications biologiques. Dessin : Anne-Marie Wittek (ADIA).

Parmi les méthodes invasives, figurent les dissections et les prélèvements. Les autopsies de momies ont principalement été menées au

[5] Sidney SENTI, Michael E. HABICHT, Enrique RAYO, Patrick E. EPPENBERGER, Frank J. RÜHLI, Francesco M. GALASSI, « Egyptian Canopic Jars at the Crossroad of Medicine and Archaeology: Overview of 100 Years of Research and Future Scientific Expectations », *Pathobiology*, 85, 2018, p. 267-275.

[6] Il s'agit principalement de cœurs comme ceux de Jean de Gros (Paul A. JANSSENS, « examen paléopathologique et microscopique du cœur de Jean de Gros (mort le 10 avril 1623) », *Paleobios*, 3/1, 1987, p. 5-11) et de Richard Cœur de Lion (Philippe CHARLIER, Joël POUPON, Gaël-François JEANNEL, Dominique FAVIER, Speranta-Maria POPESCU, Raphaël WEIL, Christophe MOULHERAT, Isabelle HUYNH-CHARLIER, Caroline DORION-PEYRONNET, Ana-Maria LAZAR, Christian HERVÉ, Geoffroy LORIN DE LA GRANDMAISON, « The embalmed heart of Richard the Lionheart (1199 A.D.): A biological and anthropological analysis », *Scientific Reports*, 3, 2013, 1296, 6 pages, doi : 10.1038/srep012196).

[7] Niels LYNNERUP, « Methods in Mummy Research », *Anthropologischer Anzeiger*, 67/4, 2009, p. 357-384 ; Despina MOISSIDOU, Jasmine DAY, Dong Hoon SHIN & Raffaella BIANUCCI, « Invasive versus non invasive methods applied to mummy research: Will this controversy ever be solved? », *BioMed Research International*, 2015, p. 1-7.

cours des XIXe et XXe siècles[8]. Elles ont progressivement fait place à des techniques moins destructrices afin de préserver l'intégrité des corps[9]. Les prélèvements de tissus biologiques peuvent être découpés en fines tranches (on parle de coupes histologiques) et ensuite observés au microscope ou radiographiés (micro-radiographie)[10]. Ces biopsies peuvent aussi faire l'objet d'analyses chimiques, moléculaires et immunologiques[11]. Les analyses chimiques consistent surtout en des dosages élémentaires qui aident au diagnostic de certaines pathologies et apportent leur contribution dans la détection de médicaments ou de poisons[12]. Les analyses moléculaires concernent l'ADN et diverses autres molécules comme les protéines (protéomique) et les lipides. Enfin, les analyses immunologiques utilisent des anticorps spécifiques pour détecter des agents pathogènes. Si ces analyses sont réalisées sur des coupes histologiques, elles relèvent de l'immunohistochimie. Ces anticorps peuvent être couplés à une substance fluorescente (immunofluorescence).

Les méthodes non-invasives comportent l'examen macroscopique et l'imagerie médicale. Le premier consiste en un relevé à l'œil nu de diverses caractéristiques et mesures. Il peut être complété par la photographie et la photogrammétrie[13]. Les méthodes de l'imagerie médicale incluent la radiographie[14], la tomodensitométrie (ou scanner)[15], la résonance magnétique[16] et l'endoscopie[17] qui est appliquée pour explorer les cavités

---

[8] La première autopsie officielle d'une momie a été réalisée en 1821 par l'obstétricien Augustus Bozzi Granville (Augustus Bozzi GRANVILLE, « An essay on Egyptian mummies; with observations on the art of embalming among the Ancient Egyptians », *Philosophical Transactions of the Royal Society of London*, 1, 1825, p. 269-316 + 6 planches hors texte).

[9] Arthur Carl AUFDERHEIDE, *The Scientific Study of Mummies*, Cambridge : University Press, 2003, p. 7-21.

[10] Christina GROVE, Oliver PESCHEL Andreas G. NERLICH, « A systematic Approach to the Application of Soft Tissue Histopathology in Paleopathology », *BioMed Research International*, 2015 (2557), Article ID 631465, 9 pages.

[11] Allison W. WILLCOX, « Mummies and Molecules: Molecular Biology Meets Paleopathology », *Clinical Microbiology Newsletter*, 24/8, 2002, p. 57-60.

[12] Niels LYNNERUP, *op cit. supra* note 7.

[13] Ronald G. BECKETT, « Paleoimaging: A review of applications and challenges», *Forensic Science, Medicine and Pathology*, 10, 2014, p. 423-436.

[14] David R. HUNT, Lisa M. HOPPER, « Non-invasive investigations of human mummified remains by radiographic techniques », chapitre de *Human Mummies. A global survey of their status and the techniques of conservation* (collection The Man in the Ice, 3), dir. Konrad SPINDLER, Harald WILFING, Elisabeth RASTBICHLER-ZISSERNIG, Dieter ZUR NEDDEN, Hans NOTHDURFTER, Vienne : Springer-Verlag, 1996, p. 221-227 ; Ronald G. BECKETT, Gerald J. CONLOGUE, « Radiology applications in mummy science », chapitre de *The Handbook of Mummy Studies: New frontiers in scientific and cultural perspectives*, dir. Dong Hoon SHIN, Raffaella BIANUCCI, Singapour : Springer Nature, 2020, 42 p.

[15] Gerald CONLOGUE, « Considered limitations and possible applications of computed tomography in mummy research », *The Anatomical Record*, 298, 2015, p. 1088-1098 ; Stephanie PANZER, Sieglinde KETTERL, Roxane BICKER, Sylvia SCHOSKE, Andreas G. NERLICH, « How to CT scan human mummies: Theoretical considerations and examples of use », *International Journal of Paleopathology*, 26, 2019, p. 122-134.

[16] Frank J. RÜHLI, « Short review: Magnetic resonance imaging of ancient mummies », *The Anatomical Record*, 298, 2015, p. 1111-1115.

[17] Ken WILDSMITH, « Endoscopy and mummy research », chapitre 4 de *Egyptian Mummies and Modern Science*, dir. Rosalie DAVID, Cambridge : University Press, 2008, p. 43-51 ;

internes. La photogrammétrie et la tomodensitométrie permettent de construire des modèles 3D[18].

L'étude des tissus mous anciens permet de mettre en évidence diverses pathologies du ventre comme des malformations, des inflammations, des tumeurs et des parasitoses.

A. Les malformations

Les malformations des viscères sont, par exemple, des hernies qui se définissent comme le déplacement anormal de tout ou d'une partie d'un organe à travers un passage naturel.

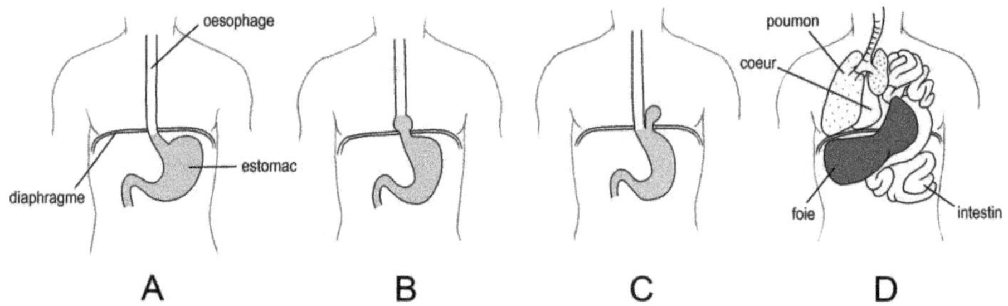

Figure 2 : Différents types anatomiques de hernie du diaphragme. A. Conformation normale, B. Hernie hiatale axiale, C. Hernie hiatale para-œsophagienne, D. Hernie diaphragmatique congénitale (type Bochdalek). Dessin : Anne-Marie Wittek (ADIA).

Certaines de ces hernies résultent de la formation d'une brèche dans le diaphragme[19]. Parmi ces dernières, on distingue la hernie hiatale qui est caractérisée par une remontée de la partie supérieure de l'estomac via une petite ouverture appelée « hiatus œsophagien » (Fig. 2B et 2C). Ce type de hernie est fréquent et généralement bénin, son principal symptôme étant un reflux gastro-œsophagien. Un autre type est la hernie diaphragmatique congénitale dans laquelle les viscères de la cavité abdominale (estomac, intestins, rate et / ou foie) remontent dans la cavité thoracique et peuvent empêcher le développement normal des poumons (Fig. 2D). C'est une affection rare (un cas pour 3500 naissances vivantes) et sévère car elle entraine des complications qui peuvent être fatales pour les nouveau-nés et les nourrissons[20]. Chez les adultes, elles sont encore plus rares puisqu'elles impliquent leur survie[21]. Ces deux types de hernie ont été diagnostiqués en paléopathologie. Un cas de hernie hiatale a été observé lors de la dissection d'une momie de femme provenant du cimetière chilien de Pica et datée du

Mark SPIGELMAN, Dong Hoon SHIN, « Endoscopy in Mummy Studies », chapitre de *The Handbook of Mummy studies ... op. cit.*, 18 p.

[18] R. G. BECKETT, *op cit. supra* note 13.

[19] Denis COLLET, Alexandre RAULT, « Hernies hiatales et autres pathologies diaphragmatiques », *EMC Gastro-entérologie*, 9-202-H-10, 2011.

[20] Soukaina Ait HMADOUCH, Amina BARKAT, « La hernie diaphragmatique congénitale : une pathologie pas toujours facile à diagnostiquer », *The PanAfrican Medical Journal*, 36, 2020, 5 p.

[21] Peter JANDUS, Daniel SAVIOZ, Lesek PUREK, Jean-Georges FREY, Jean-Marie SCHNYDER, Jean-Marie TSCHOPP, « La hernie de Bochdalek, cause rare de dyspnée et de douleurs abdominales chez l'adulte », *Revue Médicale Suisse*, 5, 2009, p. 1061-1064.

XVIe siècle[22]. Deux cas d'hernie diaphragmatique congénitale ont également été décrits. Le premier concerne une femme exhumée du cimetière chilien de Caserones et ayant vécu au IIIe siècle de notre ère[23]. Deux boucles de son intestin grêle ont envahi sa cage thoracique. Le second cas a été relevé chez un homme coréen décédé au XVIIe siècle : le lobe droit de son foie, la partie pylorique de son estomac et l'angle hépatique de son côlon ont traversé le diaphragme (hernie de type Bochdalek)[24].

B. Les inflammations

Parmi les inflammations chroniques des organes du ventre, citons la cirrhose du foie qui résulte d'agressions biochimiques répétées[25]. Actuellement, cette maladie est le plus souvent causée par une consommation chronique d'alcool ou par des virus hépatotropes comme ceux de l'hépatite. Elle peut aussi résulter de l'accumulation de graisses dans le foie, de maladies auto-immunes ou de déficits enzymatiques. La cirrhose consiste en une transformation de l'architecture normale du foie en nodules de régénération. Au niveau tissulaire, on observe une fibrose (un remplacement des cellules hépatiques détruites par du tissu fibreux). En 1983, les restes de douze nobles napolitains décédés au XVe et au XVIe siècles furent découverts dans la basilique San Domenico Maggiore de Naples. Une de ces momies, dépourvue de tête, appartenait à un jeune adulte. L'examen de son foie a révélé la présence de structures nodulaires dont l'étude histologique montre un envahissement du tissu hépatique par du tissu fibreux. Ciranni et Fornaciari émettent l'hypothèse qu'il s'agirait d'une cirrhose post-nécrotique[26]. Ce type de cirrhose résulte d'une attaque virale[27], d'une intoxication, d'une blessure ou d'une maladie auto-immune. Un autre cas de cirrhose qui pourrait avoir été causée, cette fois, par une consommation abusive d'alcool, a été rapporté chez une momie masculine provenant de l'oasis de Dakhleh (Égypte, Ier-IIIe siècle ap. J.-C.)[28]. La

---

[22] Enrique GERSZTEN, Juan MUNIZAGA, Marvin J. ALLISON, David M KLURFELD, « Diaphragmatic hernia of the stomach in a Peruvian mummy », *Bulletin of the New York Academy of Medicine*, 52, 1976, p. 601-604.

[23] Juan MUNIZAGA, Marvin J. ALLISON, Eugenio ASPILLAGA, « Diaphragmatic hernia associated with strangulation of the small bowel in an Atacamena mummy », *American Journal of Physical Anthropology*, 48/1, 1978, p. 17-19.

[24] Yi-Suk KIM, In Sun LEE, Go-Un JUNG, Myeung Ju KIM, Chang Seok OH, Dong Su YOO, Won-Joon LEE, Eunju LEE, Soon Chul CHA, Dong Hoon SHIN, « Radiological Diagnosis of Congenital Diaphragmatic Hernia in 17th Century Korean Mummy », *PLoS One*, 9/7, 2014 : e99779.

[25] Emmanuel A. TSOCHATZIS, Jaime BOSCH, Andrew K. BURROUGHS, « Liver Cirrhosis », *The Lancet*, 383, 2014, p. 1749-1761.

[26] Rosalba CIRANNI, Gino FORNACIARI, « Juvenile cirrhosis in a 16th century Italian mummy. Current technologies in pathology and ancient human tissues », *Virchows Archiv*, 445/6, 2004, p. 647-650.

[27] Le virus de l'hépatite a été détecté dans des restes anciens comme ceux d'une momie d'un enfant coréen décédé au XVIe siècle (Gila Kahila BAR-GAL, Myeung Ju KIM, Athalia KLEIN, Dong Hoon SHIN, Chang Seok OH, Jong Wan KIM, Tae-Hyun KIM, Seok Bae KIM, Paul R. GRANT, Orit PAPPO, Mark SPIGELMAN, Daniel SHOUVAL, « Tracing hepatitis B virus to the 16th century in a Korean mummy», *Hepatology* 56/5, 2012, p. 1671-1680).

[28] Michael A. ZIMMERMAN, Arthur Carl AUFDERHEIDE, « Seven mummies of the Dakhleh oasis, Egypt: Seventeen diagnoses », *Paleopathology Newsletter*, 150, 2010, p. 16-23.

cirrhose peut aussi résulter d'une parasitose comme la schistosomiase[29]. Lewin l'a observée sur la momie d'un garçon égyptien âgé de 14 ans, mort il y a environ 3200 ans, et dont les tissus hépatiques renfermaient de nombreux œufs de vers[30].

L'ulcère gastroduodénal, une autre inflammation chronique qui affecte le tube digestif, est actuellement causé, dans 70 % des cas, par une bactérie : *Helicobacter pylori*[31]. L'analyse ADN de prélèvements stomacaux d'une momie provenant de grotte de La Ventana (Mexique, XIVe siècle) qui présentait des traces d'inflammation des muqueuses du duodénum, a permis d'identifier la présence de l'*Helicobacter*[32]. Des détections positives ont aussi été obtenues chez deux momies coréennes du XVIIe siècle[33] et des corps découverts dans des glaciers comme le célèbre Ötzi[34] et un individu canadien daté entre 1670 et 1850[35].

C. Les tumeurs

De nombreux cas de néoplasie[36] ont été mis en évidence dans les tissus mous des populations du passé[37]. Ils ont été aussi indirectement diagnostiqués sur des squelettes via des métastases qui touchent les os.

Les cancers colorectaux se développent presque toujours au départ d'une excroissance de la muqueuse (un polype bénin ou adénome) qui se transforme en tumeur maligne (adénocarcinome). Parmi les momies découvertes dans la basilique San Domenico Maggiore de Naples, se trouvait le corps partiellement momifié de Ferdinand Ier, roi de Naples de 1458 à 1494 et décédé à l'âge de 70 ans. Son rectum a été prélevé et sa

---

29 La schistosomiase est une infection parasitaire due à un ver plat qui sévit dans les régions tropicales et subtropicales (voir *infra* paragraphe I. D. p. 139-140).

30 Peter K. LEWIN, « Mummies that I have known. A pediatrician's venture in the field of paleopathology », *American Journal of Diseases of Children*, 131/3, 1977, p. 349-350.

31 Jean-Charles DELCHIER, « Manifestations digestives de l'infection à *Helicobacter pylori* chez l'adulte : de la gastrite au cancer gastrique », *La Presse Médicale*, 37/3, 2008, p. 519-524.

32 Gonzalo CASTILLO-ROJAS, Marco A. CERBÓN, Yolanda LÓPEZ-VIDAL, « Presence of *Helicobacter pylori* in a Mexican Pre-Columbian Mummy », *BMC Microbiology*, 8, 2008, article n° 119, 8 pages.

33 Dong Hoon SHIN, Chang Seok OH, Jong Ha HONG, Hyejin LEE, Soong Deok LEE & Eunju LEE, « *Helicobacter pylori* DNA obtained from the stomach specimens of two 17th century Korean mummies », *Anthropologischer Anzeiger*, 75/1, 2018, p. 75-87.

34 Frank MAIXNER, Ben KRAUSE-KYORA, Dmitrij TURAEV, Alexander HERBIG, Michael R. HOOPMANN, Janice L. HALLOWS, Ulrike KUSEBAUCH, Eduard EGARTER VIGL, Peter MALFERTHEINER, Francis MEGRAUD, Niall O'SULLIVAN, Giovanna CIPOLLINI, Valentina COIA, Marco SAMADELLI, Lars ENGSTRAND, Bodo LINZ, Robert L. MORITZ, Rudolf GRIMM, Johannes KRAUSE, Almut NEBEL, Yoshan MOODLEY, Thomas RATTEI, Albert ZINK, « The 5300-year-old *Helicobacter pylori* genome of the Iceman », *Science*, 351, 6269, 2016, p. 162-165.

35 Treena SWANSTON, Monique HAAKENSEN, Harry DENEER, Ernest G. WALKER, « The characterization of *Helicobacter pylori* DNA associated with ancient human remains recovered from a Canadian glacier », *PLoS One*, 6/2, 2011, article e16864, 7 pages.

36 Les néoplasies sont des développements anormaux et incontrôlés des cellules qui donnent naissance à des tumeurs bénignes ou malignes.

37 Gino FORNACIARI, Valentina GIUFFRA, « Soft tissue tumors in palaeopathology: A review », *Pathobiology*, 79, 2012, p. 257-267.

réhydratation dévoile qu'il présentait de nombreux nodules blanchâtres[38]. Leur examen histologique révèle une prolifération anormale de cellules qui ont envahi la couche musculaire. L'analyse par immunofluorescence indique qu'il s'agit de cellules épithéliales. Leur localisation et leur regroupement permettent d'émettre l'hypothèse d'un adénocarcinome. Le séquençage de l'ADN de la tumeur montre la présence d'une mutation associée aux cancers colorectaux sporadiques (non-héréditaires)[39]. Ce type de cancer a généralement pour origine l'ingestion d'aliments contenant des substances cancérigènes comme la viande rouge, les charcuteries et les fritures. Les documents historiques et les analyses isotopiques du collagène osseux de Ferdinand Ier confirment sa consommation élevée de produits d'origine animale[40].

Dans cette même basilique, gisait également le corps du Prince Luigi Carafa de Stigliano décédé à l'âge de 65 ans. Il présentait lui aussi un adénocarcinome localisé dans le côlon[41]. Les analyses par absorption atomique des biopsies intestinales ont mis en évidence des teneurs très élevées en cuivre et plomb. Fornaciari et son équipe suggèrent qu'elles résulteraient de la prise de médicaments riches en ces métaux (par voie orale ou anale). L'utilisation du plomb et du cuivre dans la pharmacopée de la Renaissance est bien connue. L'acétate de plomb était par exemple utilisé pour lutter contre les diarrhées et les hémorragies du tube digestif, deux symptômes qui caractérisent les cancers de l'intestin.

Un autre cas de cancer colorectal concerne une momie égyptienne de sexe masculin provenant de l'oasis de Dakhleh et datée du Ier au IIIe siècle ap. J.-C.[42] (Fig. 3).

Les néoplasies de l'ovaire les plus fréquentes sont épithéliales : elles représentent actuellement 65 % des tumeurs de cet organe[43]. Elles apparaissent dans les cellules se trouvant sur la face externe de l'ovaire. On distingue les cystadénomes (tumeurs bénignes) et les cystadénocarcinomes (tumeurs malignes). Granville, l'obstétricien qui avait mené la première dissection de momie, a montré que les ovaires de cette femme égyptienne, prénommée Irtyersenou et décédée environ 600 av. J.-C., étaient affectés d'une pathologie (il écrit « *dropsy ovarian* » ce qui pourrait se traduire par œdème ou hydropisie). Il suggère qu'il s'agissait d'une tumeur et que celle-

---

[38] Gino FORNACIARI, « Malignant tumor in the mummy of Ferrante Ist of Aragon, King of Naples (1431-1494) », *Medicina nei Secoli*, 6/1, 1994, p. 139-146.

[39] Mario FALCHETTI, Ramona LUPI, Laura OTTINI, « Molecular analysis of a colorectal carcinoma from a mummy of the XVth century », *Medicina nei Secoli*, 18, 2006, p. 943-951.

[40] Laura OTTINI, Mario FALCHETTI, Silvia MARINOZZI, Luciana Rita ANGELETTI, Gino FORNACIARI, « Gene-environment interactions in the pre-Industrial Era: The cancer of King Ferrante I of Aragon (1431-1494) », *Human Pathology*, 42, 2011, p. 332-339.

[41] Antonio FORNACIARI, Raffaele GAETA, Silvio CHERICONI, Fabio STEFANELLI, Antonio G. NACCARATO, Maura CASTAGNA, Riccardo LENCIONI, Valentina GIUFFRA, Gino FORNACIARI, « Cancer and therapy in the 16th century: The unique case of *adenocarcinoma* in Luigi Carafa, prince of Stigliano (1511-1576) », *Lancet Oncology*, 20, 12, 2019, p. 1641-1642.

[42] Michael A. ZIMMERMAN, Arthur Carl AUFDERHEIDE, « Seven mummies of the Dakhleh oasis, Egypt: Seventeen diagnoses », *Paleopathology Newsletter*, 150, 2010, p. 16-23.

[43] Jean-Luc BRUN, Benjamin BOUBLI, Annie J. SASCO, « Épidémiologie des tumeurs de l'ovaire », *EMC - Gynécologie*, 7/2, 2012, p. 1-9.

ci fut la cause de sa mort[44]. En 2000, Nunn et Tapp récupèrent les ovaires extraits par Granville et réalisent une étude histologique[45]. Ils montrent que la structure est plus proche d'un cystadénome que d'un cystadénocarcinome. Étant donné qu'il s'agit d'une tumeur bénigne, ces auteurs pensent qu'elle n'a pas entrainé la mort d'Irtyersenou. En 2010, Donoghue et ses collaborateurs ont également repris l'étude des organes de cette momie[46]. Ayant observé des épanchements exsudatifs au niveau des poumons, ils émettent l'hypothèse d'une tuberculose. Celle-ci est confirmée par une analyse ADN et ces chercheurs avancent qu'elle serait finalement la cause du décès d'Irtyersenou.

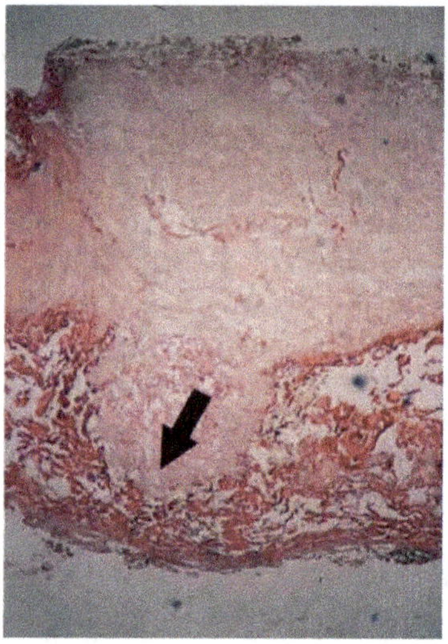

Figure 3 : Cancer colorectal chez une momie égyptienne provenant de l'oasis de Dakhleh et datée du Ier au IIIe siècle ap. J.-C. La coupe histologique réalisée dans le rectum montre l'invasion de la couche musculaire par des cellules épithéliales (→) (Arthur C. AUFDERHEIDE, *The scientific study of mummies*, Cambridge : University Press, 2003 ; photographie reproduite avec l'autorisation de son auteur, Michael R. Zimmerman et du concédant de licence par l'intermédiaire de PLSclear, tous droits réservés).

Le cancer de certains organes du ventre peut se disséminer via des métastases et atteindre les os. À partir de l'étude de lésions du squelette, il est donc possible d'obtenir indirectement des informations sur le cancer de ces organes.

Chez les hommes, beaucoup de ces cancers ont pour origine la prostate. Un des squelettes découverts à Oita au Japon et datés des Ve - VIe siècles présentait des lésions spiculées au niveau des vertèbres, des

[44] A. B. GRANVILLE, *op cit. supra* note 8.

[45] John F. NUNN & Eddie TAPP, « Tropical diseases in Ancient Egypt », *Transactions of The Royal Society of Tropical Medicine and Hygiene*, 94/2, 2000, p. 147-153.

[46] Helen D. DONOGHUE, Oona Y.-C. LEE, David E. MINNIKIN, Gurdyal S. BESRA, John H. TAYLOR, Mark SPIGELMAN, « Tuberculosis in Dr Granville's mummy: A molecular re-examination of the earliest known Egyptian mummy to be scientifically examined and given a medical diagnosis », *Proceedings of the Royal Society B* (Biological Sciences), 277, 2010, p. 51-56.

omoplates, du bassin et de la partie proximale des fémurs[47]. Ce type de lésion et ces localisations sont révélatrices d'un cancer de la prostate. Pareilles atteintes osseuses ont également été relevées sur des squelettes comme celui d'époque impériale d'une nécropole de Rome[48] et celui d'un homme âgé provenant d'un cimetière postmédiéval anglais[49], et sur les restes incinérés d'un individu italien daté du premier siècle de notre ère grâce à la micro-radiographie[50]. Une analyse protéomique[51] des os d'un roi scythe de Sibérie a même permis de confirmer le diagnostic de cancer de la prostate établi à partie de ses pathologies osseuses[52].

Chez les femmes, c'est le cancer du col de l'utérus qui serait à l'origine de certaines lésions osseuses sur le bassin, les vertèbres et le crâne comme celles qui ont été observées sur deux jeunes femmes provenant de l'oasis de Dakhleh[53]. Le papillomavirus qui est à l'origine de nombreux de ces cancers, a par ailleurs été détecté dans la momie de Marie d'Aragon (1503-1568), qui était aussi atteinte de syphilis[54].

D. Les parasitoses

L'examen des changements morphologiques de certains organes peut indirectement révéler des maladies parasitaires.

C'est le cas de la maladie de Chagas qui est une parasitose américaine causée par un protozoaire[55] : *Trypanosoma cruzi*. Elle est transmise à l'Homme via une punaise[56]. En phase aiguë, ses symptômes sont des atteintes cardiaques, des hépato-splénomégalies (augmentation de volume du foie et de la rate) et des méningo-encéphalites. En phase chronique, on

---

[47] Toshiyuki TSURUMOTO, Tetsuaki WAKEBE, Keiko OGAMI-TAKAMURA, Keishi OKAMOTO, Kazunori TASHIRO, Kazunobu SAIKI, « An ancient skeleton with multiple osteoblastic bone lesions containing a scapular sunburst appearance from a 5th–6th century grave excavated in Oita, Japan », *BioMed Research International*, 2018, article ID 1659510, 9 pages.

[48] Simona MINOZZI, Agata LUNARDINI, Carla CALDARINI, Davide CARAMELLA, Gino FORNACIARI, Paola CATALANO, Valentina GIUFFRA, « Metastatic prostate carcinoma from Imperial Rome (1st to 2nd centuries AD) », *Pathobiology*, 85/5-6, 2018, p. 289-299.

[49] Carolyn RANDO, Tony WALDRON, « Extensive periosteal new bone formation in a skeleton from post-Medieval Chichester, England: A probable case of metastatic prostatic carcinoma », *International Journal of Paleopathology*, 21, 2018, p. 121-127.

[50] Gilles GRÉVIN, René LAGIER, Charles-Albert BAUD, « Metastatic carcinoma of presumed prostatic origin in cremated bones from the first century A.D. », *Virchows Archiv*, 431, 1997, p. 211-214.

[51] Dans le cas de la mise en évidence d'un cancer de la prostate, c'est une protéine synthétisée par cette dernière (l'antigène prostatique spécifique ou PSA) qui est recherchée.

[52] Michael SCHULTZ, Hermann PARZINGER, Dmitrij V. POSDNJAKOV, Tatjana A. CHIKISHEVA, Tyede H. SCHMIDT-SCHULTZ, « Oldest known case of metastasizing prostate carcinoma diagnosed in the skeleton of a 2,700-year-old Scythian King from Arzhan (Siberia, Russia) », *International Journal of Cancer*, 121, 12, 2007, 2591-2595.

[53] El MOLTO, Peter SHELDRICK, « Paleo-oncology in the Dakhleh Oasis, Egypt: Case studies and a paleoepidemiological perspective », *International Journal of Paleopathology*, 21, 2018, p. 96-110.

[54] Gino FORNACIARI, Katia ZAVAGLIA, Laura GIUSTI, Claudia VULTAGGIO, Rosalba CIRANNI, « Human papillomavirus in a 16th century mummy », *The Lancet*, 362, 9390, 2003, p. 1160.

[55] Les protozoaires sont des organismes unicellulaires non photosynthétiques, comme les ciliés, les amibes et les flagellés.

[56] Caroline POLET, « Subir ou lutter contre les ectoparasites dans les populations du passé : l'apport de l'anthropologie biologique », *in* Franck COLLARD et Évelyne SAMAMA (dir.), *Poux, puces, punaises, la vermine de l'homme : Découverte, descriptions et traitements, Antiquité, Moyen Âge, Epoque moderne*, Paris : L'Harmattan, 2015, p. 23-44.

observe des atteintes digestives comme des méga-œsophages et des méga-côlons[57].

Une momie découverte dans un abri sous-roche texan et datée de 800 ans de notre ère présentait un méga-côlon révélé par une masse très importante d'excréments (fécalome[58]) dans sa cavité abdominale (Fig. 4).

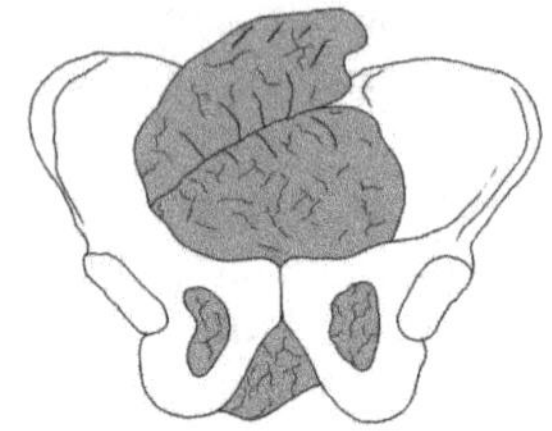

Figure 4 : Fécalome replacé dans le bassin d'un individu découvert dans un abri sous-roche texan et daté de 800 ans de notre ère. Il indique que l'individu présentait un méga-côlon et était certainement atteint de la maladie de Chagas. Dessin : Anne-Marie Wittek (ADIA) d'après Karl REINHARD, T. Michael FINK & Jack SKILES, « A Case of Megacolon in Rio Grande Valley as a Possible Case of Chagas Disease », *Memórias do Instituto Oswaldo Cruz*, 98, Suppl. I, 2003, p. 165-172.

Le recours à diverses analyses a permis de confirmer le diagnostic chez d'autres momies américaines. Il s'agit par exemple de la détection immunohistochimique et de l'observation au microscope électronique d'amastigotes (forme intracellulaire du trypanosome) dans les parois de l'œsophage d'une jeune femme péruvienne inca qui présentait un syndrome « méga-viscéral » (cardiomégalie, méga-œsophage et méga-côlon)[59]. Citons également la mise en évidence d'ADN du trypanosome dans les tissus musculaires d'une momie précolombienne du Brésil qui contenait un fécalome[60].

II. Les calcifications pathologiques du ventre

La calcification pathologique est un processus biologique caractérisé par des dépôts de minéraux dans des tissus ou des organes qui n'en contiennent normalement pas. Leurs causes principales sont des maladies (infectieuses, métaboliques, néoplasiques, parasitaires ou génétiques) ou des

[57] Anis RASSI Jr, Anis RASSI, José Antonio MARIN-NETO, « Chagas disease », *The Lancet*, 375, 2010, p. 1388-1402.

[58] Un fécalome est une concentration anormale de matières fécales sèches et très dures qui s'accumulent le plus souvent dans le rectum.

[59] Gino FORNACIARI, Maura CASTAGNA, Paolo VIACAVA, Adele TOGNETTI, Generoso BEVILACQUA, Elsa L. SEGURA, « Chagas' disease in Peruvian Inca mummy », *The Lancet*, 339, 8785, 1992, p. 128-129.

[60] Alexandre FERNANDES, Alena M. IÑIGUEZ, Valdirene S. LIMA, Sheila M.F. MENDONÇA DE SOUZA, Luiz Fernando FERREIRA, Ana Carolina P. VICENTE, Ana M. JANSEN, « Pre-Columbian Chagas disease in Brazil: Trypanosoma cruzi I in the archaeological remains of a human in Peruaçu Valley, Minas Gerais, Brazil », *Memórias do Instituto Oswaldo Cruz*, 103/5, 2008, p. 514-516.

surcharges environnementales (alimentation trop riche, pollution, etc.)[61]. Elles sont généralement constituées de phosphate de calcium mais il existe une grande variété chimique de leurs constituants cristallins (*cf.* le tableau en annexe).

Les calcifications pathologiques archéologiques ont été découvertes dans des restes humains momifiés et squelettisés.

Leur diagnostic se base sur leur morphologie externe et interne ainsi que sur leur caractérisation géochimique[62]. Les méthodes d'étude sont non-invasives comme l'examen macroscopique, la radiographie, le (micro)scanner et l'observation de leurs surfaces au microscope électronique (*cf.* Fig. 1). Elles peuvent aussi être invasives et consister en une section afin d'observer leur structure interne et en des prélèvements. Ces derniers peuvent faire l'objet de coupes histologiques (non-déminéralisées !) qui sont examinées au microscope optique ou par micro-radiographie. Les prélèvements peuvent aussi être soumis à diverses analyses afin de caractériser leur nature minérale (diffraction des rayons X, spectroscopie infrarouge) et organique (histochimie) ainsi que leur composition chimique (dosage élémentaire).

Les calcifications du ventre découvertes jusqu'à présent dans les populations anciennes appartiennent à trois types principaux : les calculs, les tumeurs calcifiées et les parasites calcifiés (Fig. 5).

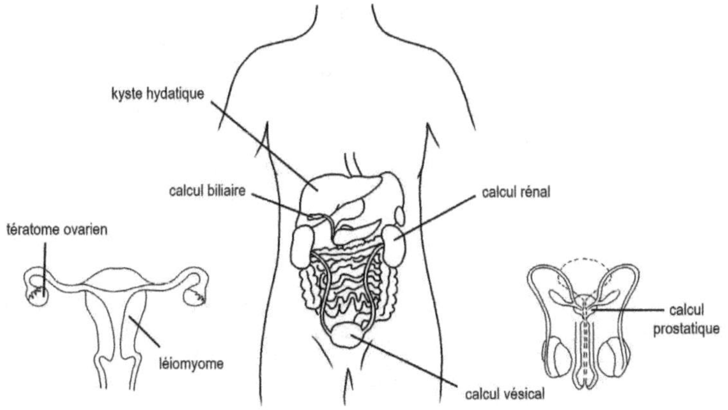

Figure 5 : Localisation des différentes calcifications pathologiques traitées dans ce chapitre. Dessin : Anne-Marie Wittek (ADIA).

A. Les calculs

Les calculs (ou lithiases) sont des concrétions solides qui se forment dans une cavité ou un canal excréteur d'un organe. Ils peuvent croître spontanément ou résulter d'une inflammation, d'une infection ou d'une

[61] Dominique BAZIN, Jean-Philippe HAYMANN, Emmanuel LETAVERNIER, Julie RODE, Michel DAUDON, « Calcifications pathologiques : un diagnostic médical basé sur leurs paramètres physicochimiques », *La Presse Médicale*, 43/2, 2014, p. 135-148.

[62] *Ibid.*

obstruction. Ils sont pleins, organisés en couches concentriques et peuvent avoir différentes formes (*cf.* tableau). Leur taille varie d'une fraction de mm à une quinzaine de cm[63]. Les calculs retrouvés dans le ventre des populations anciennes proviennent des reins, de la vessie, de la prostate et de la vésicule biliaire (Fig. 5).

Les lithiases des voies urinaires sont généralement constituées de sels de calcium et de magnésium[64] (*cf.* tableau).

En 1998, A.-C. Aufderheide et C. Rodríguez-Martín ont recensé dans la littérature quatorze cas archéologiques de lithiase rénale. Ils sont issus des cinq continents et le plus ancien remonte à 3100 av. J.-C. [65]. À ceux-ci s'ajoutent quelques exemples publiés plus récemment comme un individu féminin de l'Illinois décédé au XIXe siècle avant d'avoir atteint trente ans[66]. Elle totalisait quatorze calculs dont certains sont coralliformes et de grandes dimensions. Leur analyse par spectroscopie infrarouge indique qu'ils étaient constitués de struvite, un phosphate ammoniaco-magnésien, qui révèle que l'individu a dû souffrir d'infections urinaires à répétition. En se fondant sur les connaissances médicales actuelles, on peut conclure qu'ils ont, très probablement, entrainé son décès.

A. C. Aufderheide et C. Rodríguez-Martín ont aussi dénombré treize cas de lithiase vésicale (ces lithiases débutent leur formation dans le rein et la poursuivent dans la vessie). Ils proviennent d'Europe, d'Afrique et d'Amérique et le plus ancien date du milieu du IXe millénaire avant notre ère[67]. Depuis, d'autres calculs de la vessie ont été découverts en fouilles dans des squelettes médiévaux[68] et en radiographiant diverses momies comme celle d'un patriarche maronite libanais[69] et d'une femme italienne[70] tous deux morts au XIXe siècle. Le calcul de la momie italienne, qui mesurait près de 10 cm de diamètre et pesait 110 g, a été extrait et analysé par diffraction des rayons X. Il était lui aussi constitué de struvite.

---

[63] Charles-Albert BAUD, Christiane KRAMAR, « Les calcifications biologiques en archéologie », *Bulletins et Mémoires de la Société d'Anthropologie de Paris*, 2-3-4, 1990, p. 163-169.

[64] Michael E. MORAN, *Urolithiasis. A Comprehensive History*, New York : Springer, 2014, p. 381-410.

[65] Arthur Carl AUFDERHEIDE, Conrado RODRÍGUEZ-MARTÍN, *The Cambridge Encyclopedia of Human Paleopathology*, Cambridge : University Press, 1998, p. 286.

[66] Thomas C. JASKOWIEC, Anne L. GRAUER, Michael LEE, Sean RAJNIC, « No stone unturned: The presence of kidney stones in a skeleton from 19th century Peoria, Illinois », *International Journal of Paleopathology*, 19, 2017, p. 18-23.

[67] A. C. AUFDERHEIDE, C. RODRÍGUEZ-MARTÍN, *op cit. supra* note 65.

[68] Trevor ANDERSON, « A medieval bladder stone from Norwich, Norfolk », *International Journal of Osteoarchaeology*, 13/3, 2003, p. 165-167 ; Judyta J. GŁADYKOWSKA-RZECZYCKA & Dariusz NOWAKOWSKI, « A biological stone from a Medieval cemetery in Poland », *PLoS One*, 9, 10, 2014, article109096, 5 pages.

[69] Luigi CAPASSO, Marta LICATA, Antonio PINTO, F. FERNIANOS, T. AZIZI, Lamberto MANZOLI, Danilo CENTRELLA, Ruggero D'ANASTASIO, « A giant urinary bladder stone in the mummy of Lebanese Maronite Patriarch Joseph Tyan (1760–1820) and its environmental and nutritional implications », *Radiography*, 23/1, 2017, p. 67-72.

[70] Valentina GIUFFRA, Lorenzo COSTANTINI, Loredana COSTANTINI BIASINI, Davide CARAMELLA, Gino FORNACIARI, « Giant bladder stone in a natural mummy of the early 19th century », *Urology*, 72/4, 2008, p. 780-781.

Les calculs prostatiques sont habituellement composés de phosphates de calcium[71]. Un cas paléopathologique a été révélé lors de l'examen radiographique de la momie du *condottiere* italien Pandolfo III Malatesta (1370-1427) qui présentait aussi une hyperplasie de la prostate et un calcul rénal coralliforme[72].

Les calculs biliaires (ou cholélithiases) se reconnaissent par leur forme polyédrique avec des facettes limitées par des bords arrondis[73] (Fig. 6). Ils sont principalement constitués de cholestérol et / ou de bilirubine (un pigment biliaire issu de la dégradation de l'hémoglobine) mais ils peuvent aussi contenir des carbonates et des phosphates de calcium (*cf.* tableau). Ils ont été retrouvés dans des momies égyptiennes[74], précolombiennes du Chili[75] et de Colombie[76] et dans une des momies de la basilique San Domenico Maggiore de Naples[77].

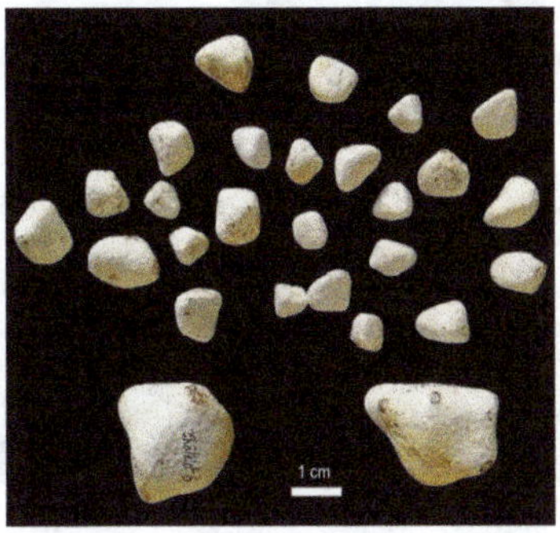

Figure 6 : Calculs biliaires chez une femme décédée à l'âge de 51 ans et provenant du cimetière de Châtelet (Belgique, XIXe siècle).

B. Les tumeurs calcifiées

Les tumeurs localisées dans les tissus de divers organes comme le sein, la thyroïde, les testicules, la prostate, les ovaires et l'utérus peuvent se calcifier. Ces calcifications ectopiques sont majoritairement constituées de phosphates et d'oxalates de calcium (*cf.* tableau). Jusqu'à ce jour, les cas archéologiques qui concernent le ventre sont des tératomes et des léiomyomes (Fig. 5).

---

[71] Jae Seog HYUN, « Clinical significance of prostatic calculi: A review », *The World Journal of Men's Health*, 36/1, 2018, p. 15-21.

[72] Gino FORNACIARI, Rosalba CIRANNI, Luca VENTURA, « Paleoandrology and prostatic hyperplasia in Italian mummies (XVth-XIXth century) », *Medicina Nei Secoli*, 13/2, 2001, p. 269-284.

[73] Ch.-A. BAUD, Chr. KRAMAR, *op cit. supra* note 63.

[74] Peter Hugh Ker GRAY, « Radiological aspects of the mummies of ancient Egyptians in the Rijksmuseum van Oudheden, Leiden », *Oudheidkundige Mededelingen uit het Rijksmuseum van oudheden te Leiden*, 47, 1966, p. 1-30.

[75] Juan MUNIZAGA, Marvin J. ALLISON, Claudio PAREDES, « Cholelithiasis and cholecystitis in pre-Columbian Chileans », *American Journal of Physical Anthropology*, 48/2, 1978, p. 209-212 ; A. C. AUFDERHEIDE, C. RODRÍGUEZ-MARTÍN, *op cit. supra* note 65, p. 272.

[76] Felipe CÁRDENAS-ARROYO, Maria Cristina MARTINA, « Two findings of gallstones in archaeological mummies from Colombia », *International Journal of Paleopathology*, 24, 2019, p. 53-59.

[77] Gino FORNACIARI, « Le mummie Aragonesi in San Domenico Maggiore di Napoli », *Medicina nei Secoli*, 18/3, 2006, p. 843-864.

Le tératome est une tumeur qui prend naissance dans les cellules germinales (spermatozoïdes et ovules) et qui peut contenir différents types de tissu plus ou moins différenciés (musculaire, osseux, dentaire et même des cheveux). Il se développe le plus souvent dans les ovaires et les testicules mais peut aussi se manifester dans d'autres régions du corps[78]. Dans un site espagnol d'époque romaine tardive, une femme âgée de 30 à 40 ans présentait dans son bassin une calcification sphérique creuse d'environ 4 cm de diamètre. Cette dernière renfermait deux dents malformées (Fig. 7 A). Le diagnostic le plus probable est un tératome ovarien.

Un autre cas provient d'un cimetière portugais du XVe-XVIIIe siècle (Fig. 7 B) et comportait cinq dents malformées[79].

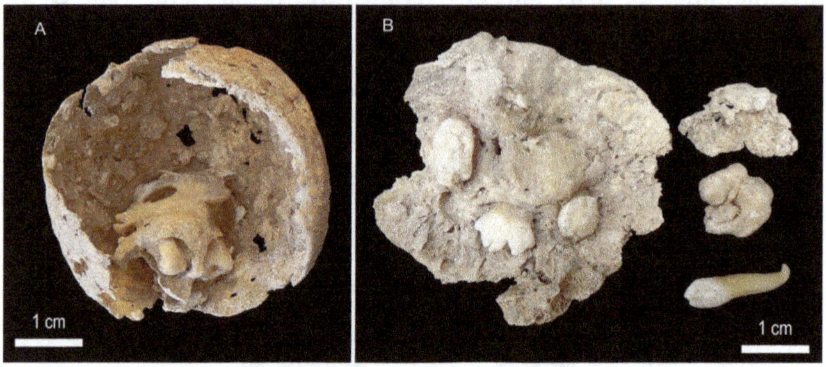

Figure 7 : A. Tératome ovarien découvert dans le bassin d'une femme âgée de 30 à 40 ans provenant d'un site espagnol d'époque romaine tardive. Cette calcification sphérique creuse d'environ 4 cm de diamètre renfermait deux dents malformées (Núria ARMENTANO, Mercè SUBIRANA, Albert ISIDRO, Oscar ESCALA & Assumpció MALGOSA, « An ovarian teratoma of late Roman age », *International Journal of Paleopathology*, 2/4, 2012, p. 236-239, photographie reproduite avec l'autorisation de son auteur, Dr Núria Armentano, Universitat Autònoma de Barcelona, tous droits réservés). B. Tératome ovarien découvert dans le bassin d'une femme âgée de plus de 45 ans provenant d'un site portugais d'époque moderne. Cette calcification concave d'environ 4 cm de diamètre contenait cinq dents malformées (Sofia N. WASTERLAIN, Rute V. ALVES, Susana J. GARCIA, & António MARQUES, « Ovarian Teratoma: A case from 15th-18th century, Lisbon, Portugal », *International Journal of Paleopathology*, 18, 2017, p. 38-43, photographie reproduite avec l'autorisation de son auteur, Sofia Wasterlain, Centro Arqueologia de Lisbõa, tous droits réservés).

Le léiomyome est une tumeur bénigne qui prend naissance dans le tissu musculaire lisse de divers organes comme l'utérus, l'estomac, la vessie et l'intestin. Les léiomyomes utérins (aussi communément appelés « fibromes ») sont les plus fréquents et touchent aujourd'hui de 20 à 25 % des femmes de plus de 35 ans chez qui ils peuvent causer hémorragies,

---

[78] Ivan DAMJANOV, « The pathology of human teratomas», chap. 2 *in The Human Teratomas. Experimental and clinical biology*, dir. Ivan DAMJANOV, Barbara B. KNOWLES, Davor SALTER, Clifton (USA) : Humana Press, 1983, p. 23-66.

[79] Sofia N. WASTERLAIN, Rute V. ALVES, Susana J. GARCIA, António MARQUES, « Ovarian teratoma: A case from 15th–18th century Lisbon, Portugal », *International Journal of Paleopathology*, 18, 2017, p. 38-43.

stérilité et fausses couches[80]. Ils se calcifient dans 2 à 7 % des cas, souvent après la ménopause[81]. Les spécimens calcifiés ont un aspect spongieux, avec des travées calcifiées séparées par des espaces irréguliers. Leur texture interne est « en volute »[82]. En 1993, Kramar et Baud ont recensé, dans la littérature paléopathologique, sept exemples allant du Néolithique au Bas Moyen Âge[83]. Depuis, d'autres cas ont été publiés dont le plus spectaculaire provient d'un cimetière anglais daté de 1550 à 1700 : il a livré une calcification ovoïde pesant plus de 3 kg[84]. Trois cas ont aussi été décrits dans le cimetière d'un couvent postmédiéval bruxellois[85] (Fig. 8). Le taux élevé (10 % des femmes atteintes) est probablement lié au fait que les léiomyomes sont plus fréquents chez les femmes nullipares[86].

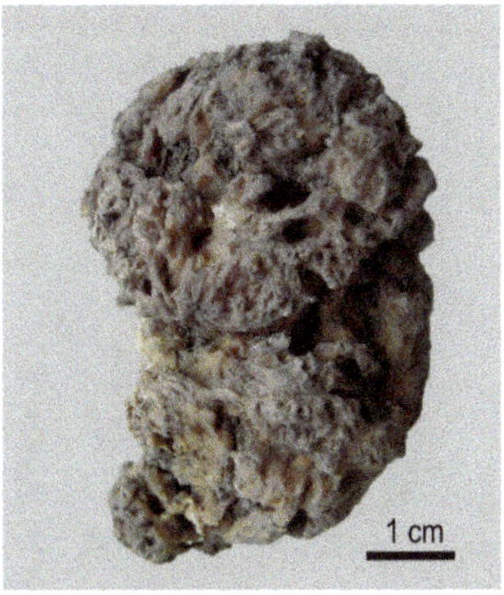

Figure 8 : Léiomyome utérin calcifié découvert dans la cavité pelvienne d'une femme inhumée dans le cimetière de l'ancien couvent bruxellois des Pauvres Claires, XVIe - XVIIIe siècle (Kim QUINTELIER, « Calcified uterine leiomyomata from a Post-Medieval nunnery in Brussels, Belgium », *International Journal of Osteoarchaeology*, 19/3, 2009, p. 436-442 ; photographie reproduite avec l'autorisation de son auteur, Kim Quintelier, Agentschap Onroerend Erfgoed, tous droits réservés).

C. Les parasites calcifiés

Certains parasites peuvent se calcifier comme l'échinocoque, un vers plat segmenté de la même classe que les ténias. L'hôte définitif de l'espèce *Echinocochus multilocularis* est un canidé (renard, chien, loup) et son hôte

---

[80] Gordon P. FLAKE, Janet ANDERSEN, Darlene DIXON, « Etiology and pathogenesis of uterine leiomyomas: A review », *Environmental Health Perspectives*, 111/8, 2003, p. 1037-1054.

[81] Kim QUINTELIER, « Calcified uterine leiomyomata from a Post-Medieval nunnery in Brussels, Belgium », *International Journal of Osteoarchaeology*, 19/3, 2009, p. 436-442.

[82] Christiane KRAMAR, Charles-Albert BAUD, « Fibroléiomyomes de l'utérus chez la femme au Moyen Âge », chapitre de *La femme pendant le Moyen Âge et l'Époque Moderne* (Dossier de Documentation Archéologique, 17), Actes des Sixièmes Journées Anthropologiques de Valbonne 9-10-11 juin 1992, dir. Luc BUCHET, Paris : CNRS Éditions, 1994, p. 129-134.

[83] *Ibid.*

[84] Garrard COLE, Carolyn RANDO, Lucy SIBUN, Tony WALDRON, « A giant calcified uterus, likely due to benign leiomyoma », *International Journal of Paleopathology*, 10, 2015, p. 51-57.

[85] K. QUINTELIER, *op cit. supra* note 81.

[86] Donna Day BAIRD, David B. DUNSON, « Why is parity protective for uterine fibroids? », *Epidemiology*, 14, 2003, p. 247-250.

intermédiaire est un petit mammifère (souvent un rongeur) dans lequel la larve s'enkyste (Fig. 9). L'Homme peut s'infecter en ingérant des baies souillées par des excréments de canidé contenant des œufs d'échinocoque. Étant donné qu'il est dans ce cas, comme le rongeur, un hôte intermédiaire, il ne développera pas de vers intestinaux mais des larves qui vont s'enkyster dans ses tissus. Celles-ci portent le nom de kyste hydatique. Ce kyste est le siège d'une intense multiplication larvaire, bourgeonnant par sa face interne, chaque vésicule bourgeonnant à son tour (Fig. 9). Cette multiplication s'accompagne d'une augmentation de volume et d'une dissémination. Ces kystes sont principalement localisés dans le foie (75 %) et les poumons (15 %). On estime qu'environ 20 à 30 % des kystes hépatiques se calcifient après leur mort alors que, chez ceux situés dans d'autres organes, la proportion ne dépasse pas 1 %[87].

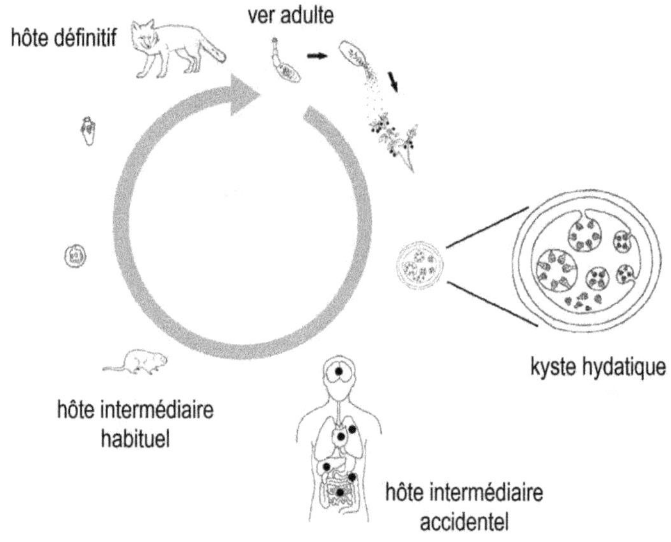

Figure 9 : Cycle de l'échinococcose à *Echinocochus multilocularis*. Dessin : Anne-Marie Wittek (ADIA) d'après TICES (Technologies de l'Information et de la Communication pour l'Enseignement en Santé).

Fornaciari et son équipe ont recensé vingt-cinq cas archéologiques de kyste hydatique calcifié. Ils proviennent de dix-huit sites européens datés du IIIe siècle avant J.-C. jusqu'au début du XXe siècle[88]. Sur les onze cas dont la localisation anatomique était connue, dix étaient situés dans la région

---

[87] Iván PEDROSA, Antonio SAÍZ, Juan ARRAZOLA, Joaquín FERREIRÓS, César S. PEDROSA, « Hydatid disease: radiologic and pathologic features and complications », *Radiographics*, 20/3, 2000, p. 795-817.

[88] Antonio FORNACIARI, Raffaele GAETA, Letizia CAVALLINI, Giacomo ARINGHIERI, Randa ISHAK, Fabrizio BRUSCHI, Valentina GIUFFRA, « A 13th-century cystic echinococcosis from the cemetery of the monastery of Badia Pozzeveri (Lucca, Italy) », *International Journal of Paleopathology*, 3/1, 2020, p. 79-88.

pelvienne ou thoraco-abdominale. Le plus impressionnant d'entre eux faisait près de 20 cm de diamètre et a été découvert dans un site monastique médiéval islandais qui a fonctionné comme hôpital entre 1493 et 1554[89]. Un autre cas est extraordinaire par sa charge parasitaire : il s'agit d'un individu médiéval danois provenant d'une léproserie et qui ne comportait pas moins de soixante-douze kystes calcifiés[90].

Des indices permettent parfois de connaitre l'origine de certains kystes. Ainsi, la présence d'œufs d'un parasite qui infecte le foie (*Calodium hepaticum*[91]) dans la coque de kystes retrouvés parmi les restes d'un adolescent français d'époque romaine tardive (Fig. 10), a permis de déduire qu'ils étaient localisés dans sa cavité abdominale[92].

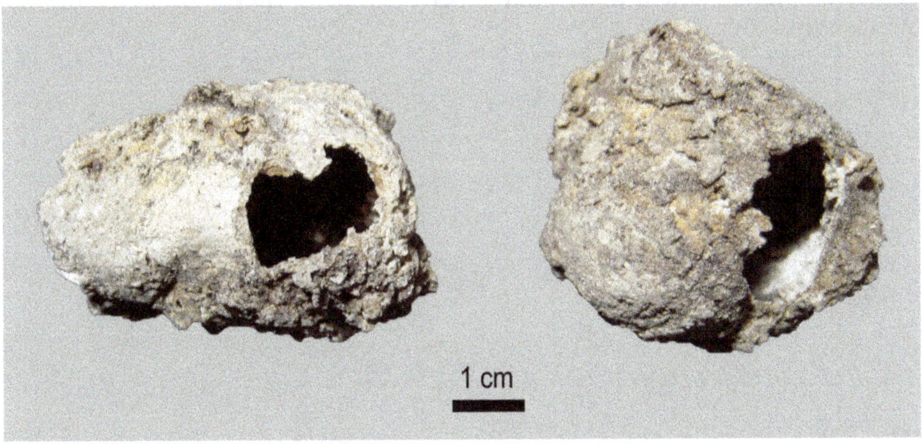

Figure 10 : Probables kystes hydatiques retrouvés dans une tombe du Bas Empire à Amiens (Fouille de l'Inrap ; Gholamreza MOWLAVI, Sacha KACKI, Jean DUPOUY-CAMET, Iraj MOBEDI, Mahsasadat MAKKI, Majid Fasihi HARANDI, Saied Reza NADDAF, « Probable hepatic capillariosis and hydatidosis in an adolescent from the late Roman period buried in Amiens (France) », *Parasite*, 21, 2014, article 9, 5 pages ; photographie reproduite avec l'autorisation de son auteur, Sacha Kacki, CNRS, UMR 5199 PACEA, tous droits réservés).

Conclusion

Cet article avait pour but de montrer que les tissus mous et les calcifications du ventre apportent, grâce à diverses techniques plus ou moins invasives, de précieuses informations sur les populations anciennes. Ces

---

89 Steinunn KRISTJÁNSDÓTTIR, Cecilia COLLINS, « Cases of hydatid disease in Medieval Iceland », *International Journal of Osteoarchaeology*, 21/4, 2011, p. 479-486.

90 Daniel L. WEISS, Vilhelm MØLLER-CHRISTENSEN, « Leprosy, echinococcosis and amulets: a study of a medieval Danish inhumation », *Medical history*, 15/3, 1971, p. 260-267.

91 *Calodium hepaticum* est l'agent de la capillariose hépatique des mammifères. Le ver adulte pond ses œufs dans le foie d'un premier hôte (souvent un rongeur). Pour pouvoir boucler le cycle parasitaire, ils doivent être ingérés par un autre animal (généralement un rongeur de la même espèce). L'Homme peut se contaminer en consommant ces rongeurs ou, plus fréquemment, des aliments souillés par leurs excréments.

92 Gholamreza MOWLAVI, Sacha KACKI, Jean DUPOUY-CAMET, Iraj MOBEDI, Mahsasadat MAKKI, Majid Fasihi HARANDI, Saied Reza NADDAF, « Probable hepatic capillariosis and hydatidosis in an adolescent from the late Roman period buried in Amiens (France) », *Parasite*, 21, 2014, article 9, 5 pages.

études permettent, entre autres, d'en savoir plus sur les maladies qui les affectaient, les soins dont elles ont bénéficié et parfois leur cause de décès, apportant ainsi leur contribution aux recherches paléo-épidémiologiques. Au-delà de ces aspects paléopathologiques, elles renseignent aussi sur l'hygiène, la proximité avec certains animaux, le régime alimentaire, les (mauvaises) habitudes et l'environnement dans lequel vivaient nos ancêtres.

Parmi les domaines d'investigation très prometteurs en bioarchéologie du ventre, il faudra compter sur l'étude du microbiote intestinal qui est en plein développement et qui permet de reconstituer une véritable « carte d'identité microbiologique » propre à chaque individu[93].

Les tripes, les boyaux et les entrailles n'ont donc pas fini de livrer leurs secrets, dévoilant ainsi petit à petit des pans entiers de l'intimité des civilisations du passé[94].

---

[93] Philippe CHARLIER, Anaïs AUGIAS, Philippe SANSONETTI, Céline BON, Sean KENNEDY, Laure SEGUREL, « *Fæces vivos docent.* Microbiome intestinal ancien et problématiques médicales contemporaines », *Médecine / Sciences*, 33, 2017, 984-990.

[94] Je remercie chaleureusement les organisateurs de ce colloque, Franck Collard (Université Paris Nanterre) et Evelyne Samama (Université de Versailles, Saint-Quentin-en-Yvelines) de m'avoir invitée à participer à cet événement. Mes remerciements s'adressent aussi à divers chercheurs qui m'ont transmis et autorisé à publier leurs photographies. Il s'agit de Sacha Kacki (PACEA, Université de Bordeaux), Kim Quintelier (Agentschap Onroerend Erfgoed), Núria Armentano (Universitat Autònoma de Barcelona), Michael Zimmerman (University of Pennsylvania) et Sofia Wasterlain (Centro de Arqueologia de Lisbõa). Anne-Marie Wittek (Association pour la Diffusion de l'Information Archéologique) a réalisé diverses illustrations pour le présent article, qu'elle en soit remerciée. Enfin, j'exprime ma gratitude à Serge Lemaitre (Musées Royaux d'Art et d'Histoire) pour sa relecture attentive du manuscrit.

Tableau : Caractéristiques et principaux constituants des calcifications pathologiques traitées dans ce chapitre

		calcul				tumeur calcifiée		
		rénal	vésical	biliaire	prostatique	tératome	léiomyome	kyste hydatique
forme	sphéroïde	X	X		X	≈ X	≈ X	X
	mûriforme	X						
	coralliforme	X						
	polyèdre étoilé ou spiculé	X						
	polyédrique avec facettes à bords arrondis	X		X				
organisation interne	plein (P) / creux (C)	P	P	P	P	P ou C	P	C
	couches concentriques	X	X	X	X	X		X
constituants minéraux	phosphates calciques	X	X	X	X	X	X	X
	phosphates magnésiens	X	X		X			
	oxalates de calcium	X	X		X			
	urates et acide urique	X	X		X			
	carbonates de calcium	X	X	X				
	sulfates de calcium	X	X					
	silice et silicates	X	X					
	citrates				X			
constituants organiques	acides aminés	X	X					
	lipides	X		X				
	bilirubine			X				

Les remèdes κωλικά

Alessia GUARDASOLE[1]

Par une définition quelque peu tautologique, nous pouvons dire que les remèdes que les Anciens appelaient « coliques », κωλικά[2], étaient aptes à résoudre un état pathologique du même nom, à savoir l'état colique (ἡ κωλικὴ διάθεσις). Avant d'entrer dans le détail des remèdes et des principes qui en ont dicté la composition, j'aborderai donc une première question concernant ce que les Anciens entendaient par « état colique », avec un choix très restreint de textes qui aideront à cerner le cadre anatomo-pathologique dans lequel s'insère notre enquête.

Dans les *Définitions médicales* pseudo-galéniques, qui sont apocryphes, mais qui ont l'avantage premièrement d'être synthétiques de par leur propre nature de définitions et ensuite d'être à peu près contemporaines de Galien[3], l'état colique (κωλικὴ διάθεσις) est ainsi défini : « l'état colique est une constitution chronique dans la région du côlon, qui s'accompagne de douleurs par intervalles, implacables, de difficultés dans la respiration, de transpirations soudaines et de frissons généralisés »[4]. Tous les symptômes de cet état sont donc ici réunis, avec une accentuation particulière pour la douleur qui le caractérise.

En revanche, la plus ancienne mention de cet état remonte, dans les sources à notre disposition, à Dioclès de Caryste, illustre médecin actif au IVe s. av. J.-C. à Athènes, grâce au témoignage de l'*Anonyme de Paris*[5] :

---

[1] Directrice de recherche CNRS – Sorbonne Université, UMR 8167 « Orient et Méditerranée », alessia.guardasole@cnrs.fr.

[2] La forme avec le vocalisme en -ο- long (κωλικός) est la seule attestée dans les textes et manuscrits auxquels nous nous référons dans cette étude. Pierre CHANTRAINE, *Dictionnaire étymologique de la langue grecque,* Paris : Klincksieck, 2009 (2e ed.), *s.v.* κόλον, « gros intestin », relie la forme κῶλον en grec tardif à une influence de κῶλον, « membre », et surtout du terme latin *culus* ; la même position est reprise par Robert BEEKES, *Etymological Dictionary of Greek*, Leiden / Boston : Brill, 2010, *s.v.* κόλον.

[3] Voir Jutta KOLLESCH, *Untersuchungen zu den pseudogalenischen* Definitiones medicae, Berlin : Akademie Verlag, 1973 (Schriften zur Geschichte und Kultur des Antike, 7), spécialiste de cet ouvrage pseudo-galénique, qui le date fort vraisemblablement du dernier quart du Ier siècle de notre ère (p. 60-66).

[4] Ps.-Galien, *Définitions médicales* 272 (Kühn XIX 422, 18 - 423, 3) : Κωλικὴ διάθεσίς ἐστι κατασκευὴ χρόνιος περὶ τὸ κῶλον μετὰ τοῦ εἰς διαλήμματα ἀλγήματα ἐπιγίγνεσθαι ἀνυπόστατα καὶ δυσπνοεῖν καὶ ἐφιδροῦν καὶ περιψύχεσθαι.

[5] Dioclès de Caryste, *fr.* 126 *ap.* Anonymus Parisinus, *De morbis acutis et chroniis* 15 (ed. Ivan Garofalo, Leyde : Brill, 1997, p. 102, 3-8 ; ed. van der Eijk, Leyde : Brill, 2000, p. 216-217) : Κωλικῶν αἰτία. τῆς δὲ κωλικῆς διαθέσεως οἱ μὲν ἀρχαῖοι οὐκ ἐμνήσθησαν, ἔνεστι δὲ αὐτοῖς ἡ αἰτία· ἤτοι φλεγμονὴ τοῦ κώλου ἢ ἐν τούτῳ παχέων πνευμάτων μονή, ὑφ' ὧν

> « Cause des coliques. Les anciens — dit-il — n'ont pas mentionné l'état colique, mais la cause est présente chez eux : c'est soit une inflammation du côlon, soit une persistance de souffles épais dans celui-ci, par lesquels il est distendu, ce qui provoque des douleurs ; cela se produit aux deux parties du corps, puisque aussi le côlon s'étend aussi bien du côté droit que du côté gauche ».

Par la suite Galien, excellent anatomiste, relate la difficulté de diagnostiquer cet état et s'étend sur l'agencement serré des organes des appareils digestif et urinaire, pour expliquer le fait que des douleurs abdominales, qu'elles soient d'origine néphrétique ou intestinale, étaient rapportées au côlon à la fois par les patients et par les médecins[6] :

> « J'ai souvent vu — dit-il — une forte douleur du côlon être prise, non pour ce qu'elle était, mais pour une douleur des reins, ou, au contraire, une douleur des reins être rapportée au côlon. [...] Tous les intestins se suivent régulièrement, à partir de l'estomac : le jéjunum est le plus élevé ; puis vient l'intestin appelé grêle ; après lui se trouve le cœcum qui a un prolongement vers les parties inférieures ; vient ensuite le côlon qui se dirige d'abord à la région supérieure pour s'accoler le plus souvent au foie et à la rate ; aussi ai-je été surpris de voir comment non seulement presque tous les médecins, mais encore les gens du monde, avaient su rapporter au côlon les douleurs les plus violentes, dans quelques parties [du ventre] qu'elles se trouvent » (trad. Ch. Daremberg).

Nous voyons donc que la difficulté qu'ont encore les patients et les médecins de nos jours de lier une douleur abdominale à l'un ou l'autre organe (avant bien sûr de faire appel à l'imagerie médicale dans sa panoplie de moyens) était déjà ressentie et expérimentée par les Anciens.

Une fois précisé donc le cadre anatomique et pathologique de l'affection qui concerne mon objet d'investigation et qui peut être rapproché de ce que les médecins modernes désignent par le terme « colite », passons à la thérapeutique, sur laquelle porte plus particulièrement mon enquête.

Mon point de départ a été l'étude de la spécialisation de l'adjectif ἀνώδυνος, dans la littérature pharmacologique de la première époque impériale[7]. Pour résumer très brièvement, ἀνώδυνος est un adjectif composé

περιδιατεινόμενον ἀλγήματα παρέχει· κατ' ἀμφότερα δὲ τὰ μέρη τοῦ σώματος γίνεται, ὅτι καὶ τὸ κῶλον εἴς τε τὰ δεξιὰ καὶ τὰ ἀριστερὰ παρήκει.

[6] Galien, *Lieux affectés* VI, 2 (Kühn VIII 384, 5-387, 2) : κώλου δ' ἄλγημα σφοδρὸν εἶδον πολλάκις ὑπὸ τῶν ἰατρῶν οὐ κώλου νομιζόμενον, ἀλλὰ νεφρῶν εἶναι, καθάπέρ γε καὶ τὸ τῶν νεφρῶν εἰς κῶλον ἀναφερόντων. [...] τεταγμένων δὲ τῶν ἐντέρων ἁπάντων μετὰ τὴν γαστέρα, τῆς μὲν νήστεως ὑψηλοτάτης, ἐφεξῆς δὲ αὐτῆς τοῦ λεπτοῦ καλουμένου, μεθ' ὃ τοῦ μὲν τυφλοῦ πρὸς τὰ κάτω μέρη τὴν ἔκτασιν ἔχοντος, τοῦ δὲ κώλου πρὸς τὴν ἄνω χώραν ἀναφερομένου, μέχρι τοῦ συνηρτῆσθαι πολλάκις ἥπατί τε καὶ σπληνί, θαυμάζειν ἐπῆλθέ μοι, πόθεν ἐπείσθησαν οὐ μόνον οἱ ἰατροὶ σχεδὸν ἅπαντες, ἀλλὰ καὶ οἱ ἰδιῶται, τὰ σφοδρότατα τῶν ἀλγημάτων, ἐν οἷς ἂν τύχῃ μέρεσι γιγνόμενα, τοῦ κώλου νομίζειν εἶναι.

[7] L'étude est sous presse dans les actes du colloque organisé par Isabella Bonati en 2018 à la North-West University de Potchefstroom (Afrique du Sud) : « Des ἤπια φάρμακα (Homère) aux ἀνώδυνα φάρμακα (Galien) : la thérapie de la douleur dans la pharmacologie antique », *in*

privatif avec la forme ἀν- de la négation devant voyelle, et ensuite le radical de ὀδύνη, « la douleur ». Ces composés en a- / an- ont traditionnellement une valeur passive (donc, pour notre adjectif, « indolore, sans éprouver de douleur ») ou active (« qui écarte la douleur »). Par mon étude, j'ai pu prouver qu'un processus de spécialisation de ce terme dans sa valeur active (« qui écarte la douleur »), déjà entamé au Ier siècle de notre ère chez Dioscoride, se finalise au temps de Galien (IIe s.) et est largement attesté dans les traités de pharmacologie de ce médecin. Les médicaments qui écartent la douleur sont les ἀνώδυνα φάρμακα, à savoir les analgésiques.

Un recensement des nombreuses recettes de médicaments désignés ἀνώδυνα[8] a montré qu'ils étaient utilisés pour des pathologies ophtalmiques, dentaires, de l'appareil respiratoire (essentiellement pour les maux de gorge et la toux) ; un emploi spécifique comme antidotes contre les piqûres de scorpions et de reptiles (efficace aussi lors d'accouchements difficiles) est aussi attesté[9].

Cependant, les pathologies pour lesquelles les analgésiques étaient majoritairement utilisés étaient celles de l'appareil digestif, en particulier pour soigner l'état colique. Je m'arrêterai en particulier sur quelques passages traitant de ce type d'analgésiques, en raison de leur intérêt tout particulier pour cette enquête.

Un chapitre du traité de Galien sur les *Médicaments composés selon les lieux* sera mon point de départ, car il donne une information essentielle : les « antidotes que l'on nomme "coliques" [κωλικαί], sont appelés par certains "analgésiques" [ἀνώδυνοι], tels que l'antidote de Philon »[10]. Mon étude sur la désignation technique des analgésiques trouve donc ici un développement supplémentaire : les remèdes coliques étaient appelés par

---

Isabella BONATI (dir.), *Proceedings of The Words of Medicine: Technical Terminology in Material and Textual Evidence from the Graeco-Roman World*, 19-22 September 2018, Potchefstroom : North-West University.

[8] Par un recensement rapide dans le *TLG*, nous en comptons une petite soixantaine dans les trois traités principaux de pharmacologie synthétique de Galien (*Médicaments composés selon les lieux*, *Selon les genres* et *Antidotes*), auxquelles il faut ajouter les recettes sans indication explicite, introduites par un simple ἄλλο / ἄλλη.

[9] Quelques exemples choisis : remèdes ophtalmiques, Galien, *Médicaments composés selon les lieux* IV, 8 (Kühn XII 747, 13) : ἀνώδυνον διὰ χυλῶν πρὸς πᾶσαν περιωδυνίαν, ὕπνον ποιεῖ παραχρῆμα, « analgésique à base de sucs pour tout état de forte douleur, provoque immédiatement le sommeil » ; remèdes pour les dents, Id., *Ibid.* V, 5 (Kühn XII 869, 6) : ἄλλο ἀνώδυνον πρὸς περιωδυνῶντας καὶ βεβρωμένους ὀδόντας. ἔστι δὲ καὶ βηχικὸν ἀγαθόν, « un autre analgésique pour les dents souffrant de fortes douleurs et érodées. C'est également un bon remède contre la toux » ; remèdes pour les pathologies de l'appareil respiratoire, Id., *Ibid.* VII, 2 (Kühn XIII 57, 3) : ἄλλη ἀνώδυνος Ἀντωνίου Μούσα, πρὸς κατάρρουν ποιοῦσα καὶ πρὸς τὴν τῆς φωνῆς ἀποκοπήν, « un autre analgésique d'Antonius Musa, efficace pour le rhume et pour l'extinction de la voix » ; antidotes, Galien, *Antidotes* II, 12 (Kühn XIV 176, 17) : ἀνώδυνον φάρμακον ἐπιτετευγμένον πρὸς σκορπίων καὶ φαλαγγίων, καὶ παντὸς ἑρπετοῦ πληγάς, ποιεῖ καὶ ταῖς δυστοκούσαις, « médicament analgésique très efficace pour les piqûres de scorpions, de phalanges et de tout reptile, il est efficace aussi pour les femmes qui ont des accouchements difficiles ».

[10] Galien, *Médicaments composés selon les lieux* VIII, 3 (Kühn XIII 156, 8-9) : καθάπερ ἐν ταῖς κωλικαῖς καλουμέναις ἀντιδότοις, ὑπὸ δέ τινων ἀνωδύνοις, ὁποῖα καὶ ἡ τοῦ Φίλωνός ἐστιν.

certains médecins aussi analgésiques (sans aucune distinction, dans ce passage).

C'est sans doute en raison du grand nombre de remèdes analgésiques contre les syndromes du côlon que les deux noms étaient pour ainsi dire interchangeables.

Mais ce passage est important aussi parce qu'il mentionne, à l'intérieur de cette catégorie, l'antidote de Philon, médecin originaire de Tarse, actif vraisemblablement sous Auguste[11]. Le remède dont il fut l'inventeur devint l'analgésique incontestablement le plus renommé dans la pharmacologie antique et Galien en parle également dans ses traités de pathologie[12].

Si, donc, nous enregistrons dans de nombreux passages des recoupements terminologiques certes évidents, mais évoqués par de simples allusions ou glissements entre les deux termes désignant les analgésiques (ἀνώδυνα) et les coliques (κωλικά), dans un chapitre fondamental de cette étude, Galien présente diffusément la théorie pharmacologique qui est à la base de ces emplois thérapeutiques.

Il le fait dans le traité de référence pour la pharmacologie synthétique, les *Médicaments composés selon les lieux*, au chapitre IX, 4, que j'ai fractionné en trois parties et que je présente dans une séquence modifiée par rapport à leur succession chez Galien. En effet, j'ai préféré regrouper deux passages théoriques, qui aident à comprendre la science et l'expérience pharmacologiques qui y sont présentées, et passer, à la fin de mon développement, à la présentation du cas emblématique de remède colique : l'antidote de Philon.

Le premier passage ouvre le long chapitre consacré aux remèdes coliques dans ce traité (il occupe 22 pages de l'édition de Kühn, XIII 266-288). Le titre ne laisse pas de place au doute[13] : « À propos des médicaments

---

[11] Voir Hans DILLER, « Philon (47) », *Realencyclopädie der klassichen Altertumswissenschaft* [*RE*] 20, 1, 1941, col. 52 *sq.* Sur l'époque de l'activité de Philon, le témoignage principal est celui de Galien, cité dans le détail d'ici peu (voir note 13) dans lequel il est dit que son antidote fut préparé pour la première fois ἐν τοῖς πάλαι χρόνοις, « il y a longtemps » : sur la base de ce témoignage et des citations de son remède par les médecins postérieurs, il est daté depuis Diller de l'époque augustéenne.

[12] C'est, par exemple, le cas de Galien, *Lieux affectés* II, 3 (Florian Gärtner, *Corpus Medicorum Graecorum* [*CMG*] V, 6, 1, 1, Berlin : de Gruyter, 2015, p. 322, 8-10 ; Kühn VIII 83-84) : θάλψεις μὲν ἔξωθέν τε καὶ διὰ τῶν ἐνιεμένων τὸ πρῶτον, ἐπ'αὐταῖς δέ, εἰ μὴ πραΰνοιτο, καὶ τῶν ἀνωδύνων τι καλουμένων φαρμάκων, ὁποῖόν ἐστιν τὸ τοῦ Φίλωνος, « tu chaufferas d'abord à la fois à l'extérieur et par le biais de remèdes qui s'infiltrent ; après ceux-ci, si la douleur ne s'est pas apaisée, même par le biais des remèdes qu'on appelle analgésiques, comme le remède de Philon », en relation à certains syndromes coliques.

[13] Galien, *Médicaments selon les lieux* IX, 4 (Kühn XIII 266, 9-267, 9) : Περὶ τῶν ἀνωδύνων τε καὶ κωλικῶν ὀνομαζομένων φαρμάκων. Τοῖς τοιούτοις φαρμάκοις ἕνεκα μεγάλης ὀδύνης ἢ ἀγρυπνίας ἢ τοῦ μὴ σπαράττεσθαι χάριν διὰ βῆχα βιαίαν, ὡς ἐφ' αἵματος ἀναγωγῆς ἐνίοτε γίνεται καὶ κατάρρων χαλεπῶν, εἰώθαμεν χρῆσθαι. κατὰ μέντοι τὰ μετριώτερα τῶν εἰρημένων αἱ διὰ τῶν σπερμάτων ἰδίᾳ ὀνομαζόμεναι βηχικαὶ δυνάμεις αὐτάρκεις, ἔχουσαι μὲν πάντως τι καὶ αὗται τῶν καρωτικῶν φαρμάκων [...]. τὰς δὲ τῶν ἀνωδύνων τε καὶ κωλικῶν, αἵπερ εἰσὶν ὁμογενεῖς μὲν ἐκείναις, σφοδρότεραι δὲ πολὺ ταῖς δυνάμεσιν, ἐν τῷδε τῷ λόγῳ δηλώσω. πρώτη μὲν οὖν αὐτῶν, ὡς ἔοικεν, ἐν τοῖς πάλαι χρόνοις ἡ τοῦ Φίλωνος ἔνδοξος ἐγένετο, περὶ ἧς αὐτὸς ἐποίησε τάδε τὰ ἐλεγεῖα.

appelés à la fois analgésiques et coliques ». Dans la suite immédiate nous lisons :

> « Nous avons l'habitude d'employer des médicaments de ce type en raison d'une forte douleur ou insomnie ou pour qu'on ne soit pas sujet à convulsions à cause d'une toux violente, comme il se produit parfois lors de crachements de sang et de rhumes difficiles. Dans les cas les plus modérés parmi ceux mentionnés, il suffit d'utiliser les compositions que l'on appelle proprement béchiques, préparées à base de grains, vu que celles-ci aussi contiennent dans tous les cas un peu des médicaments qui plongent dans un sommeil lourd. [...] Quant aux compositions des remèdes à la fois analgésiques et coliques, qui précisément sont du même genre que celles-ci (*sc.* les béchiques), mais beaucoup plus vigoureuses dans leurs actions, je les présenterai dans ce livre-ci. La première donc parmi elles – à ce qu'il paraît –, il y a longtemps, fut le célèbre remède de Philon, au sujet duquel il composa lui-même ces vers élégiaques ».

Suit donc la recette de Philon que nous verrons dans la suite de notre étude. Étant donné sa forme poétique[14] — dans ce cas en distiques élégiaques (hexamètre suivi de pentamètre) —, Galien ajoute, à la fin du texte, les commentaires explicatifs des passages obscurs (assez nombreux, nous le verrons ; le chapitre s'intitule Γαληνοῦ ἐξάπλωσις τῆς Φίλωνος ἀντιδότου, « explication de Galien de l'antidote de Philon », Kühn XIII 269, 3-276, 5) et s'arrête sur des considérations théoriques sur l'action du remède. Ce sont des parties du plus vif intérêt des traités de pharmacologie du médecin de Pergame, car elles livrent d'une façon explicite et raisonnée l'état des connaissances scientifiques au IIe s. de notre ère.

Or dans un passage qui se trouve à la fin des commentaires relatifs au remède de Philon, Galien explique dans le détail l'histoire de ces inventions et les raisons qui ont guidé la πεῖρα, l'expérience, dans les différentes étapes[15] :

---

[14] Sur les recettes de pharmacologie en vers, leur raison d'être et le rôle central de Galien dans leur transmission, voir Heinrich von STADEN, « Gattung und Gedächtnis: Galen über Wahrheit und Lehrdichtung », *in* Wolfgang KULLMANN, Jochen ALTHOFF, Markus ASPER (dir.), *Gattungen wissenschaftlicher Literatur in der Antike*, Tübingen : Gunther Narr, 1998, p. 65-94 ; Pascal LUCCIONI, « Raisons de la prose et du mètre : Galien et la poésie didactique d'Andromachos l'Ancien », *in* Nicoletta PALMIERI (dir.), *Rationnel et irrationnel dans la médecine ancienne et médiévale. Aspects historiques, scientifiques et culturels*, Saint-Étienne : Publ. Centre Jean Palerne, 2003, p. 59-75 ; Sabine VOGT, « ... er schrieb in Versen, und er tat recht daran". Lehrdichtung im Urteil Galens », *in* Thorsten FÖGEN (dir.), *Antike Fachtexte / Ancient Technical Texts*, Berlin-New York : de Gruyter, 2005, p. 51-78 ; Svetlana HAUTALA, « "As a matter of fact, this is not difficult to understand!": the addresses to the reader in Greek and Latin pharmacological poetry », *in* Brigitte MAIRE (dir.), *"Greek" and "Roman" in Latin Medical Texts. Studies in Cultural Change and Exchange in Ancient Medicine*, Leiden : Brill, 2014, p. 183-200 ; Matteo AGNOSINI, « Comunicare la medicina in versi: la Γαλήνη di Andromaco (*GDRK* 62) e la poesia farmacologica », *in* Nicola REGGIANI et Francesca BERTONAZZI (dir.), *Parlare la medicina: fra lingue e culture, nello spazio e nel tempo. Atti del Convegno int., Università di Parma, 5-7 settembre 2016*, Rome : Le Monnier Univ., 2018, p. 273-306.

[15] Galien, *Médicaments composés selon les lieux* IX, 4 (Kühn XIII 273, 5-274, 18 ; le texte de Kühn, pour tous les passages cités de ce traité, est contrôlé sur les deux témoins les plus anciens de ce traité galénique, *Marcianus gr.* 288 [XIIe s., Ma] et *Laurentianus Plut.* LXXV,

« Cet antidote, peut-être le premier des antidotes appelés analgésiques, devint célèbre. Puis, après lui, en y ajoutant des ingrédients, en en retirant d'autres ou en opérant des modifications dans les proportions, ils (*sc.* les médecins) composèrent une énorme quantité d'antidotes analgésiques, qu'ils appellent aussi 'coliques', en tirant le nom de l'affection qui se distingue pour les plus grandes douleurs. Quant à moi, je parlerai tout d'abord des caractères généraux de leur composition, ensuite — comme j'en ai l'habitude — j'esquisserai la richesse des matières en particulier. L'opium, donc, est le plus vigoureux des simples qui engourdissent la sensation et qui provoquent un sommeil avec un assoupissement profond. Il a ces effets même si on se limite à l'infuser dans du moût cuit, puis si on le mélange à un flocon de laine et on l'introduit dans le rectum ainsi que si on l'enduit sur le front ou dans les narines. S'il est mélangé à un autre simple qui en mitige l'action, il produit ces effets en mesure plus modérée. Mais il faut que les simples mélangés appartiennent à la catégorie de ceux qui ont l'action soit de porter à coction voire d'atténuer un état douloureux, soit de dissoudre, voire couper et amincir les humeurs qui le provoquent, soit de le modifier en fonction de toute l'essence. Je pense d'ailleurs que vous n'ignorez pas que le meilleur but de la composition se poursuit quand on peut viser trois résultats : à la fois engourdir la sensation, et qu'il ne reste aucunement ensuite à cause de cette action un dommage dans la partie et encore que l'état en retire un très grand profit. Il me paraît donc que même Philon composa le présent médicament dont on parle en faisant attention à ces faits, d'un côté voulant – grâce au mélange de la jusquiame et de l'opium – produire à la fois un sommeil profond et l'engourdissement de la faculté sensitive ; de l'autre côté, afin de les distribuer plus rapidement et d'atteindre la profondeur de tous les corps souffrants, il mélangea les simples échauffants – du pyrèthre, de l'euphorbe et du poivre – qui ont le pouvoir de dissoudre les humeurs

17 [XIIe s., La]) : αὕτη σχεδὸν ἡ πρώτη τῶν ἀνωδύνων ὀνομαζομένων ἀντιδότων ἔνδοξος ἐγένετο. μετ᾽ (μετ᾽ MaLa ; κατ᾽ edd.) αὐτὴν δὲ τὰ μὲν προσθέντες αὐτῇ, τὰ δὲ ἀφαιροῦντες ἢ ταῖς συμμετρίαις ὑπαλλάττοντες, ἐποίησαν μυρίων (μυρίων MaLa ; κυρίων edd.) ἀνωδύνων ἀντιδότων ἀριθμόν, ἃς καὶ κωλικὰς προσαγορεύουσιν, παρονομάζοντες ἀπὸ τοῦ μεγίστας ὀδύνας ἔχοντος πάθους. ἐγὼ δὲ πρώτους μὲν ἐρῶ τοὺς γενικοὺς τρόπους τῆς συνθέσεως αὐτῶν, εἶτα, ὡς εἴωθα, τὴν εὐπορίαν τῶν κατὰ μέρος ὑλῶν ὑπογράψω. τὸ μὲν οὖν ὄπιον ἰσχυρότατόν ἐστι τῶν ναρκούντων τὴν αἴσθησιν, ὕπνον τε καρώδη φερόντων. ἐργάζεται δὲ ταῦτα καὶ μόνον ἑψήματι δευθέν, εἶτα ἀναληφθὲν διὰ κροκύδος καὶ εἰς ἕδραν ἐντιθέμενον, ἐπιχριόμενόν τε τῷ μετώπῳ καὶ τοῖς μυκτῆρσιν ἐγχριόμενον. ἐὰν δὲ μετὰ ἑτέρου τινὸς τῶν πραϋνόντων τὴν δύναμιν αὐτοῦ μιχθῇ, μετριώτερον ἐργάζεται ταῦτα. χρὴ δὲ εἶναι τὰ μιγνύμενα τῶν ἤτοι πέττειν ἢ πραΰνειν δυναμένων ὀδυνηρὰν διάθεσιν ἢ τοὺς ἐργαζομένους αὐτὴν χυμοὺς διαφορεῖν ἢ τέμνειν τε καὶ λεπτύνειν ἢ κατὰ τὴν ὅλην οὐσίαν ἀλλοιοῦν. οὐ μὴν οὐδὲ ἀγνοεῖν ὑμᾶς οἶμαι τὸν ἄριστον εἶναι σκοπὸν τῆς συνθέσεως, ὅταν τριῶν τις στοχάζηται, τοῦ τε ναρκῶσαι τὴν αἴσθησιν καὶ τοῦ μηδὲν ἐφ᾽ ὕστερον ἐκ τούτου διαμεῖναι παρὰ τῷ μορίῳ βλάβος, ἔτι τε τοῦ μέγιστον ὠφεληθῆναι τὴν διάθεσιν. εἰς ταῦτα οὖν ἀποβλέπων μοι δοκεῖ καὶ ὁ Φίλων συνθεῖναι τὸ προκείμενον ἐν τῷ λόγῳ φάρμακον, ἐκ μὲν τῆς τοῦ ὑοσκυάμου καὶ τῆς τοῦ ὀπίου μίξεως, ὕπνον τε καρώδη καὶ τὴν νάρκην τῆς αἰσθητικῆς δυνάμεως ἐργάσασθαι βουλόμενος· ὅπως δὲ ἀναδοθείη τε θᾶττον καὶ διεξέλθοι τὸ βάθος ὅλων τῶν πασχόντων σωμάτων τὰ θερμαίνοντα, πύρεθρόν τε καὶ εὐφόρβιον καὶ πέπερι, μίξας διαφορεῖν δυνάμενα τοὺς βλάπτοντας χυμοὺς καὶ διαρρύπτειν τοὺς γλίσχρους καὶ τέμνειν τοὺς παχεῖς καὶ τὰ φυσώδη πνεύματα λεπτύνειν καὶ κενοῦν.

nocives, de nettoyer à fonds les visqueuses, de couper les denses et d'amincir et évacuer les souffles flatulents ».

Nous entrons donc tout doucement dans le laboratoire du médecin pharmacologue et en suivons les réflexions et les actes, tout d'abord concernant les principes généraux qui sous-tendent l'action du médicament composé, et passant ensuite aux facultés, actions et équilibres des simples mélangés.

Dans cette partie où nous examinons les réflexions épistémologiques de Galien sur les facultés de ces médicaments précis, il est aussi fructueux de prendre en considération un autre passage, qui porte sur des analgésiques efficaces et indiqués pour les patients accablés de douleurs d'origines diverses, à l'exception de douleurs coliques. L'intérêt de cet extrait réside dans la définition *e contrario* qui y est donnée des médicaments coliques, clairement développée par Galien[16] :

> « Analgésiques adaptés aux malades de phtisie, à ceux qui crachent du sang et à bien d'autres, exception faite pour les malades coliques. C'est pour les malades qui crachent du sang, mais qui n'ont pas encore à proprement parler une consomption, que les médecins nos prédécesseurs composèrent ce genre de médicaments analgésiques, adapté à la fois aux patients qui crachent du sang et à ceux qui souffrent de cette affection et sont aussi désormais atteints de phtisie et contre d'autres douleurs et états qui atteignent les poumons, la trachée-artère, le thorax et d'autres parties, sauf les douleurs coliques. En effet, ces analgésiques diffèrent de ceux qui sont appelés d'une façon appropriée coliques dans le mélange des plantes et des grains qui sont à la fois de bonne odeur et diurétiques. Car les actions des remèdes coliques sont plus énergiques que celles de ceux-ci, étant donné qu'elles ont une vigoureuse action engourdissante dérivant de la grande quantité de simples refroidissants, tels que la graine de jusquiame, la ciguë, le suc de pavot et l'écorce de racine de mandragore. Mais nous sommes obligés de les utiliser dans les cas de patients en états coliques à cause de l'envergure de la douleur ».

C'est ensuite dans le traité *Méthode thérapeutique à Glaucon* que Galien fournit des détails intéressants sur le choix du médecin face à ces remèdes très énergiques[17] :

---

[16] Galien, *Médicaments selon les lieux* VII, 5 (Kühn XIII 88, 15-89, 14) : Ἀνώδυνοι τοῖς φθινώδεσιν ἁρμόττουσαι καὶ τοῖς ἀνάγουσιν αἷμα καὶ ἄλλοις τισὶν ἄνευ τῶν κωλικῶν. Ἐπὶ μὲν τῶν αἷμα ἀναγόντων, μηδέπω δὲ ἀκριβῶς ἐχομένων φθόῃ τὸ γένος τοῦτο τῶν ἀνωδύνων φαρμάκων, οἱ πρὸ ἡμῶν συνέθεσαν ἁρμόττον καὶ τοῖς ἀνάγουσιν αἷμα καὶ τοῖς ἅμα τε τοῦτο πάσχουσι καὶ ἤδη φθινώδεσι καὶ πρὸς ἄλλας ὀδύνας τε καὶ διαθέσεις, ὅσαι κατά τε πνεύμονας καὶ ἀρτηρίαν καὶ θώρακα καὶ ἄλλα τινὰ μόρια συνίστανται ἄνευ τῶν κωλικῶν. διαφέρουσι γὰρ αὗται τῶν ἰδίως κωλικῶν ὀνομαζομένων τῇ μίξει τῶν ἀρωμάτων τε καὶ σπερμάτων εὐωδῶν τε καὶ οὐρητικῶν. αἱ γάρ τοι κωλικῶν δυνάμεις σφοδρότεραι τούτων εἰσὶν, ἐπικρατοῦσαν ἔχουσαι τὴν ναρκωτικὴν δύναμιν ἐκ τοῦ πλήθους τῶν ψυκτικῶν φαρμάκων, ὁποῖόν ἐστιν ὑοσκυάμου τε σπέρμα καὶ κώνειον καὶ ὁ τῆς μήκωνος ὀπὸς ὅ τε φλοιὸς τῆς ῥίζης τοῦ μανδραγόρου. χρῆσθαι δὲ αὐτοῖς ἐπὶ τῶν κωλικῶν ἀναγκαζόμεθα διὰ τὸ μέγεθος τῆς ὀδύνης.

[17] Galien, *Méthode thérapeutique à Glaucon* II, 8 (Kühn XI 114, 3) : εἰδὼς μὲν ἐξ ἀνάγκης τινὰ βλάβην τοῖς πεπονθόσι μορίοις ἐκ τῶν τοιούτων φαρμάκων ἐσομένην, ἀλλὰ πρὸς τὸ

« Vous savez que de ces médicaments résultera nécessairement quelque lésion pour les parties affectées ; mais contre un mal imminent, vous préférerez, au prix d'une petite lésion, sauver le malade que la violence de la douleur fait tomber en défaillance ; car vous pourrez, les jours suivants, réparer la lésion causée par le médicament. De semblables médicaments sont appelés analgésiques, parce qu'ils calment les douleurs. Ce n'est pas en guérissant entièrement les états pathologiques qu'ils procurent cet apaisement des douleurs, mais en engourdissant la faculté sensitive. Il est bon d'employer le médicament de Philon et tous les médicaments à base d'opium, non pas aussitôt qu'ils sont préparés, mais un an ou six mois au moins après » (trad. Daremberg modifiée).

Mais quel était ce remède très renommé, composé dans sa forme originale de 13 distiques élégiaques ? Dans le chapitre que nous sommes en train d'analyser, cette recette occupe la première place. Son texte est parfois problématique et son contenu énigmatique a récemment attiré l'attention des chercheurs[18]. À partir des manuscrits, qui parfois présentent de riches intégrations ou corrections, les érudits de la Renaissance et les éditeurs modernes, notamment Bussemaker[19], ont persévéré pour trouver des solutions textuelles. Le texte que je traduis est le fruit d'une nouvelle édition du poème, que je prépare et qui a comme point de départ prioritaire la collation de la tradition manuscrite complète du traité des *Médicaments composés selon les lieux*[20].

κατεπεῖγον ἐνιστάμενος αἱρήσῃ μετὰ μικρᾶς βλάβης σῶσαι τὸν ἄνθρωπον ὑπὸ τοῦ τῆς ὀδύνης μεγέθους συγκοπτόμενον. ἐξέσται γάρ σοι ταῖς ἑξῆς ἡμέραις ἐπανορθώσασθαι τὴν γεγενημένην βλάβην ὑπὸ τοῦ φαρμάκου καλεῖται μὲν οὖν ἀνώδυνα φάρμακα τὰ τοιαῦτα τῷ παύειν τὰς ὀδύνας. ἐργάζεται δὲ τὴν ἀνάπαυλαν αὐτῶν οὐ τὰς διαθέσεις θεραπεύοντα τελέως, ἀλλὰ τὴν αἰσθητικὴν δύναμιν ναρκοῦντα. χρῆσθαι δὲ προσήκει τῷ Φιλωνείῳ φαρμάκῳ καὶ πᾶσι τοῖς δι' ὀπίου σκευαζομένοις οὐκ εὐθέως, ἀλλὰ μετὰ χρόνον τῆς συνθέσεως ἐνιαύσιον ἢ πάντως γε μῆνας ἕξ.

[18] Voir S. HAUTALA, *art. cit.* note 14 ; Guillermo DELGADO-GARCÍA, Carolina RODRÍGUEZ-NÁVAREZ, Bruno ESTAÑOL, « On Roman Philonium », *Gaceta Médica de México,* 152, 2016, p. 749-753 ; Floris OVERDUIN, « A Riddling Recipe? Philo of Tarsus' Against Colic (SH 690) », *Mnemosyne,* 71, 2018, p. 593-615.

[19] *Poetae bucolici et didactici, 2. Poetarum de re physica et medica reliquias,* coll. U. Cats Bussemaker, Paris : Firmin Didot, 1851, p. 91-92. La dernière édition du poème est due à Hugh Lloyd Jones et Peter Parsons, *Supplementum Hellenisticum,* Berlin : de Gruyter, 1983, Philo Tarsensis (690), p. 332-335, reproduite et jugée fiable par Fl. OVERDUIN, *art. cit.* note 18, p. 595-597.

[20] Pour éviter toute lourdeur, j'écarte les références à l'apparat critique, à l'exception de la lecture σήκου, « pèses-en », transmis à l'unanimité dans la tradition manuscrite, à l'exception du manuscrit copie d'impression de l'Aldine (1525), Rosanbo 286, qui corrige, dans la marge du f. 83, la *falsa lectio* σόκου en κρόκκου, en transmettant ainsi une glose de correcteur dans toutes les éditions postérieures. Galien, *Médicaments composés selon les lieux* IX, 4 (ed. A. Guardasole, en préparation ; Kühn XIII 267, 10-269, 2 ; U. C. Bussemaker, *Poetae bucolici et didactici,* 1851, p. 91-92) : Ἡ Φίλωνος ἀντίδοτος. Ταρσέος ἰητροῖο μέγα θνητοῖσι Φίλωνος / Εὕρεμα, πρὸς πολλὰς εἰμὶ παθῶν ὀδύνας. / Εἴτε κόλον πάσχει τις, ἅπαξ δοθέν, εἴτε τις ἧπαρ / Εἴτε δυσουρίῃ ἴσχεται, εἴτε λίθῳ. / Ἰῶμαι καὶ σπλῆνα καὶ ὀρθόπνοιαν ἀνηρήν, / Καὶ φθίσιν ἰῶμαι, σπασμὸν ἐνιστάμενον / Καὶ σφαλερὴν πλευρῖτιν. ἀποπτύων δέ τις αἷμα / Ἢ ἐμέων, ἕξει μ' ἀντίπαλον θανάτου. / Πάντα δ' ὅσα σπλάγχνοισιν ἐνίσταται ἄλγεα παύω, / Βῆχά τε καὶ πνιγμόν, λύγγα τε καὶ κατάρουν. / Γέγραμμαι δὲ σοφοῖσι, μαθὼν δέ τις οὐ βραχύ μ' ἕξει / Δῶρον, ἐς ἀξυνέτους δ' οὐκ ἐπόθησα περᾶν. / Ξανθὴν μὲν τρίχα βάλλε μυρίπνοον ἰσοθέοιο, /

Voici la traduction des vers :

> « Antidote de Philon. Je suis une invention de Philon, médecin de Tarse, importante pour les mortels, contre de nombreuses douleurs causées par des affections : soit qu'on ait mal au côlon, administrée une fois, soit au foie, soit qu'on souffre de dysurie ou d'un calcul. Je guéris aussi la rate et l'orthopnée pénible, je guéris la phtisie, la convulsion imminente et la pleurésie insidieuse. Celui qui crache du sang ou le vomit m'aura adversaire de la mort. Je fais cesser toutes les souffrances qui affectent les viscères, la toux, la suffocation, le hoquet et le catarrhe. J'ai été écrite pour les savants ; celui qui sait, n'aura pas en moi un don insignifiant, mais je ne désire pas arriver jusqu'aux sots[21]. Mets un cheveu blond odorant (1) de celui qui ressemble à un dieu, dont le sang brille dans les prés d'Hermès, pèses-en le poids des sens de l'homme ; ce n'est pourtant pas obscur. Mets aussi une drachme de Nauplius d'Eubée (2) et une drachme du troisième des Troyens, meurtrier du fils de Ménœtios (3), que l'on conserve dans l'estomac des brebis. Mets vingt drachmes de la substance ardente blanche (4), vingt drachmes aussi de la fève de la bête sauvage d'Arcadie (5), et une drachme de ce qui est faussement appelé racine (6), que produit la terre qui a enfanté le Zeus Piséen. Après avoir écrit 'pion', mets-y d'abord l'article masculin (7) et pèses-en deux fois cinq drachmes. [Mets] le liquide des filles des taureaux (8) et de la même origine que les Cécropides ; ainsi ceux de Trikké me racontent (9) ».

C'est Galien qui, dans son commentaire (Kühn XIII 269, 3-273, 5), fournit toutes les explications nécessaires pour bien comprendre les références des distiques. Ainsi, nous apprenons que[22] :

(1) le cheveu blond odorant indique le safran, Crocus étant un jeune homme qui jetait le disque avec Hermès, en fut atteint et tué, faisant germer le crocus de son sang ; le rébus sur le poids, en référence aux sens de l'homme, indique qu'il en faut 5 drachmes ;

(2) Nauplius d'Eubée indique le pyrèthre : Nauplius, père de Palamède, pour venger la condamnation de son fils, alluma de grands bûchers (πυράς) sur la côte d'Eubée, de sorte que les Grecs qui naviguaient le long de la côte furent désorientés et périrent en grand nombre ;

(3) le meurtrier du fils de Ménœtios, Patrocle, indique l'euphorbe, puisqu'un des meurtriers de Patrocle se nommait Euphorbe ; dans l'Antiquité, on conservait cette plante dans l'estomac des brebis car elle corrode tout autre chose ;

(4) la substance ardente blanche est le poivre blanc ;

Οὗ λύθρος Ἑρμείαις λάμπεται ἐν βοτάναις, / σήκου (cod. ; κρόκκου Ald. κρόκου Bas.) δὲ σταθμὸν φρένας ἀνέρος· οὐ γὰρ ἄδηλον. / Βάλλε δὲ καὶ δραχμὴν Ναυπλίου Εὐβοέως, / Καὶ τρίτου ἐν Τρώεσσι Μενοιτιάδαο φονῆος, / Δραχμὴν τὴν μήλων γαστέρι σωζομένην. / Ὁλκὰς δ' ἀργεννοῖο πυρώδεος εἴκοσι βάλλε, / Εἴκοσι καὶ κυάμου θηρὸς ἀπ' Ἀρκαδίης, / Δραχμὴν καὶ ῥίζης ψευδωνύμου, ἣν ἀνέθρεψε / Χῶρος, ὁ τὸν Πίσσῃ Ζῆνα λοχευσάμενος. / Πῖον δὲ γράψας, ἄρθρον βάλε πρῶτον ἐπ' αὐτῷ / Ἄρρεν ἐνὶ δραχμὰς πέντε δὶς ἑλκόμενον. / Νᾶμα δὲ θυγατέρων ταύρων καὶ Κεκροπίδαισι / Συγγενές, οἳ Τρίκκης, ὡς ἐνέπουσιν ἐμοί.

[21] Voir S. Hautala, *art. cit.* note 14, p. 191-193.

[22] Pour une analyse détaillée des références épiques et en général littéraires, voir Fl. Overduin, *art. cit.* note 18, p. 599-607.

(5) la fève de la bête sauvage d'Arcadie indique la jusquiame (ὑὸς κύαμος, littéralement « fève du sanglier »), appelée ici, par énigme (αἰνιγματοδῶς, 271, 8), « d'Arcadie » parce qu'on raconte qu'Héraclès tua le sanglier de l'Érymanthe qui avait grandi en Arcadie ;

(6) la fausse racine est le nard, parce que son nom était στάχυς νάρδου, épi de nard ; il est préconisé de prendre celui qui naît en Crète où Zeus a été élevé ;

(7) un autre rébus : '*pion*' précédé de l'article masculin singulier (ὁ) forme le mot ὄπιον, l'opium ;

(8) le liquide des filles des taureaux est le miel, car on raconte que les abeilles naissent de taureaux en putréfaction ; Philon veut que ce soit le miel attique, évoqué par la référence aux Cécropides, à savoir les Athéniens.

(9) Le dernier vers se réfère aux Asclépiades, étant donné que chez Homère (*Iliade* 2, 729-732), Asclépios était le prince de Trikké (aujourd'hui Trikala, ville de Thessalie) et que, dans cette ville, se trouvait d'après Strabon (*Géographie,* IX 5, 17), un des plus anciens et renommés sanctuaires d'Asclépios.

La composition du remède est donc la suivante[23] : 5 drachmes de safran, 1 drachme chacun de pyrèthre, d'euphorbe et de nard, 20 drachmes chacun de poivre blanc et de jusquiame, 10 drachmes d'opium, le tout avec du miel attique.

La recette de cet antidote de Philon se retrouve exactement dans la même forme tout au long de l'époque byzantine, dans les encyclopédies et manuels d'Oribase, Aétius, Paul d'Égine[24] ; elle devint l'analgésique par excellence.

Si, pour cette recette de Philon, Galien ne mentionne pas de source intermédiaire, pour toutes les autres κωλικαί, il transmet les recettes enregistrées par Andromaque le Jeune (*ca.* 70-80 de notre ère) et Asclépiade

---

[23] Galien, *Médicaments composés selon les lieux* IX, 4 (Kühn XIII 269, 4-7) : Ἐν τούτοις τοῖς ἔπεσιν ὁ Φίλων κελεύει κρόκου μὲν ‹ ε′ ἐμβάλλεσθαι, πυρέθρου δὲ μίαν, εὐφορβίου μίαν, στάχυος νάρδου μίαν, πεπέρεως δὲ λευκοῦ καὶ ὑοσκυάμου τὸ ἴσον, ἑκατέρου ‹ κ′. ὀπίου δὲ ‹ ι′.

[24] La composition de la recette ne se trouve pas dans les *Therapeutica* d'Alexandre de Tralles, même si l'antidote est mentionné à plusieurs reprises. Parmi les autres auteurs byzantins, voici les références les plus complètes : Oribase, *Synopsis* III, 182, 10 (ed. Johannes Raeder, *CMG* VI, 3, Berlin, 1926, p. 112, 11-14) : Ἡ Φίλωνος πρὸς κωλικοὺς ἀνώδυνος. Κρόκου < ε′, πυρέθρου < δ′ (*lege* α′), εὐφορβίου < α′, νάρδου στάχυος < α′, πεπέρεως λευκοῦ < κ′, ὑοσκυάμου < κ′, ὀπίου < ι′. τοῦτο τὸ φάρμακον ἔνδοξόν ἐστιν ; Id., *Livres à Eunape* IV, 136 (ed. J. Raeder, *CMG* VI, 3, p. 496, 18-20) : Ἡ Φίλωνος. Κρόκου < ε′, πυρέθρου, εὐφορβίου, νάρδου στάχυος ἀνὰ < α′, πεπέρεως λευκοῦ < κ′, ὑοσκυάμου < κ′, ὀπίου < ι′ ; Ps.-Oribase, *Eclogae* 81, 9, 1 (ed. J. Raeder, *CMG* VI, 2, 2, 1933, p. 257, 14-17) : Ἡ Φιλώνειος. Πεπέρεως λευκοῦ < κ′, ὑοσκυάμου σπέρματος < κ′, ὀπίου < ι′, κρόκου < ε′, πυρέθρου, εὐφορβίου, ναρδοστάχυος ἀνὰ < α′, μέλιτος Ἀττικοῦ ἢ ἄλλου ἀπέφθου τὸ ἀρκοῦν ; Aetius, *Tetrabiblon* IX, 31 (= ed. Skevos Zervos, Leipzig, 1901, p. 349, 12-22) reprend presqu'à la lettre les indications pathologiques de la recette de Philon, mais la composition de la recette (avec les doses doublées) est omise dans l'édition de chapitres choisis par Skevos Zervos et se lit uniquement dans l'édition latine de Janus Cornarius (Bâle : Froben, 1542, p. 524) : *Piperis albi drach. XL. opii drach. XX. croci drach. X. seminis hyoscyami albi drach. XL. spicae nardi, euphorbii, pyrethri, cuiusque drach. II. excipe melle cocto, ac utere* ; Paul d'Égine, *Manuel* VII 11, 13 (ed. J. Heiberg, *CMG* IX, 2, Berlin, 1921, p. 300, 10-15) : Ἡ Φίλωνος ἀντίδοτος. Πεπέρεως λευκοῦ < κ′, ὑοσκυάμου < κ′, ὀποῦ μήκωνος < ι′, κρόκου < ε′, πυρέθρου, εὐφορβίου, ναρδοστάχυος ἀνὰ < α′, μέλιτος Ἀττικοῦ ἢ ἄλλου καλοῦ ἀπέφθου τὸ ἀρκοῦν.

Pharmacologue (dernier quart du Ier s. de notre ère). Il s'agit, pour la plupart des cas, de recettes dont Galien n'est pas la seule source, étant donné que nous en avons d'autres attestations et versions dans la littérature pharmacologique de langue latine, notamment chez Celse et Scribonius Largus. C'est le cas, par exemple, des recettes de Cassius (tirée chez Galien d'Andromaque selon la version de Cassius et la variante de Crispus κωλική Κασσίου et Κασσίου ὡς Κρίσπος, Kühn XIII 276, 7-277, 5, et d'Asclépiade, Kühn XIII 286, 13-287, 2)[25], de Tullius (deux recettes de κωλική Τουλλίου, tirées d'Andromaque, Kühn XIII 278, 1-7 et 280, 14-281, 3)[26], du même Scribonius Largus (tirée d'Andromaque, κωλικὴ ὡς Σκριβώνιος, Kühn XIII 280, 4-8 et d'Asclépiade, Kühn XIII 284, 1-13)[27]. Au-delà des recettes plus célèbres, les noms que l'on repère dans les intitulés des recettes appartiennent au monde médical de la première Rome impériale : à côté des déjà mentionnés Cassius, Crispus, Tullius et Scribonius, nous trouvons Abascantus[28], Terentius Valens[29], Publius[30], Antonius[31], Paccius Antiochus[32], Lucius[33].

[25] *Cf.* Celse, *Sur la médecine* IV, 21, 2 (ed. Friedrich Marx, *Corpus Medicorum Latinorum* [*CML 1*], Leipzig-Berlin : Teubner, 1915, p. 175) et V 25, 12 (ed. Fr. Marx, *CML*, p. 214) et Scribonius Largus, *Compositions* 120 (ed. Joëlle Jouanna-Bouchet, CUF, 2016, p. 111, avec les notes de commentaire p. 285).

[26] *Cf.* Scribonius Largus, *Compositions* 121 (J. Jouanna-Bouchet, p. 112, avec la note de commentaire, p. 112, n° 3).

[27] Sur les recettes de Scribonius Largus transmises en grec par Galien, voir mes articles « Galen of Pergamum: A Witness of Scribonius Largus' Œuvre », *in* Brigitte MAIRE (dir.), *"Greek" and "Roman", op. cit. supra* note 14, p. 315-329, et « Les extraits de Scribonius Largus transmis dans les traités de pharmacologie de Galien », *Semitica & Classica*, 8, 2015, p. 73-88, notamment p. 81-84 au sujet des κωλικαί transmises par Galien.

[28] Kühn XIII 278, 8 : κωλικὴ παρὰ Ἀβασκάντου. Galien, *Antidotes* II, 12 (Kühn XIV 177), signale que le médecin Abascantus était originaire de Lugdunum (Lyon). Il vécut fort probablement sous Auguste ; voir Max Wellmann, « Abascantus 8 », in *RE* I, 1, 1893, col. 20.

[29] Kühn XIII 279, 4-5 : κωλικὴ Τερεντίου Οὐάλεντος. Il s'agit ici du seul passage dans lequel Galien mentionne Τερέντιος Οὐάλης : ailleurs, le seul gentilice Τερέντιος est mentionné dans l'intitulé de recettes (Kühn XII 766, 14 διάρροδον Τερεντίου ; Kühn XIII 827, 7 παρὰ Τερεντίου), ou le seul *nomen* Οὐάλης / *Valens* (Kühn XIII 115, 2-3 πρὸς ὀρθοπνοϊκοὺς Οὐάλεντος ; Kühn XIII 285, 9 : Ἡ τοῦ Σίγωνος κωλικὴ, ταύτῃ ἐχρήσατο Οὐάλης ; Kühn XIII 292, 13 πρὸς δυσεντερικοὺς Οὐάλεντος). Nous n'avons aucun appui pour identifier éventuellement ce Terentius Valens avec le plus renommé médecin Valens, maître ou condisciple de Scribonius, sur lequel voir J. Jouanna-Bouchet, *ed. cit.*, p. XII-XIII.

[30] Kühn XIII 281, 10 : κωλικὴ ὡς Πούπλιος ἐν Ποτιόλοις (codd. MaLa ; Ποτιολίῳ K.). L'origine de Pouzzoles ici mentionnée pour ce médecin n'est pas reprise dans les autres passages où il est nommé par Galien : Kühn XIII 533, 11 : Λευκὴ δι' οἴνου, Πουπλίου ; K. XIII 842, 2 : Πουπλίου πρὸς νομάς ; à l'occasion d'une autre recette πρὸς νομάς (proche, mais pas identique à la précédente), Publius est défini τοῦ καθηγητοῦ, « le maître », dans l'autre traité sur les médicaments synthétiques de Galien, *Médicaments composés selon les genres* V, 14 (Kühn XIII 852, 6), extrait d'Asclépiade Pharmacologue.

[31] Kühn XIII 281, 17 *sq.* : Ἀντωνίου φαρμακοπώλου, « vendeur de médicaments » ; il est fort probablement le même Antonius nommé ῥιζοτόμος, « coupeur de racines », cité par Galien dans deux autres passages, au sujet desquels *cf.* Alessia GUARDASOLE, « Galien et le marché des simples aux Ier et IIe siècles de notre ère », *in* Franck COLLARD et Evelyne SAMAMA (dir.), *Pharmacopoles et apothicaires. Les "pharmaciens" de l'Antiquité au Grand Siècle*, Paris : L'Harmattan, 2006, p. 31-33.

[32] Paccius Antiochus était un médecin célèbre à Rome, actif à l'époque de Tibère, dont Scribonius Largus transmet la recette de la *Hiera* (*Compositions* 97, p. 89-91 ed. J. Jouanna-Bouchet) ; nous en

C'est dans ce contexte socio-médical que trouve toute sa place une recette que seule la tradition manuscrite a restituée dans sa forme originale. Dans l'extrait tiré d'Andromaque le Jeune, la recette de Scribonius Largus, tirée d'Andromaque, κωλικὴ ὡς Σκριβώνιος (Kühn XIII 280, 4-8), est suivie d'une autre dont l'intitulé est le suivant (Kühn XIII 280, 8-14) : κωλικὴ ᾗ συνεχῶς ἐχρήσατο, τελέως ἀπαλλάττουσα καὶ ἀνασκευάζουσα, « remède pour les coliques qu'il (*sc.* Scribonius) utilisa constamment, apte à guérir et à rétablir la santé complètement » ; elle a donc été comptée parmi les recettes scriboniennes en grec[34]. Or il s'avère que la tradition manuscrite[35] est majoritairement d'accord dans la transmission, à la place de l'adverbe συνεχῶς, du nom Σενεκᾶς (κωλικὴ ᾗ σενεκᾶς ἐχρήσατο LaUP (σένακᾶς) MLQ (σενεκὰς) ; κωλικὴ ᾗσ ἕνεκα ασ ἐχρήσατο [*sic*] Ma ; κωλικὴ ᾗ συνεκᾶς ἐχρήσατο V[36]). Le texte du remède qu'il faut éditer est donc le suivant :

> Κωλικὴ ᾗ Σενεχᾶς ἐχρήσατο, τελέως ἀπαλλάττουσα καὶ ἀνασκευάζουσα. ζιγγιβέρεως ‹ γ', ἰτέας φλοιοῦ ‹ γ', πηγάνου κλώνια γ' ἢ τέσσαρα, φοινικοβαλάνων ‹ γ', ὕδατος κυάθους γ'. βαλὼν ἐς πολτάριον καινόν, ἕψε ἕως λειφθῇ τὸ τρίτον, δίδου πίνειν μετὰ τὸν παροξυσμὸν ἐπὶ τρεῖς ἡμέρας καὶ διαλείπων τὸ αὐτὸ ποίει, ἐπὶ ἡμέρας πλείονας ποιῶν τὸ φάρμακον.
>
> « Remède pour les coliques qu'utilisa Sénèque, apte à guérir et à rétablir la santé complètement. 3 drachmes de gingembre, 3 drachmes d'écorce de saule, 3 ou 4 jeunes branches de rue, 3 drachmes de dattes, 3 cyathes d'eau. Après les avoir jetés dans un vase neuf, fais cuire jusqu'à ce qu'il en reste un tiers, donne à boire après l'attaque pendant trois jours, et par intervalles fais la même chose, en préparant le médicament pour plusieurs jours »[37].

La tradition manuscrite livre ainsi non seulement un sujet explicite du verbe ἐχρήσατο, Sénèque, mais également un témoignage important au sujet

avons aussi plusieurs autres extraits dans les traités de pharmacologie de Galien (*Médicaments selon les lieux,* IV, 8 = Kühn XII 751. 760. 772. 782 ; *Médicaments selon les genres* VII, 7 = Kühn XIII 984). Pour la recette dont il est ici question, voir mon article « Les extraits de Scribonius Largus », art. cit. note 27, p. 82-83.

[33] Kühn XIII 287, 2 : ἡ Λευκίου ἀνώδυνος κωλική. Il s'agit de Lucius, très souvent dit ὁ καθηγητής, « le maître », qui fut maître à la fois de Criton et d'Asclépiade Pharmacologue ; voir Caius Fabricius, *Galens Exzerpte aus älteren Pharmakologen*, Berlin : de Gruyter, 1972, p. 111 et 227-228.

[34] Voir mon article « Les extraits de Scribonius Largus », art. cit. note 27.

[35] Ce chapitre est transmis par les manuscrits *Marc. gr.* 288 (coll. 913), s. XIIe : Ma ; *Laur. Pl.* LXXV 17, s. XIIe : La ; *Vat. Urb. gr.* 67, 1ère moitié du XIVe s. : U ; *Paris. gr.* 2155, s. XIVe, ll. I-IX: P ; *Marc. gr.* 280 (coll. 706), a. 1470 : M ; *Laur. Pl.* LXXV 8, cart., s. XVe : L ; *Pal. Vat. gr.* 54, s. XVe -XVIe : V ; *Paris. gr.* 2173, s. XVIe : Q.

[36] Le manuscrit Palatin fut le modèle de la copie d'impression de l'Aldine, Rosanbo 286, s. XVIe, ll. III-X, conservé dans un état très fragmentaire. La forme συνεκᾶς de V est fort probablement à la base de la correction (fautive) apportée par les éditeurs aldins en συνεχῶς.

[37] Nous avons, un peu plus loin, aussi une autre version de ce médicament, attribuée à Scribonius, mais tirée d'Asclépiade, cette fois sans la mention de l'utilisation qu'en fit Sénèque : *cf.* Galien, *Sur la composition des médicaments selon les lieux* IX, 4 (Kühn XIII 284, 1-13) : Ἄλλη Σκριβωνίου Λάργου τὸ διὰ τῆς ἰτέας, ἀπαλλάττει τῆς ὅλης διαθέσεως.

du célèbre auteur d'époque néronienne, qui, dans son œuvre, ne lésine pas sur les détails de ses problèmes de santé[38].

Pour terminer cette étude inévitablement sélective du fait des sources à notre disposition, il me suffira, en guise de conclusion, de remarquer la richesse des informations conservées dans ces traités de Galien : ils ouvrent une porte sur le processus épistémologique à la base de la composition de remèdes qui se sont imposés pendant des siècles dans le protocole thérapeutique et en même temps ils livrent des détails précieux pour la reconstruction de la réalité socio-médicale de la Rome impériale. Pour l'esprit aussi curieux que savant qu'était Galien, nulle question n'est laissée de côté : il renseigne sur la précision terminologique, sur le recours à l'expérience personnelle de médecin clinique, s'applique au commentaire littéraire pour bien tracer l'histoire de la science pharmacologique et donne une leçon de déontologie, en se prononçant sur le choix du médecin pour une application pratique de l'adage hippocratique « être utile et ne pas nuire ».

[38] Sur la place que prennent, dans la production de Sénèque, les nombreuses remarques au sujet de ses problèmes de santé et sur leur nature, voir l'étude remarquable de Jean-Christophe COURTIL, Sapientia contemptrix doloris *: le corps souffrant dans l'œuvre philosophique de Sénèque*, Bruxelles : Latomus, 2015, notamment — pour notre étude — les p. 262-270 consacrées aux troubles de la digestion (p. 263 : « Sénèque fait souvent allusion aux pathologies digestives, ce qui a amené Danielle Gourevitch à écrire qu'il s'agissait d'une "idée fixe" ») ; en complément, sur les allusions du philosophe aux problèmes digestifs, voir Danielle GOUREVITCH, « Le menu de l'homme libre. Recherches sur l'alimentation et la digestion dans les œuvres en prose de Sénèque le philosophe », *in Mélanges de philosophie, de littérature et d'histoire ancienne offerts à Pierre Boyancé*, Rome : École française de Rome, 1974, p. 311-344.

Soigner son ventre à Rome : stratégies culinaires et diététiques

Dimitri TILLOI D'AMBROSI[1]

Dans l'une de ses *Lettres à Lucilius*, Sénèque fustige les séductions de la table et l'attrait pour les plaisirs gustatifs. Son appartenance au stoïcisme lui fait regretter que ses contemporains s'intéressent davantage aux sophistications de l'art culinaire qu'aux choses de l'esprit, guidés par une gourmandise néfaste. Les corps sont rongés par les excès de nourriture et dans le ventre pourrit un amalgame repoussant de nourritures mal digérées. Les champignons, les huîtres, les sauces de poisson ou encore la neige mêlée au vin sont la source de ces maux[2].

Le discours moralisateur travestit les réalités historiques par l'exagération. L'alimentation s'inscrit au cœur de la dénonciation des plaisirs dans les œuvres philosophiques et morales, qu'il s'agisse de Sénèque ou de Plutarque. Le Haut-Empire, en particulier le Ier siècle, apparaît comme une époque propice à ce *topos*. Tacite rapporte effectivement que c'est entre la bataille d'Actium et l'époque flavienne que le luxe de la table atteint son apogée, résultat des conquêtes et des contacts avec le monde grec[3]. Le choix des mets se trouve alors au centre d'une tension entre la *frugalitas*, défendue par des auteurs comme Horace[4], et la *luxuria*, véhiculée par les raffinements gastronomiques valorisés par des œuvres comme l'*Art culinaire* d'Apicius ou le *Banquet des sophistes* d'Athénée de Naucratis.

Pourtant, une lecture plus fine des sources révèle un discours plus nuancé que cette dichotomie. Les médecins, tel Galien, cherchent à concilier les plaisirs de la table et les impératifs de la diététique. Cette branche de la médecine, qui définit une véritable hygiène de vie, considère l'aliment comme un moyen de préserver l'équilibre de la santé[5]. La mesure est un

---

[1] Docteur en histoire romaine. Chercheur associé au laboratoire HiSoMA (UMR 5189).

[2] Sénèque, *Lettres à Lucilius*, XV, 95, 22-29, ed. François Préchac, Paris : Les Belles Lettres, CUF, 1971 ; Jean-Christophe COURTIL, « Le goût de la sagesse : Sénèque et les assaisonnements », *Pallas*, 106, 2018, p. 119-135. Sur la valeur morale des aliments voir aussi : Yves ROMAN, « Le mou, les mous et la mollesse ou les systèmes taxinomiques de l'aristocratie romaine », *in Pratiques et discours alimentaires en Méditerranée de l'Antiquité à la Renaissance. Actes du 18e colloque de la Villa Kérylos à Beaulieu-sur-Mer les 4, 5 & 6 octobre 2007*, Paris : de Boccard, 2008, p. 171-186.

[3] Tacite, *Annales*, III, 54-55, ed. Pierre Wuillemier, CUF, 1978. Sur le luxe et les raffinements de la table : Andrew DALBY, *Empire of pleasures*, Londres : Routledge, 2000 ; Eva DUBOIS-PÈLERIN, *Le luxe privé à Rome et en Italie au Ier s. ap. J.-C.*, Naples : Centre Jean Bérard, 2008.

[4] Horace, *Satires*, II, 2, ed. François Villeneuve, CUF, 1932.

[5] Ludwig EDELSTEIN, « The Dietetics of Antiquity », in Oswei TEMKIN & Lilian TEMKIN, *Ancient Medicine*, Baltimore : Johns Hopkins, 1967, p. 303-316 ; Isabella MAZZINI, « L'alimentation et la médecine dans le monde antique », *in* Jean-Louis FLANDRIN, Mario

principe fondamental de la diététique. Pour autant, celle-ci répond aussi à un enjeu social et culturel puisqu'elle s'articule avec les pratiques alimentaires. Médecins et mangeurs partagent un souci commun de la bonne digestion. Selon les théories hippocratiques, la coction des aliments dans l'estomac est garante de l'équilibre humoral[6]. Aussi, les effets des aliments sur le ventre, décrits notamment dans le traité *Sur les facultés des aliments* de Galien, sont-ils un critère décisif dans le choix des mets. Cette préoccupation du transit et de la bonne digestion transparaît dans de nombreuses œuvres littéraires, y compris à la table du truculent Trimalcion dans le *Satiricon* de Pétrone malgré tous les excès de son banquet, signe de la prise en compte des recommandations des médecins[7].

À partir de là, il faut questionner les cuisiniers et leur art, tant dénoncés par Sénèque, afin de déterminer si les recettes pratiquées tiennent compte des préceptes diététiques. La principale source sur la cuisine romaine, le *De re coquinaria* d'Apicius, est souvent employée pour présenter les raffinements gastronomiques de l'époque, parfois tel un cabinet de curiosités. Pourtant, les considérations médicales ne sont pas totalement absentes de ce texte[8]. Il est aujourd'hui admis qu'il s'agit d'une compilation d'époque tardive dont la forme s'est fixée au début du Moyen Âge[9]. Plusieurs sources ont été employées par le compilateur, parmi lesquelles il semble possible d'en distinguer au moins trois types : divers traités de cuisine, dont certains ont pour objet un mets en particulier ; des traités d'agronomie pour certaines recettes simples[10] ; enfin des œuvres médicales.

MONTANARI (dir.), *Histoire de l'alimentation*, Paris : Fayard, 1996, p. 253-264 ; John WILKINS, « Medical Literature, Diet, and Health », *in* John WILKINS, Robin NADEAU (dir.), *A Companion to Food in the Ancient World*, Oxford : Blackwell, 2015, p. 59-68.

[6] On trouve une doxologie des différentes théories digestives chez Celse : *De la médecine*, Préface, I, 19-22. Sur la physiologie et la digestion dans la pensée hippocratique : Vivian NUTTON, *La médecine antique*, Paris : Les Belles Lettres, 2016, p. 81-97 ; sur les pathologies digestives : Jean-Marie ANDRÉ, *La médecine à Rome*, Paris : Tallandier, 2005, p. 218-222.

[7] Pétrone, *Satiricon*, 47, ed. Alfred Ernout, CUF, 1922. Trimalcion explique à ses convives recourir à une tisane d'écorce de grenade et à de la résine de pin au vinaigre afin de soulager son ventre de la constipation. On peut aussi trouver chez Horace un menu dont la composition doit stimuler le ventre, notamment grâce aux radis et à la laitue : *Satires*, II, 8. Dans un autre passage, ce sont des coquillages, par exemple des moules, de l'oseille et du vin de Cos qui sont consommés pour faire aller le ventre : II, 4.

[8] Maciej KOKOSZKO, Zofia RZEŹNICKA, Krzysztof JAGUSIAK, « Health and Culinary Art in Antiquity and Early Byzantium in the Light of *De re coquinaria* », *Studia Ceranea*, 2, 2012, p. 145–164.

[9] Le nom d'Apicius a été associé au livre sans qu'il soit certain que ce dernier ait rédigé un traité de cuisine. Edward BRANDT, *Untersuchungen zum römischen Kochbuche. Versuch einer Lösung der Apicius-Frage*, Leipzig : Dieterich, 1927 ; Bruno LAURIOUX, « Cuisiner à l'Antique : Apicius au Moyen Âge », *Médiévales*, 26, 1994, p. 17-38 ; Sally GRAINGER, « The Myth of Apicius », *Gastronomica*, 7, 2, 2007, p. 71-77 ; Bruno LAURIOUX, « Athénée, Apicius et Platina. Gourmands et gourmets de l'Antiquité sous le regard des humanistes romains du XVe siècle », *Pratiques et discours ...* (*op. cit. supra*, note 2), p. 389-407. Le recueil d'Apicius n'est toutefois pas l'unique livre de cuisine de l'époque romaine, on peut également citer l'œuvre perdue de Caius Matius qui était un ami de César : Columelle, *De l'agriculture*, XII, 44-46, ed. Jacques André, CUF, 1988. Sur les livres de cuisine antiques : Robin NADEAU, « Cookery Books », *in* J. WILKINS, R. NADEAU (dir.), *A Companion to Food ...*, *op. cit. supra* note 5, p. 53-58.

[10] Il est fait par exemple référence en plusieurs endroits du recueil à Varron : Apicius, *L'art culinaire*, 70 ; 308. L'édition de *L'art culinaire* utilisée ici est celle de Jacques André, Paris : Les Belles Lettres, CUF, 1974.

Nous nous concentrerons avant tout sur les recettes dont le caractère médical est relativement explicite, soit environ une vingtaine de recettes[11], afin de comprendre la manière dont s'esquisse une cuisine diététique. Les effets sur le ventre apparaissent bien souvent comme le critère déterminant afin de pouvoir déceler la fonction diététique d'une recette. Nous nous intéresserons aussi à d'autres recettes pour lesquelles la composition ou le contexte de consommation peuvent apporter des indices sur une telle utilité.

I. Cuisiner pour soigner le ventre : les recettes diététiques d'Apicius

Plusieurs recettes du recueil d'Apicius revêtent explicitement une fonction médicale, exprimée soit dans l'intitulé de la préparation, soit dans les explications apportées. Une certaine logique structure l'organisation de l'œuvre, puisque de telles recettes sont concentrées essentiellement dans les trois premiers livres sur les dix du recueil : le cuisinier diligent ; les hachis et le jardinier. On peut également en relever certaines au sein du livre IX consacré aux produits de la mer. Le premier livre, « Le cuisinier diligent » (*Epimeles*), constitue un ensemble assez hétérogène, où l'on trouve des recettes et des conseils qui ont un but pratique, issus probablement de traités d'agronomie, par exemple pour la fabrique de conserves et la préservation des aliments. Pour certaines recettes, les propriétés médicinales sont présentées sans finalité précise. Ainsi, l'eau utilisée pour les conserves de raisin peut être donnée « aux malades en guise d'hydromel », sans indications sur la maladie[12]. On peut également relever une recette aux vertus aphrodisiaques, ce qui fait également partie des préoccupations des médecins[13]. Quant au sel aux épices, il est en mesure de soigner une multitude de maux et peut agir sur le ventre :

> *Sales conditos ad digestionem, ad ventrem movendum, et omnes morbos et pestilentiam et omnia frigora prohibent generari, sunt autem et suavissimi ultra quam speras. Sales communes frictos lib. I, sales ammonicos frictos lib. II, piperis albi unc. III, gingiber unc. II, ammeos unc. I semis, thymi unc. I semis, apii seminis unc. I semis (si apii semen mittere nolueris, petroselini mittis unc. III), origani unc. III, erucae semen unc. I semis, piperis nigri unc. III, croci unc. I, ysopi Cretici unc. II, folium unc. II, petroselinum unc. II, anethi unc. II.*
>
> « Sel aux épices bon pour la digestion, pour faire aller le ventre, et qui empêche toutes les maladies, la peste et tous les refroidissements ; mais il est aussi bien plus agréable qu'on ne l'attendrait. Une livre de sel ordinaire grillé, 2 de sel ammoniac grillé, 3 onces de poivre blanc, 2 de gingembre, 1 ½ d'ajouan, 1 ½ de thym, 1 ½ de graine de céleri (si l'on ne veut pas de la graine de céleri, on met 3 onces de graine de persil), 3 d'origan, 1 ½ de grain de de

[11] Les dix livres de *L'art culinaire* comptent 468 recettes et une trentaine dans les *Excerpta*.
[12] Apicius, 18. L'utilisation de l'eau où a macéré ou cuit un aliment est une pratique fréquente, notamment en médecine.
[13] Apicius, 307. Il s'agit d'une recette de bulbes cuits à l'eau, accompagnés de pignons, de suc de roquette et de poivre.

roquette, 3 de poivre noir, 1 de safran, 2 d'hysope de Crète, 2 de feuille de nard, 2 de persil et 2 d'aneth »[14].

Au sein de la recette de ce remède universel, le sel, aux côtés des différents produits aromatiques, joue un rôle crucial grâce à ses vertus antiseptiques[15]. Certaines épices figurent dans la plupart des recettes d'Apicius, comme le poivre dont l'utilisation en médecine est fréquente puisqu'il stimule la digestion[16]. Pour le sel aux épices, plusieurs ingrédients peuvent être d'un coût élevé, comme le safran, les différents types de poivre, l'hysope de Crète, ou encore le gingembre. Cette préparation semble être destinée à une population plutôt restreinte. Il faut aussi souligner qu'il s'agit d'une des rares recettes du recueil d'Apicius pour laquelle des indications aussi précises sont données quant aux quantités des ingrédients. Cette caractéristique associe de façon étroite la recette aux indications contenues dans les traités de pharmacologie, tel celui de Dioscoride, où la précision est nécessaire à l'efficacité du remède[17].

Dans le cas des autres recettes médicinales, c'est avant tout l'action sur le ventre ou la digestion qui est mentionnée. On trouve en premier lieu des boissons avec deux recettes d'*oxygarum* digestif, c'est-à-dire un mélange de vinaigre et de garum :

> *Oxygarum digestibilem : Piperis semunciam, silis Gallici scripulos III, cardamomi scripulos VI, cumini scripulos VI, folii scripulum I, mentae siccae scripulos VI, tunsa cribrataque melle colligis. Cum opus fuerit, liquamen et acetum addis.*
> « Oxygarum digestif : ½ once de poivre, 3 scrupules de séséli gaulois, 6 de cardamome, 6 de cumin, 1 de feuille de nard, et 6 de menthe sèche. Broyez, tamisez et liez avec du miel. Pour vous en servir, ajoutez du garum et du vinaigre ».
>
> *Aliter : Piperis unc. I, petroselini, carei, ligustici uncias singulas ; melle colliguntur. Cum opus fuerit, liquamen et acetum addes.*
> « Autre recette : 1 once de poivre, 1 de persil, 1 de carvi, 1 de livèche ; on lie avec du miel. Pour vous en servir, ajoutez du garum et du vinaigre »[18].

Ces deux produits au fondement de la recette revêtent des propriétés médicinales avérées, notamment digestives. En outre, pour le vinaigre, les vertus sont aussi morales, puisque pour Plutarque il est synonyme de

---

[14] Apicius 29.

[15] Sur les usages médicinaux du sel, *cf.* Bernard MOINIER, Olivier WELLER, *Le sel dans l'Antiquité ou les cristaux d'Aphrodite*, Paris : Les Belles Lettres, 2015, p. 202-209 ; Christine HOËT-van CAUWENBERGHE, Armelle MASSE, Gilles PRILAUX (dir.), *Sel et société. Tome 2 : Santé - croyances - économies*, Villeneuve d'Ascq : Presses du Septentrion, 2020.

[16] Sur les épices dans l'Antiquité : Orazio OLIVIERI, *L'età delle spezie : viaggio tra i sapori dall'antica Roma al Settecento*, Rome : Donzelli Virgola, 2018, p. 9-54.

[17] Lily BECK, *Pedanius Dioscorides of Anazarbus: De materia medica*, Hildesheim : Olms-Weidmann, 2005.

[18] Apicius 39-40.

frugalité et de simplicité des goûts à table[19]. Le garum suscite en revanche plus de réserves chez les moralistes comme Sénèque, mais aussi chez certains auteurs médicaux[20]. Quelques ingrédients sont communs avec la recette du sel aux épices tels le poivre, le persil ou encore le nard[21]. Pour d'autres recettes, le souci du bon fonctionnement du ventre et du transit, suggéré par la formule *ad ventrem*, est clairement mentionné dans les finalités de la préparation :

> *Esicium simplex : ad unum liquaminis acetabulum aquae septem mittes, modicum apii viridis, triti piperis cochleare. Esiciola incoques, et sic ad ventrem solvendum dabis. Idrogaro faeces conditi addes.*
>
> « Quenelle simple : À une acétabule de garum ajoutez-en sept d'eau, un peu de céleri frais, une cuillerée de poivre pilé. Faites cuire les quenelles et donnez-lez ainsi pour relâcher le ventre. Vous ajouterez à l'*hydrogarum* de la lie de vin aux épices »[22].

La quenelle désigne une sorte de hachis dont les ingrédients peuvent être variés[23]. C'est surtout la sauce dans laquelle cuit la quenelle qui possède un principe actif grâce aux produits aromatiques. La combinaison des effets de la cuisson et de ceux des aliments est un des fondements d'une cuisine technique et diététique. La connaissance des facultés des ingrédients et de leur bonne association est déterminante afin de tirer profit au mieux des pouvoirs de la nourriture. Chez Galien, dans le traité *Sur les facultés des aliments*, la faculté de relâcher le ventre est mentionnée pour de nombreux aliments, notamment par l'emploi du garum[24].

Le souci du ventre apparaît également au sein d'une série de cinq recettes de *pulmentarium ad ventrem*[25] Dans le contexte du recueil d'Apicius, le terme de *pulmentarium* semble indiquer une forme de potage, ainsi que le traduit Jacques André. Ce terme peut aussi désigner des ragoûts,

---

[19] Plutarque, *Préceptes de santé*, 12. Le moraliste explique qu'à Sparte le sel et le vinaigre suffisent à assaisonner les viandes.

[20] C'est le cas du médecin byzantin Anthime au début du VIe siècle qui écrit pour un prince franc : *De observatione ciborum*, 9. Ce rejet traduit une mutation du goût par rapport à ce produit. Sur les sauces de poisson, voir notamment Sally GRAINGER, « Garum, *Liquamen* and *Muria* : A new approach to the problem of definition », *in* Emmanuel BOTTE, Victoria LEITCH (dir.), *Fish & Ships : Production et commerce des* salsamenta *durant l'Antiquité*, Aix-en-Provence : Centre Camille Jullian, p. 37-45.

[21] On trouve dans les *Excerpta* de Vinidarius, à la fin du recueil d'Apicius, une liste des épices et produits aromatiques indispensables au cuisinier. Pour une étude complète sur les produits aromatiques et plus largement sur les végétaux dans les textes latins : Alain CHRISTOL, *Le latin des cuisiniers : l'alimentation végétale, étude lexicale*, Paris : PUPS, 2016.

[22] Apicius 53 donne deux recettes de vin aux épices : 1-2.

[23] Apicius, 42-55 : les quenelles peuvent être autant faites d'animaux marins que de volaille.

[24] Galien, *Sur les facultés des aliments*, II, 22, ed. John Wilkins, CUF, 2013 : Galien explique clairement que tout ce qui est mangé avec du garum relâche le ventre, à l'image des noix (II, 28), des radis (II, 68), les *echinoi* de mer (III, 37).

[25] Apicius, 67-71.

tels ceux proposés dans les auberges et qui permettent de consommer une nourriture chaude et consistante[26].

Dans le *De re coquinaria*, chacune des cinq recettes de *pulmentarium* comporte toujours un ou plusieurs ingrédients de base : des bettes ; du poireau ; du polypode[27] ou encore de l'ache verte. Les variantes de la recette permettent de tenir compte soit du goût du mangeur, soit de l'accessibilité des produits. Les recettes diététiques ne diffèrent en rien des textes culinaires dans les différentes étapes de leur réalisation. La cuisson, généralement bouillie ou rôtie[28], est un paramètre important pour le médecin puisqu'elle altère les propriétés de la nourriture préparée[29]. Enfin, l'assaisonnement est garant du plaisir gustatif, mais pour les recettes diététiques, les produits aromatiques demeurent en quantité limitée par rapport à d'autres recettes du recueil d'Apicius où leur accumulation peut être importante[30]. Galien reconnaît que le médecin se distingue du cuisinier dans la mesure où il cherche l'utilité de la nourriture avant la satisfaction du seul plaisir[31]. La fonction utilitariste de la cuisine pour les médecins se traduit dans la recette 70 par le fait que même l'eau du bouillon employée lors de la cuisson peut être bue. Cette recette est donnée par Varron et dans les textes agronomiques, l'enjeu est de tirer profit au mieux des productions de la propriété agricole. De fait, certaines recettes données dans le recueil d'Apicius se définissent avant tout par leur aspect pratique, à l'image des deux recettes d'*oxygarum*[32]. Elles peuvent être assimilées à de véritables remèdes, à l'image de la recette qui aide à la digestion, notamment pour la laitue, et empêche les ballonnements :

> *Ad digestionem et inflationem et ne lactucae laedant : cumini unc. II, gingiberis unc. I, rutae viridis unc. I, dactilorum pinguium scripulos XII, piperis unc. I, mellis unc. IX : cuminum aut Aethiopicum aut Syriacum aut Libycum. Tundes cuminum et postea infundes in aceto. Cum siccaverit, postea melle omnia comprehendes. cum necesse fuerit, dimidium coclearium aceto et liquamine modico misces aut post cenam dimidium coclearem accipies.*
>
> « Pour la digestion, les ballonnements et pour que les laitues n'incommodent pas : 2 onces de cumin, une de gingembre, 1 de rue fraîche, 12 scrupules de dattes grasses, 1 once de poivre, 9 de miel : le cumin pourra être d'Éthiopie, de Syrie ou de Libye. Pilez le cumin, puis versez-le dans du vinaigre. Après l'avoir laissé sécher, liez

---

[26] Mireille CORBIER, « Le statut ambigu de la viande à Rome », *Dialogues d'histoire ancienne*, 15/2, 1989, p. 107-158.

[27] Il s'agit d'une variété de fougère.

[28] Le bouilli et le rôti font partie des modes de cuisson privilégiés par la médecine, dont le choix dépend de la nature des aliments et du corps du mangeur : Celse, *De la médecine*, I, 2, 8 (ed. Guy Serbat, CUF, 1995).

[29] Galien explique que le chou peut tantôt relâcher ou resserrer le ventre selon la manière dont il est bouilli : *Sur les facultés des aliments*, I, 1 (ed. J. Wilkins, CUF, 1995).

[30] Les produits aromatiques les plus employés chez Apicius sont avant tout le poivre, le garum et l'huile. Ils sont suivis du miel, de la livèche, du vinaigre, du vin, du cumin, de la rue et de la coriandre.

[31] Galien, *Sur les facultés des aliments*, II, 51 (ed. J. Wilkins, CUF, 1995).

[32] Apicius, 39-40.

ensuite le tout avec du miel. En cas de besoin, mélangez-en une demi-cuillerée avec du vinaigre et un peu de garum, ou bien prenez-en une demi-cuillerée après le repas »[33].

La laitue est généralement consommée au début du repas, lors de la *gustatio*[34], le plus souvent agrémentée de vinaigre[35]. Cette association doit stimuler l'appétit et préparer le ventre à la digestion. Comme pour le sel aux épices, la précision des indications sur les quantités laisse penser que cette recette provient d'une source médicale. La combinaison des vertus du vinaigre et du garum avec des produits aromatiques, comme le poivre ou le cumin, est la clé de compréhension de cette recette. Au-delà de la dimension médicale, on relève l'union de saveurs qui plaisent aux Romains par le sucré du miel et des dattes, l'amertume de plantes comme la rue, ou encore la force du poivre. Dans la diététique antique, chaque saveur possède un véritable pouvoir d'action sur le corps, et le mélange des goûts optimise alors les effets de la nourriture mangée sur l'estomac et la santé[36].

Les conseils des médecins s'articulent pleinement avec les pratiques de la table et l'organisation du menu. Ils doivent permettre de concilier plaisir et santé sans subir les inconvénients liés à la consommation d'un mets. Ce principe se vérifie avec les prescriptions données dans le *De re coquinaria* au sujet des concombres pelés, puisqu'il est précisé que pris avec du garum ou de l'*œnogarum*, un mélange de vin et de garum, ils ne provoqueront ni rots ni lourdeur[37]. Or, les éructations et les reflux gastriques sont très mal perçus par les Romains sur le plan socio-culturel, ils peuvent être le signe d'une mauvaise digestion ou d'excès[38]. Pour les membres des catégories sociales supérieures, il est donc important de faire preuve de vigilance sur le choix des aliments ou sur la manière de les manger. La dimension socio-économique de la cuisine diététique et du souci de la digestion se révèle aussi dans la recette de « stockfish sans stockfish » :

> *Aliter salsum sine salso : cuminum tantum quantum quinque digitis tollis, piperis ad dimidium eius et unam spicam alei purgatam teres, liquamen superfundes, oleum modice superstillabis. Hoc aegrum stomachum valde reficit et digestionem facit.*
>
> « Autre recette de stockfish sans stockfish : Pilez autant de cumin qu'on en peut prendre avec cinq doigts, la moitié moins du

---

33 Apicius 111.

34 Toutefois, selon Martial, la laitue était autrefois consommée à la fin du repas : *Épigrammes*, XIII, 14 ; Jacques ANDRÉ, *L'alimentation et à la cuisine à Rome*, Paris : Les Belles Lettres, 2009 [1981], p. 26 ; A. CHRISTOL, *Le latin des cuisiniers* (*op. cit. supra* note 21), p. 53-54. Selon Pline l'Ancien elle augmente ou réduit l'appétit selon la quantité consommée, *Histoire naturelle*, XX, 64 (ed. Jacques André, CUF, 1965).

35 Galien, *Sur les facultés des aliments*, II, 40.

36 *Ibid.* I, 1.

37 Apicius, 82.

38 Pétrone, *Satiricon*, 128 ; Martial, *Épigrammes*, I, 87 (ed. H. J. Isaac, CUF, 1930) ; Pline l'Ancien, *Histoire naturelle*, XXX, 44 (ed. Alfred Ernout, CUF, 1963) : dans ce chapitre Pline précise par exemple que les escargots sont très bons contre les ballonnements mais que leur suc fétide donne une mauvaise haleine. Celle procurée par l'ail et l'oignon est associée aux catégories sociales inférieures : Plaute, *Poenulus*, 1314 (ed. Alfred Ernout, CUF, 1938).

poivre et une gousse d'ail épluchée, versez par-dessus du garum et faites couler goutte à goutte un peu d'huile. Cela rétablit très bien l'estomac malade et fait digérer »[39].

Cette recette répond d'abord à un enjeu social et économique. Il est en effet courant dans la cuisine romaine de donner l'illusion aux convives de consommer un aliment, par exemple du poisson, alors qu'il s'agit en réalité d'une autre nourriture, par exemple de la viande de porc. L'utilisation de moules afin de façonner la chair selon la forme de l'animal est une pratique attestée par les textes et l'archéologie[40]. Cela peut permettre de servir un mets moins coûteux lorsque l'organisateur du repas ne dispose pas des ressources financières suffisantes. Ensuite, cette recette est adaptée pour éviter l'emploi de salaisons. Or, Celse se montre très critique envers la qualité diététique des *salsamenta*, c'est-à-dire des produits conservés par le sel, puisqu'ils se révèlent nocifs pour l'estomac[41]. De plus, les indications de l'auteur témoignent bien de la fonction des produits aromatiques pour la digestion, capables de corriger la dyspepsie.

II. Le contexte de consommation : un indice des propriétés diététiques des recettes d'Apicius

Lorsque des indications médicinales ne sont pas données par la recette, les précisions apportées sur les modalités et le contexte de consommation de la préparation peuvent suggérer une fonction diététique grâce aux éclairages d'autres sources. La deuxième recette du recueil est un vin miellé aux épices pour le voyage, qui se conserve « éternellement » et peut être bu en cours de route[42]. Aucune indication médicale n'est donnée de façon explicite. Toutefois, au sein du recueil, cette recette est insérée entre le vin merveilleux aux épices, aux propriétés médicinales évidentes, et l'absinthe, souvent prescrite par les médecins[43]. Surtout, le changement d'environnement ou les effets de la navigation sont des paramètres qui doivent être pris en compte pour adapter le régime[44].

Pour cette raison, les sources médicales livrent des conseils pour les voyageurs pour ménager le corps et éviter les désordres intestinaux. Lors d'un voyage en bateau, Soranos d'Éphèse préconise ainsi le jeûne la veille du départ afin de ne pas se trouver incommodé au cours de la traversée[45]. Les nourritures et la boisson doivent être choisies avec diligence afin de soutenir

---

39 Apicius 432.

40 Athénée de Naucratis, *Deipnosophistes*, I, 7, d-f (ed. Simon Peter Peppink, Leyde : Brill, 1936-39) ; Pétrone, *Satiricon*, 70.

41 Celse, *De la médecine*, II, 25, 1 ; Soranos d'Éphèse, *Maladies des femmes*, I, 16 ; II, 10 (ed. Pierre Burguière, Yves Malinas, Danielle Gourevitch, CUF, 1988 et 1990). Celse recommande toutefois de les consommer au début du repas : I, 2, 8-9. Certains aliments peuvent purger le ventre de façon trop forte et être nocifs, tel le chou marin : Pline, *Histoire naturelle*, XX, 96.

42 Apicius, 2. Les ingrédients principaux sont du poivre et du miel.

43 L'absinthe permet de faire face au mal de mer selon Pline l'Ancien : *Histoire naturelle*, XXVII, 52 (ed. Alfred Ernout, CUF, 1959). Elle est également préconisée pour les soldats : Julius Africanus, *Cestes*, II, 7 (ed. Jean-René Vieillefond, Paris : Didier, 1970).

44 Galien, *Méthode de traitement*, 493 (trad. Jacques Boulogne, Paris : Gallimard, coll. folio, 2009).

45 Soranos d'Éphèse, *Maladies des femmes*, I, 17.

au mieux le corps, ainsi en privilégiant des nourritures humides lorsqu'une grande chaleur doit être affrontée, par exemple grâce aux fruits frais[46]. Parmi tous les aliments, Pline conseille notamment l'ail qui est très efficace contre les conséquences d'un changement d'environnement[47].

Le cas du passage aux bains est un autre contexte de consommation mentionné par les recettes et qui suggère leur fonction diététique. Trois recettes du *De re coquinaria* comportent une telle mention :

> *Esicia amulata a balneo sic facies : Teres piper, ligusticum, origanum, modicum silfi, gingiber minimum, mellis modicum, liquamine temperabis, misces ; adicies super esicia, facies ut ferueat. Cum bene bolluerit, amulo obligas spisso et sorbendum feres.*
>
> « Recette de quenelles à la fécule pour prendre à la sortie du bain : Pilez du poivre, de la livèche, de l'origan, un peu de *silphium*, très peu de gingembre et un peu de miel ; mouillez avec du *garum* et mélangez ; versez sur les quenelles et faites chauffer. Quand cela aura bien bouilli, liez avec de la fécule pour épaissir et donnez à prendre »[48].

> *Sepias elixas a balneo : In frigidam missas <...> cum pipere, lasere, liquamine, nucleis, oua <addes>, et condies ut uoles.*
>
> « Sèches bouillies pour la sortie du bain : Après les avoir mises dans l'eau froide, ... avec du poivre, du laser, du garum et des pignons, <ajoutez> des oeufs et assaisonnez à votre gré »[49].

> *Aliter : Echinis salsis liquamen optimum admisces, et quasi recentes apparebunt, ita ut a balneo sumi possint.*
>
> « Autre recette : Ajoutez aux oursins salés de l'excellent garum et ils paraîtront frais au point qu'on pourra les prendre au sortir du bain »[50].

Les bains sont une des composantes de la diététique antique puisqu'ils jouent un rôle crucial dans l'équilibre des humeurs, comme cela est exposé dans le traité hippocratique *Airs, eaux, lieux*. Certaines sources thermales peuvent agir sur les différentes parties du corps, dont le ventre[51]. Le passage aux thermes se fait en principe avant le dîner et revêt plusieurs fonctions : celle de nettoyer le corps ; d'entretenir les sociabilités, notamment pour l'invitation à dîner ; et une fonction médicale. Les bains doivent préparer le corps à recevoir différentes nourritures lors de la *cena*. En outre, il était tout à fait possible de manger et de boire directement aux thermes, parfois sous

---

[46] Galien, *Sur les facultés des aliments*, II, 2.
[47] Pline l'Ancien, *Histoire naturelle*, XX, 50.
[48] Apicius 55.
[49] Apicius 410.
[50] Apicius 419.
[51] Philippe MUDRY, « Le thermalisme dans l'Antiquité. Mais où sont les médecins ? », *in* John SCHEID, Marilyn NICOUD, Didier BOISSEUIL, Joël COSTE (dir.), *Le thermalisme : approches historiques et archéologiques d'un phénomène culturel et médical*, Paris : CNRS éditions, 2015, p. 65-77.

l'œil des médecins[52]. Dans le cas des trois recettes d'Apicius, la mention des bains se justifie sans aucun doute par le souci de stimuler l'estomac en vue du repas. Il est significatif que des recettes culinaires, et même des menus à consommer à la sortie du bain, soient également transmises par Galien :

> Παραγενόμενος γὰρ ἀπὸ τοῦ βαλανείου, καὶ προπιὼν ὕδατος μὲν πρῶτον, εἶτ' οἴνου μετρίως ὑδαροῦς, ἐμέσας τε πᾶν ὃ ἔπιε, θριδακίνης μὲν πρῶτον, ἀβλαβοῦς τε ἅμα καὶ ψύχοντος λαχάνου, προσενέγκασθαι δύναται, μετὰ ταῦτα δὲ δι' ὄξους τε καὶ γάρου ποδὸς ὑείου καλῶς ἑψημένου, καὶ πτερῶν ἀλεκτορίδος, ἢ χηνὸς, ἢ καὶ τῆς γαστρὸς αὐτοῦ, καί τινος ἰχθύος τηγανιστοῦ τῶν ἁπαλοσάρκων, εἰ δὲ βούλοιτο, καὶ λαχανώδους τινὸς ἅψασθαι τῶν μὴ κακοχύμων, ὁποῖόν ἐστι μαλάχη τε καὶ κολόκυνθα, μετὰ ταῦτα δὲ πιεῖν οἶνον ὕδατι ψυχρῷ πάνυ κεκραμένον.
>
> « Une fois sorti du bain, il faut boire avant tout de l'eau, puis du vin, suffisamment coupé d'eau ; après avoir vomi quand on a bu, on peut manger d'abord de la laitue, des légumes qui en même temps ne soient pas nocifs et qui soient rafraîchissants, puis des pieds de porc bien cuits dans du vinaigre et du garum, des ailes de poule ou d'oie ou alors leur estomac, et du poisson frit et des viandes tendres. Si on le désire ensuite, on peut manger aussi des légumes aux humeurs non nocives comme la mauve et la courge, et enfin boire du vin bien mêlé avec de l'eau froide »[53].

Il ressort de ces prescriptions une cuisine thermale, dont les mets et les boissons ne diffèrent guère de ceux consommés habituellement. La consommation de vin dans le contexte thermal fait partie des pratiques diététiques, elle favorise la digestion et l'équilibre humoral, régulé notamment par le vomissement. Fréquemment prescrit par les médecins, il purge le corps des humeurs mauvaises. La consommation de mauves, réputées laxatives[54], s'inscrit dans cette même logique. Une vraie diversité alimentaire est proposée par Galien avec des nourritures tant végétales qu'animales, tels les pieds de porc, qui peuvent être parfois conseillés pour les malades[55].

III. Des stratégies digestives partagées par les médecins et les cuisiniers

Au-delà du corpus relativement restreint des recettes d'Apicius où la dimension diététique est explicite, les fonctions médicinales d'une recette peuvent aussi être décelées, plus difficilement, par la mise en perspective avec les textes médicaux. Certains produits aromatiques sont partagés tant par le cuisinier que par le médecin, comme le poivre ou le vinaigre, omniprésents chez Apicius. Pour autant, leur simple présence en contexte culinaire ne suffit pas à considérer une recette du recueil comme issue de

[52] Pétrone, *Satiricon*, 28 ; Perse, *Satires*, III, 92 (ed. Auguste Cartault, CUF, 1921) ; Martial, *Épigrammes*, XII, 19.
[53] Galien, *Des bons et des mauvais sucs* (Kühn VI 812), trad. de l'auteur d'après l'édition d'Anna Maria Ieraci Bio, Naples : M. d'Auria, 1987.
[54] Martial, *Épigrammes*, X, 48.
[55] Galien, *Méthode de traitement*, 489.

sources médicales. En revanche, certains ingrédients et recettes étroitement liés à la médecine sont présents dans l'*Art culinaire*. Il en est ainsi de recettes de vin aromatisé, d'absinthe ou encore de l'*oxyporum*, une boisson vinaigrée et poivrée[56]. Toutes ces préparations ont des vertus digestives admises de tous, ce qui peut justifier l'absence d'explications de l'auteur des recettes, à l'image du *kéfir* ou du *kombucha* conseillés aujourd'hui dans ce but.

Pour d'autres recettes, certains ingrédients rarement évoqués dans le *De re coquinaria* et essentiels en médecine révèlent les interactions parfois très subtiles entre le monde des médecins et celui des cuisiniers. Tel est le cas du riz qui est employé dans plusieurs recettes d'Apicius[57]. Dans chacune d'elles, le riz entre dans la composition de sauces, parfois sous forme de crème, afin de les lier ou épaissir. Il possède en outre une valeur économique élevée, puisqu'il semble avoir été importé de Mésopotamie. Surtout, il revêt une forte utilité dans les pratiques médicales[58]. Galien rappelle en effet l'importance de l'usage du riz comme remède pour corriger les dysfonctionnements du ventre :

> Τούτῳ τῷ σπέρματι πάντες εἰς ἐπίσχεσιν γαστρὸς χρῶνται τὴν ἕψησιν αὐτοῦ παραπλησίαν ποιούμενοι χόνδρῳ. Δυσπεπτότερον δ' ἐστὶ χόνδρου καὶ τρέφον ἧττον, ὥσπερ γε καὶ εἰς ἐδωδῆς ἡδονὴν ἀπολειπόμενον αὐτοῦ πάμπολυ.
>
> « Tout le monde se sert de ce grain pour arrêter le ventre et en fait une bouillie pareille au gruau de la farine grossière. C'est plus difficile à digérer que le gruau et cela nourrit moins. En plus, au goût, quand on le mange, il est tout à fait inférieur au gruau »[59].

Toutefois, Horace explique que la tisane de riz est inabordable pour qui ne dispose pas de moyens financiers suffisants[60]. Or, Galien s'adresse en premier lieu aux membres de l'élite. Il n'est pas impossible que les usages médicinaux du riz aient été à l'origine de son emploi en cuisine. De la même manière, on peut aussi citer le cédrat (*citrium*) qui peut être consommé en étant agrémenté de différents produits aromatiques (séséli, *silphium*, menthe sèche, vinaigre et garum), probablement pour favoriser la digestion[61]. Or, le cédrat, et de manière plus large les agrumes, sont très utiles au médecin, mais n'en ont pas moins une valeur économique élevée, ce qui permet de se nourrir et de se soigner avec des produits qui sont une source de distinction sociale[62]. En revanche, d'autres produits réputés pour leur action sur le

---

[56] Apicius, 1-3 ; 37.

[57] Apicius, 56-57 ; *Excerpta* 7 ; 9.

[58] M. KOKOSZKO, Z. RZEŹNICKA, K. JAGUSIAK, « Rice as a Foodstuff ...» art. cit. *supra* note 8, p. 47–68 ; J. ANDRÉ, *L'alimentation ... op. cit., supra* note 34, p. 54-55 ; A. CHRISTOL, *Le latin des cuisiniers op. cit. supra* note 21, p. 30-33.

[59] Galien, *Sur les facultés des aliments*, I, 17 (tr. J. Wilkins). Voir aussi Galien, *Le médecin*, III, 3 (ed. Caroline Petit, CUF, 2009).

[60] Horace, *Satires*, II, 3. L'Édit de Dioclétien rend compte du coût élevé de cette plante puisque le *modius* atteint une valeur de 200 deniers pour du riz décortiqué, soit le double du blé.

[61] Apicius, 81.

[62] Véronique ZECH-MATTERNE, Girolamo FIORENTINO (dir.), *Agrumed : Archaeology and History of Citrus Fruit in the Mediterranean*, Naples : Centre Jean Bérard, 2017.

ventre et présents dans le recueil d'Apicius sont accessibles au plus grand nombre, à l'image de la mauve :

> *Maluas : maluas minores, eleogaro ex liquamene, oleo, aceto. Maluas maiores in oenogaro : piper, liquamene, careno uel passo.*
>
> « Mauves : Les petites mauves avec de l'*élæogarum* fait de *garum*, d'huile et de vinaigre. Les grandes mauves dans de *l'œnogarum* fait de poivre, *garum*, carénum ou vin paillé »[63].

La réputation des mauves pour ses effets laxatifs semble proverbiale, au même titre que le seraient les pruneaux aujourd'hui. Elles sont désignées par cette fonction chez Martial qui consomme la « mauve laxative » cueillie dans son jardin, aux côtés de la laitue et du poireau. De même, d'autres plantes sont privilégiées pour leurs facultés comme « la menthe qui fait roter » et « l'herbe aphrodisiaque[64] ». Le texte de Martial entre en écho avec les observations de Galien, lequel explique que les mangeurs savent ce qui convient le mieux à leur ventre et à leur corps par leur expérience quotidienne et l'observation :

> Ἄμεινον γάρ ἐστιν ἐπίστασθαι τῶν ἐπὶ τὴν διαχώρησιν ὁρμώντων ἐδεσμάτων ὕστερα μὲν χρῆναι τὰ βλαδυπόρα λαμβάνειν, ἁπάντων δὲ πρῶτα τὰ διεξερχόμενα μὲν ταχέως, διαφθειρόμενα δ', εἰ χρονίσειεν ἐν τῇ γαστρὶ, τοῦ τὰς προσηγορίας αὐτῶν ἐγνωκέναι. Οὐ μὴν ὀδ' αγνοεῖν μοι δοκοῦσι παντάπασιν οἱ ἄνθρωποι τὴν τάξιν τῶν ἐσθιομένων ἑαυτοῖς. Θεώμεθα γοῦν αυτοὺς ἐπὶ τῶν πλείστων ἐδεσμάτων φυλάττοντας αὐτὴν. Προλαμβάνουισί γέ τοι ῥαφανίδας ἐλαίας τε καί τῆλιν ἐκ γάρου, καὶ μετὰ ταῦτα μαλάχας τε καὶ τεῦτα καὶ ἄλλα τοιαῦτα λάχανα μετ' ἐλαίου καὶ γάρου.
>
> « Il est mieux de savoir qu'il faut prendre les aliments qui passent lentement après ceux qui provoquent l'évacuation et de prendre tout au début ceux qui passent vite mais qui s'altèrent s'ils passent dans l'estomac — que de connaître les termes techniques. Il me semble, d'ailleurs, que les gens n'ignorent pas du tout la bonne ordonnance de leurs aliments. Nous voyons qu'ils l'observent pour la plupart des aliments. Ils prennent d'abord les radis, les olives et le fenugrec au garum et après ceux-là des mauves et les bettes et les autres légumes pareils à l'huile et au garum »[65].

Ce texte de Galien permet de mieux comprendre les recettes d'Apicius, où la consommation de chicorée et de laitue avec du vinaigre, du garum, du miel ou de l'huile doit stimuler l'estomac. De plus, ces différentes plantes, comme les mauves, sont servies au début du repas[66]. Chez Martial, la laitue et les poireaux savourés à ce moment doivent justement relâcher le ventre[67].

Les interactions entre la médecine et les recettes culinaires sont également très nettes avec l'emploi de la ptisane, une décoction d'orge, dans

---

[63] Apicius, 86.
[64] Martial, *Épigrammes*, X, 48.
[65] Galien, *Sur les facultés des aliments*, II, 11, tr. J. Wilkins.
[66] Apicius, 109-111.
[67] Martial, *Épigrammes*, XI, 52.

la confection de certains plats[68]. On la retrouve dans quatre recettes du recueil d'Apicius, soit pour la préparation de la ptisane elle-même, soit pour des sauces où elle accompagne des légumes ou du jambonneau[69]. Or, chez Galien la ptisane peut aussi être employée comme liquide de cuisson pour les pieds de porc par exemple. C'est le cas dans le régime des patients en rémission, notamment de fièvre. Les défaillances de la coction nécessitent d'adapter le régime à chaque étape de l'évolution de la maladie :

> Καὶ τοῦ χρόνου δὲ προϊόντος, ὅταν ἤδη πλησίον ἥκωσι τῆς ὑγιεινῆς καταστάσεως, ἀποχωρῆσαι πτισάνης καὶ γάλακτος· ἔτι δὲ τῶν ἐκ χόνδρου ῥοφημάτων ἐπὶ τὰ συνήθη προσάγοντας σιτία· εἶτα καὶ τοὺς ἰχθύας ἀφελεῖν, εἰ μὴ δι' ἔθους εἶεν, ἐπὶ τοῖς πτηνοῖς διαιτωμένους· ἐδωδῆς τε χοιρείων κρεῶν, ἄρξασθαι μὲν ἀπὸ ποδὸς ἐν πτισάνῃ καθεψημένου· μετὰ ταῦτα δὲ καὶ ὁ κωλῆν ἂν ληφθείη καλῶς, ἔπειτα ἤδη καὶ τἄλλα μόρια. Τὸ μὲν πρῶτον ἱερείου νέου καί, εἰ χειμὼν εἴη, πρὸ μιᾶς ἡμέρας ἐσφαγμένου· τὸ γὰρ ἕωλον εὐπεπτότερόν ἐστι τοῦ προσφάτου· θέρους δ'ἀρκεῖ τεθύσθαι μὲν ἕωθεν τὸ ἱερεῖον, ἐσθίεσθαι δὲ περὶ δυσμὰς ἡλίου·
>
> « Et, avec le temps, lorsqu'ils sont déjà arrivés près de l'état de bonne santé, il faut qu'ils renoncent à la ptisane et au lait ; et, en outre, aux bouillies d'épeautre, en se portant vers leurs aliments habituels. Il faut ensuite enlever aussi les poissons, à moins qu'ils ne fassent partie de l'habitude, en faisant reposer leur régime sur les volailles. Il faut commencer l'alimentation en viande de porc par le pied qu'on a fait bien cuire dans une ptisane ; après cela, c'est aussi la cuisse qui peut être prise sans inconvénient, puis dès lors aussi les autres parties. D'abord, que ce soit celles d'une jeune victime et, à supposer que ce soit en hiver, celles d'une bête égorgée un jour avant, car la viande faisandée est plus digeste que la viande fraîche. Mais, en été, il suffit que la victime ait été sacrifiée à l'aube et qu'elle soit mangée au coucher du soleil »[70].

Néanmoins, Galien se montre très vigilant sur la préparation de la ptisane. Le médecin de Pergame émet de vifs reproches aux cuisiniers qui nuisent aux patients en privilégiant le plaisir par rapport à la santé[71]. On le devine chez Apicius où la recette est d'une sophistication plus élevée que celle indiquée par Galien. D'autres sauces sont indiquées par Galien, notamment dans le traité *Sur les facultés des aliments*, afin d'optimiser les pouvoirs des aliments et pour en faciliter la digestion, à l'image de la sauce blanche[72]. Cela témoigne du souci du médecin d'accompagner au mieux la

---

[68] Cette préparation d'origine grecque appartient à la tradition hippocratique : Hippocrate, *Régime des maladies aiguës*, VII-IX (ed. Robert Joly, CUF, 1972) ; sur les règles de sa préparation et sa consommation : X-XVIII. On trouve également un traité consacré à la ptisane dans le corpus galénique. Voir aussi : Pline l'Ancien, *Histoire naturelle*, XXII, 136 (ed. Jacques André, CUF, 1970); Oribase IV, 1, 16-18 (ed. Ulco Cats Bussemaker, Paris : Imprimerie nationale, 1862) ; Alain CHRISTOL, *Le latin des cuisiniers ... op. cit. supra* note 21, p. 31-33.

[69] Apicius, 173-174 ; 201-202.

[70] Galien, *Méthode de traitement*, 489, trad. J. Boulogne.

[71] Galien, *Sur les facultés des aliments*, I, 9.

[72] Voir par exemple Galien, *Sur les facultés des aliments*, III, 18 ; III, 29 ; *Méthode de traitement*, 537. On retrouve également une sauce blanche chez Apicius : 276-279 ; 281.

préparation des mets afin de les savourer sans nuire au corps et sans être indigestes. Galien est d'ailleurs l'auteur d'un traité de recettes culinaires, mais dont l'existence n'est connue que par quelques mentions et où les sauces semblaient tenir une position centrale[73].

Chaque étape de la recette peut altérer les effets produits sur le ventre, ce qui implique de veiller même au choix de l'eau employée. Il n'est pas anodin que dans le *De re coquinaria* des précisions soient apportées sur l'origine de l'eau. Pour la conserve de raisins, il s'agit de l'eau de pluie[74] ; pour les quenelles à l'*hydrogarum*, c'est de l'eau de citerne qui doit être choisie[75]. Enfin, l'eau de mer doit être utilisée pour cuire le sanglier dans deux recettes[76]. Ces précisions tiennent évidemment aux différences de propriétés entre ces types d'eau. Les clés de compréhension sont livrées par l'*Histoire naturelle* où Pline l'Ancien consacre un livre aux pouvoirs des eaux. Il s'étonne ainsi que les eaux de citerne soient si utilisées alors que ce ne sont pas nécessairement les meilleures. Quant à l'eau de mer, son action sur le ventre est soulignée. On comprend alors mieux son emploi pour cuire la viande de sanglier, dont la dureté et la lourdeur peuvent rendre sa digestion plus difficile. L'usage de l'eau de mer est aussi attesté lorsque celle-ci est mêlée au vin[77]. Or, le mélange des deux liquides répond à des considérations gustatives mais aussi diététiques[78].

Conclusion

L'analyse de ces recettes de l'*Art culinaire* d'Apicius témoigne de l'appropriation des préceptes médicaux par le cuisinier. Le recours aux sources médicales par le compilateur suggère sans aucun doute qu'il était d'usage dans la cuisine de prendre en compte les considérations de la diététique sur le manger sain. Toutefois, il ne s'agit pas d'un mouvement univoque, car par l'observation des pratiques alimentaires et culinaires, les auteurs médicaux sont aussi imprégnés des réalités de leur époque. Il émerge de ces interactions une cuisine technique et savante, où la connaissance de la nature des aliments, de leurs mélanges et de leur transformation, de leurs effets sur le corps et le ventre doit trouver une application concrète. L'enjeu majeur est donc de concilier le plaisir du goût, une des raisons d'être de la commensalité, avec les impératifs de la santé. Ces exemples nuancent de façon incontestable la condamnation morale de Sénèque qui pèse sur les cuisiniers. L'*Ancienne médecine* du *Corpus* hippocratique rappelle par ailleurs que médecine et cuisine se sont développées de façon concomitante. Or, c'est justement le souci du ventre et de la bonne digestion des aliments

---

[73] Galien, *Sur les facultés des aliments*, II, 27 ; II, 51 ; III, 1.
[74] Apicius, 18.
[75] *Ibid.* 50.
[76] *Ibid.* 331 ; 339.
[77] Pline précise toutefois que malgré son pouvoir purgatif l'eau de mer est mauvaise pour l'estomac, les nerfs et la vessie, *Histoire naturelle*, XXIII, 46 (ed. Jacques André, CUF, 1971) ; *Histoire naturelle* XXXI, 62-67 (ed. Guy Serbat, CUF, 1972).
[78] Athénée de Naucratis, *Deipnosophistes*, XV, 675a-b. Juvénal explique que lorsque l'estomac est plein de nourriture et de vin, l'eau bouillie puis glacée est un remède efficace pour digérer, *Satires*, V (ed. Pierre de Labriolle, CUF, 1921).

qui justifie la réflexion sur les pratiques culinaires, notamment sur la cuisson.

In fine, le nombre de recettes d'Apicius pour lesquelles la fonction diététique est évidente est relativement restreint par rapport aux 468 recettes que comptent les dix livres du *De re coquinaria.* Néanmoins, il semble important de ne pas chercher à délimiter de façon trop artificielle et tranchée les recettes médicales et les recettes propres aux cuisiniers. Le cas de la ptisane montre bien comment une même recette peut être partagée par ces deux sphères. Surtout, le souci du bon fonctionnement du ventre rencontre un écho au sein de la société, dont on trouve des traces dans la littérature, tel Trimalcion qui explique à ses convives comment soulager son ventre. Derrière le comique de l'œuvre, ce sont bien les préoccupations des Romains de l'époque impériale au sujet de leur ventre qui transparaissent. La fonction diététique des recettes, notamment par le recours aux épices et aux produits aromatiques, est donc la réponse apportée à une demande sociale. Celle-ci subsiste encore à la fin de l'Empire avec l'œuvre du médecin Anthime qui compose un ouvrage de cuisine diététique au début du VIe siècle. La prédominance de ces ingrédients dans la haute cuisine, agréables et utiles au ventre, demeure une constante bien après l'Antiquité, en particulier à la Renaissance alors que l'œuvre d'Apicius suscite le plus vif intérêt.

Ventre et violences de guerre dans la *Pharsale* de Lucain

Nathalie BARRANDON[1]
Anne VIAL-LOGEAY[2]

La mise en scène de batailles représente une constante des épopées, et la *Guerre Civile* de Lucain, dédiée comme son nom l'indique à des situations où la proximité des corps engage une violence extrême car fratricide, peut à ce titre témoigner de la prise en compte du ventre dans la violence dans la guerre – d'autant plus que, même si l'œuvre ressort de la fiction, elle était considérée dans l'Antiquité comme ayant une portée historique[3]. Or pour raconter la guerre, les épopées se distinguent clairement des œuvres historiques ou biographiques, peu descriptives concernant le sang ou les atteintes aux corps[4]. En outre, Lucain, connu pour donner à son œuvre une forte dimension morale, s'attarde sur ces thèmes davantage encore que ses prédécesseurs latins, notamment pour ce qui est des batailles[5]. L'analyse de

---

[1] Professeur d'Histoire ancienne à l'université de Reims Champagne-Ardenne ; CERHiC (Centre d'Études et de Recherche en Histoire Culturelle), EA 2616.

[2] Maître de conférences de langue et littérature latines à l'université de Rouen ; E.R.I.A.C. (Équipe de Recherches Interdisciplinaires sur les Aires Culturelles), EA 4705. Nous tenons à remercier É. Samama et Fr. Collard pour leur invitation à participer à leurs travaux passionnants sur le corps, et plus spécifiquement ici sur le ventre.

[3] Suivant notamment la remarque de Servius dans son commentaire à l'*Énéide* (*En.* I, 382) *Lucanus namque ideo in numero poetarum esse non meruit, quia uidetur historiam composuisse, non poema,* « c'est pourquoi Lucain n'a pas mérité d'être au nombre des poètes, parce qu'il semble avoir composé un ouvrage historique et non un poème » (ed. Alban Baudou et Séverine Clément-Tarantino, Villeneuve d'Ascq : Presses du Septentrion, 2005) ; *cf.* Pierre GRIMAL « Le poète et l'histoire », *in Lucain. Entretiens de la fondation Hardt,* Genève-Vandoeuvres : Fondation Hardt, 1970, p. 53-106 ; Paul JAL, « La place de Lucain dans la littérature antique des guerres civiles », *in* Jean-Michel CROISILLE, Pierre-Maurice FAUCHÈRE (dir.), *Neronia 1977, Actes du IIe colloque de la SIEN (Clermont-Ferrand, 27-28 mai 1977),* Clermont-Ferrand : Adosa, 1982 ; Bruno BUREAU, « *Lucanus … uidetur historiam composuisse, non poema.* Lucain, l'histoire et la mémoire poétique », *in* Olivier DEVILLERS et Sylvie FRANCHET D'ESPÉREY (dir.), *Lucain en débat : rhétorique, poétique et histoire, Actes du colloque international, Institut Ausonius (Pessac, 12-14 juin 2008)* [Études, 29], Paris : De Boccard, 2010, p. 77-87 ; Florian BARRIÈRE, « Présence de Lucain dans les Commentaires de Servius : les citations du *Bellum ciuile* », *in* Fabrice GALTIER et Rémy POIGNAULT (dir.), *Présence de Lucain* (Caesarodunum bis, 48-49), Clermont-Ferrand : Centre de Recherches A. Piganiol-Présence de l'Antiquité, 2016, p. 321-341.

[4] *Cf.* Nathalie BARRANDON, « Le sang qui tache et qui inonde comme preuve d'une extrême violence aux deux derniers siècles de la République romaine ? », *in* Lydie BODIOU et Véronique MEHL (dir.), *L'Antiquité écarlate : le sang des Anciens – Actes du colloque de l'université de Bretagne Sud,* Rennes : Presses universitaires, 2017, p. 237-249 et Caroline HUSQUIN, *L'Intégrité du corps en question,* Rennes : Presses universitaires, 2020, p. 202.

[5] Selon Pierre-Jean MINICONI, *Étude des thèmes guerriers de la poésie épique gréco-romaine,* Paris : Les Belles Lettres, 1951, p. 126, le thème du « champ de bataille » pourrait être «une invention authentiquement romaine ». Pour Régine UTARD, « Le combat naval devant Marseille au

son œuvre est donc pertinente pour comprendre la place du ventre dans la perception et la valorisation des violences extrêmes, voire de la mort, pour un poète de l'époque de Néron.

I. Ventre et *uiscera* : une surreprésentation.

L'intérêt des Romains pour le ventre se traduit par un vocabulaire varié, même si cette partie du corps humain n'est guère valorisée. Une étude de D. Gourevitch à propos de l'estomac[6], montre que chez Plaute, *uenter* représente la partie basse, le siège de la digestion, en lien avec la gloutonnerie : il y a un ressort comique, notamment à cause du bruit[7]. Quand la poésie de l'époque augustéenne (Horace particulièrement), use du mot *stomachus*, calque du grec *stomachos*, c'est pour montrer le ventre qui digère, récipient et siège de la mauvaise humeur[8]. Chez Martial comme dans le *Satiricon*, *uenter* est le ventre qui a faim, à distinguer du *stomachus* qui permet de parler de la digestion et du vomissement. Ces deux mots étaient donc *a priori* peu appropriés pour un contexte militaire. On note cependant une référence à des usages liés à la violence de guerre[9], quand D. Gourevitch rappelle que le *stoma* grec est un lieu de passage et que *stomachus* est ainsi employé par Cicéron pour rappeler la blessure de Marcellus : l'arme passe

livre III du *Bellum ciuile* de Lucain : écriture d'une scène entre tradition épique et innovation », *in Présence de Lucain. op. cit.*, p. 179-195 : « dans le cas des batailles navales, c'est à Lucain précisément que revient la première description complète — que nous possédons en l'état actuel des textes — d'une bataille navale dans la poésie épique » (p. 179). Il n'y a rien de tel dans Homère ou Virgile même s'il est selon elle possible de rapprocher l'épisode d'Ennius, ou Naevius, et même si Lucain pousse à l'extrême pour insister sur l'horreur des scènes. Aline ESTÈVES, « *Horrida bella* de l'*Énéide*, *mortes insolitae* de la Pharsale : des ébauches virgiliennes à la débauche lucanienne, étude d'une filiation poétique de l'écriture de l'horreur guerrière », *Mosaïc*, 3, 2010, p. 67-75, souligne l'importance du spectaculaire, qui marquerait malgré tout une filiation avec Virgile. Jacqueline DANGEL, « Poétique et poésie à Rome », *in* Dominique BRIQUEL (dir.), *La poétique, théorie et pratique*, Paris : Les Belles Lettres, 2008, p. 51-80, suggère la lecture de cette épopée comme une « poétique d'un sublime Mal » permettant de frapper les esprits et de dénoncer les perversions et le hors-norme. La réflexion se fonde sur la poétique du Sublime, telle que la définit pseudo-Longin, soulignant la possible véhémence du blâme. Cette dernière peut susciter l'étonnement, puis la prise de conscience et enfin la conversion morale, la perversion caractérisant les méfaits de l'époque néronienne.

[6] Danielle GOUREVITCH, « Les noms latins de l'estomac », *Revue de philologie*, 50, 1976, p. 85-110 ; *Ead.*, « *Stomachus* et l'humeur », *Revue de philologie*, 51, 1977, p. 56-74.

[7] *Cf.* Plaute, *Ménechmes*, v. 970-971 (ed. Alfred Ernout, CUF, 1936). En revanche, pour la partie haute, il emploie *gula*, *fauces*, *guttur*, et en fait des organes du plaisir immédiat. Il emploie aussi *intestina*, que l'on peut traduire dans ce contexte par les boyaux (*Ménechmes* v. 925 et *Pseudolus* v. 343, ed. Alfred Ernout, CUF, 1938). L'usage d'*aluus* est plus confus, car c'est le ventre qui mange mais aussi celui qui porte l'enfant. Térence n'emploie quant à lui que *venter* et une seule fois, dans un sens similaire à Plaute.

[8] Horace, *Satires* II, 7, 44 (ed. François Villeneuve, CUF, 1932). *Venter* est toujours employé pour parler de la digestion, de l'appétit et de la gourmandise, mais c'est aussi ce que l'on voit, soit la paroi abdominale (*cf.* ventre mou, *venter mollis*) et à une occasion c'est le ventre de la femme enceinte. Sinon c'est a*luus* qui est employé mais ce dernier l'est aussi ponctuellement à propos du ventre à excréments. *Intestina* est toujours employé.

[9] D. Gourevitch (art. cit. *supra* note 6) analyse le vocabulaire employé de manière scientifique. Elle valorise les disparités entre les auteurs, car la priorité était donnée à la cohérence des descriptions, celle du trajet des aliments, depuis la gorge jusqu'aux intestins. La trajectoire d'une arme a ainsi pu servir à l'étude. Par ailleurs, se focalisant sur une cavité, l'estomac, elle ne s'est logiquement pas intéressée aux parties molles que contient le ventre : *uiscera*, *iecur*, *fibrae* et *bilis*.

par le cou et plonge dans le corps ; on trouve un sens similaire dans l'*Énéide* de Virgile[10].

Or, dans son étude du corps dans l'œuvre de Virgile, Ph. Heuzé a montré qu'une des différences entre l'*Énéide* et le *Bellum civile* tenait aux très nombreuses occurrences concernant la région ventrale dans l'œuvre de Lucain[11]. Le tronc y est globalement très présent, mais les parties hautes, soit *fauces*[12] et *pectus*[13] et latérales, soit *latus*[14], sont bien distinguées de la partie basse et centrale du ventre. Par ailleurs, le vocabulaire du ventre est clairement sélectif. Ni *stomachus* ni *intestinus* ne sont employés ; quant à *aluus*, *iecur*, *uterus* et *fibrae*, ils ne sont pas utilisés en relation directe avec la guerre[15]. En revanche, on trouve trois occurrences de *uenter* et trente-neuf de *uiscera*, au pluriel, auxquelles il faut ajouter quatre occurrences du singulier *uiscus* ; parmi elles, la plupart témoignent de la violence de la guerre. C'est donc l'analyse des viscères qui sera ici privilégiée, d'autant que *uenter*, employé principalement pour signifier la paroi abdominale, est sans doute retenu aussi pour éviter la redondance avec *uiscera* (III, v. 652-661 et v. 748 en écho au v. 724).

---

[10] Cicéron, *Ad familiares*, IV, 12, 21 (ed. Jean Beaujeu, CUF, 1980) ; Virgile, *Enéide*, IX, 699 (ed. Jacques Perret, CUF, 1980).

[11] Philippe HEUZÉ, *L'image du corps dans l'œuvre de Virgile*, Rome : Ecole Française de Rome (vol. 86), 1985, p. 59-66. Les statistiques (avec rééquilibrage des proportions) des termes désignant l'intérieur du corps donnent un rapport de 1 chez Virgile pour 10 chez Lucain. Il n'en est pas ainsi pour les membres et le visage, par exemple. Sachant aussi que Virgile utilise une plus grande diversité de termes pour parler du corps, Ph. Heuzé conclut sur le fait que Virgile « fouille davantage son dessin, mais sans pour autant forcer le trait ». Nous avons bien conscience des limites de ce type de statistique, puisque les sujets retenus par les deux auteurs ne sont pas les mêmes. Sur l'*aemulatio* virgilienne chez Lucain, *cf.* Emanuele NARDUCCI, *La provvidenza crudele*, Pisa : Giardini, 1979, *passim* et A. ESTÈVES, *art. cit. supra* note 5.

[12] Il y a onze occurrences de *fauces*, parmi lesquelles deux concernent un propos géographique. Sinon il s'agit bien, comme montré par Danielle Gourevitch, de la gorge, soit de l'œsophage puisqu'il est question de la soif ou du larynx et notamment d'une perte de la voix (III, 738). En ce qui concerne l'œsophage on note que Pompée est assoiffé de sang et que ses *fauces* sont insatiables (I, 332) ou qu'ils se gonflent (IV, 241). C'est en tant que tube par lequel passe ou ne passe pas un liquide, des aliments ou de l'air (*cf.* ces soldats affamés qui mangent tout ce qui passe dans VI, 619 ; le suicide des proscrits de Sylla peut se faire par étranglement des *fauces* (II, 154)). On est là dans le même type d'usage que chez Plaute. [Il est question aussi de la langue des serpents qui sort des *fauces* (IX, 630)]. Deux occurrences intéressent plus spécifiquement en ce qui concerne la violence : en VI, 239, l'arme plonge dans les *fauces* (*cf.* aussi VII, 621), mais on est alors à la limite du ventre proprement dit.

[13] Selon les relevés de Roy J. DEFERRARI (*A Concordance of Lucan*, Washington D.C. : Catholic University of America, 1940), Lucain offre cent huit occurrences de *pectus*, *oris*, n, la poitrine ; cet emploi courant, notamment dans le registre des combats, s'explique parce que l'essentiel des coups y sont portés.

[14] R. J. DEFERRARI, *op. cit.* note précédente *:* vingt-deux occurrences de *latus*, « le flanc ».

[15] On trouve une occurrence de *aluus* pour parler du ventre d'un serpent (IX, 7, 13) et trois occurrences de *uterus* : la première est géographique (VIII, 124) ; la deuxième concerne une demande des haruspices de jeter au feu les fœtus *ex utero* informes ; la dernière fait explicitement référence au ventre et c'est la *membrana uterum* de Sabellus qui éclate sous l'effet d'un venin de serpent (IX, 773). *Iecur*, le foie, n'est employé qu'une seule fois à propos d'un sacrifice (I, 621). Onze occurrences de *fibrae* (le foie ou des membranes dotées de sang) trouvent leur place, soit à propos d'un sacrifice, soit dans les descriptions des pratiques d'Erichto, soit à propos du venin d'un serpent dans le corps d'un soldat ; ce mot peut témoigner de la vie (*cf.* IX, 779).

Au premier siècle ap. J.-C., Celse, dans son *De medecina*, définit les *uiscera* comme la région du ventre située au-dessous du cœur et du poumon et englobant foie, rate, intestins et reins[16], soit l'ensemble des organes abdominaux. Au-delà du générique *pectus*, avec le flanc et les viscères ce sont bien les parties basses du tronc, voire ses parties les moins visibles, qui se trouvent privilégiées dans l'épopée de Lucain, et de façon si écrasante pour les viscères que les traducteurs de la CUF ont souvent renoncé à rendre le mot tel quel, choisissant à la place de traduire par le corps[17] — les viscères étant alors perçus comme une forme de synecdoque, la partie pour le tout —, ou le sein[18], voire le cœur[19] quand ce n'est pas l'âme[20]. Tout se passe comme si cette surreprésentation se trouvait repoussée par nos propres perceptions, comme s'il s'agissait de ne pas voir ces viscères exposés par Lucain. Abstraction bien française ? La traduction de la poétesse Jane Wilson Joyce, plus récente et de tradition anglo-saxonne, bute souvent aux mêmes endroits malgré ses qualités expressives reconnues[21]. Dans le même ordre d'idées, dans sa monographie consacrée à « l'anatomie de la guerre civile », Martin T. Dinter note la présence des viscères, mais, en l'absence d'un relevé systématique, ne leur accorde *in fine* que peu d'importance[22].

---

[16] Celse, *De medicina*, 2, 1, 4-6 (ed. Walter G. Spencer, Cambridge (MA) : Harvard Univ. Press, 1935) : *At sub corde atque pulmone trauersum ex ualida membrana saeptum est quod praecordiis uterum diducit ; idque neruosum, multis etiam uenis per id discurrentibus ; a superiore parte non solum intestina, sed iecur quoque lienemque discernit. Haec uiscera proxuma sed infra tamen posita dextra sinistraque sunt. Iecur a dextra parte sub praecordiis ab ipso saepto orsum, intrinsecus cauum, extrinsecus gibbum ; quod prominens leuiter uentriculo insidet, et in quattuor fibras diuiditur. Ex inferiore uero parte ei fel inhaeret : at lienis sinistra non eidem saepto sed intestino innexus est ; natura mollis et rarus, longitudinis crassitudinisque modicae ; isque paulum costarum regione in uterum excendens ex maxima parte sub his conditur. Atque haec quidem iuncta sunt. Renes uero diuersi ; qui lumbis summis coxis inhaerent, a parte earum res imi, ab altera rotundi ; qui et uenosi sunt, et uentriculos habent, et tunicis super conteguntur. Ac uiscerum quidem hae sedes sunt.*

[17] *Bellum civile*, IX, 1051-1053 (ed. Abel Bourgery, CUF, 1930) : *Fortasse tyranni / tangeris inuidia captique in uiscera Magni / hoc alii licuisse doles*, « peut-être le tyran excite-t-il ton envie : tu souffres qu'un autre ait eu cette permission contre le corps de Magnus captif ». Les traductions de Lucain dans cet article sont celles de la CUF.

[18] *Bellum civile*, VIII, 521 : *feriam tuam uiscera, Magne*, « je frapperai ton sein, Magnus » (perte nette de l'image qui suggère la violence de l'attaque, et la blessure qui s'ensuit) ; X, 527-528 : *dum patria ueniant in uiscera Caesaris enses / Magnus inultus erit*, traduit par « jusqu'à ce que les épées de ses compatriotes s'enfoncent dans le sein de César, Magnus ne sera pas vengé ».

[19] *Bellum civile*, VIII, 645 : *nescis, crudelis, ubi ipsa / uiscera sint Magni* « tu ne sais pas, cruel, où est le cœur même de Magnus » (c'est Cornélie qui s'adresse à César) : on note la disjonction *ipsa / viscera*, avec le rejet des viscères au tout début du vers 646 : une façon de les mettre, littéralement, en relief.

[20] *Bellum civile*, IX, 70-72 *: Non toto in pectore portas, impia, Pompeium ? non imis haeret imago uisceribus ?* : « Ton cœur n'est-il pas, impie, tout rempli de Pompée ? Son image n'est-elle pas gravée au fond de ton âme ? ».

[21] *Lucan: Pharsalia*, transl. & introd. Jane W. Joyce, Ithaca : Cornell University Press, 1993 ; *cf.* VIII, 521 ; VIII, 645 ; IX, 72 ; IX, 1052.

[22] Martin T. DINTER, *Anatomizing Civil War. Studies in Lucan's Epic Technique*, Ann Arbor : The University of Michigan Press, 2012.

La préférence statistique accordée par Lucain aux *uiscera* relève en effet d'un parti-pris affirmé[23]. On ne saurait nier les avantages qu'offre le mot d'un point de vue métrique, en tant que dactyle. Nombre d'emplois montrent sa position au cinquième pied, mais cet aspect apparaît néanmoins secondaire, et en fin de compte non déterminant — lorsque Lucain souhaite créer un effet, il recourt volontiers aux spondées et d'autres mots offrent les mêmes possibilités, comme *corpora*[24], apparemment plus neutre il est vrai. En revanche, *uiscera* présente un double sens, réel et métaphorique : la première occurrence du terme dans l'épopée concerne d'ailleurs les entrailles du *populus Romanus* engagé dans la guerre civile, dès le troisième vers du chant I : « un peuple puissant tournant son bras victorieux contre ses propres entrailles »[25], mais aussi et surtout pendant la bataille de Pharsale : « À elle seule l'épée suffit aux haines entre citoyens et conduit les bras dans les entrailles romaines »[26]. Cette métaphore renvoie à l'usage de *uiscera* à propos de l'enfantement dans le *Bellum ciuile*, à deux reprises : les *uiscera* sont donc indifféremment employés pour les hommes comme pour les femmes, et préférentiellement à d'autres termes — par exemple, au détriment de l'utérus pour les femmes —, et leur emploi permet de croiser les genres masculin et féminin, d'assimiler la violence des guerres civiles à un meurtre opéré sur le champ de bataille mais aussi à l'encontre des générations futures[27].

Ces remarques, significatives des choix opérés par Lucain, ne s'intéressent pourtant qu'à quelques emplois des *uiscera*. Ces derniers sont majoritairement utilisés pour décrire les violences de la guerre civile lors des grandes batailles[28], et engagent donc de ce fait à examiner de plus près l'usage de ce mot dans les deux batailles cruciales sur lesquelles s'attarde Lucain, Massilia et Pharsale.

---

[23] Ph. HEUZÉ, *op. cit. supra* note 11, relève 4 occurrences dans l'œuvre de Virgile et si on tient compte du correctif en proportion du nombre de vers, il faudrait envisager 65 occurrences chez Lucain.

[24] Sur l'usage des spondées expressifs dans le *Bellum ciuile*, *cf.* A. ESTÈVES, *art. cit. supra* note 5. Il aurait été possible d'user d'un terme plus neutre, comme *corpora* ; toutefois, selon Nathan CALONNE, « '*Cadauer*' dans le '*Bellum ciuile*' », *in* O. DEVILLERS et S. FRANCHET D'ESPEREY (dir.), *Lucain en débat ... op. cit. supra* note 3, p. 215-223, Lucain utilise principalement *cadauer*, au détriment de *corpus*, accentuant ainsi le pathétique des descriptions, puisque ce terme permet d'insister sur le corps abandonné à la décomposition. L'étude rappelle aussi l'étymologie du mot, liée à *cadere* (« tomber »), terme principalement utilisé pour signifier le massacre. *Cadauer* rendrait donc mieux compte de la guerre civile.

[25] *Bellum ciuile*, I, 2-3 : *populumque potentem / in sua uictrici conuersum uiscera dextra.*

[26] *Bellum ciuile*, VII, 490-491 : *odiis solus ciuilibus ensis sufficit, / et dextras Romana in uiscera ducit.*

[27] Pour *uiscera* employé pour désigner l'utérus, *cf.* II, 340-341 et V, 79-80. Au moment de prêter serment à César, pour évoquer son engagement dans la guerre civile, le centurion Laelius se déclare prêt à enfoncer son arme dans les entrailles de son épouse (I, 376-378).

[28] Outre les emplois déjà répertoriés à propos de l'enfantement et le jeu métaphorique avec les entrailles de la *res publica* (*Bellum ciuile*, I, 2-3 ; VII, 578-579), les autres contextes concernent notamment les pratiques sacrificielles ou magiques (*ibid.*, I, 618-625 ; VI, 211-212 ; VI, 543-546, 558-559, 670-672, 703, 723), la mort de Pompée (*ibid.*, VIII, 520-522, 556-557, 618-619, 642-647 ; IX, 70-72, 1052) avec l'omniprésence des entrailles, si difficiles à traduire telles quelles, *cf. supra* note 20, la mort due au venin des serpents (*ibid.*, IV, 324 ; VI, 93-94 ; IX, 773-776, 741-745). Le va-et-vient perpétuel entre les entrailles comme organes physiques et / ou comme symboles de la vie est ainsi constant.

II. La bataille navale[29]

Le livre III est consacré en majorité à la bataille de Massilia, le 27 juin 49 av. J.-C., quand César, en marche vers l'Espagne, laisse ses lieutenants Trebonius et Decimus Brutus attaquer la ville qui s'est finalement ralliée au parti pompéien[30]. L'affrontement a lieu sur mer, mais reproduit en fait une bataille d'infanterie, Brutus ayant déjoué les manœuvres d'éperonnage des Marseillais et imposé l'abordage et le corps à corps. À la différence de César qui raconte les combats sans détailler le sort des soldats[31], Lucain choisit lui de s'y attarder au fil de longues descriptions, signe de l'importance qu'il attache au récit des morts héroïques, réels et imaginaires, anonymes ou connus, qui parsèment ce passage. C'est par exemple le cas de l'anonyme qui se sacrifie dans la bataille, faisant rempart de son corps, et pour lequel Lucain juge utile de préciser qu'il a un jumeau né des mêmes *uiscera* (v. 604)[32]. Pour ce combattant, comme pour les guerriers précédemment évoqués par Lucain, les coups, majoritairement portés à la poitrine (*pectus*) et sur les flancs, sont toujours présentés comme mortels[33] ; prélude à une série de descriptions toujours plus horribles où les *uiscera* tiennent une grande place. De fait, dans sa liste des blessures mortelles, E. Samama rappelle la place du ventre dans l'imagerie vasculaire, son caractère spectaculaire[34]. Une blessure au bas-ventre ou, si la cuirasse ne résiste pas, au foie, devait entraîner une explosion de sang et marquer les esprits. Comment ne pas ressentir de compassion pour cet homme éperonné par deux navires, les os brisés par le choc « le ventre écrasé, sa bouche rejeta des caillots mêlés d'entrailles »[35] ? Les combats se poursuivant devant Marseille, les soldats acharnés retirent le fer (épée, javelot, flèche : pléthore de traits et de blessures) de leur corps, à la façon des guerriers

---

[29] Pietro JANNI, « Guerra e retorica: la descrizione delle battaglie navali », *La cultura in Cesare: atti del convegno internazionale di studi Macerata-Matelica, 30 aprile-4 maggio 1990*, Diego POLI (dir.), Rome : Il Calamo, 1993, XV, p. 359-369 ; R. UTARD, *art. cit.* Nous n'avons pu consulter l'ouvrage de Paolo ESPOSITO, *Il racconto della strage. Le battaglie nella Pharsalia*, Naples : Loffredo, 1987.

[30] César, *Guerre civile*, I, 34-36 (ed. Pierre Fabre, CUF, 1936).

[31] César, *Guerre civile*, I, 58.

[32] Si Lucain s'inspire d'un récit d'Hérodote (VI, 110) pour cette mort, selon Valère-Maxime, *Faits et dits mémorables du peuple romain* III, 2 (ed. Robert Combès, CUF, 1995), il s'agirait d'un soldat de la dixième légion de César, C. Acilius.

[33] *Bellum ciuile* III, 586 (Catus), III, 592 (Télon) ; III, 600 (Gyarée). Végèce rappelle qu'il vaut mieux utiliser son épée (le glaive « espagnol ») pour frapper d'estoc que de taille, car le premier usage assure un coup mortel, en atteignant un organe vital (*De re militari* I, 12, ed. Leo Stelten, Francfort : Peter Lang, 1990), mais aussi que ces coups sont rares car le soldat adverse est normalement protégé de son bouclier. Ceux qui par miracle en réchappaient pouvaient glorieusement exhiber leurs cicatrices. *Cf.* Catherine BAROIN, « Les cicatrices ou la mémoire du corps », *in* Philippe MOREAU (dir.), *Corps romains*, Grenoble : Jérôme Milon, 2002, p. 27-46 (notamment p. 45-46) ; Pierre CORDIER, *Nudités romaines,* Paris : Les Belles Lettres, 2005, p. 110-119.

[34] Evelyne SAMAMA, *La médecine de guerre en Grèce ancienne*, Turnhout : Brepols, 2017, p. 153-156 ; Christine SALAZAR, *The Treatment of War Wounds in Graeco-Roman Antiquity* (Studies in Ancient Medicine 21), Leyde : Brill, 2000.

[35] *Bellum ciuile* III, v. 657-658 : *Eliso uentre per ora / eiectat saniem permixtus uiscere sanguis.* Le singulier englobe ici probablement l'ensemble des viscères (hautes et basses).

homériques[36] et, quoique gravement blessés, retiennent de leur main gauche les *uiscera*, pour avoir assez de force et porter un dernier coup (v. 676-679). Peut-être y a-t-il ici un souvenir de Xénophon qui avait déjà décrit un guerrier aux viscères sortant du ventre encore capable de s'exprimer[37], ou peut-être Lucain a-t-il alors en mémoire les *Métamorphoses* d'Ovide, avec au livre XII la description du centaure Dorylas qui, atteint au flanc lors de la rixe entre Centaures et Lapithes, se cabre avant d'arracher lui-même ses entrailles puis de les traîner à terre pour les fouler aux pieds et enfin expirer[38]. Symétrique inversé en ce cas, puisque la férocité et la monstruosité sont réservées par Lucain aux soldats de César[39] et non aux combattants pompéiens, qui ne cherchent pas à mourir même si chez Ovide comme dans le *Bellum ciuile* l'agonie est dépeinte avec force détails horribles. Dans les eaux marseillaises, les soldats combattent jusqu'à la mort certaine, indifférents à leur douleur jamais mentionnée — en contradiction avec le souci manifeste des Romains envers les blessés et le coût de la vie[40], cette image corrobore l'anéantissement de Rome dans la guerre civile.

Les descriptions de Lucain montrent avant tout que la blessure au ventre n'entraîne pas une mort immédiate. C'est le cas pour le jeune Argus blessé au ventre, qui aggrave son sort en enfonçant le fer dans sa chute (v. 724) : il lui reste le temps de vivre un ultime échange avec son père qui, estimant pouvoir le devancer dans la mort, plante alors son épée dans ses entrailles, et trouve encore la force de se jeter à l'eau. Allait-il donc de soi pour les Anciens qu'une blessure au ventre était mortelle, mais lente ? On peut le penser : tant que le sang coule, que les entrailles frémissent, la vie est encore là. Le pire est atteint avec l'évocation du sort de Lycidas, dont le corps est coupé en deux par un objet en fer et la moitié inférieure retenue par ses compagnons, alors que l'autre moitié tombe à l'eau :

> « Ecartelé, il est fendu en deux, et le sang ne jaillit pas comme d'une blessure ; lentement il se vide de tout côté de ses veines rompues, et le mouvement de la vie dans ses membres disjoints est

---

[36] *Iliade,* V, 693-698 ; XI, 434-458, par exemple. *Cf.* également Ulysse, *Iliade,* XIII, 526-539 ; 593-600 (ed. Paul Mazon, CUF, 1937).

[37] Xénophon, *Anabase,* II, 5, 33 (ed. Paul Masqueray, CUF, 1930). *Cf.* aussi Galien, *De methodo medendi* (K X, 412-423) et Celse, *De Medicina* 5, 26, 2 (ed. cit.).

[38] Ovide, *Métamorphoses,* XII, 390-392 (ed. Henri Le Bonniec, CUF, 1930).

[39] Ce sont d'ailleurs bien les soldats de César (et non les Pompéiens) qui sont peu ou prou assimilés aux Centaures, avec, en *Bellum ciuile* IV, 566-568, la mention des combattants déjà demi-morts, qui « trainèrent leurs entrailles sorties sur le large pont et répandirent les flots de sang dans la mer », *iam latis uiscera lapsa / semianimes traxere foris multumque cruorem / infudere mari. Cf.* également *ibid.* IV, 510-512, peu avant l'engagement, avec la mention des entrailles que les combattants sont prêts à déchirer dans leurs propres corps par fidélité au chef ; sur la perversion de l'héroïsme chez les Césariens, et la difformité assumée aux points de vue physique et moral, *cf.* notamment les remarques de François RIPOLL, « La mutilation oculaire : formes et sens d'un motif guerrier de la Pharsale aux épopées flaviennes », *in Présence de Lucain, op. cit.*, p. 259-280, ici, p. 261-263.

[40] Sophie HULOT, « La violence de guerre dans le monde romain (fin du IIIe siècle av. J.-C. – fin du Ier siècle ap. J.-C.) », thèse inédite soutenue en novembre 2019 à l'université de Bordeaux III et « Coût humain des guerres et mémoire romaine des désastres (deuxième guerre punique - fin du Ier s. ap. J.-C.) », *Pallas,* 110, 2019, p. 267-288 ; à la différence d'Athènes, *cf.* Nicole LORAUX, « Blessures de virilité », *Revue française de psychosomatique,* 38, 2010, p. 157-174 (ici, p. 157-158).

arrêté par les flots. Jamais mortel ne perdit la vie par une si longue voie. La partie inférieure du tronc livra à la mort des membres privés des parties vitales, mais là où le poumon se gonfle, où les viscères palpitent, les destins hésitèrent longtemps, et, après une lutte acharnée, emportèrent, non sans peine, tous les membres avec ce lambeau humain »[41].

Le thème du corps coupé, dont celui de Pompée, est central dans l'œuvre de Lucain[42]. S'il n'est pas sans rappeler le sort de Priam, il prend ici une autre dimension puisqu'il permet de valoriser les viscères qui sont alors libérés[43]. Lucain note que si la vie quitte très rapidement les jambes elle demeure plus longtemps dans la partie supérieure du corps, qui saigne à flots, parce que les *uiscera* s'agitent et que l'homme respire encore (*pulmo*, « le poumon », est au singulier, et on peut s'interroger sur le sens qu'il revêt ici : plutôt trachée que poumon ?). Il entretient ici la distinction entre *anima* (âme, souffle) et *animus* (esprit, guide), exposée par Lucrèce dans le *De rerum natura*[44] : tant que demeure l'esprit, *animus,* la vie demeure aussi, même chez l'homme réduit à un tronc. Toutefois, rien n'est dit des souffrances ressenties par Lycidas, encore moins d'une quelconque extériorisation de sa souffrance, qu'il revient au lecteur d'imaginer.

On peut rapprocher ces exemples d'autres morts lentes qui manifestent chez Lucain un héroïsme dévoyé, comme par exemple les Césariens Tyrrhenus, véritable cadavre vivant mû par ses compagnons lors de la bataille de Massilia, ou Scaeva à Dyrrachium[45]. Telle n'est pas l'optique dans laquelle se situent les agonies des combattants pompéiens : la volonté qu'a le poète de ralentir pour ainsi dire le moment de la mort véritable, constatable, s'articule sur le savoir et l'observation, Lucain focalisant l'attention, comme l'a noté R. Utard, sur celui qui reçoit les blessures plutôt que sur celui qui les inflige, « si

---

[41] *Bellum ciuile* III, 635-646 : *Ferrea dum puppi rapidos manus inserit uncos, adfixit Lycidan. Mersus foret ille profundo, sed prohibent socii suspensaque crura retentant. Scinditur auulsus, nec, sicut uulnere, sanguis emicuit : lentus ruptis cadit undique uenis, discursusque animae diuersa in membra meantis interceptus aquis. Nullius uita perempti est tanta dimissa uia. pars ultima trunci tradidit in letum uacuos uitalibus artus; at tumidus qua pulmo iacet, qua uiscera feruent, haeserunt ibi fata diu, luctataque multum hac cum parte uiri uix omnia membra tulerunt.*

[42] Thème initié dans l'œuvre de Lucain par Marius démembré (II, 177-189) et développé dans le livre VIII à propos de Pompée ; *Cf.* Glen W. MOST, « Disiecti membra poetae : the Rhetoric of Dismembrement in Neronian Poetry », *in Innovations of Antiquity*, Ralph HEXTER, Daniel SELDEN (dir.), New York : Routledge, 1992, p. 391-419 ; Fabrice GALTIER, « Un tombeau pour un grand nom : le traitement de la dépouille de Pompée chez Lucain », *in Lucain en débat ... op. cit.* note 3, p. 193-202.

[43] Virgile, *Enéide*, II, 557-558 : *Iacet ingens litore truncus, / auolsumque umeris caput, et sine nomine corpus.*

[44] Lucrèce, *De rerum natura* III, 398-407, sur les mouvements sensitifs : « L'esprit, surtout, tient closes les barrières de la vie : le maître de la vie, plus que de l'âme, c'est lui. Sans l'esprit en effet nulle partie de l'âme ne peut en nos membres demeurer un seul instant, mais docile compagne, se dissolvant dans les airs, l'âme laisse au froid de la mort nos membres glacés. Reste au contraire en vie celui qui garde son esprit ; amputé des membres tout autour, fût-il un tronc, l'âme de ses membres tout autour arrachée, il vit, il respire les souffles éthérés de la vie : sinon de toute l'âme, au moins d'une grande partie spolié, il s'attarde pourtant, à la vie soudé », trad. José Kany-Turpin, Paris : Garnier Flammarion, 1993. Signalé par Gabriella MORETTI, « *Truncus* ed altro : appunti sull'immaginario filosofico e scientifico-didascalico nella *Pharsalia* », *MAIA*, 1985, p. 135-142.

[45] *Bellum ciuile,* III, 716-717 ; VI, 230-255. *Cf.* F. RIPOLL, art. cité *supra* note 39.

bien que le but du poète n'est pas de montrer que les combattants meurent, mais comment ils meurent »[46] — sans doute y a-t-il aussi le reflet des connaissances médicales du temps, appuyées ici sur une forme de pathétique restreint, en ce que Lucain laisse entrevoir une dignité morale, générique, des futurs vaincus au-delà de la misérable condition de leurs corps fracassés.

Ainsi se clôt le récit de la bataille, après une revue de la mort où les entrailles tiennent une place de choix. Au corps protégé du soldat se substitue un corps extrêmement vulnérable, peut-être l'occasion d'une dernière preuve de courage et de dépassement de soi par l'indifférence à la douleur ou par le suicide[47] : symétrique, côté pompéien, des combattants du parti césarien acharnés jusqu'à la mort. On retrouve là le *topos* des blessures reçues de face comme preuve de courage chez les Romains, mais le texte lucanien va aussi plus loin. Le père d'Argus perce son ventre jusqu'aux viscères, après avoir déclaré vouloir atteindre sa gorge stérile. Même scène au livre IV de nouveau lors d'une bataille navale, lorsque le césarien Vulteius se retrouve isolé, puis encerclé : il s'adresse alors à ses hommes pour les engager au suicide collectif plutôt que de se rendre et présente sa gorge nue (*iugulum*) pour un coup fatal, mais les glaives s'enfoncent ensuite dans ses *uiscera*[48]. Lucain est de nouveau clair : pour une mort efficace il faut viser la poitrine et la gorge, comme le préconise par ailleurs assez logiquement Sénèque en cas de suicide[49], et le geste est connu : nous en avons la représentation figurée avec la sculpture du Galate de la collection Ludovisi, conservée à Rome, au Musée National Romain, Palazzo Altemps. De nouveau c'est une mention des *uiscera* qui conclut le sort de ces hommes, comme si viscères et gorge étaient équivalents, représentant l'une et l'autre la vie et son siège, forçant le lecteur à visualiser jusqu'au bout le trajet de la blessure fatale. Faut-il penser qu'il s'agit des viscères de la cage thoracique au sens large et non du seul abdomen, comme pour l'anonyme éperonné ? Seule certitude, la dernière mention des viscères du chant IV reconduit sous forme de variation l'image horrible des combattants viscères au poing du chant III : déjà demi-morts, *semianimes,* ils traînent leurs entrailles sorties sur le large pont et répandent les flots de sang dans la mer : variation macabre dans l'expressionnisme lucanien, et gradation dans l'horreur – le sang, n'étant plus contenu, contamine l'ensemble du paysage marin, comme celui des Pompéiens souille ensuite les plaines de Pharsale[50].

---

[46] R. UTARD, art. cit. *supra,* note 5, p. 184.

[47] *Cf.* le commentaire de Shadi BARTSCH, *The Mirror of the Self. Sexuality, Self-Knowledge and the Gaze in the Early Roman Empire,* Chicago : University Press, 2006, p. 178 : « Astonishingly, ultra-penetrability has become ultra-impenetrability here … in metaphorical terms, his willingness to completely relinquish his body to abuse has made him immune to that abuse ; like the Stoic, his only path to happiness *(uirtus)* is in giving up the traditional elite Roman's concern for the involiability of his physical body » ; *cf.* aussi F. RIPOLL, *art. cit.* (*supra* note 39) Sur le rapport au stoïcisme, *cf.* François PROST, *Les théories hellénistiques de la douleur,* Louvain : Peeters, 2004 *ad loc.*, et G. W. MOST, *art. cit.* (particulièrement p. 405).

[48] *Bellum ciuile,* IV, 540-545 ; voir aussi IV, 511-512 et IV, 561-562.

[49] Sénèque, *De Ira,* III, 15 (ed. Abel Bourgery, CUF, 1922), sur le suicide : on vise la gorge (*iugulum*) la nuque (*guttur*) et le cœur (*cor*) ou on s'ouvre les veines. *Cf.* aussi *Bellum ciuile,* IV, 275 : les soldats d'Afranius assiégés et mourant présentent leur *iugulum* à l'ennemi.

[50] *Bellum ciuile,* IV, 566-568 et VIII, 821-872.

III. La bataille de Pharsale

Après les livres III et IV où les viscères tiennent un rôle de premier plan, on ne sera pas surpris de constater l'expansion de ce thème à partir du livre VII, où le récit de la bataille de Pharsale est scandé par les atteintes aux *uiscera*, tantôt « réelles » avec les viscères des combattants, tantôt imagées, avec la mention de celles des protagonistes, tour à tour César, le sénat et la patrie, Pompée.

En premier lieu celles de César, lorsque, dans sa harangue avant la bataille, il exprime sa volonté de se suicider en plongeant l'arme dans ses viscères en cas de défaite (v. 308-310). Quand Lucain fait une allusion aux poignards qui tueront le général, c'est d'ailleurs dans ses *uiscera* qu'il les fait se planter, entre exagération poétique et vraisemblance[51] : selon le médecin Antistius, sur les vingt-trois coups reçus par le dictateur, seul le deuxième porté à la poitrine *quod secundo loco in pectore acceperat*, était mortel[52]. Le discours de Pompée à ses troupes fait écho à celui du dictateur, puisque la main des dieux, soutenant la bonne cause, doit conduire les traits des Pompéiens dans les *uiscera* de César (v. 350). Les *uiscera* sont, à nouveau, le siège de la vie et les allusions à la mort de César les survalorisent au détriment de la gorge et de la poitrine, visées en priorité selon Suétone, mais elles permettent au poète de créer une dichotomie entre les entrailles de César, le tyran, et celles de la République.

Pour autant, César n'est pas mort à Pharsale : il est donc surtout question des *uiscera* des soldats mis à l'épreuve de la guerre civile. La bataille commence par une phase d'observation, aucune armée n'osant initier le combat : chez Lucain, la torpeur compresse les *pectora*, le sang glacé[53] quitte les *uiscera* … comme s'ils mourraient avant même de combattre (v. 466-469). Après des jets d'armes, les Césariens attaquent les Pompéiens et plantent leurs épées dans les *uiscera* ennemies d'où sort un sang chaud et avec lui, la vie qui s'enfuit du corps (v. 498-503).

Ce qui se dégage du récit lucanien rappelle la découverte des cadavres effectuée par les Macédoniens lors de la deuxième guerre de Macédoine (printemps 199 av. J.-C.), après une confrontation armée entre deux détachements ennemis de forces égales. Croyant souder ses troupes, Philippe envoie ses soldats recueillir les corps de leurs camarades après l'affrontement. C'est le contraire qui se produit : aux dires de Tite-Live, les Macédoniens prennent peur en voyant les cadavres bras et têtes coupées, mais aussi, voire surtout, leurs *viscera* mis à nu[54].

---

[51] *Bellum ciuile*, X, 528-529.

[52] Suétone, *Vie de César*, 82 (ed. Henri Ailloud, CUF, 1931), il reçut un coup sous la gorge (*paulum infra iugulum*) et le coup mortel fut porté à la poitrine (*in pectore*). Même s'il n'est pas question ici de viscères, on notera que d'une certaine mesure, on retrouve l'association gorge-ventre à travers le générique *pectus*, pour évoquer le trajet de la mort en suivant les coups portés.

[53] *Gelidus*, qui fait ici écho à la description des viscères du sacrifice en I, 618-625.

[54] Tite-Live, *Histoire romaine*, XXXI, 34, 4-5 : *postquam gladio Hispaniensi detruncata corpora bracchiis cum humero abscisis aut tota ceruice desecta diuisa a corpore capita patentiaque uiscera et foeditatem aliam uolnerum uiderunt*… (ed. Alain Hus, CUF, 1977).

Se fondant sur les analyses paléopathologiques des squelettes victimes de la guerre, X. Lapray estime vraisemblables les blessures décrites par Tite-Live[55] ; le choc éprouvé ici par les Macédoniens tient à la surprise et suggère un *habitus* proprement romain — qui tient en fait, comme le précise le texte livien, à l'usage que font les Romains d'épées, les « glaives espagnols » jusqu'alors inconnus des Macédoniens, plus habitués aux piques et flèches illyriennes et grecques. Habitude romaine peut-être, mais l'horreur n'en est pas moins présente. À Pharsale, les épées allant chercher les entrailles derrière les armures déchirent doublement celles des individus et celles de Rome. Lorsque Lucain fait allusion à toutes les morts possibles dans ce qu'il appelle les funérailles du monde, les *uiscera* sont cités en premier (avant la gorge, les membres, la poitrine, la tête, v. 617-631). Ils symbolisent alors le cadavre, le dernier élément de vie foulé par les pieds. Toutefois, les armes ont aussi coupé les membres et percé la poitrine, la tête coupée témoignant de la volonté de rompre la filiation ou de ne pas regarder en face le fratricide[56]. Ces gestes sont associés aux viscères que l'on prémédite d'ouvrir, ou que l'on cherche à mettre au jour préférentiellement : la violence, intense, est partout, quel que soit le mauvais goût associé à la fréquence des images qui enchérissent sur l'horreur. Pour G.W. Most, Lucain témoigne ainsi d'une certaine esthétique baroque à l'époque de Néron impliquant les procédés de l'*evidentia* et de l'*amplificatio*[57]. Dans ce passage, contrairement à la bataille de Marseille, contrairement aussi aux aristies homériques, il n'y a là aucun exploit, aucune victime nommée. Lucain conclut que César achève les entrailles de la patrie (v. 721-723). La bataille terminée, les oiseaux eux-mêmes rechignent d'ailleurs à consommer les *uiscera* des morts — ils ont déjà pléthore de nourriture avec les cadavres (v. 842-844) — comme si, après l'assimilation explicite des combattants à des paires de gladiateurs[58], on avait là une forme inversée de *uisceratio*, la distribution de viande à l'issue des jeux[59].

Les viscères des soldats, exposés au même titre que ceux de leurs chefs de guerre, renvoient l'idée d'une égalisation dans la mort, en convoquant la vision de corps déchirés, outragés, voire démembrés. Mais les soldats pillant le camp pompéien marchent surtout sur les corps des sénateurs et des chefs de guerre, portant atteinte à leur *dignitas*[60]. À nouveau, le parallélisme entre la *res publica* et ses membres s'impose avec force.

---

[55] Xavier LAPRAY, « Les violences corporelles dans les batailles rangées : l'exemple romain », *in* Annie ALLELY (dir.), *Corps au supplice et violences de guerre dans l'Antiquité*, Bordeaux : Ausonius, 2014, p. 137-149. Il cite également les actions de Paul Emile à Cannes, telles que relatées par Silius Italicus dans son épopée : Paul Emile plaque son ennemi au sol et enfonce son arme entre le baudrier et la cuirasse, l'arme a dû atteindre un organe puisqu'un « ruisseau de sang chaud s'est échappé de ses entrailles béantes », *uomit ille calentem sanguinis effundens per hiantia uiscera riuum*, Silius Italicus, *Punica*, X, 180-185 (ed. et trad. Georges Devallet, CUF, 1984).

[56] Fabrice GALTIER, *L'Empreinte des morts, Relations entre mort, mémoire et reconnaissance dans la* Pharsale *de Lucain*, Paris : les Belles Lettres, 2018, p. 297 *sq.*, mais aussi p. 306 *sq.* pour le problème de la reconnaissance des corps dans le récit de la proscription et celui de la bataille navale.

[57] G. W. MOST, *art. cit.*

[58] Par exemple *Bellum ciuile*, V, 3 : *seruauit Fortuna pares* ; VI, 3 : *Par suum uidere dei.*

[59] Sur le glissement homme-animal dans l'épopée de Lucain, *cf.* les remarques de G. W. MOST, *art. cit.*, p. 401.

[60] *Bellum ciuile*, VII, 746-749.

Conclusion

De ces observations sur quelques épisodes célèbres de la guerre entre César et Pompée, quelles remarques tirer ? Trois pistes se dégagent pour comprendre le recours privilégié aux *uiscera* dans le *Bellum ciuile* : l'association avec le sang (le propre de la vie), l'analogie avec la République (le sens même de la guerre civile), la personnalité de Lucain (jeune poète à la cour de Néron).

Dans le *Bellum ciuile*, les *uiscera*, matière en mouvement, noyés de sang, participent à la mise en image de l'action de mourir, des derniers souffles de vie. Encore ce sang qui se répand n'est-il pas celui qui jaillit des artères, rouge et richement coloré, mais un sang soit très sombre, soit décoloré[61], ce qui rappelait sans doute aux lecteurs l'exclamation de Cicéron : « nous avons perdu, mon cher Pomponius, non seulement tout le sang et la substance de la cité d'autrefois (*omnem non modo sucum ac sanguinem*), mais même cette couleur et cette forme qu'elle avait »[62]. Les saisissants tableaux que brosse Lucain montrent, par l'évocation répétée des viscères et du sang, cette mort au moment où elle se produit dans ce qu'elle a de plus irrévocable, et ce, au terme d'une terrible et lente agonie.

Le ventre est une des parties du corps humain la plus vulnérable, et les viscères particulièrement, car leur atteinte engage un pronostic vital. Leur omniprésence dans le *Bellum ciuile* rend compte du sentiment de vulnérabilité intense qui pèse sur l'épopée : d'une certaine mesure, les viscères ouvrent et clôturent l'œuvre (que l'on considère celle-ci comme volontairement ouverte[63], ou comme inachevée) : commençant par les entrailles de la République elle s'achève sur celles de César[64]. Ce caractère imagé, symbolique, se trouve en plusieurs autres endroits du texte, et nombreux sont les phénomènes d'écho et amplification.

Pourquoi Lucain a-t-il jugé nécessaire d'imposer une telle présence « viscérale », voire de travestir une vérité du combat antique en insistant démesurément sur la présence de ces organes, même si la nature des affrontements ne contredit pas leur vraisemblance ? Plusieurs réponses sont possibles. La première, la plus facile, tient aux contraintes de la métrique. Pourtant, sauf à faire de notre auteur un poète besogneux, une telle abondance induit à chercher ailleurs les raisons de cette insistance. Autre élément de réponse, la dimension rhétorique. Inscrit dans une longue chaîne de prosateurs ayant écrit sur les guerres civiles, Lucain renouvellerait ainsi l'intérêt : les *Controverses et Suasoires* de Sénèque le Père, dont il avait fréquenté l'école, regorgent de ce type d'images saisissantes, tout comme les *Déclamations* du

---

[61] Comme l'a noté E. NARDUCCI, *La Provvidenza ... op. cit.*, note 11, p. 80-89 (entre autres) dans le *Bellum ciuile* les taches de sang se détachent à peine, renforçant les teintes sombres.

[62] Cicéron, *Ad Atticum,* IV, 18, 2 (ed. Léopold A. Constans, CUF, 1934).

[63] Sur les lacunes volontaires de Lucain et ses arrêts poétiques sur image (il arrive que l'auteur commence un récit sans le finir, intentionnellement : ainsi du sort des Marseillais battus sur mer, ou de celui de l'armée en Afrique privée de Curion, son chef), *cf.* René PICHON, *Les sources de Lucain,* Paris : E. Leroux, 1912, p. 125-126.

[64] *Bellum ciuile,* I, 2-3 et X, 528-529.

Pseudo-Quintilien[65]. Ce que fournissait cette image, au-delà de l'horreur macabre, et de la mise en relief de la détermination des combattants, réduits à une énergie aveugle faute de trouver un sens évident à l'affrontement dans lequel ils étaient engagés, était aussi une esthétique. Enfin, la mention des blessures reçues au ventre, les descriptions imagées de leurs conséquences, ne témoignent pas seulement du courage des combattants en tant que pierre de touche d'une *uirtus* désespérée : elles renvoient également à une réflexion sur le peuple de Rome comme corps politique, et confèrent une valeur morale, voire une ampleur cosmique[66], aux déchirements de la guerre civile grâce à l'utilisation intensive qu'en fait le poète.

Lucain fait montre d'une originalité certaine en focalisant l'attention sur la mort subie, reçue, et non sur la mort donnée. Dans cette mesure, si les guerriers de la guerre civile se comportent comme des Achéens sans peur arrachant le fer de la blessure, la comparaison s'arrête là : en effet, chez Homère, les héros — les Achéens, du moins — ne meurent pas, et la blessure est aussi l'occasion d'esquisser discrètement le contraste pathétique entre la violence du fer qui s'enfonce dans le corps, et la jeunesse du héros à la peau tendre[67] . Il y a ainsi chez Lucain une certaine esthétique de la mort, d'autant plus remarquable quand on sait qu'il avait entre 20 et 25 ans quand il écrivit ces scènes. Il semble évident qu'il s'intéressait à la propagation de la mort dans le corps, peut-être sous l'influence des naumachies[68], ou des jeux du cirque[69], voire des nombreux suicides auxquels étaient acculés les proches de Néron, comme lui aussi en 65. Cette question l'aurait en tout cas préoccupé jusqu'à son dernier souffle puisque, selon Tacite, Lucain, « dont le sang coulait, sentant se refroidir ses pieds et ses mains, et la vie se retirer peu à peu de ses extrémités, alors que sa poitrine conservait encore la chaleur et le sentiment, se rappela un passage de son poème, où il avait décrit un soldat blessé succombant à une mort imaginaire de ce genre ; il récita les vers mêmes, et ce furent ses dernières paroles »[70]. Il n'est pas inimaginable de se demander si ces vers sont ceux qui dépeignent la mort de Lycidas (III, v. 644-646, déjà cités), comme le suggère l'édition de la Collection des Universités de France ou bien renvoient aux paroles prononcées par le père d'Argus : « Ton sang chaud n'a pas encore abandonné tes blessures ; tu gis demi-vivant et tu peux encore me survivre »[71].

---

[65] On discute encore sur la datation des *Déclamations*, mais pas sur le fait qu'elles représentent une compilation d'exercices de rhétorique. *Cf.* les dernières mises au point récentes dans le recueil collectif dirigé par Andrea LOVATO, Antonio STRAMAGLIA, Giusto TRAINA (dir.), *Le Declamazioni maggiori pseudo-quintilianee nella Roma imperiale*, Berlin : de Gruyter, 2021.

[66] Les proportions cosmiques de la guerre civile dépeinte par Lucain ont été notées à l'envi par les commentateurs ; on se contentera de rappeler ici l'image déjà évoquée précédemment du centurion plongeant son épée dans les entrailles de son épouse, destruction suprême de tout futur possible.

[67] *Cf.* Nicole LORAUX, *art. cit.*, p. 164 ; p. 176-77.

[68] Hypothèse avancée par R. UTARD, *art. cit.* ; *cf.* Suétone, *Néron*, 12, 1.

[69] *Cf.* G. W. MOST, *art. cit.*, p. 403.

[70] Tacite, *Annales*, XV, 70 (ed. Pierre Wuilleumier, CUF, 1924).

[71] *Bellum ciuile*, III, v. 746-747 : *Nondum destituit calidus tua uulnera sanguis, / semianimisque iaces et adhuc potes esse superstes.*

Maladies infectieuses intestinales et parasites au temps des Croisades

Piers D. MITCHELL[1]
Sophie A. RABINOW[2]

À partir de la fin du XIe siècle et jusqu'à la fin du XIIIe siècle, les Croisés européens ont envahi et colonisé les zones côtières de la Méditerranée orientale, fondant le Royaume franc de Jérusalem, le Comté de Tripoli, la Principauté d'Antioche, le Comté d'Édesse, et le Royaume de Chypre. Cet article présente les différentes maladies infectieuses intestinales et les parasites dont souffraient les croisés et les colons francs au Proche-Orient. Dans un premier temps, nous examinerons les méthodes permettant la détection d'œufs de parasites à partir sédiments archéologiques en provenance de latrines. Nous passerons en revue les parasites présents au Proche-Orient et en Europe avant les Croisades, puis, nous présenterons l'analyse parasitaire réalisée sur des sites croisés : le Château de Saránda Kolónes, la commanderie de Saint-Jean-d'Acre, et des maisons privées à Acre. Ces résultats donneront un aperçu sur les conditions sanitaires, l'alimentation, les techniques de cuisine, la migration depuis l'Europe, ainsi que des conséquences du parasitisme sur la santé des Croisés, des pèlerins, des marchands, et des colons.

I. Identification de parasites intestinaux en provenance de sédiments archéologiques

Les vers parasites qui infectent l'homme meurent et se décomposent relativement rapidement après avoir quitté leur hôte. Cependant, les œufs de nombreuses espèces de parasites sont extrêmement résistants grâce à leurs parois externes, constituées en partie de chitine et de lipides. La capacité d'infection de ces œufs cesse après quelques mois, pourtant, ils peuvent être préservés sous forme reconnaissable pendant des centaines, voire des milliers d'années. Les parasites qui infectent les tissus du corps ne sont généralement préservés que dans les momies qui sont bien évidemment absentes du contexte archéologique des Croisades. Cependant, les œufs de parasites intestinaux peuvent être prélevés de sédiments venant de contextes divers, tels que des latrines, fosses d'aisance, coprolithes (selles humaines

[1] Docteur en Archéologie, Directeur du laboratoire de parasitologie, Département d'Archéologie, Université de Cambridge, Fitzwilliam Street, Cambridge CB2 1QH, UK. E-mail: pdm39@cam.ac.uk.
[2] Doctorante, Departement d'Archéologie, Université de Cambridge, Fitzwilliam Street, Cambridge CB2 1QH, UK.

préservées), et le sol pelvien de sépultures, là où se trouvaient les intestins de l'individu. Ces sources d'excréments sont présentes dans les contextes archéologiques des Croisés au Proche-Orient.

Afin d'identifier les œufs de parasites intestinaux, le matériel sédimentaire est soumis à un processus de désagrégation[3], qui consiste à suspendre les sédiments dans une solution de phosphate de trisodium pour les réhydrater. Différentes techniques sont ensuite disponibles pour séparer les œufs du sédiment, notamment la flottation, la sédimentation, et les micro-tamis. L'*Ancient Parasites Laboratory* à Cambridge favorise la technique des micros-tamis, qui minimise l'utilisation de produits chimiques ayant des risques néfastes pour l'environnement. La solution contenant le sédiment fécal est passée à travers des tamis emboités de 300, 160, et 20µm de diamètre de maille. Les œufs de vers intestinaux ont généralement une taille de 25-150µm et sont ainsi piégés sur la maille de 20µm. Les dépôts du tamis de 20µm sont mélangés à du glycérol. Une fois monté sur une lame de microscope, ce sédiment peut être visualisé au microscope optique numérique à un grossissement de x400 – x600.

Les œufs des parasites intestinaux sont identifiables à leur taille, leur forme, leur couleur, et leurs caractéristiques particulières. Ils peuvent être ronds, ovales, en forme de citron, avoir une épine, une texture à leur couche extérieure, ou un ou plusieurs bouchons. Les œufs sont souvent colorés en brun par la bile produite par le foie, sécrétée dans les intestins pour faciliter la digestion. La plupart des œufs de parasites intestinaux peuvent être identifiés au niveau de l'espèce à partir de leur apparence physique. Les manuels de parasitologie médicale[4] peuvent être utilisés comme références. L'identification de certaines espèces reste tout de même délicate. Par exemple, les œufs du ténia du porc (*Taenia solium*) et du ténia du bœuf (*Taenia saginata*), transmis par les viandes de porc et de bœuf insuffisamment cuites, sont identiques à ce stade de leur cycle de vie et ne peuvent donc pas être différenciés au microscope.

Les protozoaires sont des parasites unicellulaires qui se reproduisent au moyen de kystes. Ces kystes peuvent être difficiles à détecter au microscope dans les sédiments archéologiques. Beaucoup plus fragiles que les œufs de vers intestinaux, les kystes sont facilement endommagés ou déformés, et donc difficiles à identifier visuellement. La technique d'ELISA (Enzyme Linked Immunosorbent Assay) permet de détecter les antigènes (protéines) propres à chaque espèce de protozoaires et peut confirmer de façon quantifiable la présence de ces espèces. En outre, cette technique s'est montrée efficace pour détecter *Entamoeba histolytica* et *Giardia duodenalis*, des organismes protozoaires causant la dysenterie[5].

---

[3] Evilena ANASTASIOU, Piers D. MITCHELL, « Simplifying the process for extracting parasitic worm eggs from cesspool and latrine sediments: a trial comparing the efficacy of widely used techniques for disaggregation », *International Journal of Paleopathology*, 3, 2013, p. 204-207.

[4] Par exemple: Lynne Shore GARCIA, *Practical Guide to Diagnostic Parasitology*, 2nd edition, Washington D.C. : ASM Press, 2009 ; Alan GUNN, Sarah J. PITT, *Parasitology: An Integrated Approach*, Chichester : Wiley-Blackwell, 2012.

[5] Marcelo Luiz CARVALHO GONÇALVES, Adauto ARAÚJO, Rosemere DUARTE, Joaquim PEREIRA DA SILVA, Karl REINHARD, Françoise BOUCHET, Luiz FERNANDO FERREIRA,

En vue d'obtenir une bonne compréhension des parasites dont souffraient les Croisés, nous devons établir le nombre et la distribution des espèces présentes au Proche-Orient *avant* les Croisades, ainsi que celles présentes en Europe qui donc auraient pu infecter les Croisés à l'heure de leur départ pour le Proche-Orient. Une fois l'éventail des espèces déterminé, nous pourrons présenter nos connaissances sur le cycle de vie des parasites et leur répartition dans le passé pour mieux comprendre la vie des Européens dans les États francs du Proche-Orient.

II. Les parasites au Proche-Orient avant les Croisades

Des fouilles archéologiques ont permis la mise au jour au Proche-Orient de plusieurs espèces de parasites, datant d'avant l'arrivée des Croisés. Le plus ancien cas de parasitisme intestinal connu dans la région date de 4500 à 4000 ans avant J.-C.[6]. Un individu atteint de schistosomiase a été retrouvé sur le site de Tell Zeidan en Syrie, au confluent de l'Euphrate et de la rivière Balikh. Cette maladie, provoquée par le ver plat *Schistosoma haematobium*, se présente sous forme d'anémie due à la perte de sang dans l'urine. *S. haematobium* vit dans des eaux douces chaudes (par exemple étangs, canaux d'irrigation agricoles). Les larves (*cercariae*) s'infiltrent par la peau et s'établissent dans la vessie et les reins de leur hôte. *S. haematobium* a également été identifié dans des momies se trouvant sur des sites égyptiens le long du Nil[7]. Bien qu'il semble que *S. haematobium* n'ait jamais été endémique de la bande côtière du Levant, les Croisés et les pèlerins voyageant en Égypte ou en Syrie auraient tout de même risqué d'être infectés par ce parasite.

De nombreuses autres espèces de parasites ont été identifiées dans des sites archéologiques du sud du Levant ; parmi eux, un site de l'âge du fer à Jérusalem (700 – 500 av. J.-C.)[8], celui de la secte des Esséniens à Qumran (100 av. J.-C. – 100 ap. J.-C.)[9], et celui de la grotte de Nahal-Mishmar (160

« Detection of *Giardia duodenalis* antigen in coprolites using a commercially available enzyme-linked immunosorbant assay », *Transactions of the Royal Society of Tropical Medicine and Hygiene,* 96, 2002, p. 640-643; Marcelo Luiz CARVALHO GONCALVES, Valmir Laurentino DA SILVA, Mauricio DE ANDRADE, C.M., Karl REINHARD, Gino CHAVES DA ROCHA, Matthieu LE BAILLY, Françoise BOUCHET, Luiz Fernando FERREIRA, Adauto ARAÚJO, « Amoebiasis distribution in the past: first steps using an immunoassay technique », *Transactions of the Royal Society of Tropical Medicine and Hygiene,* 98, 2004, p. 88-91.

[6] Evilena ANASTASIOU, Kirsi O. LORENTZ, Gil J. STEIN, Piers D. MITCHELL, « Prehistoric schistosomiasis parasite found in the Middle East », *The Lancet Infectious Diseases,* 14/7, 2014, p. 553-554.

[7] André M. DEELDER, R. L. MILLER, Niels De JONGE, Frederik W. KRIJGER, « Detection of schistosome antigen in mummies », *The Lancet,* 335, 1990, p. 724-725.

[8] Jane M. CAHILL, Karl REINHARD, David TARLER, and Peter WARNOCK, « It had to happen: scientists examine remains of ancient bathroom », *Biblical Archaeological Review,* 17, 1991, p. 64-69.

[9] Stéphanie HARTER, Françoise BOUCHET, Kosta Y. MUMÇUOGLU, Joe Edward ZIAS, « Toilet Practices among Members of the Dead Sea Scrolls Sect at Qumran (100 BCE - 68 CE) », *Revue de Qumran,* 21, 2004, p. 579-584 ; Joe Edward ZIAS, James D. TABOR, Stéphanie HARTER-LAILHEUGUE, « Toilets at Qumran, the Essenes, and the Scrolls: new anthropological data and old theories », *Revue de Qumran,* 22, 2006, p. 631-639.

ap. J.-C.)[10]. Les parasites intestinaux identifiés comprennent l'*Ascaris*, le trichocéphale (*Trichuris sp.*), la douve du foie (*Dicrocoelium dendriticum*), le ver hydatique (*Echinococcus granulosus*), l'oxyure (*Enterobius vermicularis*), et le ténia du bœuf / porc (*Taenia sp.*). Les ectoparasites *Pediculus capitis* et *Pediculus humanus humanus* (poux de tête et de corps) ont aussi été décelés dans la forteresse de Massada (100 av. J.-C. – 800 ap. J.-C.)[11] et dans la grotte Nahal-Hemar (6900 – 6300 av. J.-C.)[12].

En Égypte, des momies et des bocaux de viscères en provenance d'Antinoé, de l'oasis de Dakhleh, d'El-Deir, de Hawara, de Karnak, de la vallée des Nobles, de Saqqara, et de Thèbes Ouest, ont été analysés à la recherche de parasites anciens. Ces sites datent de 3000 av. J.-C. à 500 ap. J.-C. Les espèces identifiées comprennent l'*Ascaris*, le trichocéphale, le ver de Guinée (*Dracunculus medinensis*), le ver hydatique, l'oxyure, l'anguillule (*Strongyloides stercoralise*), la douve du foie, le ténia du poisson (*Dibothriocephalus sp.*), le filaire de Bancroft (*Wuchereria bancrofti*), le ténia du bœuf / porc, *Trichinella*, et *Schistosoma*. Les protozoaires *Toxoplasma gondii*, *Leishmania sp.*, et *Plasmodium falciparum* ont également été identifiés, ainsi que des poux[13].

En Turquie, le site le plus ancien à avoir fait l'objet d'une analyse parasitaire est la colonie néolithique de Çatalhöyük (7100 – 6151 av. J.-C.)[14] ; analyse qui a permis de déceler plusieurs infections de trichocéphale. Des coprolithes provenant de sites romains ont également été analysés[15]. L'*Ascaris* et la *G. duodenalis*, un protozoaire qui provoque la dysenterie, ont été identifiés à Sagalassos, dans des sédiments en provenance de latrines se trouvant dans des bains publics[16]. L'*Ascaris*, cette fois accompagné de trichocéphale, a également été retrouvé à Éphèse, dans des latrines publiques

---

[10] G. WITENBURG, « Human parasites in archaeological findings », *Bulletin of the Israel Exploration Society*, 25, 1961, p. 86.

[11] Kosta Y. MUMCUOGLU, Joe Edward ZIAS, « Head lice, *Pediculus humanus capitis* (*Anoplura: Pediculidae*) from hair combs excavated in Israel and dated from the first century BC to the eight century AD », *Journal of Medical Entomology*, 25, 1988, p. 545-47; Kosta Y. MUMCUOGLU, Joe Edward ZIAS, M. TARSHIS, M. LAVI, Guy D. STIEBEL, « Body louse remains in textiles excavated at Masada, Israel », *Journal of Medical Entomology*, 40, 2003, p. 585-587.

[12] Kosta Y. MUMCUOGLU, Joe Edward ZIAS, « Pre-Pottery Neolithic B head lice found in Nahal Hemar Cave and dated 6900-6300 BCE (uncalibrated) », *Atiqot*, 20, 1991, p. 167-168.

[13] Piers D. MITCHELL, « The origins of human parasites: exploring the evidence for endoparasitism throughout human evolution », *International Journal of Paleopathology*, 3, 2013, p. 191-98; Evilena ANASTASIOU, Piers D. MITCHELL, « Human intestinal parasites and dysentery in Africa and the Middle East prior to 1500 » *in* Piers D. MITCHELL (dir.), *Sanitation, Latrines and Intestinal Parasites in Past Populations*, Farnham : Ashgate, 2015, p. 121-148.

[14] Marissa L. LEDGER, Evilena ANASTASIOU, Lisa-Marie SHILLITO, Helen MACKAY, Ian D. BULL, Scott D. HADDOW, Christopher J. KNÜSEL, Piers D. MITCHELL, « Parasite infection at the early farming community of Çatalhöyük, Turkey (7100-6150 BC) », *Antiquity*, 93 (369), 2019, p. 573-587.

[15] Piers D. MITCHELL, « Human parasites in the Roman world: health consequences of conquering an empire », *Parasitology*, 144, 2017, p. 48-58.

[16] Faith S. WILLIAMS, Theo ARNOLD-FOSTER, Hui-Yuan YEH, Marissa L. LEDGER, Jan BAETEN, Jeroen POBLOME, Piers D. MITCHELL, « Intestinal parasites from the 2nd-5th century AD latrine in the Roman baths at Sagalassos (Turkey) », *International Journal of Paleopathology*, 19, 2017, p. 37-42.

et privées, ainsi que dans du sédiment portuaire[17]. L'analyse d'une latrine et d'égouts à Sardes a montré la présence d'*Ascaris*[18].

À Chypre, les seuls sites où des parasites ont été identifiés, Shillourokambos (8300 – 7000 av. J.-C.) et Khirokitia (7000 – 6000 av. J.-C.), datent de la préhistoire. Les espèces identifiées comprennent l'*Ascaris*, le trichocéphale, le ténia du bœuf / porc, le ténia du poisson, et la douve du foie[19].

III. Les parasites en Europe avant les Croisades

Un grand nombre d'échantillons utilisés dans l'étude de parasites anciens proviennent de sites archéologiques européens[20]. Les espèces de parasites infectant les humains en Europe avant les Croisades comprennent l'*Ascaris*, le trichocéphale, le ténia du bœuf / porc, l'ankylostome (*Ancylostoma duodenale*), le ténia du poisson, la douve du canal biliaire (*Fasciola sp.*), la douve du foie, *Capillaria*, le ver géant du rein (*Dioctophyme renale*), *Entamoeba*, et *G. duodenalis*[21]. Le plus ancien œuf de parasite identifié à ce jour est celui d'un *Ascaris* retrouvé sur un site français datant de 28.000 à 22.000 ans av. J.-C.[22]. Certaines espèces peuplent tout le continent tandis que d'autres semblent être limitées à certaines zones. Ceci est dû aux contraintes des cycles de vie des différentes espèces et aux habitudes alimentaires et culinaires des différents groupes culturels.

Nous pouvons constater une grande différence entre les espèces de parasites du Proche-Orient et celles d'Europe. Le Proche-Orient est une région au climat chaud qui abrite des insectes capables de transmettre des protozoaires tels que *Leishmania sp.*, à l'origine de la leishmaniose. Certaines espèces du Proche-Orient, comme la schistosomiase et le ver de Guinée, ne peuvent pas survivre aux hivers froids de l'Europe. En Europe, des changements d'ordre chronologique sont notés. Les espèces zoonotiques contractées par la consommation d'animaux sauvages (comme *Capillaria*, le ver géant du rein et la douve du foie) se raréfient à l'époque médiévale. En

---

[17] Marissa L. LEDGER, Friederike STOCK, Helmut SCHWAIGER, Maria KNIPPING, Helmut BRÜCKNER, Sabine LANDSTÄTTER, Piers D. MITCHELL, « Intestinal parasites from public and private latrines and the harbor canal in Roman period Ephesus, Turkey (1st c. BCE to 6th c. CE) », *Journal of Archaeological Science Reports*, 21, 2018, p. 289-297.

[18] Marissa L. LEDGER, Erica ROWAN, Frances GALLART-MARQUES, John H. SIGMIER, Nataša ŠARKIĆ, Saša REDŽIĆ, Nicholas D. CAHILL, Piers D. MITCHELL, « Intestinal parasitic infection in the eastern Roman Empire during the Imperial Period and Late Antiquity », *American Journal of Archaeology*, 124/4, 2020, p. 631-657.

[19] Jean GUILAINE, Alain LE BRUN, Françoise LE MORT, Jean-Denis VIGNE, Françoise BOUCHET, Stéphanie HARTER-LAILHEUGUE, « Premières données parasitologiques sur les populations humaines précéramiques Chypriotes (VIIIe et VIIe millénaires av. J.-C.) », *Paleorient*, 31, 2005, p. 43-54.

[20] Piers D. MITCHELL, « Human parasites in medieval Europe: lifestyle, sanitation and medical treatment », *Advances in Parasitology*, 90, 2015, p. 389-420.

[21] Evilena ANASTASIOU, « Parasites in European populations from prehistory to the industrial revolution » *in* Piers D. MITCHELL (dir.), *Sanitation, ... op. cit. supra* note 13, p. 203-218.

[22] Françoise BOUCHET, Dominique BAFFIER, Michel GIRARD, P. MOREL, Jean-Claude PAICHELER, F. DAVID, « Paléoparasitologie en contexte pléistocène : Premières observations à la Grande Grotte d'Arcy-sur-Cure (Yonne), France », *Comptes Rendus de l'Académie des Sciences*, 319, 1996, p. 147-151.

revanche, les espèces propagées par les matières fécales (par exemple l'*Ascaris*, le trichocéphale, et les protozoaires qui causent la dysenterie) deviennent courantes à cette même époque. Ces espèces sont propagées lors de la consommation d'aliments contaminés, par exemple dans le cas de mauvais lavage des mains, de fertilisation des cultures agricoles avec des matières fécales mal compostées etc...

Des espèces courantes dans certaines parties de l'Europe sont absentes d'autres régions. Par exemple, le ténia du poisson, commun en Europe du Nord, est rarement présent au sud des Alpes. Ce parasite se propage quand la chair de poisson d'eau douce est consommée crue, marinée, ou fumée. Il était courant de conserver le poisson en le séchant, le fumant, ou le marinant, dans les régions plus froides du nord de l'Europe, mais ces techniques étaient bien moins répandues dans les régions du Sud[23]. *E. histolytica* n'a pas été signalé en dehors de l'Europe avant la période médiévale. Ceci suggère que l'espèce aurait évolué en Europe avant de se répandre dans le monde entier par le commerce, les migrations et les guerres[24].

Cette vue d'ensemble permet d'apprécier les espèces de parasites dont les Européens auraient souffert à leur départ d'Europe ainsi que celles présentes en Orient. Certains parasites, tels que l'*Ascaris* et le trichocéphale, étaient présents dans les deux régions. En revanche, d'autres espèces possèdent des distributions plus restreintes. Les Croisades ont donc permis l'introduction d'espèces de parasites méconnues au Proche-Orient, et en parallèle, ont exposé les Européens à des espèces inconnues d'eux.

IV. Fouilles sur les sites des Croisés

A. Château de Saránda Kolónes

Le château Franc de Saránda Kolónes (Quarante Colonnes) a été construit pour défendre le port de Paphos à Chypre[25]. L'île fut prise à Isaac Comnène par le roi Richard Ier d'Angleterre en 1191, pendant la troisième Croisade, puis vendue en 1192 à Guy de Lusignan, l'ancien roi de Jérusalem. Les Lusignan ont régné sur l'île jusqu'en 1489. La date exacte de la construction du château est inconnue, mais il est probable qu'il a été érigé entre 1191 et 1222, date à laquelle il a été détruit par un tremblement de terre. Après le séisme, le niveau du sol s'est modifié, de sorte que le port médiéval de Paphos s'est asséché. En conséquence, le château ne fut jamais reconstruit, car il n'était plus nécessaire pour défendre le port[26]. L'histoire du

---

[23] Hui-Yuan YEH, Aleks PLUSKOWSKI, Uldis KALĒJS, Piers D. MITCHELL, « Intestinal parasites in a mid-14th century latrine from Riga, Latvia: fish tapeworm and the consumption of uncooked fish in the medieval eastern Baltic region », *Journal of Archaeological Science*, 49, 2014, p. 83-89.

[24] Matthieu LE BAILLY, Françoise BOUCHET, « A first attempt to retrace the history of dysentery caused by *Entamoeba histolytica*" in Piers D. MITCHELL (dir.), *Sanitation, ... op. cit. supra*, note 15, p. 219-228.

[25] Arthur H.S. MEGAW, « Excavations at 'Saranda Kolones', Paphos. Preliminary Report on the 1966-67 and 1970-71 Seasons », *Nicosia: Report for the Department of Antiquities*, 1971, p. 117-146; John ROSSER, « Excavations at Saranda Kolones, Paphos, Cyprus, 1981-1983 », *Dumbarton Oaks Papers*, 39, 1985, p. 81-97.

[26] Adrian J. BOAS, *Crusader Archaeology: the Material Culture of the Latin East*, New York: Routledge, 1999, p. 93-104; David NICOLLE, *Crusader Castles in Cyprus, Greece and the Aegean 1191-1571*, Oxford : Osprey Publishing Limited, 2007, p. 27.

château permet d'établir une étroite fenêtre de trente ans durant lesquels les œufs de parasites ont dû être déposés. Le château est le seul exemple de bâtiment à enceinte concentrique sur l'île. Son architecture comprenait également quatre tours d'angle dont l'une comportait un puits d'eau potable et les trois autres des latrines. Les latrines étaient situées aux étages inférieurs et supérieurs. Les excréments tombaient dans une fosse en dessous[27]. Les échantillons soumis aux analyses proviennent de sédiments venant de l'une de ces fosses.

Les œufs d'*Ascaris* et de trichocéphale y ont été trouvés, mais aucune autre espèce de parasite n'a été observée[28]. L'*Ascaris* et le trichocéphale sont des parasites dénommés « oraux-fécaux », car ils se propagent lors de la consommation d'aliments contaminés par les excréments. Ces espèces de vers étaient présentes dans toute l'Europe et au Proche-Orient à l'époque médiévale. Les résultats indiquent qu'au moins certains membres de la garnison du château étaient infectés par ces vers, mais comme les excréments étaient mélangés dans une fosse, nous ne pouvons pas savoir quelle proportion de personnes était infectée. La présence de ces parasites est vraisemblablement consécutive à un mauvais lavage de leurs mains par les cuisiniers du château, ou à la consommation de denrées cultivées dans des champs fertilisés par des excréments mal compostés.

Alors que ces deux espèces ont été identifiées dans des sites préhistoriques à Chypre[29], les autres parasites présents durant la préhistoire (ténia du bœuf / du porc, ténia du poisson, et douve du foie) paraissent absents au temps des Croisades. Cela est peut-être dû à l'échantillonnage restreint, en particulier l'absence d'échantillons des deux autres fosses dont l'état trop dégradé n'aurait pas permis un prélèvement. Cette absence s'explique aussi par l'évolution du mode de vie des habitants de l'île depuis la préhistoire jusqu'à la période médiévale.

B. La commanderie de Saint-Jean-d'Acre

La commanderie la ville côtière d'Acre, dans le royaume franc de Jérusalem, a été construite par l'Ordre de Saint-Jean. Ce large complexe a fait l'objet de fouilles au cours des dernières décennies et le plan intérieur se précise progressivement[30]. Les fouilles ont permis d'identifier un grand bloc de latrines constitué de trente-cinq sièges de toilette et de conduits d'évacuation disposés sur deux étages (Figure 1). Un système d'irrigation collectant l'eau de pluie du toit permettait l'évacuation des eaux usées jusque dans une fosse d'aisance située sous des latrines. Des canalisations reliaient la fosse aux égouts de la ville. Des échantillons prélevés de la citerne et des égouts et ont fait l'objet d'analyses de parasites, de pollen, et

---

[27] Arthur H.S. MEGAW, « Excavations at 'Saranda Kolones', .. », art. cit. *supra* note 25 ; John ROSSER, « Excavations at Saranda Kolones, ... », art cit. *supra* note 25.

[28] Evilena ANASTASIOU, Piers D. MITCHELL, « Human intestinal parasites from a latrine in the 12th century Frankish castle of Saranda Kolones in Cyprus », *International Journal of Paleopathology*, 3, 2013, p. 218-223.

[29] Jean GUILAINE *et al.*, « Premières données ... », art. cit. *supra* note 19, p. 43-54.

[30] Zeev GOLDMANN, *Akko in the Time of the Crusaders: The Convent of the Order of Saint John*, Akko : Government Tourist Office, 1994.

de graines. Les datations radiocarbones ont établi que les matériaux provenant du bas de la fosse dataient d'une fourchette de 1260 à 1310 ap. J.-C. Acre ayant été conquise et détruite en 1291, il est possible d'estimer la dépôt des échantillons[31] entre 1260 et 1291.

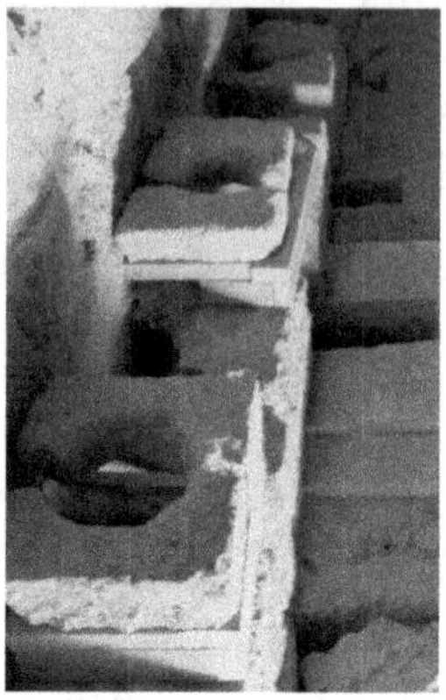

Figure 1. Sièges de toilette en pierre provenant des latrines publiques de la commanderie de Saint-Jean-d'Acre. Photo : Piers Mitchell.

L'analyse parasitaire a permis d'identifier des œufs d'*Ascaris*, de trichocéphale, et de ténia du poisson[32]. Les parasites protozoaires *E. histolytica* et *G. duodenalis*, pouvant causer la dysenterie, ont également été identifiés à l'aide d'ELISA[33]. Un grand nombre de pupes de mouches ainsi que l'os d'un petit rongeur (rat ou souris) ont également été retrouvés[34]. Ces animaux ont pu servir de vecteurs aux virus et aux bactéries qui se trouvaient probablement dans les excréments.

C. Maisons privées à Acre

Les fouilles à Acre ont permis d'identifier des fosses de maisons privées datant de l'époque des Croisades. Contrairement aux grandes latrines à sièges multiples des complexes militaires, les maisons privées possédaient généralement des latrines plus modestes avec un seul siège. Comme ces toilettes étaient utilisées par les membres d'une seule famille, on peut s'attendre à ce que l'éventail de parasites soit plus limité.

[31] Piers D. MITCHELL, Eliezer STERN, Yotam TEPPER, « Dysentery in the Crusader Kingdom of Jerusalem: an ELISA Analysis of two Medieval Latrines in the City of Acre (Israel) », *Journal of Archaeological Science*, 35, 2008, p. 1849-1853.

[32] Piers D. MITCHELL, Eliezer STERN, « Parasitic Intestinal Helminth ova from the Latrines of the 13th century Crusader Hospital of St. John in Acre, Israel » *in* Mirella LA VERGHETTA, Luigi CAPASSO (dir.), *Proceedings of the XIIIth European Meeting of the Paleopathology Association, Chieti Italy*, Teramo : Edigrafital S.P.A., 2001, p. 207-213.

[33] Piers D. MITCHELL *et al.* , « Dysentery ... », art. cit. *supra* note 31.

[34] Piers D. MITCHELL, J. HUNTLEY, Eliezer STERN, « Bioarchaeological Analysis of the 13th century Latrines of the Crusader Hospital of St. John at Acre, Israel » *in* Victor MALLIA-MILANES (dir.), *The Military Orders: volume 3. Their History and Heritage*, Aldershot : Ashgate 2008, p. 213-223.

Un site à l'angle des routes Ha-Amal et Ha-Gedod Ha-'Ivri à Acre à fait l'objet de fouilles en 2003, mettant au jour une fosse d'aisance attribuée à une maison privée plutôt qu'un complexe d'ordre militaire ou religieux. Des fragments de céramique et cinq pièces d'argent des Croisés confirment l'utilisation de la fosse au XIIIe siècle. La fosse d'aisance, en forme de poire, mesurait 1,77 m de hauteur et 1,4 m de diamètre. L'analyse parasitaire a permis la détection d'œufs de trichocéphale et de ténia du bœuf / porc[35]. Les résultats des tests ELISA pour les protozoaires source de dysenterie se sont révélés négatifs[36].

Table : Parasites identifiés dans les fosses d'aisance des Croisés

Parasite	Site
Ténia du bœuf / porc (*Taenia saginata / solium*)	Acre, maison privée
Ténia du poisson (*Dibothriocephalus sp.*)	Acre, maison privée Commanderie de Saint-Jean
Ascaris (*Ascaris lumbricoides*)	Acre, maison privée Château de Saránda Kolónes Commanderie de Saint-Jean
Trichocéphale (*Trichuris trichiura*)	Acre, maison privée Château de Saránda Kolónes Commanderie de Saint-Jean
Entamoeba dysenteriae (*Entamoeba histolytica*)	Commanderie de Saint-Jean
Giardia dysenteriae (*Giardia duodenalis*)	Commanderie de Saint-Jean

En 2007, un complexe de bâtiments a été mis au jour près de la rue Weizman à Acre. Là encore, on pense qu'il s'agissait d'un quartier résidentiel de l'époque des Croisades. Plusieurs fosses d'aisances, reliées aux latrines par des conduits d'évacuation, ont été identifiées, et l'une d'elles a été échantillonnée pour l'analyse des parasites. La fosse en question mesurait 2,9 m de long, 1,7 m de large, et environ 2 m de profondeur. Les analyses radiocarbone d'un fragment de côte animale en provenance de la fosse indiquent une fourchette de datation de 1265 à 1303. Or, la ville ayant été détruite en 1291, le contenu de la fosse a dû être déposé avant cette date. L'analyse des parasites a montré la présence d'œufs d'*Ascaris* et du ténia du poisson (Table, *supra*)[37]. Des exemples d'œufs de parasites provenant de latrines de Croisés sont montrés ci-après.

[35] Piers D. MITCHELL, Yotam TEPPER, « Intestinal Parasitic Worm Eggs from a Crusader Period Cesspool in the City of Acre (Israel) », *Levant,* 39, 2007, p. 91-95.

[36] Piers MITCHELL et al., « Bioarchaeological analysis » art. cit. *supra* note 34.

[37] Piers D. MITCHELL, Evilena ANASTASIOU, Danny SYON, « Human Intestinal Parasites in Crusader Acre: Evidence for Migration with Disease in the Medieval Period », *International Journal of Paleopathology,* 1, 2011, p. 132-137.

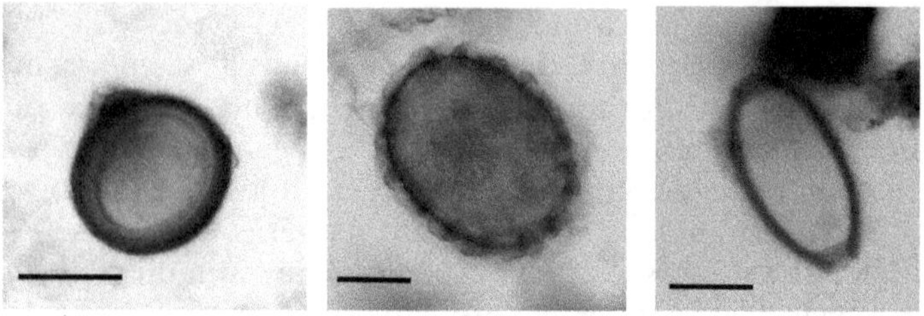

A B C

Figure 2. Œufs de parasites intestinaux provenant de sites croisés.
A : Œuf de ténia du bœuf / porc (*Taenia sp.*). Longueur de l'œuf 33 µm ;
B : Œuf d'*Ascaris lumbricoides*. Longueur de l'œuf 62 µm ;
C : Œuf de trichocéphale (*Trichuris trichiura*). Longueur de l'œuf 52 µm.
L'échelle mesure 20 µm. Photos : Piers Mitchell.

V. Qu'apprennent ces découvertes parasitaires ?

L'analyse parasitaire a permis de déceler une grande variété d'espèces présentes à chaque site. Bien que certaines espèces soient courantes, aucune n'a été trouvée sur tous les sites étudiés. Ceci suggère que les espèces et les charges parasitaires variaient entre les différents groupes ou populations du Proche-Orient. Il est possible même que certains individus aient pu être complètement épargnés. L'identification du cycle de vie des parasites améliore la compréhension de l'alimentation, de la cuisine, des conditions sanitaires, des migrations, et de la santé des habitants du Proche-Orient à l'époque des Croisades.

A. Alimentation et cuisine

Les parasites zoonotiques ne peuvent être contractés que lors de la consommation de certains aliments, ce qui permet d'inférer certains aspects du régime alimentaire à partir des espèces présentes. Par exemple, le ténia du poisson, le ténia du bœuf et le ténia du porc n'infectent que les personnes qui mangent du poisson, du bœuf, ou du porc. Les vers zoonotiques peuvent vivre jusqu'à une dizaine d'années dans les intestins, selon l'espèce, et produire des dizaines de milliers d'œufs par jour. Le nombre d'œufs produit varie en fonction de l'espèce, du ver individuel, et peut même changer de jour en jour. Ainsi, la présence d'œufs n'est pas un indicateur fiable du lieu d'origine de l'infection. Par exemple les œufs auraient pu infecter une viande importée d'Europe mais consommée au Proche-Orient[38], ou bien l'hôte aurait pu être atteint en Europe avant de se rendre au Proche-Orient. Cependant, des ossements découverts sur les sites croisés du château de Belmont, de Caymont, et de Sumaqa montrent qu'un large éventail d'animaux endémiques ou acclimatés à la région étaient élevés ou chassés, tels des ânes, des bœufs, des cerfs, des chameaux, des chèvres, des moutons, des oies, des pigeons, des poissons, des poulets, et des porcs[39]. Les parasites

[38] John H. PRYOR, « *In subsidium terrae sanctae*: export of foodstuffs and raw materials from the Kingdom of Sicily to the Kingdom of Jerusalem, 1265-1284 », *Asian and African Studies*, 22, 1988, p. 127-146.

[39] Paul CROFT, « The Faunal Remains », *in* Richard P. HARPER, Denys PRINGLE (dir.), *Belmont Castle: The Excavation of a Crusader Stronghold in the Kingdom of Jerusalem*, Oxford :

présents dans les latrines du Proche-Orient avant ou pendant les Croisades ont donc certainement pu être contractés par la consommation de produits locaux comme le bœuf ou le porc.

Les œufs des parasites zoonotiques sont tués par la chaleur de la cuisson. Ces parasites sont transmis seulement dans le cas d'une consommation de poissons et viandes marinés, fumés, séchés, ou bien dont la cuisson a été insuffisante. De façon similaire, la *Giardia* et l'*Entamoeba* disparaissent quand l'eau est soigneusement bouillie. Ces informations aident à comprendre les techniques de cuisine des groupes du Proche-Orient.

Les textes médiévaux suggèrent que les populations indigènes consommaient toujours du poisson et des viandes cuites[40]. En revanche, les peuples d'Europe du Nord sont connus pour avoir souvent consommé des poissons et des viandes fumées, marinés, séchés, ou salés[41], les exposant à un risque accru d'infection par des parasites zoonotiques.

B. Conditions sanitaires

Certaines espèces de parasites sont indicatrices des conditions sanitaires. L'*Ascaris* et le trichocéphale se propagent lorsque des aliments contaminés d'excréments humains contenant des œufs sont ingurgités[42]. La transmission peut par exemple se produire lorsque des champs sont fertilisés par des matières fécales humaines, ou bien dans le cas où des aliments ont été préparés par des cuisiniers aux mains mal lavées. Les infrastructures d'assainissement (latrines et fosses d'aisance) dans les États francs du Proche-Orient étaient assez courantes dans les villes. Certaines, comme Acre, disposaient même de systèmes d'égouts[43]. Pourtant, les récits du voyageur musulman Ibn Jubayr renvoient une image moins positive d'Acre au XIIe siècle, la ville étant « pleine d'ordures et d'excréments »[44]. Il est possible qu'Ibn Jubayr ait eu pour but de souligner le caractère malsain des villes occupées par les envahisseurs européens.

Des œufs d'*Ascaris* ou de trichocéphales ont été trouvés, parfois simultanément, dans chacune des fosses analysées, ce qui indique des

---

University Press 2000, p. 173-94; Liora KOLSKA HORWITZ, Eitan TCHERNOV, Dar SHIM'ON, « Subsistence and environment on Mount Carmel in the Roman-Byzantine and Mediaeval periods: the Evidence from Kh. Sumaqa », *Israel Exploration Journal*, 40, 1990, p. 287-304 ; Liora KOLSKA HORWITZ, E. DAHAN, « Animal husbandry practices during the historic periods », *in* Amnon BEN-TOR, Miriam AVISSAR, Y. PORTUGALI (dir.), *Yoqne'am I. The Late Periods*, Jerusalem : Institute of Archaeology, Hebrew University of Jerusalem, 1996, p. 246-255.

[40] Paulina B. LEWICKA, *Food and Foodways of Medieval Cairenes*. Leyde : Brill, 2011 ; Maxime RODINSON, « Studies in Arabic manuscripts relating to cookery », *in* Maxime RODINSON, A. J. ARBERRY, Charles PERRY (dir.), *Medieval Arab Cookery: Essays and Translations*, Totnes : Prospect Books 2001, p. 91-164 ; Lilia ZAOUALI, *Medieval Cuisine of the Islamic World* (transl. M. B. de Bevoise), Berkeley : University of California, 2007.

[41] H. YEH *et al.*, « Intestinal parasites », art. cit. *supra* note 23.

[42] L.S. GARCIA, *Practical Guide*, *op. cit. supra* note 4 ; A. GUNN and S. PITT, *Parasitology*, *op. cit. supra* note 4.

[43] Denys PRINGLE, *Secular Buildings in the Crusader Kingdom of Jerusalem: an Archaeological Gazetteer*, Cambridge: University Press, 1997, p. 17 ; Danny SYON, Eliezer STERN, Piers D. MITCHELL, *Water installations at Crusader 'Akko*, Atiqot (sous presse).

[44] *The Travels of Ibn Jubayr. A Medieval Journey from Cordoba to Jerusalem*, trans. Ronald J.C. Broadhurst, Londres : Jonathan Cape, 1952, p. 318.

mauvaises conditions sanitaires, propices à leur propagation. Pourtant, des analyses parasitaires menées dans des villes médiévales européennes ont montré des résultats analogues[45], ce qui ne permet pas de distinguer les sites du Proche-Orient pour leur particulière insalubrité.

C. Santé

Les charges parasitaires faibles ou modérées de certaines espèces ne provoquent pas d'effets néfastes sur la santé. Chez une personne bien alimentée, la présence de quelques vers *Ascaris*, de trichocéphales ou de ténia du bœuf peut passer inaperçue. Cependant, les charges parasitaires plus importantes provoquent la dénutrition et l'anémie, en particulier chez les enfants qui peuvent alors connaître un retard de croissance et une baisse de QI[46]. De la même façon, les personnes atteintes des parasites protozoaires *Entamoeba* ou *Giardia* n'éprouvent pas toutes des symptômes de dysenterie. Les personnes affectées souffriront de diarrhées sévères, qui peuvent parfois conduire jusqu'à la mort[47].

Les famines sont fréquemment décrites pendant les Croisades, dues parfois à des sièges, parfois à des catastrophes naturelles telles que des mauvaises récoltes. Des études historiques suggèrent qu'environ 15 à 20 % des nobles et des clercs partis en Croisade sont décédés de malnutrition ou de maladies infectieuses[48]. Un nombre encore plus élevé de fantassins pauvres sont sans doute morts de faim, puisqu'ils avaient moins d'argent et de nourriture. Les Croisés, qu'ils soient nobles où fantassins, atteints de parasites intestinaux, courent un risque plus élevé de mourir de faim puisqu'ils partagent le peu de nourriture qu'ils ingèrent avec leurs vers.

D. Migrations

Les Croisades ont suscité les déplacements successifs d'un grand nombre de personnes de l'Europe vers le Proche-Orient[49]. De nombreux Croisés et pèlerins ont souffert de maladies infectieuses durant leur voyage[50], les propageant sur leur route, à l'aller et au retour[51]. La présence d'œufs de

---

[45] E. ANASTASIOU, « Parasites in European populations », art. cit. *supra* note 21.

[46] Rie GOTO, C. G. Nicholas MASCIE-TAYLOR, Peter G. LUNN, « Impact of intestinal permeability, inflammation status and parasitic infections on infant growth faltering in rural Bangladesh », *British Journal of Nutrition,* 101, 2009, p. 1509-1516 ; L. S. STEPHENSON, M. C. LATHAM, E. A. OTTESEN, « Malnutrition and parasitic helminth infections », *Parasitology,* 121, 2000, p. S23-S38.

[47] L.S. GARCIA, *Practical Guide*, *op. cit. supra* note 4, p. 274.

[48] Piers D. MITCHELL, *Medicine in the Crusades: Warfare, Wounds and the Medieval Surgeon,* Cambridge : University Press, 2004, p. 143.

[49] Piers D. MITCHELL, Andrew R. MILLARD, « Migration to the medieval Middle East with the Crusades », *American Journal of Physical Anthropology,* 140, 2009, p. 518-525 ; Piers D. MITCHELL, Andrew R. MILLARD, « Approaches to the study of migration during the Crusades », *Crusades,* 12, 2013, p. 1-12.

[50] Thomas Gregor WAGNER, Piers D. MITCHELL, « The illnesses of King Richard and King Philippe on the Third Crusade: an understanding of arnaldia and leonardie », *Crusades,* 10, 2011, p. 23-44.

[51] Piers D. MITCHELL, « The spread of Disease with the Crusades », *in* Florence Eliza GLAZE and Brian K. NANCE (dir.), *Between Text and Patient: The Medical Enterprise in Medieval and Early Modern Europe,* Florence : SISMEL, 2011, p. 309-330.

parasites dans une région dans laquelle ces espèces n'ont pas été trouvées auparavant suggère qu'elles y ont été transportées depuis une zone endémique par la migration. Deux groupes de parasites semblent avoir été importés par les Croisés jusque dans l'Est de la Méditerranée. Le ténia du poisson était courant en Europe du Nord pendant le Moyen Âge mais absent de l'Europe du Sud et de la région méditerranéenne à la même époque. La découverte d'œufs de ténia du poisson dans les latrines des Croisades suggère que des Croisés ou des pèlerins d'Europe du Nord auraient voyagé avec des ténias du poisson dans leurs intestins[52]. Le ténia du poisson n'est aujourd'hui toujours pas présent au Proche-Orient, probablement à cause de caractéristiques régionales incompatibles avec le cycle de vie du parasite.

De même, le protozoaire *E. histolytica*, qui provoque la dysenterie chez l'homme, serait originaire d'Europe[53]. Alors qu'*E. histolytica* paraît absent du Proche-Orient avant les Croisades, il a été détecté dans les latrines de l'Ordre de Saint-Jean, datant du XIIIe siècle[54]. Les récits historiques de la septième Croisade en Égypte montrent qu'en 1249, un grand nombre de soldats ont souffert de dysenterie. Le roi Louis IX a tellement été touché qu'il a fait couper la partie inférieure de sa culotte pour ne pas avoir à la baisser chaque fois qu'il avait la diarrhée[55]. Il semblerait donc que la dysenterie ait voyagé vers le Proche-Orient en compagnie des Européens, propageant ainsi des épidémies dans la région.

Il existe également des preuves établissant la propagation de parasites par les migrations et le commerce après la fin des Croisades. Les fouilles d'une latrine mamelouke, datant du XVe siècle, située près de l'église du Saint-Sépulcre dans le quartier chrétien de Jérusalem, ont révélé la présence de poteries locales et importées d'Italie du Nord. Les poteries italiennes illustrent des échanges commerciaux entre Jérusalem et l'Italie, ou bien la visite de pèlerins aux lieux saints. Une large gamme de parasites a aussi été identifiée : *Ascaris*, trichocéphales, ténias du bœuf / porc, ténias du poisson, et les protozoaires *E. histolytica* et *G. duodenalis*[56]. Une grande variété d'espèces a également été identifiée à Acre, dans une latrine ottomane datant des années 1800. On y retrouve l'*Ascaris*, le trichocéphale, le ténia du bœuf / porc, le ténia du poisson, la douve du foie, *G. duodenalis*, et *E. histolytica*[57]. Il semble probable que la migration et le commerce entre l'Europe et la Méditerranée de l'Est, avec les nombreuses Croisades et les pèlerinages, ont encouragé l'implantation d'espèces nouvelles sur la côte méditerranéenne.

---

[52] Piers D. MITCHELL *et al.*, « Human intestinal parasites », art. cit. *supra* note 37.
[53] M. LE BAILLY, Fr. BOUCHET, « A first attempt », art. cit *supra*, note 24.
[54] P. D. MITCHELL *et al.*, « Bioarchaeological analysis », art. cit *supra*, note 34.
[55] Jean de Joinville, *The Life of Saint Louis*, ed. René Hague, Londres : Sheed and Ward, 1955, p. 24.
[56] Hui-Yuan YEH, Kay PRAG, Christa CLAMER, Jean-Baptiste HUMBERT, Piers D. MITCHELL, « Human intestinal parasites from a Mamluk Period cesspool in the Christian Quarter of Jerusalem: potential indicators for long distance travel in the 15th century AD », *International Journal of Paleopathology*, 9, 2015, p. 69-75.
[57] William H. ESKEW, Marissa L. LEDGER, Abigail LLOYD, Grace PYLES, Joppe GOSKER, Piers D. MITCHELL, « Intestinal parasites from an Ottoman period latrine from Acre (Israel) dating to the early 1800s CE », *Korean Journal of Parasitology*, 57/6, 2019, p. 575-580.

Conclusion

Il a été montré que l'étude du contenu des latrines et des fosses d'aisance datant des Croisades peut éclairer sur de nombreux aspects de la vie à l'époque médiévale. Cet article se concentre sur les œufs de parasites intestinaux comme preuves des maladies infectieuses intestinales. La présence de six espèces de parasites provenant de contextes archéologiques en relation avec les Croisades est attestée : l'*Ascaris,* le trichocéphale, le ténia du bœuf / porc, le ténia du poisson, *E. hystolytica* et *G. duodenalis.* Leur découverte favorise notre compréhension de l'alimentation, de la cuisine, des conditions sanitaires, de la santé et des migrations des populations médiévales du Proche-Orient. Ainsi les excréments humains se révèlent-ils d'un apport majeur aux recherches archéologiques.

Les maux de ventre des jeunes enfants : le traitement des vers intestinaux dans les ouvrages médicaux espagnols des XVIe et XVIIe siècles

Sarah PECH-PELLETIER[1]

Les fréquents maux de ventre des jeunes enfants suscitent l'intérêt des médecins qui leur consacrent de longs développements. Ainsi, dans les traités tant gynécologiques que pédiatriques[2] qui circulent en Espagne aux XVIe et XVIIe siècles, remarque-t-on de nombreux chapitres dédiés aux affections et douleurs ayant pour siège l'abdomen. Il ne semble toutefois pas y avoir d'ouvrage médical entièrement consacré à ce sujet, contrairement à d'autres maladies infantiles, comme l'angine diphtérique suffocante[3] (*el garrotillo*[4]) qui focalise l'attention en raison de sa gravité et de sa contagiosité[5]. Si les maux de ventre des jeunes enfants n'inspirent pas une aussi intense inquiétude, ce sont toutefois des symptômes qui renvoient à diverses affections dont le degré de gravité varie. On trouve dans cette vaste catégorie, à la fois les troubles digestifs (brûlures d'estomac, régurgitations,

---

[1] Maître de conférences en civilisation espagnole, Université Sorbonne Paris-Nord, PLEIADE UR 7338.

[2] Les traités gynécologiques considèrent l'interaction entre la santé de la mère et celle de l'enfant, tandis que les traités pédiatriques se centrent davantage sur la description des maladies infantiles. Voir José María LÓPEZ PIÑERO et Francesc BUJOSA, *Los tratados de enfermedades infantiles en la España del Renacimiento*, Valencia : Cuadernos Valencianos de Historia de la Medicina y de la Ciencia XXIV, 1982.

[3] Cette maladie donne lieu à de nombreuses publications, surtout dans le premier tiers du XVIIe siècle. Voir, par exemple, Juan de Villarreal, *De signis, causis, essentia, prognostico et curatione morbi suffocantis*, Tolède : Joannis Gracian, 1611 ; Ildefonso Núñez, *De gutturis et faucium ulceribus anginosis*, Séville : Francisco de Lyra, 1615 ; Juan Alonso y de los Ruices de Fontecha, *Disputationes medicae super ea quae Hipócrates, Galenus, Auicena, necnon et alii Graeci, Arabes, et Latini, de anginarum naturas, speciebus, causis et curationibus*, Madrid : Ludouici Martinez Grande, 1611 ; Juan de Soto, *Libro del conocimiento, curación y preservación de la enfermedad de garrotillo, donde se trata lo que ha de hacer cada uno, para curarse y preservarse desta enfermedad según su complexión, edad y naturaleça*, Grenade : Juan Muñoz, 1616. Pour une vision d'ensemble sur les publications médicales consacrées à des maladies « nouvelles », car absentes des sources antiques, voir José María LÓPEZ PIÑERO, *Ciencia y técnica en la sociedad española de los siglos XVI y XVII*, Barcelona : Labor, 1979, p. 348.

[4] Le nom *garrotillo* provient de la sensation d'étouffement qu'elle procure, similaire en cela à un garrot : « Garrotillo, cierta enfermedad de sangre, que acude a la garganta y atapa la respiración, como si diesen al tal paciente garrote », Sebastián de Covarrubias Horozco, *Tesoro de la Lengua castellana o española*, Madrid, 1611. Édition utilisée : Ignacio Arellano y Rafael Zafra, Madrid : Iberoamericana, 2006.

[5] Notons que l'un des auteurs de notre corpus, Francisco Pérez Cascales, lui dédie une monographie qu'il inclut dans les annexes de son traité intitulé *Liber de affectionibus puerorum, una cum tractatu de morbo illo vulgariter Garrotillo appellato, cum duabus Quaestionibus*, Madrid : Ludovicum Sanchez, 1611.

nausées, vomissements, constipation, diarrhée, hémorroïdes), les maladies du foie (hépatites), de la vésicule (calculs) ou des voies urinaires (infections, coliques néphrétiques) ; les pathologies de la rate étant moins souvent évoquées. Dans les nosographies – qui suivent toujours le modèle *a capite ad calcem* –, on remarque qu'il y a systématiquement, lorsque l'auteur arrive aux pathologies touchant « le ventre », au moins un chapitre sur les parasitoses intestinales, sobrement intitulé *las lombrices* (les vers). Selon les auteurs, l'accent est mis sur les divers types de vers intestinaux, les facteurs qui favorisent leur prolifération, les symptômes qu'ils provoquent ou les remèdes anthelminthiques. Bien que le sujet soit le même, chaque médecin de notre corpus l'aborde selon un angle différent, ce qui interpelle[6]. À partir d'une sélection d'ouvrages médicaux espagnols des XVIe et XVIIe siècles, nous nous proposons donc d'exposer ce que l'on sait à cette époque des parasitoses intestinales, tout en mettant en évidence comment le traitement de ce sujet, somme toute banal, permet de déceler la finalité que poursuit chaque auteur, sa vision de la médecine et la façon qu'il a de prendre en compte son lectorat.

I. Présentation du corpus

A. Caractéristiques de l'échantillon

Pour cette étude, nous avons retenu cinq ouvrages médicaux en veillant à équilibrer certains paramètres. Nous avons tout d'abord privilégié des auteurs ayant pratiqué l'art de la médecine et pouvant donc allier théorie et expérience clinique dans leurs écrits. Afin de pouvoir dresser un bilan de ce que l'on sait à une époque donnée des parasitoses intestinales, nous avons choisi des œuvres publiées sur une période relativement courte, soit entre 1538 et 1611, avec trois traités très proches dans le temps (1538, 1541 et 1551) et deux autres au tournant des XVIe et XVIIe siècles (1595 et 1611) pour ne pas non plus négliger une possible évolution dans les conceptions médicales.

En ce qui concerne la langue, nous avons tenu compte des deux langues dans lesquelles sont rédigées les publications scientifiques, avec deux ouvrages en latin[7], deux en langue vernaculaire[8] et un utilisant les deux

---

[6] Tous nos auteurs ayant suivi un cursus où prédominent les références aux sources philosophiques et médicales de l'Antiquité, on s'attend à ce qu'ils portent un regard semblable sur un grand nombre de questions médicales, ce qui est le cas par exemple pour l'allaitement et le choix de la nourrice où les similitudes sont plus marquantes que les divergences. Voir Sarah PECH-PELLETIER, « Las nodrizas en los tratados médicos del Siglo de Oro: origen, composición y poderes de la leche », *in* Sophie HIREL et Hélène THIEULIN-PARDO (dir.), *La leche polifónica. Estudios sobre las nodrizas en la Península ibérica (siglos XIII-XVI)*, Madrid : La Ergástula, à paraître. Il est vrai que la citation de sources et d'auteurs admis est aussi une protection face au risque de censure inquisitoriale, *cf.* Mathilde ALBISSON, « Medicina y censura: La literatura médica castellana en los Índices inquisitoriales del siglo XVII », *eHumanista*, 39, 2018, p. 53-64.

[7] Francisco Pérez Cascales, *op. cit. supra,* note 5 ; et Pedro Díaz de Toledo, *Opusculum recens natum de orbis puerorum cum Appendicibus Magiftri Petri Toleti*, Lugduni : Germanum Rose, 1538. Ce dernier ouvrage est un commentaire du traité de Paolo Bagellardo, *Libellus de aegritudinibus infantium*, publié à Padoue en 1472.

[8] Damián Carbón, *Del arte de las comadres o madrinas, y del regimiento de las preñadas y paridas y de los niños. De la dificultad de la empreñación*, Mallorca : Hernando de Cansoles,

langues[9]. Si le latin reste la langue du savoir, de plus en plus de textes médicaux sont en effet écrits en castillan dans le but de toucher davantage de lecteurs et de permettre la diffusion de connaissances vulgarisées auprès d'un public moins averti mais manifestant de l'intérêt pour les questions médicales.

Notre corpus comprend deux traités gynécologiques s'inscrivant dans la lignée de Soranos d'Éphèse[10] pour l'héritage antique et dans celle, plus récente, du médecin allemand Eucharius Rösslin[11] ; et trois traités pédiatriques, s'inspirant à la fois des travaux de Rhazès[12], traduits en latin dès la fin du XIIe siècle, et de ceux de Paolo Ballegardo, Bartholomäus Metlinger et Cornelius Roëlans[13] dont des traductions circulent en Espagne dans les années 1470-1480. Une légère préférence a été accordée aux ouvrages pédiatriques dans la mesure où ce sont eux qui vont progressivement s'imposer vers la fin du XVIe siècle, devenant par la suite majoritaires[14].

Lorsque l'on reconstitue les parcours des auteurs[15], on constate qu'ils ont souvent suivi le cursus d'une des trois meilleures universités espagnoles de médecine : Alcalá, Valladolid et Valence. Au service d'institutions[16], de membres de la haute noblesse[17], voire du monarque lui-même[18], ils eurent pour la plupart une patientèle de qualité qui s'intéressa à leurs travaux et constitua la base de leur lectorat[19]. Leur réputation leur permit également d'obtenir les appuis nécessaires à la réalisation de leurs projets, comme la fondation d'un hôpital pour enfants malades à Teruel dans le cas de

---

1541 ; et Jerónimo Soriano, *Libro de experimentos médicos, fáciles, y verdaderos: recopilados de gravísimos autores*, Madrid : Juan Pérez de Valdivielso, 1595.

[9] Luis Lobera de Ávila, *Libro del regimiento de la salud, y de la esterilidad de los hombres y mujeres, y de las enfermedades de los niños y otras cosas utilísimas*, Valladolid : Sebastián Martínez, 1551. L'usage des deux langues n'est pas uniforme, certains chapitres étant rédigés dans une seule langue et d'autres présentant le texte espagnol au centre de la page et le texte latin, sous forme d'annotations ou de résumé, dans les marges.

[10] *Cf.* les sept derniers chapitres du *Puericultura* où il évoque une série d'affections infantiles.

[11] Eucharius Rösslin, *Der schwangeren Frauen und Hebammen Rosegarten [Jardín de rosas para embarazadas y comadronas]*, Strasbourg, 1513.

[12] Il semblerait que ce soit la traduction latine *De egritudinibus puerorum [Sobre las enfermedades de los niños]*, imprimée en 1481 qui ait le plus influencé nos auteurs. Cet ouvrage se compose de 24 chapitres qui présentent les traits caractéristiques de plusieurs maladies infantiles et formulent des recommandations thérapeutiques.

[13] Il est probable que les liens politiques entre les territoires italiens, allemands, les Flandres et la péninsule ibérique aient favorisé la circulation de ces écrits et permis aux médecins espagnols d'en prendre connaissance. Paolo Bagellardo, *op. cit. supra* note 7 ; Bartholomäus Metlinger, *Ein Regiment der jungen Kinder* [*Regimiento de los niños pequeños*], Augsburg, 1473 et Cornelius Roëlans, *Opusculum aegritudinum puerorum [Opúsculo de las enfermedades de los niños]*, Louvain, *ca* 1486-1487.

[14] Voir Luis S. GRANJEL, *Historia de la pediatría española*, Universidad de Salamanca : Ediciones del Seminario de Historia de la Medicina española, Salamanca : 1965.

[15] Le seul pour lequel nous ne disposons pas de données est Pedro Díaz de Toledo.

[16] Damián Carbón fut médecin de la *Custodia de la Sanidad de Mallorca*, et Francisco Pérez Cascales obtint, à partir de 1607 et jusqu'à sa mort en 1615, la charge de premier médecin du chapitre de la cathédrale de Sigüenza.

[17] Francisco Pérez Cascales fut médecin particulier du duc de Maqueda de 1586 à 1601.

[18] Luis Lobera de Ávila fut médecin de Charles Quint.

[19] Seul Jerónimo Soriano semble avoir eu une patientèle plus mixte du point de vue social.

Jerónimo Soriano[20], ou l'obtention d'une chaire de médecine pour Francisco Pérez Cascales[21].

Enfin, nous avons sélectionné des ouvrages ayant eu un certain retentissement, en évitant les deux extrêmes de la publication quasi confidentielle et du succès inégalé[22]. Ainsi, notre échantillon se compose-t-il majoritairement d'œuvres qui furent les seules écrites par leurs auteurs, ce qui ne les a pas empêchées de marquer l'histoire de la médecine espagnole.

Dans la catégorie des traités gynécologiques, l'ouvrage de Damián Carbón fut le premier en castillan à souligner les connaissances empiriques des matrones et sages-femmes, même s'il ne s'agit pas de remettre en question la supériorité des médecins[23]. On y note la volonté de s'adresser à ces professions, mais aussi aux (futurs) parents, l'auteur s'en tenant souvent à un niveau assez général d'explications. Le même souci d'accessibilité anime la plume de Luis Lobera de Ávila qui synthétise des connaissances médicales consensuelles à destination des cercles nobiliaires qui peuvent y trouver un récapitulatif des thèses et pratiques en vigueur, tout en ayant le sentiment d'appartenir à une élite éclairée dont on reconnaît l'instruction, le texte comportant de très nombreuses références et des commentaires en latin.

Du côté des traités pédiatriques, Pedro Díaz de Toledo est considéré comme le premier spécialiste de pathologie infantile dans la péninsule ibérique. Son œuvre comporte deux sections : l'une consacrée aux soins que requiert le nourrisson, l'autre aux maladies infantiles les plus courantes. La logique de son organisation fait ressortir l'aspect pédagogique de ce type d'écrits où les spécificités des maux de la prime enfance sont mises en évidence pour mieux insister sur la fragilité du tempérament du jeune enfant et la nécessité d'en tenir compte dans l'approche thérapeutique. Si le texte de Pedro Díaz de Toledo est une référence incontournable, malgré l'absence de données fiables sur son auteur, celui de Francisco Pérez Cascales fut en partie occulté par la publication la même année des écrits du célèbre Luis Mercado[24]. Il se distingue toutefois par la place qu'il accorde à l'observation et aux nouvelles connaissances dans le domaine de l'anatomie. Il n'hésite pas à recourir également à l'évocation de cas cliniques et à sa propre

[20] En souvenir de son engagement, des financements *Jerónimo Soriano* sont accordés aujourd'hui encore à des projets dédiés à la protection de l'enfance et un prix est décerné chaque année par l'*Asociación Española de Pediatría* à la meilleure contribution dans le domaine de la pédiatrie.

[21] Francisco Pérez Cascales fut *catedrático de Prima de medicina* de l'université de Sigüenza entre 1601 et 1615, ce qui fut un beau lot de consolation après son échec à l'élection de celle d'Alcalá en 1586.

[22] C'est pourquoi nous n'avons pas inclus le *De Puerorum educatione, custodia et prouidentia, atque de morborum, qui ipsis accidunt, curatione* de Luis Mercado, car sa position sociale (médecin des rois Philippe II puis Philippe III, et titulaire de la chaire *Prima de Médecina* de l'université de Valladolid) fit de lui l'un des médecins les plus influents de son temps et assura à ses écrits la meilleure des diffusions sur la scène européenne.

[23] En effet, Damián Carbón fustige les parents qui s'en remettent uniquement à la sage-femme, les accusant d'entraîner par cette négligence la mort de leurs enfants : « Suelen los niños tener diversas enfermedades: de las cuales acostumbran morirse y es por culpa de sus padres y madres: porque en lugar de pedir el consejo del médico lo demandan a la comadre: y ella no sabe las causas y hace remedios. Y ansí se pierden [...] », Damián Carbón, *op. cit.* note 8, f. LXI verso.

[24] Luis Mercado, *Opera omnia*, Valladolid : Juan de Rueda, 1611.

expérience de pédiatre qu'il met en avant dès le prologue en rappelant qu'il a consacré trente-quatre années de sa vie à l'exercice de la médecine et notamment à la prise en charge de jeunes enfants[25]. C'est également sur sa pratique auprès de jeunes patients que Jerónimo Soriano s'appuie pour illustrer par des cas concrets son commentaire de l'ouvrage d'Eucharius Rösslin. Soucieux de transmettre des informations utiles et des remèdes éprouvés pour un large éventail de maux infantiles, il ne fait guère de place à la théorie, privilégiant l'énumération minutieuse des gestes et de la médication à appliquer, ce qui donne à l'ensemble une indéniable originalité et l'aspect d'un guide à l'usage des professionnels de la pédiatrie.

B. Placement et longueur des chapitres sur les helminthes

En ce qui concerne les maux de ventre des jeunes enfants, on constate une différence flagrante entre les deux types de traités. Si chez Damián Carbón quatre chapitres sur quarante-huit sont consacrés à ce thème, chez Luis Lobera de Ávila on en dénombre cinq sur trente-huit, ce qui est davantage mais très loin de la place que lui accordent les auteurs du courant pédiatrique, notamment Jerónimo Soriano qui les évoque dans douze des cinquante-neuf chapitres de son ouvrage. Néanmoins, malgré cet écart conséquent, il y a bien dans chaque traité au moins un chapitre sur les parasitoses intestinales. Le sujet est incontournable, en raison de la fréquence de cette affection chez les enfants et les jeunes gens[26]. Lorsque les auteurs parcourent le système digestif depuis l'estomac jusqu'aux intestins, ils mentionnent les vers juste avant ou après les troubles fonctionnels (constipation et diarrhée). Seul Damián Carbón ne suit pas ce schéma et sépare les parasitoses des autres troubles digestifs, comme si les vers intestinaux étaient à la limite entre les affections généralisées et localisées.

Le traitement quantitatif du sujet et l'approche privilégiée diffèrent également d'un écrit à l'autre. On note ainsi la recherche d'exhaustivité de Francisco Pérez Cascales qui organise sa réflexion en trois chapitres : le premier centré sur les divers types de vers intestinaux, le deuxième sur les facteurs favorables à leur prolifération et les troubles qu'ils occasionnent, et le dernier sur les remèdes vermifuges en fonction de la parasitose diagnostiquée[27]. Damián Carbón et Pedro Díaz de Toledo se centrent plutôt sur les symptômes occasionnés par les parasitoses. Luis Lobera de Ávila accorde une place importante à l'étiologie. Quant à Jerónimo Soriano, il se focalise exclusivement sur l'aspect curatif avec la mention de nombreux remèdes dont il précise la composition et le mode d'administration.

---

[25] « He estado dedicado a la profesión médica durante treinta y cuatro años y, con el auxilio de Dios omnipotente, he asistido y devuelto a su primitiva salud un número casi incontable de lactantes y de niños que padecían gravísimas y diversas enfermedades », Francisco Pérez Cascales, *op. cit.* note 5, *Prólogo al lector.*

[26] « Son muy comunes en los niños que maman [...] estas lombrices dando que en todas edades y en todos los tiempos del año se crían, mas por la mayor parte se crían en los niños y en los mozos », Luis Lobera de Ávila, *op. cit.* note 9, f. XCV recto.

[27] Francisco Pérez Cascales, *op. cit.* note 5, *Cap. 48 De puerorum lumbricis, Cap. 49 De causis vermium, Cap. 50 De lumbricorum in communi curatione.*

II. Les vers intestinaux : types d'helminthes, facteurs de risques, symptômes et traitements

A. De quels vers s'agit-il ?

La description que Luis Lobera de Ávila fait des helminthes s'organise autour de trois caractéristiques : la longueur, la largeur et la forme (arrondie ou plate)[28]. La façon dont se combinent ces traits peut être un indice de dangerosité — les vers longs et larges sont présentés comme plus nocifs que ceux de petite taille[29], sans doute parce qu'ils sont plus impressionnants à l'œil nu — et permet de déterminer la partie colonisée. Les voies digestives hautes sont ainsi plus sujettes à des infestations de vers longs, tandis que le tractus gastro-intestinal inférieur est plus sensible aux vers courts[30]. On note que ce sont les mêmes critères chez Francisco Pérez Cascales qui distingue pour sa part trois catégories de vers (*tres vermium differentiae*) : les *ascarides*, petits et fins, qui prolifèrent dans la partie inférieure de l'intestin ; les *lumbricorum teretum*, des vers ronds, capables d'atteindre une grande taille et que l'on peut déceler lorsqu'ils sont expulsés par vomissement ; et les *lati* qui sont plus vicieux, plats et longs au point de coloniser tout l'intestin[31]. Pedro Díaz de Toledo et Damián Carbón font également allusion à trois types d'helminthes. Néanmoins, si le premier précise quelle est la caractéristique dominante ou saillante de chaque catégorie, ainsi que la localisation intestinale qui lui correspond, le second se contente de termes génériques sans aucune description[32].

La présentation des helminthes faite par Hippocrate, qui distingue le long ver rond, du petit ver rond ou fin et du ver plat, a certainement inspiré nos auteurs[33]. Il n'en reste pas moins malaisé de rapprocher les helminthes qu'ils évoquent des classifications actuelles. Si l'on s'y risque, on peut avancer l'hypothèse que les petits vers fins, présents dans le côlon et le rectum, relativement inoffensifs, correspondent aux oxyures. Le ver rond, d'une taille plus importante, qui prolifère dans l'intestin grêle et peut remonter jusqu'à l'estomac où il provoque des vomissements, évoque l'ascaris. Quant au ver plat qui a tendance à coloniser les différentes parties des intestins et dont la dangerosité est soulignée, il fait penser au ténia ou ver solitaire. Les symptômes relevés par les médecins de notre corpus confirment ces hypothèses.

---

[28] « Las cuales son en cuatro maneras: unas son largas y otras pequeñas, otras son redondas, otras anchas », Luis Lobera de Ávila, *op. cit.* note 9, f. XCV recto.

[29] « Destas lombrices las peores son las largas y anchas, y las menos malas son las pequeñas », Luis Lobera de Ávila, *op. cit.* note 9, f. XCV recto.

[30] « las largas se crían en los intestinos superiores […] sacando las pequeñas y redondas en los intestinos inferiores », Luis Lobera de Ávila, *op. cit.* note 9, f. XCV recto.

[31] « *Tenues lumbrici, qui in parte maxime inferiori gignuntur* […] *Ascarides dicuntur, generantur parvissimi et minutissimi vermes* […] *Secundum vero lumbricorum genus, qui teretes, seu rotundi appellantur, in gracilibus gignuntur intestinis palmari magnitudine, et aliquando maiori, quos in ventriculum ascendere, et vomitu reijci saepissime vidimus* […] *Tertium vero lumbricorum genus est, qui lati dicuntur, et per tota intenduntur intestina* […] *Isti autem lumbrici ita lati, plani, et longi sunt* », Francisco Pérez Cascales, *op. cit.* note 5, f. 83.

[32] Pedro Díaz de Toledo, *op. cit.* note 7, f. 77 ; et Damián Carbón, *op. cit.* note 8, f. LXII verso.

[33] Hippocrate, *Maladies IV*, 54 (ed. Robert Joly, Paris : Les Belles Lettres, CUF, 1970).

B. Un large éventail de symptômes

Damián Carbón dresse une longue liste de maux provoqués par les vers intestinaux — douleurs abdominales, salivation excessive, sécheresse labiale, bruxisme, rires nerveux, somniloquie, vomissements, refroidissement des extrémités, suées, anxiété, spasmes, etc.[34] — qui donne le sentiment que la parasitose intestinale n'est pas une bénigne affection locale, mais une maladie qui, en l'absence de traitement adéquat, tend à se généraliser. Cette énumération ne différencie pas les symptômes en fonction du type d'infestation. Ce serait pourtant moins inquiétant pour le lecteur, mais aussi moins efficace au moment de le convaincre de consulter sans tarder un médecin, plutôt que de s'en remettre aux remèdes des sages-femmes ou nourrices.

Le tableau est encore plus noir chez Luis Lobera de Ávila qui mêle également des symptômes communs à toutes les parasitoses – tels les troubles digestifs et les douleurs abdominales — à des symptômes associés plutôt à un type précis, concluant que les vers intestinaux peuvent être mortels lorsqu'ils attaquent le centre vital qu'est le cœur[35]. Dans ces énumérations, on trouve néanmoins des signes de parasitoses précises.

L'évocation des troubles du sommeil et de l'humeur, rappelle l'oxyurose, qui provoque un prurit anal plus prononcé la nuit lorsque les femelles pondent leurs œufs, générant donc un inconfort qui perturbe le sommeil et entraîne à son tour une fatigue diurne source d'irritabilité[36]. La fièvre, les vomissements, la toux sèche, les malaises occasionnés par une légère dyspnée, font référence à l'ascaridiose, où les vers peuvent migrer vers les poumons[37]. En revanche, nous n'avons pas constaté d'insistance chez nos auteurs sur l'amaigrissement des enfants infestés, ce qui paraît exclure la téniase. Pourtant, ils affirment que le diagnostic est plus rapide et irréfutable lorsque l'on retrouve des traces de vers dans le vomi ou les selles des jeunes patients[38]. Or, les anneaux du ver solitaire sont les plus aisés à repérer, dans les excrétions ou les vêtements. Il n'est donc probablement pas inconnu, sans que l'on rattache nécessairement sa présence à une perte de poids de l'enfant que l'on a plutôt tendance à attribuer à un allaitement inapproprié en qualité et quantité.

---

[34] « Dolor en el vientre, mucha saliva en su boca, y grande sequedad en los labios, o crujir los dientes, risa, parlar en sueños, vómito, frialdad en sus estremidades, sudor, ansiedad, espasmo y muchos otros señales juntos o separados », Damián Carbón, *op. cit.* note 8, f. LXIII verso.

[35] « Algunas vezes las lombrices comunican vapores horribles al coraçon y hazen malos accidentes y a las vezes llegan las lombrices a picar al coraçon y son causa de súbita muerte del enfermo », Luis Lobera de Ávila, *op. cit.* note 9, f. XCV verso.

[36] « Señales de las lombrices son que las que tienen rallan en los dientes cuando duermen y estremecense [...] suelen estar airados y hablan con saña », Luis Lobera de Ávila, *op. cit.*, f. XCV.

[37] « De día secanse los labios y de noche correles saliva de la boca y muchas vezes no pueden comer y tienen sed que no se hartan de beber [...] y suelen tener una tos seca y tiemblan del coraçon y desmayos », Luis Lobera de Ávila, *op. cit.* note 9, f. XCV recto.

[38] « Si el enfermo echare algunas lombrices será más cierto » et « cuando salen por la boca es indicio que el estómago está lleno de humores superfluos, y si salen por la cámara está el humor en los intestinos », Luis Lobera de Ávila, *op. cit.* note 9, f. XCV recto.

C. Facteurs de risque et causes de la prolifération des vers intestinaux

Selon nos auteurs, le déséquilibre humoral en faveur du phlegme est la première cause d'installation et de prolifération des helminthes. Les vers apparaissent lorsque se combinent deux éléments : une alimentation excessive en quantité ou en humidité, couplée à une mauvaise digestion[39]. Dans ce cas, le phlegme s'accumule dans le système digestif et un processus de putréfaction s'engage, d'abord dans l'estomac[40] – où s'effectue la première étape ou cuisson de la digestion – puis dans l'intestin grêle et le côlon, entraînant la progressive colonisation des helminthes[41]. Ainsi Pedro Díaz de Toledo pointe-t-il l'erreur qui consiste à donner trop d'aliments gorgés d'eau (fruits et légumes notamment) à un jeune enfant, d'autant plus s'il boit encore beaucoup de lait[42], car cela accentue l'humidité naturelle de son tempérament. Les vers étant étroitement associés au phlegme, soit à l'humidité et au froid, une complexion phlegmatique sera forcément plus sensible à cette affection, puisque « les vers ne se nourrissent que d'humeur flegmatique » et tout spécialement au moment de l'automne où le climat accentue le déséquilibre des humeurs[43]. En outre, les médecins condamnent l'habitude de donner un bain chaud à l'enfant juste après le repas, ce qui constitue un facteur de risque supplémentaire de développer une parasitose, l'eau et la chaleur étant propices à la production de phlegme[44]. Ils démontrent ainsi que des gestes courants constituent des erreurs préjudiciables à la santé des jeunes enfants. Les conseils simples qu'ils formulent pour corriger ces pratiques nocives impliquent les lecteurs dans l'acte thérapeutique, et ajoutent à la vulgarisation médicale un fort aspect pédagogique. Si seul le médecin peut établir un diagnostic fiable et prescrire une médication, chacun peut avoir un rôle actif pour prévenir les parasitoses intestinales, ce qui suscite sans nul doute l'intérêt des lecteurs.

D. Les remèdes anthelminthiques

On constate qu'il en est de même lors de l'évocation des remèdes à appliquer pour lutter contre la multiplication et la dissémination des helminthes. Les médecins cherchent à obtenir l'adhésion du lecteur et

---

[39] « Causa generationis eorum dicitur esse superflua comestio, una cum debilitate digestionis [...] », Pedro Díaz de Toledo, *op. cit.* note 7, f. 74 ; « lumbrizes: los quales vienen por la indigestión », Damián Carbón, *op. cit.* note 8, f. LXII verso ; « las lombrices se crian de flegma porque es humor que tiene superflua humidad y podreciendose en el estomago o intestinos adquiere calor y queda apta materia para que las lombrices se crien » et « los niños ordinariamente maman y comen demasiado », Luis Lobera de Ávila, *op. cit.* note 9, f. XCV recto.

[40] « Multiplicans corruptione humoru in stomacho per viam indigestionis », Pedro Díaz de Toledo, *op. cit.* note 7, f. 74.

[41] « La causa material dellos es flegma: el cual multiplicado y putrido en cierto grado con el calor [...] se engendran en el lugar donde son los intestinos inferiores comunamente (es a saber) el saco y el colón, el longado », Damián Carbón, *op. cit.* note 8, f. LXIII verso.

[42] Pedro Díaz de Toledo, *op. cit.* note 7, f. 74.

[43] « Las lombrices solamente se crian de humor flegmatico » et « suelen multiplicarse en la otoñada », Luis Lobera de Ávila, *op. cit.* note 9, f. XCV recto.

[44] « Porque suelen lavarlos con agua caliente de aqui es allende que su mantenimiento es leche que en ellos se multiplican las lombrices », Luis Lobera de Ávila, *op. cit.* note 9, f. XCV recto.

l'invitent à vaincre ses propres réticences ou celles de l'enfant, pour le bien de ce dernier[45].

Lorsqu'il s'agit d'un lectorat de pairs, ce sont l'expérience personnelle de l'auteur et sa confiance en l'efficacité des traitements qui sont mises en avant. Jerónimo Soriano intervient ainsi à plusieurs reprises pour donner son avis sur les préparations qu'il emprunte aux écrits de Fallope : « s'il en est ainsi, comme je le crois, je ne doute pas que ce soit la meilleure chose qui soit écrite »[46]. À propos d'une potion vermifuge, il affirme également « qu'en douze heures, il [l'enfant] sera libéré », et au sujet d'un onguent dont Fallope « dit bien des louanges », il indique qu'« il n'est pas coûteux », avant d'inciter ses lecteurs à en faire usage : « ne manquez pas de l'essayer, il est certain qu'il [Fallope] dit la vérité »[47].

S'il faut déployer plus d'un argument pour persuader les lecteurs d'en user, c'est que les traitements prescrits ne sont pas des plus agréables. Décoctions, infusions ou potions amères et acides sont ainsi conseillées pour tuer les vers et purifier le système digestif, suivies de lavements pour les évacuer[48]. La composition des remèdes varie peu, avec une note dominante de citron, gentiane, menthe poivrée ou vinaigre. Damián Carbón affirme que l'on peut appliquer les mêmes principes, quels que soient les vers intestinaux dont souffre l'enfant[49], et cette opinion semble largement partagée. Seul Francisco Pérez Cascales envisage une médication plus ciblée, en fonction de la parasitose diagnostiquée, se contentant de breuvages vermifuges dans le cas d'oxyurose, et ajoutant des clystères pour les autres parasitoses qu'il juge plus dangereuses et résistantes aux traitements[50].

Dans l'ensemble, les médecins ont une nette préférence pour les soins externes, moins agressifs pour l'organisme délicat de l'enfant[51]. Aucun ne propose d'administrer de vermifuge à la nourrice, certainement parce que très peu d'enfants allaités (*lactantes*) souffrent de parasitoses intestinales[52].

---

45 Ainsi, si les enfants *non admittant ex voluntate, cum violencia imponi debent*, Francisco Pérez Cascales, *op. cit.* note 5, f. 86 verso.

46 « Que si ello es assi, como lo creo, no dudo ser la mejor cosa que ay escrita », Jerónimo Soriano, *op. cit.* note 8, f. 46 recto.

47 « Alabalo tanto, y cuesta poco: no dejen de probarlo, que es cierto dice verdad », Jerónimo Soriano, *op. cit.* note 8, f. 46 recto.

48 « La cura de las lombrices consiste en evitar todas las cosas que arriba dijimos ser causa del engendrarse y limpiar las tripas y el estómago de las flemas y administrar medicinas que las maten y desque muertas expelerlas fuera si naturaleza no las expeliere aunque algunas medicinas tienen virtud de las matar y echar fuera del cuerpo », « la cólera no es humor dispuesto para que del se críe animal, porque es amargosa, lo cual antes es contrario a las lombrices y las matan las medicinas amargosas », Luis Lobera de Ávila, *op. cit.* note 9, f. XCV recto.

49 « Curanse los lombrizes con medicinas o cosas apropiadas, comunes para todas las especies, y algunas son simplices y otras compuestas », Damián Carbón, *op. cit.* note 8, f. LXIII verso.

50 Francisco Pérez Cascales, *op. cit.* note 5, f. 86-87.

51 « Es menester venir a los remedios considerando la poca resistencia del sujeto », Damián Carbón, *op. cit.* note 8, f. LXII recto ; et « porque los niños por su tierna edad no pueden tomar muchas de las medicinas que las lombrices matan usaremos por la mayor parte de remedios por de fuera », Luis Lobera de Ávila, *op. cit.* note 9, f. XCV verso.

52 Lorsque cela arrive, les médecins accusent le lait que sa nourrice lui donne, ce lait pouvant, entre autres, être corrompu par le retour de couches ou la rupture de la chasteté. Voir Pedro Díaz de Toledo, *op. cit.* note 7, f. 75.

Si l'effet protecteur de l'allaitement n'est pas souligné dans notre corpus[53], ce constat renforce cependant la conviction de nos auteurs que les causes des parasitoses sont à chercher du côté du régime alimentaire et du processus de digestion.

Parmi les traitements non invasifs, les plus fréquemment mentionnés sont les onguents à base de bile de bœuf et de séné en poudre (traditionnellement utilisé contre la constipation), à appliquer sur le nombril préalablement enduit de miel[54]. On conseille d'y adjoindre des cataplasmes dans la composition desquels entrent, selon les recettes, des feuilles de pêcher ou d'absinthe macérées, du cumin, de la coriandre, du safran, de l'aloe vera, des graines de pourpier, de la farine de seigle ou de lupin, du vinaigre ou de la bile de bovin[55]. L'association de ces ingrédients aux propriétés antalgique, purgative ou laxative, vise à éradiquer les vers sans faire avaler à l'enfant de breuvage amer. L'usage du miel, répandu pour soigner aussi bien les infections que les inflammations, et rétablir un degré de chaleur adéquat dans le corps, est en accord avec l'idée de lutter contre l'excès de phlegme à l'origine de la colonisation des helminthes. C'est pour cette raison que l'on doit donner à l'enfant du miel mélangé à du lait, si jamais les vers remontent les voies digestives jusqu'à l'estomac[56]. Il faut effectivement veiller à ce que les vers restent dans les intestins, d'où l'on va tâcher de les expulser à l'aide de lavements doux ou de suppositoires[57]. L'utilisation de mèches de coton lubrifiées, introduites dans l'anus pour procéder à l'extraction manuelle des vers, est également évoquée par Luis Lobera de Ávila, mais la méthode – dont il préconise l'application fréquente jusqu'à la disparition des vers – relève de la pure théorie, surtout lorsqu'il ajoute que si l'on en use de même avec une mèche de viande salée, cela augmente l'efficacité, car les vers affamés se précipitent dessus, laissant le médecin les extirper du corps à foison[58]. L'auteur ne s'attend évidemment pas à ce que le lecteur reproduise la scène décrite. Il saisit plutôt l'occasion de lui proposer un passage truculent, où les vers gloutons se font piéger par plus astucieux qu'eux, dans une scène digne de la littérature picaresque.

---

[53] On sait aujourd'hui que l'allaitement exclusif au sein favorise le développement de bactéries anérobies qui diminuent significativement le risque de colonisation intestinale par des germes pathogènes ou des parasites. Voir Jean-Paul LANGHENDRIES, T. PAQUAY, M. HANNON et J. DARIMONT, « Acquisition de la flore intestinale néonatale : rôle sur la morbidité et perspectives thérapeutiques », *Archives de Pédiatrie*, 5, 1998, p. 644-653.

[54] « Y si queréis por más tomen hiel de buey y senet polvorizadas; y unten el ombligo de miel y después pongan encima los polvos y es muy bueno ». Damián Carbón, *op. cit.* note 8, f. LXIII verso.

[55] Francisco Pérez Cascales, *op. cit.* note 5, f. 86 recto ; Damián Carbón, *op. cit.* note 8, f. LXII verso ; Jerónimo Soriano, *op. cit.* note 8, f. 44 verso et 45 recto.

[56] « Si por ventura las lumbrizes suben al estomago, darle una ayuda de leche con miel y bajaranse », Damián Carbón, *op. cit.* note 8, f. LXIIII recto.

[57] Pedro Díaz de Toledo, *op. cit.* note 7, f. 78 ; Luis Lobera de Ávila, *op. cit.* note 9, f. XCV verso ; Francisco Pérez Cascales, *op. cit.* note 5, f. 87 recto.

[58] « Tomen algodón cardado y hagan del mechas y mojadas en aceite de nudos de priscos o de almendras amargas, o de asensios y ponganlas al niño: assi mesmo es útil hacer unas mechas de tocino gordo, o carne gorda salada y poner una dellas al niño atada con un hilo y pasado una hora tirar por el hilo prestamente y sacar a vueltas de las lombrices que allí estuvieren porque se llegan a la carne salada [...] y esto se haga a menudo hasta que se acaben las lombrices », Luis Lobera de Ávila, *op. cit.* note 9, f. XCV verso.

La tonalité de l'ouvrage de Jerónimo Soriano est à l'exact opposé. Ce dernier traite les parasitoses intestinales sous le seul angle de la thérapeutique, offrant une classification quasi pharmaceutique des remèdes, accompagnée de remarques sur leur efficience ou la nécessité d'adapter la posologie en fonction de l'âge du patient[59]. La priorité est le soulagement rapide de l'enfant, obtenu grâce à l'action conjointe de cataplasmes, décoctions vermifuges et sirops laxatifs. Nul recours à des lavements ou suppositoires, qui sont mal tolérés. Dans l'optique pragmatique qui est la sienne, on comprend l'ajout – non systématique – d'un ingrédient au goût sucré (sirop *alejandrino* composé d'eau de fleur d'oranger, de cannelle et de sucre blanc, vin, etc.[60]) qui facilite certainement la prise des breuvages anthelminthiques.

Au terme de cette étude, nous constatons que les connaissances que les auteurs de notre corpus ont des parasitoses intestinales (causes d'infestation, mécanismes de prolifération, traitements à administrer...) sont très majoritairement empruntées à la médecine antique, soit directement, soit à travers les écrits d'autres médecins qui en ont extrait et compilé les théories. Les descriptions qu'ils font des helminthes et des symptômes qu'ils provoquent suggèrent que les trois parasitoses diagnostiquées sont l'oxyurose, l'ascaridiose et la téniase. L'approche thérapeutique n'est de toute façon guère modulée en fonction du type de vers, et repose sur trois piliers : les tuer, les évacuer par les voies naturelles et purifier le système digestif. S'y ajoute le soulagement de la douleur ou de la gêne ressentie par les jeunes patients, dont il faut souligner qu'elle n'est ni ignorée ni minorée. Pour ce faire, la médication combine souvent des traitements externes (onguents et cataplasmes), bien tolérés par l'organisme fragile de l'enfant, avec des boissons vermifuges – sans doute difficiles à lui faire ingurgiter, les recettes indiquées ne laissant pas de doute quant à leur amertume – et des laxatifs. L'intérêt que nos auteurs manifestent pour les vers intestinaux, auxquels ils consacrent tous au moins un chapitre, tient à leur conviction que la prime enfance est une période où le risque d'infestation est accru par le tempérament naturellement humide qui lui correspond. Le souci d'alerter le lecteur sur ce point et de lui faire prendre conscience que certains des soins donnés aux (très) jeunes enfants sont préjudiciables à sa santé, est bien présent, conférant à la majorité des traités un aspect pédagogique. L'idée qu'il faut éduquer le lecteur, en lui transmettant des connaissances théoriques accessibles et en lui indiquant les erreurs à ne pas commettre, sous-tend la plupart des démonstrations. Informer et impliquer le lecteur à la fois dans la prévention et la guérison, le convaincre de la nécessité d'être attentif aux signes de la maladie[61] et d'administrer la médication

---

[59] Jerónimo Soriano, *op. cit.* note 8, f. 45 verso.

[60] Jerónimo Soriano, *op. cit.* note 8, f. 44 recto et 45 verso.

[61] « Accidentes muchos y malos suelen venir a los niños, y por eso es menester tratar de sus remedios [...] Pues es menester saber las señales con que habemos de conocerlos », Damián Carbón, *op. cit.* note 8, f. LXIII recto.

recommandée, sont autant d'objectifs partagés par nos auteurs. Afin d'y parvenir, certains forcent le trait pour susciter l'inquiétude ou insèrent des détails plus ou moins vraisemblables pour attiser la curiosité. D'autres citent abondamment leurs sources pour assurer du sérieux de leur raisonnement. D'autres enfin essayent de limiter leur propos à des cas concrets et à des recettes applicables. Tous se retrouvent en tout cas dans l'affirmation que les traitements conseillés sont efficaces, bien connus et sans risques pour la santé des enfants, ce qui est indispensable pour parvenir à gagner et conserver non seulement l'intérêt, mais aussi la confiance du lecteur.

Le poison au cœur des entrailles. Le ventre et ses états dans les affaires d'empoisonnement (Bologne, XVIe-XVIIe siècles)

Margaux Buyck[1]

Crime occulte aux modalités d'exécutions clandestines, l'empoisonnement reste, jusqu'au développement de la toxicologie moderne, un homicide extrêmement difficile à démasquer. Si le *modus operandi* criminel et les difficultés de diagnostic lui ont donné la réputation d'être insaisissable, la mort par empoisonnement est loin de passer inaperçue. Elle constitue un trépas violent au cours duquel le toxique marque les corps et les esprits.

Au sein du corps empoisonné, le ventre, centre vital de l'organisme, est perçu comme le siège privilégié du poison. Et pour cause, l'arme toxique est une arme qui s'ingère ; qu'il soit sous la forme de poudre ou de liquide, le poison est le plus souvent absorbé. Dans le corpus ici rassemblé, le poison est supposément ingéré dans 90,9 % des affaires[2]. La nourriture est le support majoritaire du crime tandis que la boisson, essentiellement le vin, arrive en deuxième position. Dans de nombreux procès italiens on retrouve également l'expression *veleno dato per bocca* (poison donné par la bouche) pour désigner l'usage criminel du poison : cette expression traduit la relation intime qui existe entre le poison et l'appareil digestif.

Cette étude se fonde sur 42 affaires judiciaires de l'époque de moderne issues des archives du tribunal de Torrone. Bologne représente un terrain de recherches idéal pour appréhender les problématiques inhérentes au crime de poison. Elle constitue en effet un véritable carrefour pour l'histoire du droit et de la médecine du fait de son université, l'une des plus anciennes d'Europe. Dans les archives bolonaises on retrouve également les premiers témoignages d'autopsie médico-judiciaire, datant de la seconde moitié du XIIIe siècle. Par ailleurs, la ville dispose d'archives judiciaires exceptionnelles : les plus importantes d'Italie pour l'époque moderne (près de 11.000 manuscrits). La période des XVIe et XVIIe siècles, ici traitée, est considérée comme « préscientifique » ; la toxicologie n'en est alors qu'à ses prémices. Il faut attendre le XIXe siècle, pour que la médecine légale et la toxicologie se développent et permettent d'importantes avancées dans l'identification des poisons et du crime[3].

---

[1] Docteure en histoire, chercheuse associée au lab. MéMo, Université Paris Nanterre.

[2] Les vecteurs du crime sont connus dans 33 affaires sur les 42 composant le corpus.

[3] En 1836, l'appareil de Marsh permit par exemple de déceler la présence de traces infimes d'arsenic dans les tissus, *cf.* Frédéric Chauvaud, *Les experts du crime. La médecine légale en France au XIXe siècle*, Paris : Aubier, 2000, p. 188-208.

I. Les maux du système digestif au cœur des soupçons d'empoisonnement ?

Les procès bolonais sont riches de détails sur les effets provoqués par le supposé poison. La description des maux qui assaillent les victimes est rapportée par une multitude de protagonistes (les victimes si elles survivent, les proches, le voisinage, les médecins, etc). Au cours de l'époque moderne, et même lors des périodes antérieures, les symptômes principaux de l'empoisonnement sont connus et reconnus par tout un chacun. La peur de mourir empoisonné constitue une crainte pérenne et diffuse, qui impacte l'ensemble de la société.

A. Décrire les tourments du ventre : les témoins face à l'empoisonnement

Parmi les symptômes perçus comme révélateurs d'une agression toxique, on retrouve la plupart des défaillances du système digestif. Les douleurs importantes et soudaines au ventre et notamment à l'estomac sont répertoriées dans la totalité des affaires que les accusations soient réelles ou fictives. La survenue de vomissements mais aussi l'incontinence, la dysenterie provoquent également d'importantes inquiétudes. En 1528, le peintre Giovanni Domenico Trombetti, après une nuit de vomissements, refuse de manger la soupe que lui apporte son épouse craignant que cette dernière ait tenté de l'empoisonner[4]. En 1646, après le décès d'une certaine Lucrezia, victime de violences conjugales, un témoin affirme avoir cru à la rumeur d'empoisonnement qui circulait dans le village : « Lucrezia a commencé à être en mauvaise santé, et plus particulièrement elle vomissait souvent souvent, et il se dit encore publiquement qu'elle ne retenait ni l'urine, ni le(s) excrément(s) et qu'elle faisait chaque chose dans son lit »[5]. Par ailleurs, le voisin est frappé par l'aspect physique de la victime, il affirme que Lucrezia était « maigre comme la mort » ce qui confirme selon lui la rumeur de son empoisonnement. Dans cette description poignante, tout comme dans les autres témoignages de ce procès, les symptômes digestifs occupent une place centrale dans la verbalisation des soupçons.

Les descriptions provenant des victimes et de leur entourage se démarquent de celles plus neutres et techniques des traités des poisons, des manuels de pratique criminalistique ou encore des rapports d'expertise. Les victimes et leur entourage mettent leurs propres mots sur les symptômes du mal qui les assaille. L'attaque de l'organisme, et notamment du système digestif, laisse entrevoir un monde de souffrances peuplé de morsures d'animaux, de combustions internes et de tortures[6]. En 1570, Alessandro Salandri décrit, au notaire venu prendre sa déposition, les importantes

---

[4] Archivio di Stato di Bologna [désormais abrégé ASB], curia del Podestà, giudici ad maleficia, *libri inquisitionum et testium*, b. 426.

[5] ASB, Torrone, n° 6454, fasc. non num. : « Lucrezia è cominciata a star male di sanità, e particolarmente vomitava spesso spesso, et dicono publicamente ancora che non riteneva ne l'orina, ne il sterco, et si faceva ogni cosa a letto [...] ».

[6] Frédéric JACQUIN, *Affaires de poison : les crimes et leurs imaginaires au XVIIIe siècle*, Paris : Belin, 2005, p. 30-33.

douleurs d'estomac qui l'assaillent : « il me semblait que ce fut un tison brûlant que j'avais dans la gorge, et puis il me semblait avoir dans l'estomac dix serpents qui me mangeaient les boyaux ». Il affirme également avoir la langue toute tailladée et ses dents sont devenues noires[7]. Un siècle plus tard, en 1689, les voisins et proches de Pellegrino Zobi décrivent avec force de détails son calvaire. Âgée de 23 ans, la victime a le visage déformé par la douleur. Ses hurlements ameutent le voisinage, Pellegrino s'époumone, il se plaint d'avoir « le ventre et le dos comme lacérés par des dizaines de couteaux ou du verre. Il souffre également d'une soif inextinguible qui le consume de l'intérieur, rien ne semble apaiser sa douleur »[8]. Toujours en 1689, dans un village du *contado* de Bologne, une certaine Santa Valenti est empoisonnée par son mari trois semaines après son accouchement. Pour elle, les douleurs de l'empoisonnement sont similaires à des chiens lui mangeant les entrailles ou à des clous la perforant de l'intérieur. Santa voit également son ventre enfler à vue d'œil, gonflement qui s'atténuera avec les vomissements et la prise d'un antidote[9].

Par ces témoignages représentatifs de cette période, on constate que les douleurs ressenties par les empoisonnés sont retranscrites grâce à un vocabulaire simple et familier. Les symptômes du poison et les souffrances qu'il engendre sont décrits comme autant de blessures occasionnées par un bestiaire d'animaux agressifs et parfois venimeux. Ainsi, le poison s'illustre fréquemment sous la forme de serpents qui se déplacent à l'intérieur du corps de la victime et dont le venin et la morsure attaquent l'organisme lors du passage de l'animal. La morsure du chien est également fréquemment évoquée, tout comme les références aux objets du quotidien, spécialement ceux tranchants, qui servent à mettre des mots sur les blessures causées par le poison. Verre, clous, tison, couteaux sont les instruments de torture qui frappent de l'intérieur les victimes d'empoisonnement.

B. La nécessaire multiplication des symptômes

Si les attaques subies par le système digestif sont au cœur des descriptions d'empoisonnement, ces symptômes sont rarement suffisants pour identifier avec certitude un usage criminel du poison. En matière de diagnostic les médecins se montrent particulièrement prudents, notamment lorsqu'il est question de vomissements. Au XVIe siècle, le médecin Girolamo Cardano rappelle que les vomissements sont des symptômes communs à de nombreuses maladies[10]. Du côté des juristes, même circonspection, au XVe siècle Paolo di Castro affirme que la survenue de vomissements est insuffisante pour diagnostiquer un empoisonnement. Les

---

[7] O. MAZZONI TOSELLI, *Cenno sull'antica storia del Foro criminale bolognese* [...], Bologna : Tip. del Genio, 1835, p. 72-73.
[8] ASB, Torrone, n° 7336, fasc. 16, c. 26-32v.
[9] ASB, Torrone, n° 7330, fasc. 22, c. 6.
[10] Girolamo Cardano, *De venenis, libri tres* [...], Pataui : *apud* Paulum Frambottum bibliopolam, 1653, c. 59.

vomissements et autres désordres digestifs peuvent être causés par d'autres types de maux, comme le choléra[11].

Les traités des poisons et les manuels de pratique criminalistique énumèrent de conséquentes listes de symptômes autres que les atteintes au système digestif[12]. Ces derniers sont extrêmement variés : fièvre, malaise, palpitations, absence de pouls, difficultés à uriner, mais aussi mutation du corps, chute de cheveux, symptômes d'ordre neurologique etc sont décrits comme les signes d'un potentiel empoisonnement, notamment lorsque leur manifestation est rapide et conjointe. Mais la liste des signes d'un empoisonnement est loin d'être exhaustive, ni même identique d'une affaire à l'autre. Comme le souligne, au XVIIe siècle, le médecin Francesco Pona : « je ne dis pas que tous ces signes doivent absolument se manifester ensemble mais, quand certains ou beaucoup de ces derniers sont couplés, les faits sont clairs »[13].

Pour ce qui est des affaires judiciaires, les témoins se focalisent sur les symptômes digestifs : ils sont majoritairement évoqués. Mais les témoignages font également référence à d'autres signes associés à la menace du poison ; une dégradation soudaine et généralisée de l'état de santé est évoquée dans de nombreuses affaires, notamment lorsque la supposée victime est jeune ou perçue comme en bonne santé. La mutation du corps fait également partie des signes représentatifs de l'empoisonnement. Cette dernière est évoquée par la majorité des sources médicales et juridiques traitant de la symptomatologie du poison. Dans les procès, une véritable obsession s'installe également autour de la détérioration physique des corps empoisonnés. Les altérations des cadavres marquent les esprits et provoquent « un glissement supplémentaire de l'effroi vers l'horreur absolue »[14]. À la mort de la jeune peintre Elisabetta Sirani en 1664, son père insiste sur la détérioration physique du cadavre de sa fille : « après qu'elle fut morte, son ventre et son nez commencèrent à enfler, et elle devint difforme comme si elle eut été une vieille de soixante ans, bien qu'elle fût (demoiselle) de 26 ans »[15]. Pour lui l'empoisonnement de sa fille ne fait aucun doute. Les habitants du quartier ayant aperçu le cadavre mentionnent également sa mutation, ils insistent tous sur l'enflure du corps et l'impression d'un vieillissement accéléré de la dépouille : la rumeur d'empoisonnement est lancée.

---

[11] Paolo di Castro, « Consilium CCXCIX », in *Consiliorum eminentissimi iuris interpretis Pavli de Castro volumen secundum*, Venetiis : *apud* Io. Baptistam Somaschum et fratres, 1570, c. 147.

[12] Tiberio Deciani, *Tractatus criminalis d. Tiberii Deciani Vtinensis* [...], Torino : *apud haeredem* Nicolai Bevilacqua, vol. II, 1593 c. 221.

[13] Francesco Pona, *Trattato de veleni, e lor cura* [...], Verona : Bartolamio Merlio, 1643, c. 24 : [...] *non dico che tutti questi segni assolutamente debban' andare insieme ma quando alcuni, ò molti di questi s'accoppiano, il fatto è chiaro.*

[14] F. Jacquin, *Affaires de poison, op. cit.*, p. 34.

[15] Antonio Manaresi, *Il processo di avvelenamento fatto nel 1665-66 in Bologna contro Lucia Tolomelli per la morte di Elisabetta Sirani*, Bologna : Zanichelli, 1904, p. 7 : « dopo che fu morta, gli cominciò ad ingrossarsi il ventre et il naso, e divenne diforme, come se fusse stata una vecchia di 60 anni, benchè fu zitella di 26 anni ».

C. Une thérapeutique centrée sur le système digestif

En matière de thérapeutique, le ventre et ses états restent bien au centre des préoccupations. L'évacuation du poison reste primordiale, elle est considérée comme l'un des moyens les plus efficaces pour sauver les empoisonnés. Pour les médecins, elle est une condition préalable indispensable à l'administration des remèdes[16]. Il peut également s'agir parfois de l'unique moyen à la disposition des victimes pour échapper à un empoisonnement. En ce sens la thérapeutique antipoison, qu'elle provienne de la médecine officielle ou de pratiques populaires, est dominée par un principe fondamental : il faut évacuer le poison, de préférence par les voies hautes, en vomissant.

Les affaires bolonaises dévoilent de nombreux réflexes de survie, de réactions fortes et rapides pour tenter de préserver sa vie. Beaucoup de supposés empoisonnés recrachent une matière ou une bouchée qui leur semble suspecte, ils se font également vomir ou se rincent la bouche. En 1672, un serviteur du chanoine Michele Foselani raconte qu'après avoir bu un vin à l'aspect douteux son maître crache continuellement. Pour apaiser l'amertume qu'il affirme ressentir, le chanoine se rince la bouche à de nombreuses reprises, il boit de l'eau puis mastique du sucre[17].

Si l'évacuation du toxique ne peut s'obtenir mécaniquement, la prise d'émétiques (de vomitifs) est vivement recommandée : elle est centrale dans la prise en charge des empoisonnés. Arnaud de Villeneuve, cité par de nombreux écrits italiens, affirme qu'« il faut dresser un bouclier entre l'organisme et le poison par le moyen de remèdes émétiques »[18]. Si les traités des poisons dès l'époque médiévale ou les antidotaires évoquent de multiples procédures thérapeutiques, dans les procès la liste des solutions curatives est plus restreinte. Parmi les émétiques bon marché, on retrouve l'huile, le lait ou encore le beurre. Au XIVe siècle, Pietro d'Abano évoquait déjà le beurre mélangé à de l'eau chaude comme un émétique efficace[19]. Ses recommandations sont reprises à l'époque moderne[20]. Au XVIe siècle, Pierandrea Mattioli conseille la prise d'huile pure ou de beurre dans de l'eau chaude ou dans une décoction de plantes pour provoquer les vomissements[21]. L'eau absorbée en grande quantité est également recommandée, notamment

---

[16] Pietro d'Abano établit quatre visées de l'action thérapeutique : « l'expulsion du venin hors du corps, le drainage vers ses extrémités, la lutte contre la force de pénétration, la neutralisation par les contraires ». Voir Franck COLLARD, *Les écrits sur les poisons. Naissance et essor d'un genre (XIIIe -XVe siècle), Typologie des sources du Moyen Âge occidental*, n°88, Turnhout : Brepols, 2016, p. 129.

[17] ASB, Torrone, n° 7002, in fine, fasc. 1, c. 4 : l'enquête démontrera que les accusations d'empoisonnement proférées par le chanoine étaient calomnieuses.

[18] Fr. COLLARD, *Les écrits sur les poisons, op. cit.*, p. 129.

[19] Pietro d'Abano, *Tractatus de venenis, op. cit.*, c. 10v. : *Si vere ignoratum fuerit venenum aut medicum fuerit absens & dubitatum fuerit de veneno cuiuscumque fuerit speciei tunc statim butirum & aqua calida simul dissoluta bibatur & cogatur evomere* [...].

[20] Girolamo Mercuriale, *De venenis et morbis venenosis tractatus* [...], Venitiis : *apud* Paulum Meietum Bibliopolam Pat., 1584, vol. I, cap. 22, c. 29.

[21] Pierandrea Mattioli, *I discorsi* [...] *nelli sei libri di Pedacio Dioscoride Anazarbeo della materia medicinale* [...], Venezia : appresso gli heredi di Vincenzo Valgrisi, 1573, c. 898.

lors d'un empoisonnement à l'arsenic[22]. Dans une affaire datant de 1676, il est en revanche question d'eau de vie : Francesco Valdissera se croyant empoisonné s'auto-administre un peu de thériaque. Malgré la prise du remède, il ne parvient pas à vomir et continue à souffrir grandement de l'estomac. Un voisin lui conseille alors de boire de l'eau de vie : et cela fonctionne ! Francesco est alors pris de violents vomissements[23].

De nombreux remèdes préconisés en cas d'empoisonnement exercent en réalité une double action, à savoir évacuer la substance mortifère et contrer l'action du poison. En 1691, la marquise Paleotti et ses convives sont pris soudainement de violents maux d'estomac après avoir bu du chocolat chaud. Dans les cuisines, des serviteurs ayant ingéré les restes de la boisson sont également assaillis par les mêmes symptômes. Deux médecins et un apothicaire appelés en urgence s'affairent : de la thériaque est administrée aux plus nobles victimes (pas aux serviteurs), ainsi que du lait et de l'huile d'amande douce. Quelques jours plus tard, le médecin de famille, revenu visiter les malades, préconise à un serviteur qui souffre encore de brûlures d'estomac de manger du beurre[24]. Parmi les remèdes simples, les aliments gras et onctueux visant à annihiler l'action du poison, semblent couramment utilisés dans les actes de la pratique. J'ai ainsi retrouvé plusieurs affaires où le lait est employé pour calmer les brûlures. Il s'agit en effet d'un aliment gras qui tapisserait les parois de l'estomac et limiterait en ce sens les attaques du poison. En 1689, un homme affirme avoir sauvé la vie d'un couple, supposément empoisonné, en lui vendant du lait comme remède. Il ne manque pas de vanter la qualité de son lait devant les tribunaux, en revanche il élude totalement le fait que le couple a également pris de la thériaque[25].

La thériaque est un remède célèbre et prisé à l'époque moderne. Il s'agit d'un électuaire ancien, universel qui remonte à l'Antiquité dont la formule la plus diffusée est celle de Galien[26]. À partir du Moyen Âge, cette panacée devient une préparation officinale, c'est-à-dire reconnue et approuvée par le collège des médecins[27]. À la fois remède préventif et curatif, la thériaque est le médicament par excellence d'une société qui craint l'empoisonnement[28]. Il n'en reste pas moins qu'elle est un antidote

---

[22] C'est notamment ce que préconise Mercuriale. Voir Alessandro PASTORE, *Veleno. Credenze, crimini, saperi nell'Italia moderna*, Bologne : Il Mulino, 2010, p. 200-201 ou « Il trattato de venenis e la tradizione tossicologica del suo tempo », *in* Alessandro ARCANGELI et Vivian NUTTON (dir.), *Girolamo Mercuriale nell'Europa del Cinquecento*, Forlì : Leo S. Olschki, 2008, p. 241.

[23] ASB, Torrone, n° 7083, fasc. 1, *Deviationis*.

[24] ASB, Torrone, n° 7386, fasc. 7, c. 4.

[25] ASB, Torrone, n°7331, fasc. 16.

[26] *Cf. La thériaque, histoire d'un remède millénaire*, Véronique BOUDON-MILLOT et Françoise MICHEAU (dir.), Paris : Les Belles Lettres, 2020.

[27] Ariane BAYLE, « Thériaque et triacleurs chez Pierre-André Mathiole », *in* Sarah VOINIER et Guillaume WINTER (dir.), *Poison et antidote dans l'Europe des XVIe et XVIIe siècles*, Arras : Presses de l'Université d'Artois, 2011, p. 38.

[28] Gianna POMATA, *La promessa di guarigione : malati e curatori in antico regime (Bologna, 16.-18. Secolo)*, Rome : Laterza, 1994, p. 178.

relativement coûteux, réservé à une élite[29]. Cependant, la fascination que suscite la thériaque favorise le marché des électuaires y compris de basse facture[30]. Les antidotes constituent un marché juteux qui attire de nombreux individus aux marges de la médecine officielle. Il s'agit d'un commerce parallèle que le collège des médecins et les autorités civiles cherchent à contrôler par la concession de licences ou en poursuivant les charlatans outrepassant leur autorité[31]. Tout comme la thériaque, ces électuaires populaires peuvent être administrés de manière préventive ou curative[32] : pour induire des vomissements ou pour apaiser les symptômes.

Si les vomissements restent le moyen le plus efficace pour préserver les victimes du poison, la plupart des remèdes employés pour les provoquer permet également une évacuation par les voies basses[33]. Cette dernière est mentionnée dans les sources judiciaires bolonaises mais dans une moindre mesure. On retrouve ainsi dans les procès quelques prescriptions de lavement à base d'eau ou de lait visant à évacuer le poison mais aussi à apaiser les douleurs ventrales des empoisonnés.

II. Prouver le crime d'empoisonnement

A. Matières expulsées, restes de poison et expérimentations

Si dans les procès, l'évacuation des poisons est une étape cruciale pour sauver les empoisonnés, les vomissements peuvent également permettre d'identifier la nature du poison. Cette opportunité intéresse les médecins pour orienter les soins[34], mais aussi les autorités judiciaires à la recherche du corps du délit. En ce sens, les juristes insistent sur la nécessaire conservation et exploitation des matières rejetées par les victimes. Au XVIIe siècle, le juriste toscan Antonio Maria Cospi considère que l'analyse du vomi permet tout d'abord de repérer à l'œil nu d'éventuelles traces de poison. Cette matière pourra ensuite être employée pour mener des expériences sur des animaux cobayes[35]. Malgré cette insistance du milieu juridique, dans les faits, les victimes ou leurs proches se débarrassent souvent du vomi ou des autres matières expulsées. La population ignore la

---

[29] David GENTILCORE, *Malattia e guarigione. Ciarlatani, guaritori e seri professionisti : la storia della medicina come non l'avete mai letta*, trad. Paolo Pacciolla, Nardò : Controluce, 2008, p. 94.

[30] Giovanni PIERINI, *Venefici. Dalle Questiones medico legales di Paolo Zacchia*, Milan : Mimesis, 2001, p. 150 : « la fiducia negli antidoti è cosi radicata, da far credere all'uomo di poter divenire immune ».

[31] Le *Collegio dei Medici* est une institution rassemblant l'élite de la profession médicale, elle règlemente notamment l'accès et la pratique des professions médicales et tente d'asseoir son autorité sur l'ensemble des arts médicaux. Le *Protomedicato* est, en revanche, un instrument de contrôle de cette même élite, le tribunal est apparu au cours du XVIe siècle, *cf.* Alessandro PASTORE, *Le regole dei corpi : medicina e disciplina nell'Italia moderna*, Bologne : Il Mulino, 2006.

[32] Piero CAMPORESI, « Speziali e ciarlatani », in *Cultura popolare nell'Emilia Romagna. Medicina, erbe e magia*, Milan : Silvana, 1981, p. 146-147.

[33] P.A. Mattioli, *I discorsi*, *op. cit.*, c. 898.

[34] *Ibid.*

[35] Antonio Maria Cospi, *Il giudice criminalista : dove con dottrina teologica, canonica, civile, filosofica, medica, storica, e poetica si discorre di tutte quelle cose, che al giudice delle cause criminali possono avvenire*, Firenze : nella Stamperia di Zanobi Pignoni, 1643, c. 452.

valeur potentiellement probatoire de ces pièces à conviction éphémères. Par ailleurs, en l'absence d'une toxicologie scientifique effective[36], l'exploitation du vomi est complexe à mettre en place dans la pratique. Aucune affaire bolonaise moderne ou de l'époque antérieure ne fait état d'expertises menées sur les substances rejetées par les victimes. Ceci s'explique par le caractère éphémère de telles pièces à conviction, la volonté des empoisonneurs de faire disparaître ce type de traces mais aussi par une méconnaissance de la population vis-à-vis des protocoles médico-judiciaires.

Dans la pratique ce sont essentiellement les restes de nourriture ou de matière suspecte (quand on en retrouve, ce qui est rare) qui font l'objet d'analyses. Certains experts touchent et vont même jusqu'à « goûter » la substance incriminée. Ces « courageux » experts sont probablement conscients du caractère inoffensif ou du moins non mortel de la matière qu'ils analysent[37]. En 1642, le médecin Pierre Potier goûte le supposé poison qui lui est présenté en faisant l'*esperienza della lingua* (l'expérience de la langue) puis brûle la matière sur un couteau : il s'agissait d'une simple chapelure[38]. En 1693, les médecins et barbiers des prisons du tribunal de Torrone, convoqués pour identifier les morceaux d'un toxique retrouvés dans un *pancotto*[39], reconnaissent à première vue de la noix vomique. Chacun porte à sa bouche un petit fragment et confirme le diagnostic initial en reconnaissant la dureté et l'amertume typique de la substance. Les experts goûtent également une petite quantité du *pancotto* incriminé dont ils constatent l'amertume ; ils soulignent également l'innocuité du poison dont la nature ne peut en aucun cas provoquer la mort d'un individu[40]. Si la substance expertisée s'avère inoffensive, ce type d'expérimentation « rudimentaire » suffit généralement à démontrer l'innocuité de la matière soumise aux experts et à clôturer le procès. En revanche, lorsque la dangerosité du poison est « à première vue » établie, les juges et les experts mandatés par les tribunaux se contentent rarement de la simple reconnaissance visuelle du toxique et procèdent généralement à d'autres types d'expérimentations. Les experts peuvent également recréer les conditions d'un empoisonnement : ils administrent les restes de nourriture ou de matière suspecte à un animal, le plus souvent un chien (on retrouve aussi des poules cobayes dans les procès bolonais). Les experts analysent alors l'évolution de l'état de santé de l'animal puis l'autopsient. À partir du XVIe siècle, les expertises de ce genre sont revendiquées comme une pratique intimement liée à la tradition du savoir médical ; leur valeur probatoire est attestée autant dans les manuels criminalistiques que dans les actes de la pratique[41]. L'expérience du toxique faite sur les animaux et l'apparition de symptômes significatifs d'un empoisonnement à défaut de constituer une preuve sûre est envisagée comme un indice particulièrement fiable.

---

[36] Michel PORRET, *Le crime et ses circonstances. De l'esprit de l'arbitraire au siècle des Lumières selon les réquisitoires des procureurs généraux de Genève*, Genève : Droz, 1995, p. 201.
[37] A. PASTORE, *Veleno, op. cit. supra* note 31, p. 192-193.
[38] ASB, Torrone, n° 5810.
[39] Plat à base de minestrone dans lequel est mis à tremper du pain et qui forme une sorte de bouillie.
[40] ASB, Torrone, n° 7404, fasc. 30, c. 21-26.
[41] A. PASTORE, *Veleno, op. cit. supra* note 31, p. 193, 199.

Cependant, face aux difficultés de diagnostics certains praticiens affirment que le diagnostic d'un empoisonnement ne peut être vérifié qu'après la mort du patient ou du cobaye, après l'analyse *post-mortem* des mutations externes et internes du corps. Au cours de l'époque moderne, davantage de garanties notamment médico-légales semblent être requises par les tribunaux afin d'établir le corps du délit. En cela l'autopsie est envisagée, dans une époque « préscientifique », comme l'une des voies permettant d'apporter la preuve matérielle de l'empoisonnement. Nombreux sont les médecins mais aussi les juristes qui affirment que les preuves du crime sont internes.

B. Les mains dans les entrailles : une collaboration entre experts

A Bologne, l'expertise médico-légale émerge dans un contexte des plus favorables, du fait de la présence de nombreux juristes et médecins attirés par sa prestigieuse université mais aussi grâce à l'encadrement précoce de cette pratique par les statuts de la ville[42]. Pourtant l'autopsie est loin d'être systématique dans les affaires d'empoisonnement. Dans mon corpus de 42 cas, sur les 23 morts imputées au poison seulement 14 potentielles victimes seront autopsiées. L'absence d'autopsie peut être la conséquence de divers facteurs tels que des accusations jugées non concluantes, des dénonciations trop tardives etc. Ainsi, en 1647, le tribunal de Torrone ne donne pas suite à la plainte déposée par Fabrizio Albertazzi qui dénonce l'empoisonnement de son frère, deux mois et demi après les faits, sur la base de rumeurs et de suspicions. Le corps de la victime, désormais en putréfaction, n'est pas exploitable ; en l'absence d'indices suffisants la justice renonce à enclencher des poursuites[43]. Cela étant dit, il est important de souligner que les autorités judiciaires n'hésitent pas à exhumer les corps, avec l'assentiment des autorités religieuses, en cas de suspicion d'empoisonnement[44].

Afin de démasquer l'empoisonneur et d'identifier le corps du délit, les autorités judiciaires font appel à divers professionnels issus du milieu médical. Parmi eux l'on retrouve les principaux acteurs du système médical moderne : le médecin physicien, l'apothicaire et le chirurgien-barbier. Les médecins notamment physiciens, détenteurs du savoir sur les substances vénéneuses, sont considérés précocément comme les interlocuteurs

---

[42] Durant le XIIIe siècle, les premières traces d'une pratique médico-légale apparaissent à Bologne. En 1288, les statuts établissent une véritable réglementation de l'expertise : le premier corps officiel d'experts médico-judiciaire est né, *cf.* Joël CHANDELIER et Marilyn NICOUD, « Les médecins en justice (Bologne, XIIIe-XIVe siècles) », in *Experts et expertise au Moyen Âge.* Consilium quaeritur a perito, Paris : Publ. de la Sorbonne, 2012, p. 149-160 et Eugenio DALL'OSSO, *L'organizzazione medico-legale a Bologna*, Cesena : Tip. Orfanelli Addolorata, 1956, p. 16-19.

[43] ASB, Torrone, n° 7075, fasc. 16.

[44] Alessandro PASTORE, *Il medico in tribunale : la perizia medica nella procedura penale d'antico regime (secoli XVI-XVIII)*, Bellinzona : Casagrande edizioni, 1998, p. 94-95.

privilégiés des tribunaux pour déterminer la cause d'un décès suspect dû éventuellement au poison. Le médecin physicien constitue l'élite de la profession, il est censé soigner avec l'intellect, *non corpore corpus curat, sed animo*[45], et de ce fait déléguer l'aspect manuel de la médecine à des auxiliaires. La pratique d'un art mécanique, manuel, est en effet considérée comme un acte servile. En théorie, les chirurgiens-barbiers s'occupent donc de la partie manuelle de l'autopsie : ils sont ainsi chargés d'ouvrir et de manipuler le corps et les organes. Dans certaines affaires, ils apparaissent comme de simples auxiliaires des médecins physiciens ; dans d'autres procédures en revanche, médecin et chirurgien agissent de concert dans l'établissement du diagnostic. De même, les médecins physiciens n'hésitent pas à s'impliquer physiquement dans l'autopsie. En 1665, lors de l'autopsie d'Elisabetta Sirani, le barbier ouvre le cadavre mais l'un des médecins présents, Alberto Fabbri, introduit son doigt dans un trou ayant perforé l'estomac[46].

Dans la plupart des procès de l'époque moderne que j'ai pu étudier, les chirurgiens-barbiers sont interrogés par les juges sur le déroulement de l'autopsie et fournissent au tribunal leur point de vue sur l'affaire. Ces interventions suggèrent que le rôle du chirurgien ne se limite pas à un simple travail manuel d'exécution des tâches dictées par le médecin ; les deux professionnels se confrontent véritablement dans le cadre de l'autopsie afin d'établir un diagnostic clair et fiable. Plus que pour tout autre crime, l'empoisonnement voit émerger une collaboration étroite entre ces deux corps de métiers[47].

C. Sur les traces du poison

Les autopsies retrouvées dans les affaires bolonaises de l'époque moderne sont extrêmement détaillées mais aussi très répétitives. Lors de l'autopsie, les experts suivent le parcours potentiel du poison dans le corps. Avant d'ouvrir le cadavre, les experts observent les potentiels signes externes d'un empoisonnement ; les brûlures dans la bouche, sur la langue et dans l'œsophage sont généralement perçues comme des signes d'empoisonnement. Il en est de même pour les taches et autres altérations de la peau qui marquent le corps de certains empoisonnés. Ces signes servent à confirmer le diagnostic, si et seulement si les organes internes et notamment ceux du ventre sont atteints. En 1689, lors de l'autopsie de Pellegrino Zobi, la langue de la victime est détachée du corps après l'autopsie des organes internes. Elle est dure et sèche ce qui confirme, aux dires des médecins, le diagnostic de l'empoisonnement[48].

Sans surprise, l'estomac et les intestins intéressent tout particulièrement les experts pour déceler les traces de l'ingestion d'un toxique. Ainsi, en 1630, les médecins mandatés par le tribunal de Torrone

---

[45] Paolo Zacchia, *Quaestiones medico-legales, op. cit. supra* note 30, lib. VI, Tit. I, Quaest. VIII, p. 467.
[46] A. Manaresi, *Il processo di avvelenamento, op. cit.*, p. 39.
[47] A. Pastore, *Veleno, op. cit.*, p. 93-94.
[48] ASB, Torrone, n° 7336, fasc. 16.

soulignent leurs difficultés à établir un diagnostic pour la mort du marquis Carlo Ruini : le corps a été embaumé. Les viscères et *interiori* ne peuvent être analysés[49], ce qui complique la tâche des experts. Les autorités judiciaires interrogent alors différents témoins présents lors de la maladie du marquis pour déterminer la cause du décès : le diagnostic de la peste est avancé.

Les descriptions de la détérioration externe et interne des organes occupent une place majeure dans les autopsies de l'époque moderne : les inflammations, la corrosion, les lacérations des organes témoignent de la violence du poison. En 1679, le chirurgien Carlo Melli décrit avec minutie les différentes étapes de l'autopsie d'une supposée empoisonnée. On constate l'attention toute particulière accordée par les experts aux viscères et surtout au *ventricolo*[50] (l'estomac) :

> « [...] j'ai vu et extrait de leur emplacement toutes les (parties) intérieures et les viscères de la dite femme, elles ont été bien vues et considérées par ledit M. Poggioli, médecin, par moi-même, et ledit Andrea, mon compagnon, et en les observant minutieusement, en particulier le ventricule, et comme nous l'avons ouvert avec un des fers que (nous) avions préparé pour l'ouvrir, comme je l'ai dit, à l'intérieur de celui-ci [?] j'ai trouvé et vu une quantité considérable de sang, en partie liquide, et en partie condensée [...] et puis j'ai vu, et considéré la tunique du dit ventricule extérieurement et intérieurement, et je l'ai vue très clairement tout enflammée et bien que lavée avec de l'eau claire, ladite inflammation n'a jamais disparu [...] »[51].

L'autopsie sert également aux médecins à rechercher la présence de matières toxiques au cœur des entrailles. C'est en partie pour cela que médecins et barbiers accordent une attention accrue au contenu de l'estomac : ils espèrent trouver les traces d'une matière toxique « tombée » dans cette cavité. Cette notion de « chute du poison » dans la cavité stomacale est présente dans plusieurs autopsies. La découverte de restes de poisons est une donnée capitale qui peut déterminer l'issue d'un procès à une époque où la place de l'expertise médico-judiciaire prend de l'importance.

Afin de mieux comprendre les enjeux relatifs à la découverte de restes de toxiques dans les entrailles, je propose la confrontation de deux cas qui illustrent cette préoccupation des médecins. En 1614, le médecin et le

---

[49] ASB, Torrone, n° 5744, c. 373r.-386v. affaire également étudiée par A. PASTORE, *Il medico in tribunale, op. cit.*, p. 96-99.

[50] Terme employé pour désigner une cavité à l'intérieur d'un organe, en l'occurrence il s'agit de l'estomac.

[51] ASB, Torrone, n° 7143, fasc. 15, 16, c. 11: « [...] ho visto, e cavato dal suo posto tutte l'interiori, e viscere di detta donna, lequali sono state ben viste, e considerate dal detto sig. Poggioli medico, da me, e detto Andrea mio compagno et osservatele minutamente, e sopratutto il ventricolo, et anco l'havemo aperto con uno de ferri, che havemo adoperati per aprilo, come ho detto, dentro il quale [?] ho trovato, e visto quantità considerabile di sangue, parte liquido, e parte condensato [...], e poi ho visto, e considerata la tunica di detto ventricolo esteriormente, et interiormente, e vistola benissimo tutta infammiata e benche lavata con acqua chiara, non ha persa mai detta infammatione [...] ».

barbier de l'hôpital Sant'Orsola autopsient le corps d'une patiente décédée après des soupçons d'empoisonnement. Ils affirment avoir regardé avec minutie les *interiori*, découvrant un estomac et des intestins gangrénés et corrompus qui se délitent sous les mains du barbier. Au niveau de la bouche inférieure de l'estomac les deux experts prélèvent une matière d'apparence minérale qu'ils jugent corrosive : cette découverte leur permet, selon leurs dires, de confirmer le diagnostic d'un empoisonnement[52]. Autre affaire, en 1622, le tribunal de Torrone demande l'autopsie du corps d'un orfèvre. On soupçonne sa femme et son nouvel époux de l'avoir empoisonné. La description de l'état des organes internes est presque identique à la précédente autopsie : l'estomac est fortement endommagé et corrompu, mais aucune matière suspecte n'est retrouvée. Le médecin physicien hésite et émet un diagnostic plus réservé[53], l'enquête se rabat alors sur les témoignages. À la suite de cela, les poursuites judiciaires sont abandonnées : l'orfèvre malade avait la fâcheuse tendance à se préparer des remèdes « maisons » avec des matières toxiques employées pour exercer son art.

Une telle prudence dans l'expertise n'est aucunement un cas isolé. Au cours de l'époque moderne, les médecins bolonais se hasardent rarement à avancer le diagnostic ferme d'un empoisonnement s'ils ne découvrent pas de traces résiduelles de poison. Et même lorsqu'ils trouvent une substance suspecte, ils s'attachent à en décrire la nature, les effets mais il est rare qu'ils mentionnent le nom précis d'un poison.

Le ventre et ses états sont véritablement au cœur des affaires d'empoisonnement de l'époque moderne. Le système digestif est la principale cible de l'attaque toxique dans la mesure où le poison est une arme que l'on ingère et qui porte ses coups de l'intérieur. Tout naturellement les maux de ventre sont au centre des préoccupations en matière de soins mais aussi tout au long de l'enquête. Les témoignages plongent dans un univers de l'effroi où les douleurs ventrales se matérialisent sous la forme d'attaques internes perpétrées par des animaux ou un ennemi invisible qui torture et consume ses victimes.

Dès la fin du Moyen Âge, les professions médicales, notamment les médecins physiciens et les chirurgiens-barbiers, sont sollicitées pour épauler les autorités judiciaires dans les affaires d'empoisonnement. Si la prudence dans l'établissement d'un diagnostic est de mise, face à la survenue d'atteintes digestives laissant craindre l'action d'une main criminelle, les experts médico-judiciaires cherchent bien le poison au cœur des entrailles. Le corps de l'empoisonné est, en ce sens, comparable à une scène de crime où les experts espèrent découvrir l'objet du délit. Face à la difficulté de retrouver et de conserver des restes de poison ou de nourriture, utiles pour les expérimentations, on ouvre les corps à la recherche des signes internes laissés par le toxique. On espère également retrouver le poison lui-même. L'autopsie tend ainsi à suivre le parcours du poison à l'intérieur du corps.

---

[52] ASB, Torrone, n°4602, c. 6r-74v.
[53] ASB, Torrone, n°5183, c. 134r.-194v.

Comme l'évoque Ivan Ricordel ci-après dans ce volume, les évolutions de la toxicologie et de l'expertise médico-légale font qu'aujourd'hui les analyses sur les cheveux ou sur le cerveau occupent désormais une place bien plus importante : les viscères et le système digestif ne sont plus au centre de l'expertise comme ils pouvaient l'être au cours de l'époque moderne.

Cependant, l'empoisonnement reste un crime complexe : loin de laisser une marque évidente et immédiatement identifiable, il laisse des stigmates multiples, flous, similaires aux symptômes de nombreuses maladies, ce qui pousse les professions médicales à une certaine réserve. Cette prudence des experts que l'on observe dans de nombreuses affaires entraîne régulièrement des tensions avec les autorités judiciaires et les juristes qui aspirent à la découverte de preuves « claires comme le jour »[54].

[54] Paolo Di Castro, « Consilium CCXCIX », in *Consiliorum, op. cit. supra* note 11, f. 147.

La mémoire du ventre empoisonné dans les procès d'assises

Ivan RICORDEL[1]

La mémoire du ventre empoisonné dans les procès d'assises, autrement dit, le poison laisse-t-il dans les entrailles des traces pouvant servir de preuves d'empoisonnement pour la justice ? Qu'en pensait-on hier et quel poids ont-elles aujourd'hui ?

Faisant fi des témoignages des autres organes souvent beaucoup plus révélateurs que les entrailles, comme le cerveau, la peau, les cheveux, les poils et le sang qui constituent aujourd'hui 90 % des supports diagnostiques de l'expert judiciaire, je me concentrerai sur la seule cavité abdominale.

Dans l'Antiquité, il arrivait que l'on recoure au supplice de la roue pour confondre le criminel empoisonneur. L'orateur athénien Antiphon le suggère, dans le discours *Sur l'accusation d'empoisonnement contre une belle mère*[2]. Un personnage inconnu, soupant avec son ami Philonéôs, a bu avec lui un poison versé dans leur coupe par la concubine de ce dernier : tous deux sont morts et la *pallakê*, une esclave, fut exécutée. Plusieurs années après ces faits, le fils de la victime anonyme, aurait reçu mandat de son père pour poursuivre l'instigatrice de ce meurtre qui n'était autre que sa belle-mère, l'épouse de Philonéôs. Elle fut jugée. « Celle qui servit d'auxiliaire et d'exécutrice a maintenant le salaire qu'elle méritait, bien qu'elle n'eût pas eu l'initiative — après avoir été mise à la roue, elle fut livrée au bourreau »[3].

Dans l'Antiquité, il arrivait donc qu'on ait recours à la torture pour confondre le criminel empoisonneur, par l'intermédiaire du fouet qui lacérait le corps. Le ventre avait sa bonne part de torture et le suspect avouait. Le procédé n'était guère fiable et scientifiquement contestable.

Les Anciens avaient des connaissances précises des poisons mais ne conçurent pas de moyens pertinents pour faire la preuve de leur utilisation criminelle. Force est de constater qu'il en est ainsi jusqu'au XIXe siècle.

---

[1] Professeur agrégé du Val-de-Grâce, titulaire honoraire de la chaire de Chimie, toxicologie et expertises du Val-de-Grâce, Directeur honoraire du laboratoire de toxicologie de la préfecture de Police de Paris (Institut National de Police Scientifique). Membre titulaire de l'Académie nationale de Pharmacie.

[2] Antiphon, *Discours* 1, 20, *Accusation d'empoisonnement contre une belle-mère*, ed. et tr. Louis Gernet, Paris : Belles Lettres, CUF, 1923.

[3] Dans sa note 15, L. Gernet indique : « On comprend parfois : "elle a péri par la roue" ; mais le texte n'autorise pas cette interprétation : la *question* par la roue lui a d'abord arraché l'aveu de son crime ».

Adolphe-Achille Chapuis (1853-1926), chimiste toxicologue, écrivait que, lors des célèbres affaires d'empoisonnements à l'arsenic, impliquant la Brinvilliers puis Madame de Montespan au XVIIe siècle, les connaissances toxicologiques se réduisaient à ceci :

> « Dans l'eau par sa pesanteur, le poison se jette au fond, il obéit, il se précipite et prend le dessous. L'épreuve du feu n'est pas moins sûre ; il s'évapore, il dissipe et il consume ce qu'il y a d'innocent et de pur et il ne laisse qu'une matière âcre et piquante qui seule résiste à son impression. Ses effets sur les animaux sont encore plus sensibles, il porte sa malignité dans toutes les parties où il se distribue, il vicie tout ce qu'il touche, **il brise et brûle d'un feu étrange et viole toutes les entrailles** »[4]

En 1777, Charles-Henry Sallin, médecin au Châtelet[5], pose les bases de la médecine légale. Le rapport qu'il fait dans l'affaire d'empoisonnement du Sieur Saint-Faust de Lamothe par Antoine-François Dérues, célèbre criminel au XVIIIe siècle, est un modèle.

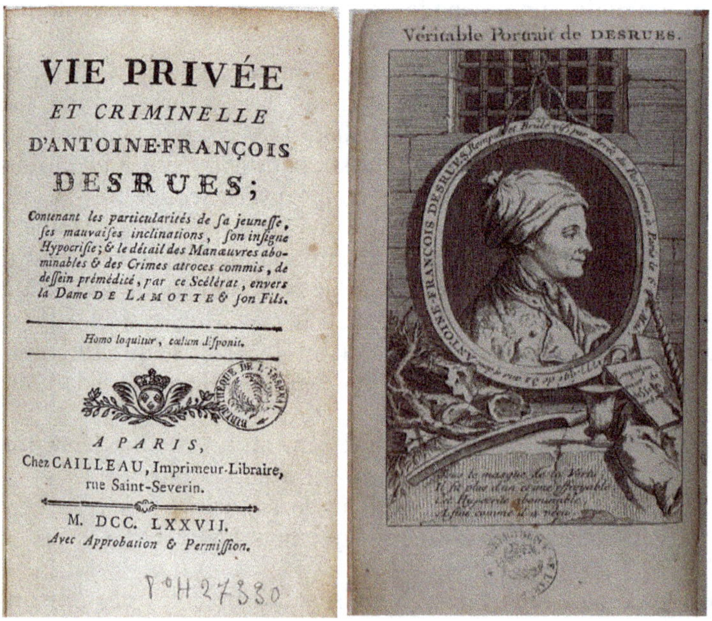

Fig. 1 : Antoine-François Dérues (*gallica.bnf.fr* / Bibliothèque nationale de France)

Les raisonnements déductifs de Sallin et sa qualité d'observation précise l'entrainent à des considérations fort utiles et toujours d'actualité. Lors de l'autopsie, il juge l'état de conservation du cadavre inhumé depuis

---

[4] Adolphe-Achille Chapuis, *Précis de toxicologie*, Paris : J.-B. Baillère & fils, 1882, chap. I p. 10. Le texte en gras est de mon fait.

[5] Isabelle Coquillard, « Des médecins jurés au Châtelet de Paris aux médecins légistes, génèse d'une professionnalisation (1692-1801) », *Histoire des sciences médicales*, XLVI, 2012, p. 133-144.

67 jours en prenant en compte sa position, l'état des lieux, les qualités du sol, les conditions atmosphériques, l'influence saisonnière, le contexte géographique…

> « […] Nous avons trouvé l'estomac excessivement distendu ; à l'extérieur, ses membranes enflammées légèrement et par places, mais décidément vers le pylore et le duodénum ; les intestins dans leur état naturel […] la rate gorgée de sang, et près du double de son volume ; le foie aussi très volumineux, gorgé de sang, le parenchyme ayant sa couleur et sa consistance naturelle, les membranes seulement qui recouvrent la partie convexe et la portion de diaphragme qui les revêt, gangrénées et sans adhérence […] l'œsophage légèrement phlogosé[6] […] L'estomac ouvert, nous y avons trouvé deux cuillerées d'une matière rouge brunâtre de la consistance d'une bouillie très claire, sa membrane veloutée noire par onde, brûlée ou dissoute s'enlevant avec le doigt comme une mucosité qui y auroit été appliquée sur sa membrane nerveuse, […] les membranes du petit cul-de-sac étoient fort enflammées et tachetées de gangrène, et le pylore rétréci […] »[7].

Dérues fut roué vif puis brûlé en place de Grève à Paris, le 6 mai 1777.

Sallin s'est attaché à discerner la correspondance entre les signes cliniques de l'empoisonnement et ses traces organiques en signalant les pathologies présentant une similarité (gastrite, cardialgie, fièvre syncopale des Arabes, etc.), en comparant le poison présumé avec ceux avec lesquels on pourrait le confondre, en l'occurrence l'arsenic, la belladone, la ciguë, l'opium… et en classant les altérations observées selon la chronologie de leur apparition. Ainsi, il exclut les pathologies portant à confusion et les poisons précités car il ne retrouve pas les désordres significatifs qu'ils procurent et suspecte à juste titre le sublimé corrosif (chlorure mercurique) qui occasionne dans l'estomac le type de lésions décrites. Voici un extrait intéressant de l'explication qu'il donne pour exclure l'arsenic :

> « L'arsenic produit à la vérité des effets assez analogues à ceux du sublimé corrosif ; cependant il y a des différences notables en ce qu'il gangrène et perfore quelques fois l'estomac, en ce qu'il porte son action sur la totalité de ce viscère, sur la bouche et tout le long de l'œsophage […] L'arsenic n'est donc point le poison donné au sieur Lamotte[8]. […] L'arsenic, moins soluble, se précipite entre les houppes nerveuses de l'estomac, y adhère et agit vigoureusement et continuellement tant qu'il y a de la vie et de la réaction dans cet organe. Le sublimé, plus soluble et nageant dans un véhicule quelconque flotte avec son menstrue[9] qui augmente par la sécrétion

---

[6] *Phlogosé* : terme de médecine, synonyme d'inflammation ou de phlegmasie.

[7] Charles-Henri SALLIN, « Extrait des réflexions de Sallin sur les phénomènes qu'a présenté le cadavre du sieur de Lamotte fils, empoisonné par Desrues ; sur le procès-verbal qui en a été dressé ; et sur les effets de quelques poisons », *Recueil périodique de la Société de Médecine de Paris*. An VIII (1799/1800) de la République, VII, n°XLI, p. 343-58.

[8] Lamotte : l'orthographe de ce nom est parfois avec la lettre h à la place du deuxième t dans les mêmes documents.

[9] Menstrue est à prendre au sens alchimique des XVIe et XVIIe siècles de dissolvant (ici : liquide de transport du mercure).

continuelle des glandes et des vaisseaux exhalans, se trouve plus étendu, se redissout, et agissant presque superficiellement, il portera où son véhicule l'entrainera, les traces de sa présence ou ses effets délétères ; ainsi avons-nous trouvé ces vestiges jusques près du caecum, ce que ne fait pas l'arsenic ... »[10].

En réalité ces signes *post mortem* décrits dans les ouvrages du XIXe siècle sont effectivement peu convaincants comme l'écrit clairement Tardieu dans son traité en 1875 :

> « Il n'y a nul intérêt à généraliser l'étude des lésions produites par les diverses espèces d'empoisonnements. Tout ce que l'on peut dire, c'est qu'elles sont très variables, rarement spécifiques quelquefois nulles ou du moins non apparentes »[11].

Ces signes ne peuvent être qu'un complément indiciaire susceptible de corroborer d'autres traces plus probantes ou des signes cliniques observés du vivant de la victime. Néanmoins, si les phénomènes inflammatoires sont présents pour plus de la moitié des 50 poisons les plus fréquents du XIXe au XXe siècle, quelques indices sont plus signifiants. Voici quelques exemples, loin d'être exhaustifs :

- l'aspect et la couleur externe de l'estomac grisâtre et rétracté avec les composés de l'aluminium[12] ; brique avec l'antimoine alors qu'avec la nicotine une masse noirâtre emprisonne l'organe,
- le foie hypertrophié et gorgé de sang avec l'arsenic, le phosphore, les cantharides, la colchicine, la muscarine, la strychnine[13],
- la rate hypertrophiée, gorgée de sang noir avec l'arsenic, rabougrie et pultacée avec les cyanures, ramollie avec la ciguë, petite et contractée avec l'aluminium et exsangue avec la strychnine,
- des arborisations sinueuses, violettes ou ardoisées sur les muqueuses gastriques et intestinales associées à des ecchymoses, des reins mous et tuméfiés avec des tubules desquamés stéatosés, un foie stéatosé, orientent vers le sublimé corrosif qui par ailleurs donne une teinte grisâtre aux muqueuses qui selon Orfila doit conduire à sa recherche systématique dans l'intestin[14],
- la dégénérescence graisseuse des reins et des glandules gastriques se rencontre avec la colchicine[15],
- avec le phosphore, les viscères d'aspect gras, jaunes et marbrés de rouge font suinter un liquide huileux jaune,
- une pâleur extrême des muqueuses gastrique et intestinale se rencontre avec la belladone et une couleur vineuse avec les cantharides,

---

[10] Cf. *supra* note 7.

[11] Ambroise TARDIEU, Zacharie ROUSSIN, *Étude médicolégale et clinique sur l'empoisonnement*, Paris : Baillère J.-B. & fils, 1875 (2e ed.), p. 21-23.

[12] Antoine RABUTEAU, *Éléments de toxicologie et de médecine légale appliquée à l'empoisonnement*, Paris : Edmé Bourgoin, 1887 (2e ed.), p. 675-676.

[13] Mathieu Joseph Bonaventure ORFILA, *Leçons de médecine légale*, t. 2, Paris : Béchet Jeune, 1826 (2e ed.), p. 307.

[14] M. J. B. ORFILA, *ibid.*, p. 81-85.

[15] A. RABUTEAU, *op. cit. supra* note 12, p. 877.

- la présence d'eschares sur la muqueuse pouvant gangréner se voit avec l'arsenic et quelques autres poisons minéraux et végétaux[16] comme la bryone, la gomme-gutte, le ricin ... Avec le nitrate d'argent, ces eschares vont blanc grisâtre au noir et la muqueuse est réduite en bouillie, noir-foncé. Avec l'acide nitrique, elles sont bordées d'auréoles et de taches jaunâtres et la muqueuse convertie en une pulpe jaunâtre, réduite en lambeaux[17],

- la présence de matières pulvérulentes, en grains ou fragments blanchâtres (type émulsion d'amandes), à ne pas confondre avec des globules graisseux comme l'observe Orfila[18], est souvent le fait de l'arsenic ou du sublimé corrosif. Des matières vermillon se voient avec l'empoisonnement par le phosphore qui est souvent accompagné de ce colorant dans ses préparations. Les baies de belladone colorent en rouge les voies digestives[19],

- l'eczéma cutané causé par l'émétique (tartrate d'antimoine), ressemblant aux pustules de la variole se retrouve également çà et là sur toute la longueur du tube digestif,

- la présence de liquides de diverses couleurs dans l'estomac, le péritoine, l'épiploon et dans l'intestin donne des indications de groupes de poisons possibles.

Ces quelques critères ne sont que d'un faible apport pour la justice, en dépit d'observations minutieuses. Par ailleurs, bien des maladies entrainent des signes *ante* et *post mortem* qu'il est possible de confondre avec l'effet des poisons, même si les auteurs en minimisent souvent l'importance. C'est le cas pour l'iléus, la hernie étranglée, la fièvre typhoïde, la gastrite aiguë, la rupture viscérale, l'ulcère digestif ou les perforations spontanées et surtout les manifestations morbides du choléra. Tardieu écrit cependant : « J'avoue qu'en dehors des temps d'épidémie confirmée, je ne connais pas de ressemblance plus saisissante que celle qui existe entre le choléra et l'empoisonnement par les préparations arsenicales »[20]. Il en est de même pour la gastro-entérite, l'indigestion, l'hémorragie intestinale possiblement confondues avec l'intoxication par la bryone, le colchique, les alcalis, le phosphore [21] ou pour le tétanos qu'il faut savoir distinguer de l'empoisonnement par la strychnine ou encore pour les altérations de la nutrition qui conduisent à la stéatose viscérale facilement confondue avec l'effet du phosphore de l'arsenic et de l'antimoine[22].

L'idée se fait jour de consolider ces observations par des analyses chimiques. Orfila l'affirme en 1827, sans en nier les difficultés : « pour

[16] M.J.B. ORFILA, *op. cit. supra* note 13, p. 183-211.
[17] Étienne de MONTMAHOU, *Manuel médico-légal des poisons, précédé de considérations sur l'empoisonnement ... ; suivi d'une méthode de traiter les morsures d'animaux enragés et de la vipère*, Paris : Compère Jeune Librairie, 1824, p. 92 et 100.
[18] M.J.B. ORFILA, *op. cit. supra* note 13, p. 117.
[19] A. RABUTEAU, *op. cit. supra* note 12, p. 118-119.
[20] M.J.B. ORFILA, *op. cit. supra* note 13, p. 391-411.
[21] A. TARDIEU, *op. cit. supra* note 11, p. 27-45.
[22] A. RABUTEAU, *op. cit. supra* note 12, p. 888-900.

affirmer qu'il y a eu empoisonnement, l'homme de l'art doit démontrer l'existence du poison à l'aide d'expériences chimiques rigoureuses »[23]. Mais, d'une part on est très ignorant des phénomènes physiologiques qu'ils provoquent et, d'autre part, les outils d'investigation restent à créer.

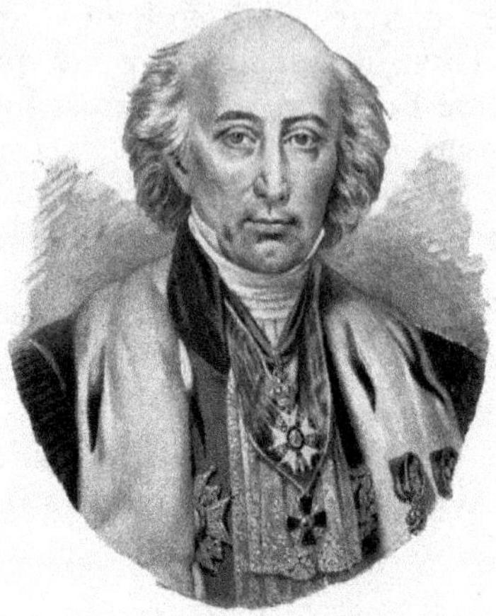

ORFILA (Mathieu-Joseph-Bonaventure)
Né en 1787

Orfila pressent l'importance du sang dans les transferts de poisons et leur impact sur lui[24]. Tardieu en développe ensuite le bien fondé[25]. En 1882, Chapuis considère cependant que si l'on pense que le sang distribue les poisons dans l'organisme et plus encore dans les parties très irriguées, « ces localisations [...] sont loin d'être connues ; c'est à peine si actuellement l'on sait que l'arsenic absorbé et en circulation dans le sang a la propriété de séjourner plus ou moins longtemps dans l'organisme »[26].

Toutefois, on sait que le rein est un émonctoire majeur des toxiques et que l'urine est leur réceptacle principal[27]. On pense également que le foie et les glandes intestinales participent à l'épuration notamment de l'arsenic et que le tube digestif est le carrefour du trajet des poisons justifiant que l'estomac et l'intestin concentrent les investigations pour la majorité des crimes d'empoisonnement.

Certaines précautions s'imposent aux experts, notamment qu'ils soient présents lors des relevés sur la scène de crime. Lors de l'autopsie, aucun organe ne doit être omis ni être souillé par les humeurs, la terre ou les débris du cercueil... (l'examen de la vessie et le recueil des urines ne sont recommandés qu'à la fin du XIXe siècle), le sang doit être recueilli dans la

---

[23] M.J.B. Orfila, *op. cit. supra* note 13, p. 5-6.
[24] *Ibid.* p. 7.
[25] A. Tardieu, *op. cit. supra* note 11, p. 12-22.
[26] A. A. Chapuis, *op. cit. supra* note 4, p. 60-62.
[27] A. Rabuteau, *op. cit. supra* note 12, p. 879.

veine cave, le cadavre étant sur un plan incliné[28]. Tous les détails de l'examen sont minutieusement notés. La propreté des vases, de leur bouchage, des parchemins de protection voire des scellés, est impérative ; l'oxyde de plomb des cachets de cire des scellés qui s'effritent dans les vases sont à l'origine d'erreurs judiciaires[29]. Les conservateurs sont proscrits, on ne maîtrise pas leur composition et moins encore leurs impuretés, de plus ils peuvent modifier l'aspect ou la consistance des tissus et interagir avec certains toxiques. L'examen des tissus doit être le plus précoce possible, le contenu des viscères étant prélevé immédiatement (ce qui n'est pas encore le cas même pour Tardieu qui ligature leurs issues et les scelle ainsi remplis).

Les outils d'observation se perfectionnent avec la microscopie qui révèle les altérations intimes des organes comme la stéatose du foie ou des reins, la desquamation épithéliale de l'intestin et des tubules rénaux mais c'est avec l'analyse chimique que s'opèrent les progrès les plus sensibles. Celle-ci, dans certains cas, grâce à la découverte d'une substance ou de celle simultanée de plusieurs substances dans les entrailles de la victime, permet de spécifier la nature du poison ; la présence de morphine dira l'empoisonnement possible par cet alcaloïde mais la découverte conjointe de narcotine et de méconine accréditera l'empoisonnement par l'opium[30].

Mais l'isolement, la détection et l'identification des poisons et encore plus l'interprétation de leur présence ne sont pas simples en particulier pour les poisons organiques. On croit, au début du XXe siècle, que les alcaloïdes s'éliminent presque tous tels quels, sans changement, en restant longtemps intacts dans l'organisme donc qu'ils sont faciles à extraire. Leur absence de détection suppose automatiquement l'absence d'empoisonnement même si l'on sait par exemple que la digitaline ou l'atropine sont toxiques à des doses impondérables pour les chimistes de l'époque. Par ailleurs, on ne tient pas toujours compte de paramètres importants comme la vacuité ou la plénitude de l'estomac. De faibles quantités de certains poisons administrés à jeun peuvent tuer et inversement de fortes quantités dans un estomac plein peuvent être sans effet. De plus, il peut y avoir empoisonnement mais absence de traces de poisons dans les viscères pour des poisons qui quittent rapidement l'organisme. À l'inverse, la détection d'un toxique n'implique pas nécessairement l'empoisonnement criminel ni n'informe sur l'origine de sa présence. La diffusion de l'arsenic provenant de la terre des cimetières voire d'autres sources et diffusant dans le cadavre inhumé[31] a été un sujet de controverses largement alimentées par les experts toxicologues au cours des procès célèbres des XIXe et XXe siècles sans que la question soit nettement tranchée. On ne pensait pas alors que l'acide cyanhydrique (cyanures) puisse provenir de la putréfaction cadavérique, mais aujourd'hui on sait que plusieurs bactéries sont capables de produire des cyanures et qu'il faut s'en méfier.

---

[28] A. RABUTEAU, *op. cit. supra* note 12, p. 874.
[29] Jules OGIER, *Traité de chimie toxicologique*, Paris : Octave Douin, 1899, p. 43.
[30] A. RABUTEAU, *op. cit. supra* note 12, p. 964.
[31] *Ibid.* p 159-162.

La putréfaction produit des substances pouvant être confondues avec des poisons lors des réactions d'identification des alcaloïdes végétaux avec lesquels elles sont extraites. Certaines d'entre elles sont sans doute responsables d'erreurs judiciaires. C'est le cas du sulfure ou du phosphure d'hydrogène mais surtout des ptomaïnes, amines de putréfaction cadavériques (putrescine, cadavérines, peptoxine, neuridine, névrine, saprine, mydaléine ...). Elles apparaissent et disparaissent à des stades différents après la mort justifiant des dissemblances entre expertise et contre-expertise. Il faut attendre longtemps avant qu'un consensus se fasse sur l'analyse chimique. Dans son *Précis de toxicologie*, Adolphe-Achille Chapuis rapporte l'opinion d'un célèbre médecin allemand qu'il ne nomme pas mais dont il critique le caractère péremptoire à contre-courant :

> « Dans les empoisonnements par les poisons organiques l'analyse chimique des organes est inutile et ne devait pas être demandée, car si le résutat est affirmatif, il n'ajoute rien d'important au fait et si, au contraire, il est négatif, il ne fait qu'embrouiller la question »[32].

Jusqu'au XXe siècle très peu de poisons sont utilisés par les empoisonneurs. L'arsenic, le phosphore puis les acides sont de loin les principaux d'une liste d'environ cinquante substances[33] loin d'être toutes détectables de manière fiable. Des progrès sensibles s'opèrent tout au long du XIXe siècle. Depuis le premier cours complet de médecine légale de M.-F. Chaussier en 1790, de nombreux auteurs d'innovations techniques et d'observations précises font école. Ainsi considérons les conseils de François Zacharie Roussin et d'Ambroise Tardieu sur les observations à l'œil nu, à la loupe puis au microscope, pour témoigner de ce que peut révéler le ventre et principalement la face interne de l'estomac et de l'intestin, étalée et déplissée. Ils indiquent la découverte possible non seulement de lésions caractéristiques mais aussi la présence de substances étrangères (fragments divers, poudre ou concrétions minérales : arsenic, plomb, baryum...), d'aliments d'origine animale (cantharides...) ou végétale plus ou moins divisés ou digérés. Leur identification peut s'avérer précieuse pour la justice. Ainsi lors d'une expertise, Tardieu rapporte le fait suivant illustrant l'importance de ces constatations préliminaires :

> « [...] nous fûmes chargés de l'examen des organes d'un enfant de douze ans qui avait succombé en l'espace de dix heures à la suite de violentes douleurs. Cet enfant était en pension et avait reçu la visite de sa belle-mère qui lui avait apporté quelques friandises. [...] L'examen préliminaire de l'estomac et des vomissements [...] nous fit découvrir, indépendamment de quelques portions non digérées de pruneaux, quelques fragments de mie et de croûte de pain. Quelques-uns de ces fragments, examinés avec soin au microscope, nous offrirent un grand nombre de champignons bien caractérisés : le pain était manifestement moisi avant son introduction dans l'estomac. Les

---

[32] A.-A. CHAPUIS, *op. cit. supra*, note 4, Préface, page VI.
[33] A. TARDIEU, *op. cit. supra* note 11, p. 7-8.

> organes étaient du reste dans un état parfait de conservation et presque saturés d'acide arsénieux, qu'on découvrait même à l'état pulvérulent. Cette observation de la moisissure du pain fut consignée fidèlement dans notre rapport et rien ne faisait prévoir qu'elle put être de quelque utilité dans la cause, lorsqu'à l'audience des assises, l'un des témoins, domestique chez la prévenue, interrogé s'il était à sa connaissance que sa maîtresse eût apporté de la maison quelque friandise à sa belle-fille, répondit qu'ordinairement, elle lui portait des tranches de pain avec des confitures, mais que le jour de la mort, elle dit ne vouloir rien porter à la pension, attendu que le pain était moisi. Ce témoin affirme en effet que depuis un jour ou deux le pain de la maison était moisi sans qu'on pût en découvrir la cause. Cette révélation inattendue qui semblait désigner la coupable, fit sans doute une certaine impression sur le jury, car cette femme fut condamnée. »[34].

La couleur, la forme, les caractères d'hydro- ou lipido-solubilité de ces substances étrangères peuvent orienter utilement leur identification tout comme l'odeur qu'exhale l'intérieur de ces organes (putride ou aromatique, l'œuf pourri évoquant l'empoisonnement par le sulfure d'hydrogène, l'amande amère celui aux cyanures, l'ail celui au phosphore, certaines odeurs sont caractéristiques de la nicotine, de l'absinthe, de la ciguë, du phénol...) ou de leur état de conservation parfois amélioré (cyanures) ou au contraire altéré rapidement ou encore leur acidité ou alcalinité. Ces observations sont confrontées aux renseignements d'enquête et aux évènements cliniques présentés par les victimes de leur vivant.

A la fin du XIXe siècle, les experts réservent une partie des scellés en vue d'une expertise de contrôle. Ils traitent le contenu stomacal d'une part et d'autre part, ils répartissent chaque fraction d'organe ou de son contenu solide ou liquide dans deux séries de vases. La première sert à la recherche des minéraux toxiques et la seconde à celle des poisons végétaux.

L'expert pratique ensuite une série de manipulations chimiques selon une démarche dichotomique qui, pense-t-il, l'assure de trouver les poisons avec certitude[35], mais, s'il est tout à fait honnête, avec de la chance et beaucoup d'habileté technique et s'ils sont en forte quantité.

La recherche des poisons minéraux est limitée aux composés des cyanures et de six métaux : phosphore, mercure, cuivre, plomb, arsenic et antimoine. Le contenu stomacal voire intestinal ou le broyat aux ciseaux et scalpels des organes est mélangé à l'acide sulfurique et on recherche la fluorescence du phosphore dans l'appareil de Mitscherlich. Puis la bouillie acide résiduelle est versée dans une cornue en vue de détruire la matière organique. L'opération dure environ six heures. Les poisons volatils sont recherchés dans le distillat et les métaux dans le résidu sec. Après plusieurs opérations de purification, l'acide sulfhydrique, ce gaz qui sent l'œuf pourri, transforme les poisons métalliques en sulfures dont les couleurs sont des indices de reconnaissance intéressants : blanc pour le zinc, jaune pour l'arsenic, orangé pour l'antimoine, rose pour le manganèse, vert bleuâtre

---

[34] A. TARDIEU, *op. cit supra* note 11, p. 68-69.
[35] *Ibid.* p. 77-78.

pour le chrome, incolore pour l'aluminium et noir pour la plupart des autres. Les autres critères chimiques de caractérisation et de dosage sont frustes et imprécis et les causes d'erreurs nombreuses. La détection de l'arsenic gagne en précision en 1836 grâce à la géniale invention de James Marsh. L'appareil de Marsh reste la référence dans les salles d'assises sans modifications majeures jusqu'au milieu du XXe siècle. Sa sensibilité est telle qu'une fraction de milligramme d'arsenic devient quantifiable mais la confusion avec l'antimoine[36] est possible de même que le risque d'en trouver trop facilement. Le doute ne profite pas toujours à l'accusé. C'est le cas dans l'affaire Pouch-Lafarge[37].

L'affaire Lafarge a, en 1840, un retentissement aussi grand que l'affaire Dreyfus quelques décennies plus tard avec ses lafargistes et ses anti-lafargistes. Le climat de l'époque est insurrectionnel et ce procès qui détourne pour quelque temps le regard du peuple de la crise politique en cours, paraît une aubaine à Adolphe Thiers. Aujourd'hui encore, des passionnés défendent la mémoire de la condamnée, Marie Fortunée Capelle, jeune femme élégante, cultivée et romanesque, arrière-petite-fille de Philippe Égalité, père du roi Louis Philippe.

On la marie en août 1839 à un maître des forges corrézien, auteur d'un procédé astucieux de fabrication de la fonte et maire de son village mais rustre et surtout très endetté. Il vante le château du Glandier dans lequel est attendue son épouse. Le découragement de celle-ci est à la hauteur de la vétusté et de l'inconfort de la bâtisse délabrée qu'elle découvre à son arrivée. Elle doit, de plus, se faire à une vie mesquine dans la promiscuité d'une famille envahissante et inculte. Néanmoins, un pacte de non-agression est conclu dans le couple, Charles Pouch-Lafarge est éperdument amoureux de Marie. Il se rend, en décembre, à la capitale pour déposer son brevet d'invention et lever des fonds, la fortune de Marie ne suffisant pas à le sortir d'affaire.

Pendant ce séjour parisien, son épouse lui adresse un colis contenant, entre autres, une pâtisserie confectionnée par la mère de Charles et l'invite à la déguster, en communion d'esprit au même moment qu'elle. Il n'en mange qu'une petite bouchée et sort dîner. Durant la nuit qui suit, il est indisposé par des vomissements et de violentes coliques. Il garde la chambre une journée, vaque à ses démarches et rentre quinze jours plus tard au Glandier encore très fatigué. Malgré les soins attentifs de sa femme et de sa mère, il ne se remet pas et meurt une dizaine de jours après.

Les soupçons se portent dès lors sur Marie Capelle, rapidement mise en accusation. S'ensuit une instruction acharnée essentiellement à charge, et il n'en manque pas. On l'a vu à plusieurs reprises mettre de la poudre dans les boissons, laits de poule, vins panés et autres préparations. Il s'agit, selon

---

[36] A. Rabuteau, *op. cit. supra* note 12, p. 472-3.

[37] Affaire Lafarge : Procédures, arrêts, auditions des témoins. Archives départementales de la Corrèze 5 U 88, 1840 et Rapports d'experts, pièces à conviction, assignations, frais de procès, procédures instruites devant les tribunaux de Paris, Épinal, Brives, Tulle etc… correspondances. Archives départementales de la Corrèze 5 U 89, 1840.

elle, de gomme arabique et de fleur d'oranger, mais on s'intéresse plus à l'acide arsénieux qu'elle s'est procuré plusieurs fois chez un apothicaire d'Uzerche, puis de Brive, car les rats pullulent dans la maison. Pouch-Lafarge est au courant, la prescription est de son médecin et il a eu le produit en main. Le cas de Marie s'aggrave, car une amie intime porte plainte pour vol de ses bijoux et gagne son procès ce qui met un doute de plus sur la personnalité et l'honnêteté de l'accusée.

Pendant la maladie de Lafarge de nombreux médecins l'ont examiné. Aucun n'émet l'hypothèse d'un empoisonnement avant que les soupçons de la famille ne s'expriment deux jours avant sa mort. Le malade souffre de douleurs vives d'estomac et d'intestin, de vomissements continuels, d'une soif ardente et de fièvre. Il a l'impression d'un « brandon allumé qui lui remonte dans la bouche », symptômes qu'il a déjà ressentis à Paris. Son état s'aggrave en dépit d'un lavement qui le soulage mais provoque une violente douleur sous ombilicale et une tension du bas-ventre. On pense alors à un volvulus puis à une inflammation de la gorge. Un médecin dit « qu'il ne croyait pas à une lésion organique mais plutôt à une susceptibilité nerveuse » dont son patient est fréquemment l'objet. À l'audience il dira « il eut des hoquets puissants et vomit une substance noirâtre mais rien dans les matières vomies qui n'annonça la présence d'arsenic du moins à l'œil nu ».

Certes, ces signes évoquent un empoisonnement arsenical mais on peut les confondre avec d'autres pathologies dont l'infection alimentaire, le volvulus, l'indigestion ...

Le juge d'instruction ordonne l'autopsie qu'on pratique, sur place au Glandier, le surlendemain de la mort, le 16 janvier 1840. Cinq médecins participent à l'examen. Le rapport n'est pas disert. On note toutefois des lésions de l'estomac dont la muqueuse est toute noirâtre, avec des ecchymoses et des tâches gangréneuses sur le duodénum. On n'y découvre « aucune espèce de poison mais la présence de l'arsenic dans l'estomac [...], dans l'eau panée, et les autres boissons »[38] et sur divers objets saisis. Les preuves sont fondées sur l'odeur alliacée que dégagent des résidus ou poudres lancés sur des charbons ardents et sur la coloration qu'ils donnent avec le sulfate cuivrique. Ceci confirmait l'analyse faite, à l'initiative de la famille, par le pharmacien d'Uzerche sur un résidu de tasse. L'estomac, seul viscère prélevé, et son contenu sont introduits dans deux vases qui constituent deux des quinze scellés transférés du Glandier à Brive. Leur transfert chaotique posera la question de leur intégrité.

Cinq experts médecins et deux pharmaciens sont chargés de l'analyse des scellés dans une chambre du palais de justice mais devant l'inadéquation des locaux, les opérations se font en présence d'un juge, en plusieurs épisodes dans un laboratoire de Brive entre le 19 janvier et le 5 juin. La présence d'arsenic est confirmée dans certains scellés dont celui du liquide contenu dans l'estomac mais pas dans l'un d'eux censé en contenir. Lors du procès qui va se tenir, les experts diront être convaincus que Lafarge est mort pour avoir absorbé une substance délétère.

---

[38] *Cf. supra* note 37.

Le procès est ouvert le 3 septembre, au tribunal de grande instance de Tulle. La foule est immense et maîtriser ses débordements est un problème constant des forces de l'ordre.

Le 6 septembre, le procureur du roi requiert les mêmes experts et cinq nouveaux pharmaciens pour identifier le corps de Charles Pouch-Lafarge, procéder à l'exhumation de ses restes puis pratiquer une nouvelle expertise toxicologique. C'est la première fois que la méthode de Marsh, connue depuis 4 ans et encore imparfaitement maîtrisée, est mise en œuvre à côté de plusieurs autres procédés.

La nouvelle expertise confirme la présence de traces d'arsenic dans le lait de poule, l'eau panée et dans quatre des dix-huit scellés analysés mais pas dans l'estomac, ni dans le liquide qu'il contenait, ni dans les vomissements et dans un mélange d'une partie des intestins et des débris viscéraux restants. Mais un tube de Marsh s'est cassé pendant l'opération et l'un des experts a perçu une odeur d'ail qui lui fait émettre une réserve sur la conclusion négative. Le maître parisien Orfila est consulté tant par cet expert que par l'avocat de la défense, Maître Paillez. Au premier, il répond que la rupture du tube n'obérait pas la conclusion des experts. Au second, il répond à propos d'un autre doute :

> « Vous me demandez s'il suffit, pour reconnaître l'acide arsénieux, d'obtenir par l'acide sulfhydrique un précipité jaune soluble dans l'ammoniaque ? Non, Monsieur. Il faut réduire le précipité et obtenir l'arsenic métallique. [...] ce précipité pouvait n'être qu'une matière jaune contenue dans la bile et qu'il ne renfermait pas d'arsenic lors même qu'il était soluble dans l'ammoniac »[39].

Néanmoins, une nouvelle contre-expertise est décidée. C'est ainsi que le Professeur Orfila est assigné, assisté des professeurs Ollivier d'Angers et Bussy, deux spécialistes parisiens de renom. Il officie en présence des experts précédents, dans les couloirs du palais et à l'extérieur. Lors de la destruction des matières organiques des odeurs pestilentielles envahissent la salle d'audience pendant de longues heures. À l'issue, la lecture du rapport des experts est accablante pour l'accusée et ses défenseurs. Le grand professeur a trouvé de l'arsenic dans l'estomac, dans le liquide qu'il contenait et dans les vomissements traités ensemble, mais aussi dans les débris viscéraux abdomino-thoraciques. Il affirme, sans démonstration mais avec conviction, que cet arsenic ne provient ni des réactifs, ni des vases employés, ni de la terre du cimetière. « Il ne fait pas partie non plus de la partie d'arsenic contenu normalement dans le corps de l'homme ». Ces avis péremptoires sont critiqués par la défense et aussi par des scientifiques, mais trop tard. La défense sollicite l'intervention de François-Vincent Raspail, mais il n'arrive à Tulle qu'après le verdict. Raspail avait déjà démontré la présence d'arsenic dans l'organisme d'ouvriers d'usine qui respiraient une atmosphère viciée par du minerai de fer chargé d'arsenic. Raspail aurait pu expliquer que les très faibles quantités isolées par Orfila à partir de fortes

---

[39] *Cf. supra*, note 37.

quantités de viscères, impondérables selon lui, n'étaient sans doute pas incompatibles avec cette imprégnation naturelle surtout chez un maître de forges. Le doute était alors permis.

Marie Capelle est condamnée à perpétuité au Bagne de Toulon, le 19 septembre 1840. Un pourvoi en cassation n'aboutit pas. Sa peine est transposée en une peine de prison qu'elle purge à Montpellier. Tuberculeuse, elle est admise à l'asile Saint-Paul-de-Mausole à St-Rémy de Provence en 1851 et Napoléon III la gracie en juin 1852. Elle meurt à Ussat en Ariège, le 7 septembre suivant.

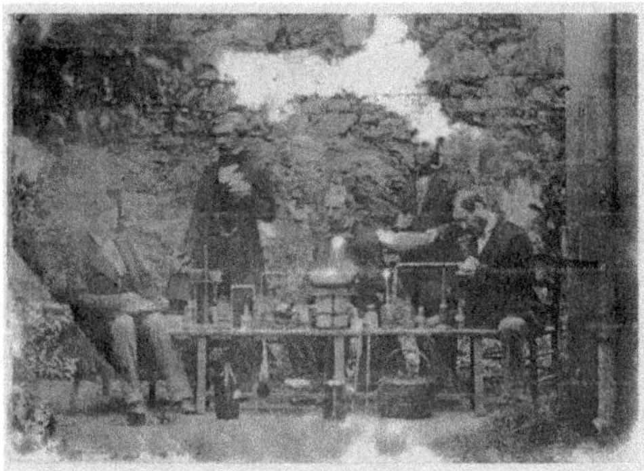

Procès Lafarge : Expertise d'Orfila au Tribunal de Tulle le 9 septembre 1840
(Archives départementales de Tulle Ref 22FI/366)

Nous avons dit comment on recherchait les poisons minéraux, dans la première partie des matières à analyser des contenus gastrique et intestinal et du broyat de viscères. Chacune de ces mêmes matières de la seconde partie est réduite en bouillie et versée dans une cornue au bain marie à 35-40° C et distillée pour recueillir les composés volatiles comme le chloroforme qu'on identifie sous forme de chlorure d'argent.

On recherche ensuite les toxiques d'origine végétale, principalement les alcaloïdes de l'opium, la nicotine, l'atropine, la strychnine, et la digitaline. Le produit présent dans la cornue précédente est macéré dans des solvants appropriés. Les chimistes ont tâtonné longtemps pour sélectionner le meilleur choix de ces derniers et de leurs conditions d'emploi. Un consensus a été progressivement obtenu grâce à Jean-Servais Stas, Friedrich Julius Otto et Jules Ogier[40], procédé tellement efficace qu'il est encore, à peu de choses près, utilisé de nos jours. On forme des tartrates d'alcaloïdes, tous hydro- et alcoolo-solubles et facilement extractibles par l'éther ou le chloroforme alcalin. Un procédé de purification élimine les protéines et les mucilages encombrant le milieu. On obtient des résidus liquides (comme la nicotine) ou cristallins (comme la morphine ou la strychnine) caractérisés, plus ou moins efficacement, par des réactions chimiques qui portent le nom de leurs nombreux inventeurs. On s'en contenta jusque dans la deuxième moitié du XXe siècle.

[40] J. OGIER, *op. cit. supra* note 29. Méthode de Stas-Otto modifiée, p. 504-513.

Au XXe siècle, les moyens d'observation et de mesure de ces réactions chimiques progressent, puis c'est au tour des procédés de séparation et d'isolement des poisons, en particulier les chromatographies liquides et gazeuses, et les techniques de détection physico-chimiques (polarographie, spectrométrie d'arc et d'étincelle, photométrie de flamme, absorption atomique…).

Néanmoins, il y a cinquante ans, avec des kilogrammes d'organes et plus d'une dizaine de millilitres de sang, les chances de détecter un toxique sont encore infimes et son dosage illusoire. Plus d'un siècle après l'affaire Lafarge, « la mémoire du ventre n'a pas encore suffi » et, même si l'issue a été plus favorable à l'accusée, l'affaire Marie Besnard et ses querelles d'experts ont défrayé la chronique pendant douze ans[41].

Certains se souviennent sans doute encore des envolées lyriques quotidiennes de Frédéric Pottecher au cours des procès. Comme pour l'affaire Lafarge, le contexte est particulier en 1948, avec les séquelles de sortie de guerre, les accusations de collaboration et de délation. L'affaire arrive à point nommé pour détourner l'attention et occuper les esprits. Marie a épousé en secondes noces Léon Besnard, 35 ans, cordier à Loudun. À la fin de l'année 1945, Léon tombe malade et reste alité trois mois. Pour faire face à la situation, Marie bénéficie de l'aide d'un prisonnier allemand. Mais la santé de Léon chancelle, il ne supporte plus la nourriture et à l'issue d'un repas entre amis, il fait un malaise, vomit, s'alite et, au réveil, ne va pas mieux. Le médecin diagnostique une crise de foie, l'analyse de sang montre un problème rénal. Son état s'aggrave et il meurt en octobre 1947.

Très vite, ragots, calomnies et lettres anonymes fusent dans Loudun. La veuve et « son » jeune allemand sont suspects d'autant que Marie a bénéficié de nombreux héritages. Ainsi va-ton lui attribuer la mort de douze personnes de son entourage. Les témoignages de deux protagonistes, un châtelain illuminé qui bâtit un scénario arsenical et une « bonne amie » des Besnard possiblement la maitresse de Léon, sont déterminants pour l'enquête, conduite, comme pour l'affaire Lafarge, surtout à charge. Marie est mise en examen et, le 11 mai 1949, le corps de Léon est exhumé. Comme un siècle plus tôt, on peut douter de l'intégrité des scellés : anomalies des contenus et du nombre de contenants.

Le juge d'instruction Pierre Roger commet l'expert marseillais Georges Béroud. Celui-ci détecte dans le corps de Léon, la présence de 19,45 mg d'arsenic qui auraient causé sa mort. Marie est incarcérée à Poitiers, le 21 juillet 1949. On décide alors l'exhumation des onze autres personnes qu'elle aurait « trucidées ». Béroud trouve de l'arsenic dans chacun d'entre eux, mais pas dans la terre des cimetières. Marie est dès lors inculpée pour empoisonnement, avec la circonstance aggravante de parricide et de matricide. La guerre des experts commence.

[41] René HÉRICOTTE, *Marie Besnard ou la justice empoisonnée,* Paris : éditions J.A, 1980 et Jean-Pierre ANGER, Jean-Pierre GOULLÉ, « L'affaire Marie Besnard : une querelle d'experts qui s'achève par un acquittement », *Annales de Toxicologie Analytique*, XVIII, n° 4, 2006, p. 285-90.

Le premier procès de Marie Besnard s'ouvre devant la Cour d'assises de la Vienne à Poitiers, le 20 février 1952, et en dépit des brillants avocats pour la défendre, la fin de cette affaire attendra 12 années.

Béroud, qui a utilisé la méthode de Marsh et une nouvelle méthode du même ordre de sensibilité, poussé dans ses retranchements par Maître Gautrat, se ridiculise à l'audience, en confondant arsenic et antimoine. Il ne revient pas au procès. De nombreuses erreurs sont rendues publiques, notamment une analyse de viscères sans viscères, et on démontre la présence d'arsenic dans la terre des cimetières. Le 24 février, la défense obtient une contre-expertise et une deuxième exhumation des cadavres. Le Tribunal nomme des sommités parisiennes, le professeur Piedelièvre, médecin légiste, et trois pharmaciens chimistes experts, René Fabre, Émile Khon-Abrest et Henri Griffon. Le second procès se déroule à Bordeaux, en mars 1954.

On met en œuvre au commissariat à l'énergie atomique une méthode innovante, l'activation neutronique appliquée aux cheveux de Léon mais pas à l'analyse des viscères. Elle n'a toutefois pas l'impact souhaité. Les experts valident l'empoisonnement arsenical de six des douze cas positifs déterminés par Béroud. La défense démonte alors le rapport des derniers experts et met au jour de nombreuses contradictions. À son tour, elle fait appel à trois savants : Marcel Le Peintre, ingénieur du service des eaux de la ville de Paris ; Henri Ollivier, docteur en médecine et Jean Keilling, professeur à l'école d'agronomie. Tous trois attestent que l'arsenic de la roche et de la terre du cimetière était en mesure de diffuser dans le cadavre de Léon Besnard, submergé dans une eau elle-même chargée d'arsenic. Leurs explications sur la solubilité de l'arsenic échappent à la majorité des auditeurs mais un autre expert parisien, Louis Truffert, invité à la barre à la suite de travaux récents, apporte une preuve claire de leur bien-fondé.

Ainsi, Marie Besnard est libérée sous caution en mai 1954, un troisième procès est programmé qui ne s'ouvrira que sept ans plus tard, le 22 novembre 1961. Les experts sont cette fois le professeur Maurice Lemoigne de l'Académie des sciences, Frédéric Joliot-Curie du Collège de France et René Truhaut, toxicologue de la faculté de pharmacie de Paris, deux autres experts leurs sont adjoints en 1958. Le président du tribunal, Nussy-Saint-Saëns ouvre le dernier acte en s'adressant à Marie Besnard sous le sceau du bon sens :

> « Une série d'erreurs conjuguées avec les lenteurs des expertises ont fait que vous attendiez depuis des années d'être fixée sur votre sort, lequel n'a pas cessé de préoccuper l'opinion.
>
> A travers vous s'est institué le procès des expertises et même de la procédure criminelle. Je voudrais voir les passions se dissiper, s'éteindre les curiosités malsaines et que ce débat soit empreint de cette dignité qu'il convient lorsqu'il s'agit de juger son semblable »[42].

[42] Philippe Zoumeroff, *L'affaire Marie Besnard d'après des documents originaux de la bibliothèque de Philippe Zoumeroff*, archives de presse, photographies, ouvrages (https://www.collection-privée.org/public/galerie-virtuelle-plus.php?theme=7).

L'intervention des experts est un nouveau fiasco. Leurs rapports sont embrouillés et peu audibles. Truhaut confirme les résultats de son maître René Fabre et indique que ses méthodes sont justes et adaptées. Les experts de 1954 sont à nouveau à la barre. Le rapport de Griffon comporte des erreurs et la toxicologie ne sort pas grandie des échanges entre les experts et la défense. Le Peintre et Truffert apportent un démenti aux conclusions de Truhaut qui termine maladroitement son propos par « je suis en plein doute ! ». Le coup de grâce est donné par un expert des sols, le professeur Bastisse, qui déclare : « J'ai analysé les sables de la région et j'ai découvert qu'ils étaient truffés d'arsenic. Vous avez enterré vos morts dans une réserve d'arsenic ». Enfin, le professeur Piedelièvre ajoute avec bon sens :

> « On ne peut tirer aucune conclusion des examens analytiques toxicologiques. Les examens médicaux n'affirment ni n'infirment l'intoxication par l'arsenic. De plus toutes les personnes supposées avoir été empoisonnées ne présentaient, de leur vivant, aucun signe caractéristique d'empoisonnement par l'arsenic »[43].

Marie Besnard a été acquittée le 12 décembre 1961. Elle est morte le 14 février 1980. Sans rancune, elle a fait don de son corps à la science.

Pour conclure, aujourd'hui, l'expert toxicologue dispose d'extraordinaires outils d'isolement, de détection et d'analyse des poisons dont le principal est la spectrométrie de masse et ses diverses déclinaisons.

Quelques grammes de viscères ou quelques microlitres de fluide biologique suffisent pour identifier et quantifier moins d'un billiardième de gramme de toxique. La liste actuelle des poisons en comporte plus de 300.000, comprenant de nouvelles drogues et surtout des médicaments, de loin la première source d'empoisonnements volontaires ou criminels.

Cependant, souvent avec les mêmes aléas que par le passé, interpréter la présence d'un toxique dans les entrailles d'une victime recourt aux mêmes exigences fondées sur l'anamnèse, les constatations cliniques ou autopsiques auxquelles s'ajoutent des facteurs génétiques et physiologiques. À la justice revient la tâche délicate de faire la synthèse des données. Pour cela elle est plus sereine car le doute n'est plus permis sur la fiabilité de l'identification des poisons et sur leur dosage, quel que soit le milieu. En revanche, le recours de l'expert à ce que les entrailles mémorisent du poison est rare ; le sang lui suffit dans la grande majorité des cas. Le cheveu principalement pour les empoisonnements chroniques est le support mnésique de choix. Il arrive cependant qu'un cadavre soit exsangue ou exhumé après un délai important (quelques mois ou années). Les restes de viscères, parfois quelques grammes de scories résiduelles à l'emplacement supposés des organes peuvent être utiles pour reconnaitre un empoisonnement. Voici pour terminer un exemple vécu.

J'ai été nommé expert le 13 juin 2005 suite à l'exhumation du cadavre d'un médecin plus de neuf ans après sa mort, considérée à cette époque

---

[43] Madeleine LEVEAU-FERNANDEZ, *Marie Besnard : l'honneur d'une femme*, Pantin : Le Temps des Cerises, 2006, p. 329.

comme le suicide d'un déprimé à qui un confrère ami avait prodigué d'ultimes soins. L'analyse du sang avait montré la présence de benzodiazépines, d'antidépresseurs, son traitement habituel, et une dose d'Équanil® très importante, cause vraisemblable du décès. Néanmoins des doutes s'étaient frayé un chemin dans l'esprit de ses proches et la découverte d'éléments nouveaux suspects avait fait rouvrir l'enquête.

Je reçus six scellés renfermant soixante-neuf prélèvements. Il s'agit de résidus informes et identifiés par leur position géographique dans le cercueil. Pour compliquer la recherche, le corps avait été embaumé. Les cheveux et le cerveau ont été les éléments majeurs de l'expertise mais les entrailles se sont révélées d'intéressants compléments. J'ai retrouvé tous les médicaments qui avaient été détectés neuf ans auparavant dans le sang et, mieux qu'à l'époque, j'ai pu les identifier individuellement avec leurs métabolites et les quantifier dans plusieurs prélèvements (diazépam, clobazam (Urbanyl®), amitriptyline). Le ventre a rendu cohérente l'analyse initiale. Mais il a fait mieux car on supposait que victime avait elle-même consommé la dose mortelle de trente à quarante comprimés de 400 mg d'Équanil®. Ce médicament plus résistant à la décomposition que les autres anxiolytiques et antidépresseurs actifs à doses très inférieures, aurait dû se trouver facilement dans la zone digestive. Ceci d'autant plus qu'une telle quantité de comprimés forme rapidement dans l'estomac un bézoard, qui est un conglomérat non résorbable, ce qui ne fut pas le cas. Ceci engendra l'élaboration d'un long rapport envisageant plusieurs hypothèses crédibles dont la plus plausible était l'injection volontaire, erronée ou criminelle, par voie intraveineuse de ce médicament, qui ne doit être injecté que par voie intramusculaire profonde. Les doses retrouvées dans le cerveau et surtout dans le premier millimètre de cheveu corroboraient parfaitement cette hypothèse.

TROISIÈME PARTIE

LE VENTRE AU FIGURÉ

Le ventre de la démocratie athénienne, entre gloutonnerie et frugalité

Noémie VILLACÈQUE[1]

> Strepsiade. – Eh bien, pour ce qui est d'avoir une âme dure, un zèle ennemi du sommeil, un ventre frugal fait aux privations, se contentant de salade pour dîner (φειδωλοῦ καὶ τρυσιβίου γαστρὸς καὶ θυμβρεπιδείπνου), sois sans souci ni crainte, à cet égard, je pourrais servir d'enclume.[2]

Dans la comédie d'Aristophane intitulée les *Nuées*, représentée en 423 avant notre ère[3], Strepsiade, honnête paysan athénien se contentant de peu a, pour son malheur, épousé une aristocrate frivole et gourmande, qui a transmis à leur fils son goût du luxe et de la dépense. Il cherche alors de l'aide auprès de Socrate. On lui explique que, pour suivre les enseignements du maître, il devra se montrer méditatif et endurant, supporter le froid et savoir se passer de déjeuner. Sur ce point, Strepsiade tient donc ici à rassurer tout le monde. Le frugal régime alimentaire qu'il décrit devait être familier à bien des Athéniens massés sur les gradins du théâtre, d'autant qu'au moment de la représentation, Athènes était en guerre depuis huit longues années[4].

Dans les textes les plus anciens, homériques et hésiodiques, bien étudiés par Jean-Pierre Vernant et Marcel Détienne[5], la *gaster* (« le ventre », « la panse ») apparaît comme une malédiction, une nécessité affreuse où se trouve l'homme, de manger pour vivre et donc de devoir travailler pour pouvoir manger. Le ventre marque la condition humaine, une humanité somme toute très bestiale : d'ailleurs, comme le souligne Pierre Chantraine, « γαστήρ, ses dérivés et ses composés figurent dans beaucoup d'expressions exprimant l'idée de gros ventre, de goinfrerie, […] le mot ne signifie ni estomac (στόμαχος), ni intestins (κοιλία) »[6]. La gloutonnerie, qui révèle la

---

[1] Maître de conférences en histoire grecque, Université de Reims Champagne-Ardenne CERHIC (EA 2616), CNRS / ANHIMA (UMR 8210). Nous tenons à remercier ici, du fond du cœur, Evelyne Samama et Franck Collard pour leur invitation réfléchir à cette question et pour leurs encouragements ; un grand merci également à Florence Gherchanoc pour sa lecture aussi minutieuse que stimulante. Les erreurs et coquilles qui resteraient sont bien entendu miennes.

[2] Aristophane, *Nuées*, 420-422 (tr. Hilaire Van Daele, CUF, 1923 légèrement modifiée). Sauf mention contraire, les éditions et traductions sont celles de la CUF (Paris : Les Belles Lettres).

[3] Toutes les dates mentionnées sont avant notre ère.

[4] La guerre du Péloponnèse opposa Athènes et Sparte, ainsi que leurs cités alliées respectives, de 431 à 404.

[5] Voir en particulier Jean-Pierre VERNANT, « À la table des hommes. Mythe de fondation du sacrifice chez Hésiode », *in* Marcel DÉTIENNE et Jean-Pierre VERNANT (dir.), *La cuisine du sacrifice en pays grec*, Paris : Gallimard, 1979, p. 37-132 (p. 92 *sq.*).

[6] Pierre CHANTRAINE, *Dictionnaire Étymologique de la Langue Grecque. Histoire des Mots*, Paris : Klincksieck (1968) 2009, *s.v.* γαστήρ.

chiennerie de l'homme comme de la femme, est en outre associée à la fainéantise et la lubricité[7]. Ainsi, la *gaster* nous emmène-t-elle davantage du côté des mœurs et de la morale que de la physiologie et de la médecine.

Dans les textes de l'époque classique, c'est-à-dire des Ve et IVe siècles, le terme semble perdre sa puissance évocatrice et est finalement moins employé que l'on pourrait s'y attendre, y compris lorsqu'on tient compte de ses dérivés. Il n'en reste pas moins que l'ombre de la *gaster* homérique et hésiodique plane très manifestement dans les esprits et sur les représentations, comme en témoignent la fierté que l'on sent poindre dans les propos de Strepsiade se vantant de la frugalité à laquelle est habitué son ventre, ou encore, comme nous le verrons, l'opprobre persistant porté sur la goinfrerie, pour ne pas dire sur la gourmandise. C'est ce que nous nous proposons d'examiner ici, dans une perspective politique, celle de la démocratie athénienne.

Les céréales (*sitos*) constituaient la base du régime alimentaire des Athéniens : on estime qu'elles fournissaient jusqu'aux deux tiers des besoins caloriques des Grecs tandis que la viande et le poisson n'étaient que des *opsa*, des suppléments, qui plus est exceptionnels[8]. En outre, les pauvres consomment beaucoup de plantes, crues en salades, bouillies comme nos épinards, ou encore frites ou grillées. Comme le souligne Jean-Manuel Roubineau, les pauvres sont porteurs d'une véritable « culture de la faim », un concept théorisé par Florent Quellier pour l'époque moderne[9] : la culture de la faim « naît d'une anxiété, d'une hantise de disette liée à l'absence pour le plus grand nombre d'un approvisionnement alimentaire toujours garanti »[10]. Les riches en revanche consomment des viandes et des poissons que le reste de la population n'a pas les moyens de s'acheter (ou seulement les jours de fête, pour les Athéniens de classes moyennes), et beaucoup de produits importés[11]. L'alimentation des Athéniens est ainsi révélatrice de fortes inégalités économiques et sociales.

Toutefois, si le quotidien de la majorité des Athéniens est frugal, au point qu'Aristophane les qualifie de « croqueur[s] de fèves »[12], dans

---

[7] J.-P. VERNANT, « À la table des hommes », art. cit. *supra* note 6, p. 103-114.

[8] Voir Jean-Manuel ROUBINEAU, « Grèce ancienne : quotidiens et accidents », *in* Florent QUELLIER (dir.), *Histoire de l'alimentation, de la Préhistoire à nos jours*, Paris : Belin, 2021, p. 169-191 (p. 170-181) ; John WILKINS et Shaun HILL, *Food in the Ancient World*, Oxford et Malden : Blackwell, 2006, p. 112 *sq.* ; Peter GARNSEY, *Food and Society in Classical Antiquity*, Cambridge : University Press, 1999, p. 2-21 ; Lin FOXHALL et H. A. FORBES, « *Sitometreia*: the Role of Grain as a Staple Food in Classical Antiquity », *Chiron*, 12, 1982, p. 41-90. Sur la transformation des céréales, voir Marie-Claire AMOURETTI, *Le pain et l'huile dans la Grèce antique*, Besançon : Presses universitaires de Franche-Comté, 1986, p. 113-131.

[9] Jean-Manuel ROUBINEAU, *Les cités grecques : VIe-IIe siècle avant J.-C. : essai d'histoire sociale*, Paris, PUF, 2015, p. 147-152 ; il renvoie à Florent QUELLIER, « Culture de la faim et pratiques alimentaires à l'époque moderne », *in* Martin BRUEGEL (dir.), *Profusion et pénurie. Les hommes face à leurs besoins alimentaires*, Rennes : Presses universitaires, 2009, p. 85-101.

[10] Fl. QUELLIER, *art. cit.* note précédente, p. 86.

[11] J.-M. ROUBINEAU, *op. cit.* note précédente, p. 162-170.

[12] Aristophane, *Cavaliers*, 41 (ed. H. van Daele, CUF, 1923). La formule est discutée : elle renvoie, selon certains, au *misthos*, c'est-à-dire à l'indemnité journalière que recevaient à cette époque les citoyens qui siégeaient au Conseil et dans les tribunaux, et donc à la

l'imaginaire des habitants de la cité démocratique se déploie un univers d'abondance et de partage, conforté par l'idéologie civique.

Appréhender l'idéologie de la cité athénienne n'est pas une tâche aisée car les partisans de la démocratie, contrairement à leurs adversaires, n'ont pas ressenti le besoin de mettre par écrit leurs principes. Nicole Loraux a montré que c'était dans les quelques oraisons funèbres qui nous sont parvenues – ces discours prononcés annuellement par l'un des dix stratèges, les chefs militaires de la cité, au cours d'une grande cérémonie publique pour les soldats tombés au combat – que l'idéologie civique s'exprime de la façon la plus éclatante[13]. Ainsi, dans l'oraison funèbre qu'il aurait prononcée en 430 pour les morts de la première année de la guerre du Péloponnèse, et que rapporte Thucydide, Périclès loue les valeurs d'égalité et de liberté qui, selon lui, fondent la démocratie athénienne[14] ; il exalte également le luxe dans lequel vivraient les Athéniens :

> « Avec cela, pour remède à nos fatigues, nous avons assuré à l'esprit les délassements les plus nombreux : nous avons des concours et des fêtes religieuses qui se succèdent toute l'année, et aussi, chez nous, des installations luxueuses, dont l'agrément chasse au loin la contrariété. Nous voyons arriver chez nous, grâce à l'importance de notre cité, tous les produits de toute la terre, et les biens fournis par notre pays ne sont pas plus à nous, pour en jouir, que ne sont ceux du reste du monde (ἐπεσέρχεται δὲ διὰ μέγεθος τῆς πόλεως ἐκ πάσης γῆς τὰ πάντα, καὶ ξυμβαίνει ἡμῖν μηδὲν οἰκειοτέρᾳ τῇ ἀπολαύσει τὰ αὐτοῦ ἀγαθὰ γιγνόμενα καρποῦσθαι ἢ καὶ τὰ τῶν ἄλλων ἀνθρώπων) »[15].

Ainsi, sans inhibition aucune[16], le Périclès de Thucydide met en avant non seulement le luxe public des monuments et des fêtes, mais aussi le luxe

---

« politique du ventre » qu'auraient menée les démagogues, et sur laquelle nous reviendrons. *Cf.* notamment Jean TAILLARDAT, *Les images d'Aristophane. Études de langue et de style*, Paris : Les Belles Lettres, 1965 (1962), p. 395-396, ainsi que Maria-José GARCÍA SOLER, « Nourriture et politique chez Aristophane », *Gaia*, 19, 2016, p. 235-246 (p. 241), pour qui l'image peut également renvoyer à l'usage de fèves comme jetons de vote dans les tribunaux. *Contra* Alan H. SOMMERSTEIN, *Aristophanes, Knights*, Warminster : Aris and Philipps, 1997, *ad loc.* : selon lui, il s'agit simplement d'une référence aux fèves et autres haricots que mâchaient les paysans et travailleurs pour ne pas s'endormir sur leur tâche (et de renvoyer à Aristophane, *Lysistrata*, 537 et *schol.*).

[13] Nicole LORAUX, *L'Invention d'Athènes. Histoire de l'oraison funèbre dans la « cité classique »*, Paris : Payot, Rivages, 1993, p. 339-351 en particulier sur l'idéologie de la cité.

[14] Thucydide, II, 37 (ed. Jacqueline de Romilly, CUF, 1962).

[15] Thucydide, II, 38 (notons que, plus tôt dans le texte, Thucydide avait fait dire au roi Archidamos de Sparte que certes il leur était aisé de ravager les terres athéniennes, « mais, des terres, [les Athéniens] en ont bien d'autres dans leur empire, et ils feront venir par mer ce qu'il leur faut » [I, 81, 2]). Ce luxe vanté dans les oraisons funèbres fait l'objet d'un commentaire ironique de la part de Socrate, dans le *Ménéxène* de Platon (235c 4-6) : « peu s'en faut que je ne croie habiter l'île des Bienheureux, tant nos orateurs sont habiles ! » ; *cf.* David BRAUND « The Luxuries of Athenian Democracy », *Greece & Rome*, 41, 1994, p. 41-48 (p. 43 *sq.*).

[16] *Cf.* James DAVIDSON, « Citizen Consumers: The Athenian Democracy and the Origins of Western Consumption », in Frank TRENTMANN (dir.), *The Oxford Handbook of the History of Consumption*, Oxford : University Press, 2012, p. 23-46, pour qui, « en dehors du contexte des fêtes religieuses » (occasion, en effet, d'offrir aux divinités des objets précieux en bois rare, en ivoire, en or ou en argent), « il y avait une inhibition morale, culturelle et religieuse

privé, et notamment alimentaire, qui se développe grâce à une économie florissante à partir du milieu du Ve siècle[17]. Comme le souligne encore Xénophon au début des *Revenus*, « sans être environnée d'eau de toutes parts, Athènes jouit à son gré, comme une île, de tous les vents favorables à l'importation et à l'exportation »[18]. Il faut dire que grâce à la Ligue de Délos puis à l'empire, la monnaie athénienne s'est diffusée, pour dominer progressivement le monde égéen ; en outre, le Pirée, le principal port de la cité athénienne, devient un centre économique majeur du bassin oriental de la Méditerranée et attire importateurs et commerçants : l'argent circule, abondant. Athènes est, comme le dit Plutarque, une cité qui vit dans le luxe, où l'on peut acheter du vin de Chios, du miel ou encore de la pourpre[19].

Celui que l'on appelle le Vieil Oligarque, ou encore Pseudo-Xénophon, auteur athénien anonyme d'un très violent pamphlet anti-démocratique dans les années 420, doit bien le reconnaître :

> « Grâce à la domination de la mer, ils ont d'abord découvert, comme moyens de faire bombance tout en ayant des relations entre eux, que tout ce qu'il y a de savoureux en Sicile (πρῶτον μὲν τρόπους εὐωχιῶν ἐξεῦρον ἐπιμισγόμενοι ἀλλήλλοις ὅ τι ἐν Σικελίᾳ ἡδὺ), en Italie, à Chypre, en Égypte, en Lydie, dans le Pont, dans le

quant au luxe matériel et personnel en Grèce » (p. 41). Il s'inscrit ici dans le sillage historiographique ouvert par les propos de Démosthène qui, en 349, déplorant le développement de la chrématistique et le luxe exhibitionniste de ses contemporains, décrit ainsi la vie des Athéniens du siècle précédent : « Alors, par la volonté du peuple, furent érigés tant de monuments, tant de beaux sanctuaires, tant de chefs-d'œuvre dont ils sont ornés, si magnifiques qu'ils n'ont laissé à personne la possibilité de les surpasser. Or, dans la vie privée, ces mêmes hommes se montraient si simples (οὕτω σώφρονες), leurs mœurs étaient si conformes au caractère du régime, qu'aujourd'hui, si quelqu'un d'entre vous connaît la maison d'Aristide ou celle de Miltiade ou des autres citoyens illustres de ce temps et sait ce qu'elle est, il peut voir qu'elle n'a pas plus d'apparence que celle de son voisin » (Démosthène, *Troisième olynthienne,* 25-26 ; trad. M. Croiset, CUF 1924, légèrement modifiée). Voir également Démosthène, *Contre Aristocrate,* 207 (ed. Louis Gernet, CUF, 1959) ; ainsi que Héraclidès, *FGH*, II, 254 (ed. Franz Jacoby, Leyde : Brill, reed. 1959). *Cf.*, pour ne citer qu'eux, A. G. GEDDES, « Rags and Riches. The Costume of Athenian Men in the Fifth Century », *Classical Quarterly*, 37, 1987, p. 307-331 ; Josiah OBER, *Mass and Elite in Democratic Athens. Rhetoric, Ideology, and the Power of the People,* Princeton : University Press, 1989, p. 14 ; Ian MORRIS, « The Strong Principle of Equality and the Archaic Origins of Greek Democracy », *in* Josiah OBER et Charles HENDRICK (dir.), *Demokratia. A Historical and Theorical Conversation on Ancient Greek Democracy and Its Contemporary Significance,* Princeton : University Press, 1996, p. 19-48. Comment comprendre cette rupture que met en avant Démosthène, et d'autres avec lui, au sujet de la vie privée des Athéniens, entre un Ve siècle austère et frugal et un IVe siècle au luxe aussi désinhibé qu'ostentatoire ? Est-ce un simple *topos* qu'aurait ensuite suivi une partie de l'historiographie ? Comment le comprendre ? Quelle est son historicité ? Et si, au contraire, la rupture a été bien réelle, comment l'expliquer ? C'est une question passionnante et complexe, aussi bien d'un point de vue historique qu'historiographique ; elle fait l'objet de nos recherches en cours.

[17] *Cf.* J. DAVIDSON, « Citizen Consumers », *art. cit.*, p. 24 et 43 notamment.

[18] Xénophon, *Revenus*, I, 6 (ed. Pierre Chambry, Paris : Garnier, 1932).

[19] Plutarque, [*De la tranquillité de l'âme*], *Moralia*, 470f 1-2 (ed. Jean Dumortier, CUF, 1975). *Cf.* Josiah OBER, « Wealthy Hellas », *Transactions of the American Philological Association*, 140/2, 2010, p. 241-286.

Péloponnèse ou ailleurs, tout cela se trouve assemblé en un seul lieu grâce à la domination de la mer »[20].

Cependant, tandis que le Périclès de Thucydide vantait, tout en les distinguant, le luxe de la vie publique athénienne comme le luxe privé, pour le Vieil Oligarque le peuple, entendu comme « populace (ὄχλος) » davantage que comme « peuple souverain », aurait privatisé le luxe communautaire pour son seul plaisir :

> « … Le peuple (δῆμος), s'étant rendu compte qu'il n'était pas possible à chacun des pauvres de sacrifier, de faire bombance (εὐωχεῖσθαι), de se procurer des offrandes et d'habiter une belle et grande cité, a découvert de quelle manière cela serait possible. C'est donc la cité qui sacrifie avec les fonds publics quantité de victimes, et c'est le peuple qui fait bombance (ὁ δῆμος ὁ εὐωχούμενος)… »[21].

Mais, l'un comme l'autre, bien qu'on ne peut plus opposés idéologiquement, se retrouvent pour dire que, grâce à l'empire, les Athéniens profitent de mets et d'objets de luxe désormais accessibles à tous[22].

Le fantasme de luxe et d'abondance convergeant des quatre coins de l'empire pour se concentrer à Athènes et y être partagé entre tous est également développé dans le monde comique[23]. En effet, dans nombre de comédies, les biens de la cité sont accaparés par les politiciens qui, nous y reviendrons, se goinfrent éhontément ; le héros les chasse et organise un grand banquet pour partager les victuailles[24]. L'exemple le plus connu est celui de Dicéopolis, dans les *Acharniens*, représentés en 425 avant J.-C. : excédé par la guerre dont ne tirent profit que les politiciens, ce petit paysan athénien négocie une paix privée avec l'ennemi. Dès lors, toutes sortes de victuailles lui parviennent, sans qu'il ait besoin de quitter son logis : un Thébain, notamment, lui propose « origan, pouliot, […] canards, choucas, francolins, poules d'eau, roitelets, plongeons […] oies, lièvres, renards, taupes, hérissons, chats, hermines, fouines, loutres et anguilles du Copaïs »[25]. Le chœur s'exclame alors :

> « Tu as vu, ô cité tout entière, tu as vu l'homme sensé, l'homme ultra-sage et tout ce qu'il a, grâce à sa trêve, de marchandises à troquer, tant les objets utiles dans un ménage que les mets bons à

---

[20] [Ps-Xénophon], *Constitution des Athéniens*, II, 7 (ed. Dominique Lenfant, CUF, 2017).
[21] *Ibid.*, II, 9.
[22] *Cf.* D. Braund « The Luxuries of Athenian Democracy », art. cit. *passim* ; Paola Ceccarelli, « L'Athènes de Périclès : un "pays de cocagne" ? L'idéologie démocratique et αὐτόματος βίος dans la comédie ancienne », *Quaderni Urbinati di Cultura Classica*, NS, 54/3, 1996, p. 109-159 (p. 147-148).
[23] Ou plutôt « parodié de façon explicite », selon P. Ceccarelli, *art. cit.*, p. 149-150, qui cite notamment le fr. 63 des *Phormophoroi* d'Hermippos.
[24] *Cf.* John Wilkins, « Visions de la comédie grecque sur l'alimentation des élites », *in Pratiques et discours alimentaires en Méditerranée de l'Antiquité à la Renaissance. Actes du 18e colloque de la Villa Kérylos à Beaulieu-sur-Mer les 4, 5 et 6 octobre 2007*, Paris : Académie des Inscriptions et Belles-Lettres - de Boccard, 2008, p. 157-170 (p. 160-162).
[25] Aristophane, *Acharniens*, 873-880 (ed. Hilaire van Daele, CUF, 1923).

manger tièdes. D'eux-mêmes tous les biens affluent chez cet heureux »[26].

De même, Trygée, le protagoniste de la comédie intitulée la *Paix*, représentée en 421, délivre la Paix et lui demande que « notre marché soit bondé de bonnes choses : de Mégare aulx, concombres précoces, coings, grenades, petits mantelets pour esclaves ; de chez les Béotiens que l'on voie affluer des gens portant oies, canards, ramiers, pluviers ; que les anguilles du Copaïs arrivent par paniers »[27]. L'un et l'autre organisent alors un somptueux et joyeux festin : dans le monde comique, « le peuple contrôle la distribution des aliments : il y a suffisamment de denrées pour chacun, tout le monde peut dîner *ad libitum* »[28].

Ce monde utopique fait écho à l'âge d'or du temps de Cronos célébré par Hésiode, un temps où les hommes « vivaient comme des dieux, le cœur libre des soucis, à l'écart et à l'abri des peines et des misères [...] ils s'égayaient dans les festins, loin de tous les maux. [...] Tous les biens étaient à eux : le sol fécond produisait de lui-même une abondante et généreuse récolte, et eux, dans la joie et la paix, vivaient de leurs champs, au milieu des biens sans nombre »[29]. En effet, comme l'a montré Paola Ceccarelli, dans la comédie ancienne, « la référence au modèle hésiodique de l'âge d'or fonctionne [...] dans le cadre de la cité, pour soutenir une idéologie de la *polis* »[30], c'est-à-dire de la cité, « le thème de l'abondance des biens doit être mis en relation avec la description hésiodique de la cité juste et ne représente pas une évasion hors de la cité »[31]. Dans chacune de ces deux pièces, le héros est parvenu à expulser les politiciens, à rétablir la paix, la liberté et la justice et, du même coup, l'âge d'or et la joyeuse abondance alimentaire qui le caractérise.

Car ce sont bien les puissants qui ruinent la cité ; chez Hésiode, l'âge d'or est mis à mal par les rois *dôrophagoi* (littéralement « dévoreurs de dons », référence aux prélèvements qui pesaient sur les familles paysannes)[32]. Dans la comédie, les démagogues (ces nouveaux riches qui s'engagent dans la politique à partir des années 430, au grand dam de l'aristocratie), dévorent le bien commun tout en menant le peuple par le bout du nez, ou plutôt par le ventre.

---

[26] Aristophane, *Acharniens*, 971-977. Sur l'*autonomos bios*, voir P. CECCARELLI, « L'Athènes de Périclès ... », art. cit. *supra* note 22.

[27] Aristophane, *Paix*, 1000-1005 (ed. Hilaire van Daele, CUF, 1925).

[28] John WILKINS, « Visions de la comédie grecque ... », art. cit. *supra* note 25, p. 162, souligne qu'il en va de même dans *l'Assemblée des femmes* et dans le *Ploutos*. *Cf.* aussi fragments cités par Athénée, VI, 267e-270a (référence due à John WILKINS, *The Boastful Chief. The Discourse of Food in Ancient Greek Comedy*, Oxford : University Press, 2000, p. 110-130).

[29] Hésiode, *Les Travaux et les Jours*, 112-119 (ed. Paul Mazon, CUF, 1928) ; nous soulignons.

[30] P. CECCARELLI, « L'Athènes de Périclès ... » art. cit. *supra* note 22, p. 119.

[31] *Ibid.*, p. 122.

[32] Hésiode, *Les Travaux et les Jours*, 221, 264 ; de même, Alcée accuse Pittacos de dévorer la cité (fr. 70 Voigt ; référence due à M. J. GARCÍA SOLER, « Nourriture et politique chez Aristophane », art. cit. *supra* note 12, p. 236-237). *Cf.* Julien ZURBACH, « Paysanneries de la Grèce archaïque », *Histoire & Sociétés Rurales*, 31/1, 2009, p. 9-44 (p. 27).

En effet, les poètes comiques se plaisent à mettre en scène les démagogues se goinfrant des biens publics. Ainsi Aristophane n'a de cesse de présenter Cléon, sa bête noire, pourtant très apprécié du peuple, comme un goéland rapace[33], une baleine prête à tout avaler[34], ou encore en Charybde[35], ce monstre qui avale et vomit trois fois par jour des quantités d'eau de mer, navires et poissons compris. Il le décrit également « puisant des deux mains à grandes cuillérées dans le trésor public »[36]. Au point que, pour récupérer ce qui lui appartient, le peuple n'aurait d'autre choix que de le faire vomir, l'image revient dans plusieurs pièces[37].

Mais, Aristophane le déplore, le peuple n'est malheureusement pas si téméraire et se laisse bêtement affamer. Ainsi, dans les *Guêpes*, le bien nommé Vomicléon tente de démontrer à son vieux père Chéricléon que certes l'empire est bel et bien la source d'une fabuleuse et luxueuse abondance alimentaire, certes les alliés envoient à Athènes « pots de salaison, vin, tapis, fromage, miel, sésame, coussins, coupes, manteaux, couronnes, vases à boire, riche santé »[38], mais que le peuple athénien, « efflanqué et se nourrissant autant dire de rien »[39], n'en profite pas, et doit se « contenter de grignoter les déchets de [son] empire »[40]. Pourtant, argue-t-il,

> « s'ils voulaient donner au peuple les moyens de vivre, ce serait facile. Mille cités aujourd'hui nous paient le tribut. Qu'on ordonne à chacune de nourrir vingt hommes, et vingt mille démocrates se régaleront de civets, auront toutes sortes de couronnes, du premier lait cru et cuit, goûteront des douceurs dignes de ce pays et du trophée de Marathon ».[41]

Ainsi, loin de les redistribuer, les démagogues se seraient-ils accaparé toutes les richesses de l'empire pour s'en goinfrer, au sens propre comme au sens figuré, au détriment du peuple athénien. Celui-ci n'était-il pourtant pas terriblement gourmand ?

Jouant sur la polysémie du terme *dèmos*, qui désigne aussi bien le peuple souverain que le petit peuple, le Vieil Oligarque affirme, on l'a vu, que la populace a trouvé dans les sacrifices publics, grâce à l'empire, le moyen de « faire bombance »[42]… bref, de s'empiffrer[43]. Notons ici que

---

[33] Aristophane, *Cavaliers*, 956.
[34] Aristophane, *Guêpes*, 34-41 (ed. H. van Daele, CUF, 1925).
[35] Aristophane, *Cavaliers*, 248.
[36] Aristophane, *Cavaliers*, 826-827.
[37] Aristophane, *Acharniens*, 5-8 ; *Cavaliers*, 1145-1150, fr. 625 KA.
[38] Aristophane, *Guêpes*, 675-677.
[39] Aristophane, *Guêpes*, 674.
[40] Aristophane, *Guêpes*, 672 (trad. CUF modifiée).
[41] Aristophane, *Guêpes*, 707-711.
[42] [Ps-Xénophon], *Constitution des Athéniens*, II, 7 et 9 (cités plus haut).
[43] Fernando NOTARIO, « Les empires dévoreurs : l'empire perse, l'Athènes du Ve siècle av. J.-C. et la métaphore alimentaire du pouvoir », *Gaia*, 19, 2016, p. 247-258, montre « comment les représentations du pouvoir perse et du pouvoir athénien ont en commun dans les textes conservés un réseau d'associations métaphoriques avec la nourriture qui définit les relations entre l'autorité centrale et les communautés soumises » (p. 248). Ainsi la grande variété des mets servis à la table du Grand Roi montre sa domination sur les territoires conquis, qui se

Pierre Brulé a calculé que lors des Panathénées, fête où ont lieu les plus importants sacrifices, chaque citoyen devait recevoir entre 350 gr. et 660 gr. de viande[44]... ce qui permet de mesurer toute la mauvaise foi du Vieil Oligarque.

Ce dernier n'est cependant pas le seul à déployer l'image d'un peuple glouton, mené par son ventre. Aristophane, encore lui, qui se plait à jouer avec les poncifs anti-démocratiques pour en faire rire son public, met très clairement en scène cette image pour présenter un peuple qui, tout à sa gourmandise, se laisse béatement nourrir – et donc contrôler – par les démagogues. Pour ne prendre qu'un exemple : dans les *Cavaliers*, le *dèmos* apparaît sous les traits d'un vieillard grincheux et lubrique, Monsieur Lepeuple ; deux personnages, un Paphlagonien (qui n'est autre que le démagogue Cléon, très populaire à cette époque) et un Charcutier se disputent ses faveurs pour prendre le pouvoir sur lui et sa maisonnée, c'est-à-dire sur Athènes. Ils rivalisent de flatteries, de cajoleries, et lui présentent divers plats pour satisfaire son appétit : galette, purée de pois, bouillon, tripes, viande cuite au jus, poisson, tarte etc. : « Que ne décides-tu, [Lepeuple], lequel de nous deux est le plus méritant envers toi et ton ventre (τὴν γαστέρα) ? »[45], finit par lui demander le Charcutier. Or c'est bien sur ce critère, gastronomique, que Monsieur Lepeuple fait son choix : « à celui qui m'a servi [ce civet] va ma reconnaissance »[46], déclare-t-il. En effet, le Charcutier offre tout ce qu'il a à son maître, tandis que le Paphlagonien, roublard, garde pour lui « une énorme part de gâteau »[47]. Comme Pandore[48], Monsieur Lepeuple se montre doublement chien, guidé par ses appétits sexuels et alimentaires, dévore tout sans se soucier du lendemain et mène ainsi son *oikos*, sa maisonnée, c'est-à-dire Athènes, à la ruine. Fort heureusement, à la fin de la pièce, il subit un traitement magique (il est bouilli), dont il sort rajeuni et régénéré... il n'est plus question pour lui ni de reluquer les jeunes garçons ni de se goinfrer.

Platon va plus loin encore dans la critique de la démocratie. Socrate décrivant, au livre II de la *République*, une cité sobre et sereine, Glaucon

---

devaient de lui donner systématiquement leurs premières récoltes. De même, quand le roi se déplace, les peuples dominés ont pour obligation de préparer sa table, quitte à se ruiner, et d'approvisionner l'armée (p. 248-252). Or, le pouvoir d'Athènes sur son empire s'exerce de façon similaire (p. 252-256) : elle aussi dévore une partie des ressources alimentaires des cités dominées en les canalisant vers le Pirée. Ce transfert de nourriture se faisait également de façon plus symbolique mais tout aussi éclatante : les cités de l'empire étaient contraintes d'envoyer à Éleusis les prémices des récoltes, les *aparchai*, mais aussi et surtout, de livrer à Athènes, dans le cadre des Panathénées, les bœufs destinés à l'hécatombe en l'honneur de la déesse... or seul le *dèmos*, c'est-à-dire le peuple athénien, souverain, participait ensuite au grand banquet public au cours duquel on partageait la viande.

44 Pierre Brulé, « La cité en ses composantes : remarques sur les sacrifices et la procession des Panathénées », *in* P. Brulé, *La Grèce d'à côté. Réel et imaginaire en miroir en Grèce antique*, Rennes : Presses universitaires, 2007, p. 231-254 (p. 246-247), précédemment publié dans *Kernos*, 9, 1996, p. 37-63. Référence due à Véronique Mehl que nous remercions ici.

45 Aristophane, *Cavaliers*, 1207-1209.

46 Aristophane, *Cavaliers*, 1205.

47 Aristophane, *Cavaliers*, 1219.

48 Hésiode, *Les Travaux et les Jours*, 64 ; cf. J.-P. Vernant, « À la table des hommes ... » art. cit. *supra* note 5, p. 105-107.

veut immédiatement y ajouter « des couches pour qu'ils s'étendent », « des tables », et « les mêmes mets cuisinés et desserts qu'aujourd'hui » (c'est-à-dire de l'Athènes démocratique des années 380)... si bien que, de saine qu'elle était, la cité en devient « gonflée d'humeurs » dit Socrate[49], « bouffie de *truphè* » analyse Pauline Schmitt Pantel : « l'introduction du luxe dans les manières de table marque le début d'un processus irréversible d'enflure dans tous les domaines de la cité et devient une des causes de sa ruine »[50]. Or c'est bien le danger qui menace Athènes, d'autant que l'homme démocratique, souligne Platon plus loin, n'a que des désirs inutiles, des appétits superflus mais dévorants :

> « La modération, que [les discours fanfarons] invectivent en la taxant de lâcheté, ils la rejettent en la couvrant d'injures et ils expulsent la mesure et la discipline dans la dépense, en persuadant le jeune homme, en lui donnant pour cortège une multitude de désirs inutiles, qu'il s'agit d'attitude de paysans et indignes d'un homme libre »[51].

On note ici que les paysans, bien que méprisés, sont finalement les seuls à conserver leur dignité. Platon reprend ici un *topos* souvent développé dans la comédie. Dans les *Nuées* d'Aristophane, par exemple, le brave Strepsiade cité en introduction, qui se vante de « son ventre frugal, fait aux privations »[52], se lamente d'avoir épousé...

> « ... la nièce de Mégaclès, fils de Mégaclès, moi campagnard, une citadine, une demoiselle, une mijaurée (ἄγροικος ὢν ἐξ ἄστεως, / σεμνὴν τρυφῶσαν ἐγκεκοισυρωμένην). Le jour du mariage, à table à côté d'elle, je sentais le vin nouveau, les claies au fromage, la laine – l'abondance (περιουσίας) ; elle les parfums, le safran, les baisers lascifs – la dépense (δαπάνης), la gourmandise (λαφυγμοῦ)... »[53].

Sont opposés la simplicité de l'alimentation dans les campagnes et le raffinement corrupteur de la ville, auquel il est difficile de résister. Ainsi les adversaires de la démocratie retournent-ils contre elle la richesse de son empire et son idéal d'un luxe largement partagé. La menace ne viendrait donc pas tant des politiciens que du régime lui-même.

Si l'idéal de frugalité est une valeur que Platon et Xénophon se plaisent à exalter, dans une perspective aristocratique, c'est également une valeur que la démocratie a intégrée, mais avec un décalage de perspective, exaltant davantage, en matière d'alimentation, la simplicité.

---

49 Platon, *République* II, 372d-e (ed. Émile Chambry, CUF, 1932).
50 Pauline SCHMITT PANTEL, *La Cité au banquet : histoire des repas publics dans les cités grecques,* Rome-Paris : École française de Rome, 1992, p. 452. *Cf.* Luciana ROMERI, « Dis-moi comment tu manges, je te dirai si tu es sage. Postures et paroles du philosophe aux banquets de Platon », *Kentron*, 35, 2019, 107-122 (p. 110-112 notamment).
51 Platon, *République*, VII, 560d ; voir 561b (ed. Auguste Diès, CUF, 1958).
52 Aristophane, *Nuées*, 421.
53 Aristophane, *Nuées*, 46-52.

Au livre VII de la *République*, Platon explique que l'homme (démocratique) qui cède à ses appétits n'est pas réellement libre. Cette idée d'aliénation et l'éloge de la frugalité qui l'accompagne sont également développés par Xénophon dans plusieurs de ses écrits[54]. Dans *l'Économique*, par exemple, la gourmandise apparait comme un despote qui exerce une forme d'esclavage sur ceux qui ne sont pas en mesure de contrôler leur appétit[55]. Pour le Socrate de Xénophon, il importe d'exercer son *enkrateia* (maîtrise de soi) face au désir de dépenser pour posséder des objets visant au plaisir corporel (boisson, nourriture, sexe)[56]. Bien entendu, le philosophe excelle en la matière[57]. Il s'agit de prendre soin de son corps, et partant, de son âme, en ne mangeant que des choses très simples, pour combler un besoin, sans jamais aller au-delà de la satiété ; le plaisir de manger n'en est que plus grand explique Socrate[58].

Mais l'*enkratia* et la frugalité qu'elle permet ont également un autre intérêt, qui concerne l'ensemble de la cité. Au livre III de la *République*, Platon aborde le régime alimentaire des futurs gardiens de la cité. Arguant que les héros d'Homère ne se régalent ni de poissons ni de viandes bouillies (c'est-à-dire de ragoûts), et encore moins de desserts[59], Platon entend que les gardiens, qui doivent faire preuve de *sophrosunè* (tempérance)[60], soient nourris eux aussi de viandes grillées, sans assaisonnement... pour être en excellente condition physique, robustes et élancés comme des jeunes chiens et non gras comme des moutons[61].

Dans le *Ploutos* d'Aristophane, Penia, l'incarnation de la pauvreté, ne dit pas autre chose lorsqu'elle déclare au héros :

> « Tu ne sais pas que plus que Ploutos [la Richesse] je rends les hommes supérieurs et pour l'esprit et pour le corps. Avec lui ils sont podagres, ventrus, épais des cuisses, gras insolemment ; avec moi ils sont minces, à la taille de guêpe et fâcheux pour les ennemis »[62].

---

[54] Voir Vincent AZOULAY, *Xénophon et les grâces du pouvoir : de la* charis *au charisme*, Paris : Publications de la Sorbonne, 2004, p. 123 *sq.* ; Louis-André DORION, « La frugalité du Socrate de Xénophon », *Gaia*, 19, 2016, p. 307-318.

[55] Xénophon, *Économique*, I, 22 (ed. Pierre Chantraine, CUF, 1949).

[56] Pour Xénophon, « la frugalité est une façon de réduire ses besoins et, partant, un moyen de parvenir à l'autarcie qui nous apparente aux dieux », écrit L.-A. Dorion, *art. cit.*, p. 307.

[57] Voir Xénophon, *Mémorables*, I, 3, 5 (ed. Michel Bandini, CUF, 2011).

[58] Voir également les enseignements de Diogène : *cf.* Etienne HELMER, *Diogène le Cynique*, Paris : Les Belles Lettres, 2017, p. 98-99 et 119-123 ; Jean-Manuel ROUBINEAU, *Diogène, l'antisocial*, Paris : PUF, 2020, p. 103-104.

[59] Platon, *République*, III, 404 a-c (ed. Émile Chambry, CUF, 1932).

[60] Platon, *République*, IV, 430e-431c (ed. Émile Chambry, CUF, 1931). *Cf.* aussi Aristote, *Éthique à Nicomaque*, 1145b8-12 ; 1095b16-22.

[61] Platon, *République*, III, 404a, IV, 422d. *Cf.* Suzanne SAÏD, « La *République* de Platon et la communauté des femmes », *L'Antiquité classique*, 55, 1986 p. 142-162 (p. 145) : « Tout en continuant implicitement à identifier la masse des citoyens à un troupeau, [Platon] assimile désormais les gardiens, dont il veut définir le naturel, à de jeunes chiens, assimilation facilitée en grec par la ressemblance qui existe entre *phulax* ("gardien") et *skulax* ("jeune chien") ».

[62] Aristophane, *Ploutos*, 559-661.

Aristophane reprend ici la description qu'il donnait des Marathonomaques, les glorieux combattants de Marathon, dans les *Guêpes*[63]. Or ces derniers n'ont-ils pas permis à la Grèce, et notamment à Athènes de rester libre ? Il est à cet égard intéressant de remarquer que frugalité et liberté sont également associées, au livre VII de l'*Enquête* d'Hérodote, dans les propos de Démarate, roi de Sparte destitué pour bâtardise, qui répond à la question du roi perse Xerxès lui demandant comment les Grecs pourraient lui résister :

> « La Grèce est de tout temps nourrie dans la pauvreté ; mais il s'y joint le courage, fruit de la tempérance et de lois rigoureuses ; et, grâce à lui, la Grèce se défend contre la pauvreté et l'asservissement à un maître »[64].

Ainsi, autant la gloutonnerie met en péril la cité (raison pour laquelle les Lacédémoniens surveillaient de près le ventre de leurs citoyens-soldats[65]), autant la frugalité est sa force. En effet, de même que l'individu qui se nourrit frugalement est à la fois en bonne santé et tout à fait libre, de même la cité dont les membres adoptent un régime frugal est une cité saine, autosuffisante donc libre, puissante donc à même de préserver sa liberté.

On conçoit dès lors que les Athéniens n'aient eu de cesse de mettre en avant la simplicité de leur alimentation[66], à l'opposé de la nourriture sophistiquée et excessive des autres cités et contrées (Macédoine[67] et Perse en particulier), pour mieux (re)présenter Athènes non seulement comme une cité de retenue et de bon ordre[68], mais aussi comme une cité libre. Les Barbares, comme le rapportent les ambassadeurs athéniens dans les *Acharniens* d'Aristophane, font boire leurs hôtes « dans des coupes de cristal et d'or, du vin pur bien doux », « ne considèrent comme des hommes… que les grands mangeurs et les grands buveurs » ; les ambassadeurs se sont ainsi vu servir, racontent-ils, « des bœufs entiers cuits au four »[69]. En ce sens, il importe que le Grec, et en particulier l'Athénien, résiste, comme Ulysse apprend à le faire au cours du long voyage qui le ramène à Ithaque[70], au

---

[63] Aristophane, *Guêpes*, 1071-1090 (rapprochement dû à Silvia Milanezi, *Aristophane. Ploutos*, CUF, 2008, p. 58, note 113).

[64] Hérodote, VII, 102 (ed. Philippe-Ernest Legrand, CUF, 1951).

[65] Athénée, *Deipnosophistes*, XXII, 550 c-d, cité par Florence GHERCHANOC, « De beaux corps, "ni trop maigres", "ni trop gras", en Grèce ancienne », in Estelle GALBOIS et Sylvie ROUGIER-BLANC (dir.), *Maigreur et minceur dans les sociétés anciennes. Grèce, Orient, Rome*, Bordeaux : Ausonius, 2020, p. 113-124 (p. 120 n. 30).

[66] Au point que c'est devenu un *topos* comique, comme le montre Dwora GILULA, « Comic Food and Food for Comedy », in John WILKINS, David HARVEY et Mike DOBSON (dir.), *Food in Antiquity*, Exeter : University Press, 1995, p. 386-399 (p. 386-387).

[67] J. WILKINS et S. HILL, *Food in the ancient world, op. cit. supra* note 8, p. 43 *sq.*

[68] J. WILKINS, *The Boastful Chief, op. cit. supra* note 28, p. 277.

[69] Aristophane, *Acharniens*, 73-86. Voir Thimothy LONG, *Barbarians in Greek Comedy*, Carbondale : Southern Illinois University Press, 1986, p. 69-75.

[70] *Cf.* Janick AUBERGER, « Malheur à celui qui "fait fête aux viandes et au vin délicieux..." », in *Φιλολογία. Mélanges offerts à Michel Casevitz*, Lyon : Maison de l'Orient et de la Méditerranée Jean Pouilloux, 2006, p. 45-55.

fumet de ces repas barbares, raffinés et surabondants qui entraînent à la dépravation et à la corruption par le ventre.

La simplicité des goûts et habitudes alimentaires fait ainsi partie des qualités attendues de tout bon citoyen – qui plus est dans une démocratie qui se rêve égalitaire. En 346, Eschine, pour faire condamner Timarque, dénonce les excès, y compris alimentaires, auquel se livre son riche adversaire : loin de faire preuve de la *sophrosunè* (tempérance) qui caractérise tout bon citoyen,

> « Timarque subordonnait tout aux plus honteuses voluptés (ταῖς αἰσχίσταις ἡδοναῖς), à sa gourmandise (ὀψοφαγίᾳ), au luxe de ses repas (πολυτελείᾳ δείπνων), à ses joueuses de flûtes, à ses maîtresses, au jeu, à toutes les passions enfin qui ne doivent pas avoir de prise sur une âme généreuse et libre »[71].

Or de même que celui qui ne contrôle pas ses appétits ne peut être un bon citoyen, celui qui ne se satisfait pas de l'ordinaire ne peut être un véritable démocrate ; il peut même être suspecté de révéler ainsi des aspirations à la tyrannie. En effet, se comporter en *opsophagos*, se laisser guider par les appétits de son ventre et, ainsi, dépenser des sommes folles pour un poisson au marché est un signe de *truphè*, de luxe excessif. Comme l'a montré James Davidson, l'achat de poissons coûteux est un lieu commun de la rhétorique politique (que la comédie reprend avec bonheur[72]) : on accuse ses ennemis politiques d'être pour ainsi dire accros aux poissons les plus dispendieux, au point non seulement de dilapider leur patrimoine pour l'achat de ce produit de luxe, mais aussi de trahir la démocratie[73]. Ainsi, l'*opsophagos* qu'est « Timarque incarne, dans l'Athènes du IVe siècle, l'exemple parfait du mauvais citoyen, de l'appétit effréné de plaisirs, qui engendre brigandage, piraterie, qui pousse "à égorger ses concitoyens, à servir les tyrans, à contribuer au renversement de la démocratie" »[74]. Démosthène n'en dit pas moins de son adversaire, Philocrate : « avec l'argent pour lequel il a vendu les affaires de la cité, est allé partout acheter prostituées et poisson »[75].

Ainsi, si la frugalité demeure une valeur avant tout aristocratique, une valeur pour ceux qui ont les moyens de s'empiffrer, c'est davantage la

---

[71] Eschine, *Contre Timarque*, 42 (ed. Victor Martin, CUF, 1927).

[72] Aristophane, *Guêpes*, 488-499 ; Aristophane, *Grenouilles*, 1065-1069 ; Eupolis, fr. 160. *Cf.* Douglas M. MacDowell, *Aristophanes, Wasps*, Oxford : University Press, 1971, *ad loc.* ; James DAVIDSON, « Fish, Sex and Revolution in Athens », *Classical Quarterly*, 43/1, 1993, p. 53-66 (part. p. 53-54).

[73] Voir James DAVIDSON, « *Opsophagia* : Revolutionary Eating in Athens », in *Food in Antiquity*, *op. cit.* p. 204-213 ; *ID.*, *Courtesans and Fishcakes: the Consuming Passions of Classical Athens,* Londres : Harper Collins, 1997, p. 144-147 et 289 notamment ; Aïda FERNÁNDEZ PRIETO, « *Ton limon ostrakido*: Hunger, Food, and Social Identity in Athenian Literature (V-IVth century BC) », *in Maigreur... op. cit. supra* note 65, p. 71-80 (p. 78-79).

[74] Jean-Manuel ROUBINEAU, « Identités et altérités alimentaires », in *Histoire de l'alimentation, op. cit. supra* note 8, p. 193-213 (p. 207-208), citant Eschine, *Contre Timarque*, 191.

[75] Démosthène, *Sur l'Ambassade*, 229 (ed. Victor Martin, CUF, 1927) ; le goût de Philocrate pour le poisson est passé à la postérité : Plutarque, *Moralia* [*Sur la Fortune*, 97d] et [*Propos de table*, VI, 668a] ; Athénée, *Deipnosophistes*, VIII, 343e.

simplicité que met en avant l'idéologie démocratique, que ce soit dans les comédies, où l'on convie ses voisins à un joyeux et abondant buffet campagnard ou chez les orateurs, où l'amateur de plats sophistiqués et de poissons hors de prix ne peut être qu'une menace pour la cité.

En définitive, la démocratie athénienne est traversée par de fortes inégalités sociales : une certaine élite festoie autour de mets raffinés et mitonnés avec soin, tandis qu'une large partie de la population, comme Strepsiade, « se contente de salade pour dîner »[76]. Si cette frugalité n'est pas tant un choix qu'une nécessité, pour la majorité des Athéniens, qui plus est en temps de guerre, force est de constater que la simplicité alimentaire constitue une valeur importante dans la démocratie athénienne. Le peuple stigmatise les ventrus, ceux qui se gobergent, tout en rêvant d'une luxueuse abondance partagée entre tous.

[76] Aristophane, *Nuées*, 421.

Le ventre dans les mélothésies zodiacale, décanique et planétaire

Nicola ZITO[1]

D'après la théorie de la sympathie universelle, fort répandue depuis l'âge hellénistique[2], le cosmos représente un tout dont les parties sont étroitement liées. Des chaînes invisibles unissent notamment les divinités célestes aux entités qui peuplent la terre – hommes, animaux, plantes, pierres – comme l'explique très bien le philosophe néoplatonicien Proclus (Ve siècle) dans un passage de son traité *Sur l'art hiératique* :

> Οἱ ἱερατικοὶ ἀπὸ τῆς ἐν τοῖς φαινομένοις ἅπασι συμπαθείας πρός τε ἄλληλα καὶ πρὸς τὰς ἀφανεῖς δυνάμεις, πάντα ἐν πᾶσι κατανοήσαντες, τὴν ἐπιστήμην τὴν ἱερατικὴν συνεστήσαντο, θαυμάσαντες τῷ βλέπειν ἔν τε τοῖς πρώτοις τὰ ἔσχατα καὶ ἐν τοῖς ἐσχάτοις τὰ πρώτιστα, ἐν οὐρανῷ μὲν τὰ χθόνια κατ' αἰτίαν καὶ οὐρανίως, ἔν τε γῇ τὰ οὐράνια γηΐνως... ἐν μὲν οὖν τῇ γῇ χθονίως ἐστὶν ἡλίους καὶ σελήνας ὁρᾶν, ἐν οὐρανῷ δὲ οὐρανίως τά τε φυτὰ πάντα καὶ λίθους καὶ ζῷα, ζῶντα νοερῶς[3].
>
> « Les initiateurs aux saints mystères, partant de la sympathie qui unit toutes les choses visibles entre elles et avec les puissances invisibles, et comprenant que tout est en tout, ont fondé cette science hiératique, non sans s'émerveiller de voir dans les premiers termes des chaînes les termes les plus infimes et dans ces derniers les tout premiers, au ciel les choses terrestres dans leur cause et sous un mode céleste, ici-bas les choses célestes sous un mode propre à la terre... On peut donc ici-bas, sous un mode terrestre, voir des soleils et des lunes, on peut au ciel, sous un mode céleste, voir toutes les plantes, les pierres et les bêtes, vivant d'une vie spirituelle »[4].

---

[1] Professeur agrégé de Lettres classiques, docteur en Études grecques, qualifié aux fonctions de Maître de conférences (Section 8 du CNU), Membre associé de l'UMR 8167 – Équipe médecine grecque et littérature technique, boursier Marie Sklodowska-Curie (2021-2023) - Goethe Universität, Frankfurt am Main.

[2] *La révélation d'Hermès Trismégiste*, ed. André-Jean Festugière, revue et augmentée avec la collaboration de Concetta Luna, Henri Dominique Saffrey et Nicolas Roudet, Paris : Les Belles Lettres, 2014, p. 106-107 ; Aurelio PÉREZ JIMÉNEZ, « Melotesia zodiacal y planetaria. La pervivencia de las creencias astrológicas antiguas sobre el cuerpo humano », *in* Aurelio PÉREZ JIMÉNEZ, Gonzalo CRUZ ANDREOTTI (dir.), *Unidad y pluralidad del cuerpo humano. La anatomía en las culturas mediterráneas*, Madrid : Clásicas, 1998, p. 249-292 (part. p. 272-275). Sur le concept de sympathie, voir en général le volume de Eric SCHLIESSER, *Sympathy : A History*, Oxford : University Press, 2015.

[3] *Catalogue des manuscrits alchimiques grecs*, VI, ed. Joseph Bidez, Bruxelles : Maurice Lamertin, 1928, p. 148, lignes 5-21.

[4] *La révélation ..., op. cit. supra* note 2, trad. A.-J. Festugière, p. 150.

Chaque astre exerce donc son patronage sur les animaux, les végétaux ou les minéraux qui font partie de sa chaîne, et c'est dans ce système de correspondances que se situe la mélothésie (de μέλος, *membre*, et τίθημι, *placer*), à savoir la répartition des influences astrales sur les différentes parties de notre organisme ; elle est décanique, zodiacale ou planétaire selon que les parties de notre organisme sont placées sous la tutelle des décans, des signes du zodiaque ou des planètes.

L'ensemble de ces croyances acquiert une importance capitale dans le cadre de l'iatromathématique ou médecine astrologique[5]. D'une part, c'est en vertu des correspondances établies par la mélothésie entre la voûte céleste et le corps humain que les astrologues peuvent expliquer l'origine et la nature des maladies qui frappent leurs clients ; d'autre part, ces mêmes notions sont présupposées par la thérapeutique astrologique, puisqu'on guérit les maladies en ayant recours aux pierres, plantes ou animaux faisant partie de la même chaîne que l'astre[6] responsable de la pathologie ou à ceux de la chaîne opposée, selon qu'on a besoin de renforcer ou de contrecarrer son influence.

Quant aux textes qui ont transmis ces croyances, il s'agit d'un corpus vaste et composite. Du côté grec, nous avons bien entendu la *Tetrabiblos* de Ptolémée (IIe siècle)[7], ainsi que les traités, souvent fragmentaires, d'auteurs aujourd'hui moins connus : c'est le cas du *Carmen Astrologicum* de Dorothée de Sidon (Ier siècle)[8], des *Anthologiae* de Vettius Valens (IIe siècle)[9], du poème Περὶ Καταρχῶν (*Des Initiatives*) de Maxime (IVe siècle)[10], ainsi que des *Iatromathematica* d'Hermès Trismégiste (V[e]-VIe siècle)[11]. Il faut ajouter à cela un très grand nombre de textes anonymes, datant des époques les plus disparates et disséminés dans les manuscrits médiévaux[12].

Du côté latin, nous rencontrons les *Astronomica* de Manilius, poème en cinq livres composé à l'époque d'Auguste et dédié à son successeur Tibère[13], ainsi que les huit livres en prose de la *Mathesis* de Firmicus

---

5 Maria PAPATHANASSIOU, « Iatromathematica (Medical Astrology) in Late Antiquity and the Byzantine Period », *Medicina nei Secoli. Arte e Scienza*, 11, 1999, p. 357-376.

6 Aurelio PÉREZ JIMÉNEZ, « Fundamentos religiosos y mitológicos de la atribución de plantas, metales, piedras y animales a los cinco dioses planetarios », *in* Santiago MONTERO, Maria Cruz CARDETE (dir.), *Naturaleza y religión en el mundo clásico. Usos y abusos del medio natural*, Madrid : Signifer libros, 2010, p. 213-232.

7 Ptolémée, *Le previsioni astrologiche (Tetrabiblos)*, ed. Simonetta Feraboli, Milan : Mondadori, 1985, p. IX-XVIII ; Ptolémée, *Apotelesmatika*, ed. Wolfgang Hübner, Leipzig : Teubner, 1998.

8 Wolfgang HÜBNER, Disiecti membra poetae. *Neue Spuren des astrologischen Lehrdichters Dorotheos von Sidon*, Stuttgart : Franz Steiner, 2021.

9 Vettius Valens, *Anthologies*, ed. David Pingree, Leipzig : Teubner, 1986.

10 Maxime, *Des Initiatives*, ed., trad. et comm. Nicola Zito, Paris : Les Belles Lettres, CUF, 2016.

11 Emanuele ROVATI, « Die "Iatromathematika" des Hermes Trismegistos : Einleitung, Text, Übersetzung », *Technai*, 9, 2018, p. 9-132.

12 Voir la liste de textes médico-astrologiques tirés du *Catalogus Codicum Astrologorum Graecorum*, I-XII, Bruxelles, 1898-1953 [= *CCAG*], que dresse A. PÉREZ JIMÉNEZ, « Fundamentos ... », art. cit. note 6, p. 214.

13 *Manilius, Il poema degli astri*, ed. et trad. Enrico Flores, comm. Simonetta Feraboli e Riccardo Scarcia, I-II, Milan : Mondadori, 1996-2001.

Maternus (IVe siècle)[14]. Là aussi, les manuscrits médiévaux ont transmis une littérature abondante mais encore mal connue et difficile d'accès[15].

C'est donc par le prisme du ventre que je traiterai de la mélothésie, la zodiacale d'abord, puis la décanique, enfin la planétaire. Pour chacune d'entre elles, j'évoquerai dans les grandes lignes son mode de fonctionnement, de manière à familiariser le lecteur avec ce véritable *mare magnum* qu'est la littérature médico-astrologique.

I. La mélothésie zodiacale

La mélothésie zodiacale[16] est de loin la plus répandue dans nos sources. Chacune des douze constellations zodiacales exerce son patronage sur une partie du corps humain en suivant un ordre *de capite ad calcem* : la tête est le lot du Bélier, qui ouvre le zodiaque, alors que les pieds appartiennent aux Poissons, placés au fond de la liste. C'est ce réseau de correspondances qu'illustrent de très nombreux manuscrits, dont l'exemple le plus célèbre est représenté par une miniature des *Très Riches Heures* (f. 14v) du duc de Berry (1416) : un jeune homme debout est représenté au milieu de la page ; sur son corps nu sont disposés les douze signes du zodiaque[17]. Ces images ont revêtu une très grande importance au Moyen Âge et à la Renaissance, et au début du XXe siècle elles ornaient encore les almanachs populaires des États-Unis d'Amérique[18].

La mélothésie zodiacale associe le plus souvent la région du ventre au Lion et à la Vierge, signes contigus[19] : on attribue les flancs au premier, le bas-ventre à la seconde. D'autres combinaisons sont cependant possibles : dans une liste transmise par le manuscrit *Vaticanus graecus* 2130 (f. 235v), c'est au Scorpion que revient ὁ ὀμφαλός, alors que le Sagittaire régit τὸ ὑπὸ τὸν ὀμφαλόν ; le Lion exerce ici sa tutelle sur la bouche (τὸ στόμα), la Vierge sur les seins (μασθοί)[20].

Qu'elle soit excessive ou insuffisante, l'influence qu'exerce un signe sur le membre qu'il lui est échu est généralement négative, surtout quand la Lune traverse le signe en question[21]. Ainsi Maxime, dont le poème *Des Initiatives* comporte une longue section περὶ νόσων (v. 141-275), explique

---

[14] Firmicus Maternus, *Mathesis. Livres I-II*, ed. et tr. Pierre Monat, CUF, 1992, p. 7-25.

[15] David JUSTE, *Catalogus Codicum Astrologorum Latinorum, I. Les manuscrits astrologiques latins conservés à la Bayerische Staatsbibliothek de Munich*, Paris : CNRS éditions, 2011, p. 202 *s. u.* Homme-zodiaque (représentation), p. 206 *s. u.* Mélothésie ; *II. Les manuscrits astrologiques latins conservés à la Bibliothèque nationale de France à Paris*, Paris : CNRS éditions, 2015, p. 293 *s. u.* Homme-zodiaque (représentation), p. 300 *s. u.* Mélothésie.

[16] Aurelio PÉREZ JIMÉNEZ, « La tiranía de los astros sobre el cuerpo humano : melotesia zodiacal », *in* Jesús María GARCÍA GONZÁLEZ, Andrés POCIÑA PÉREZ (dir.), *Pervivencia y actualidad de la cultura clásica*, Grenade : University Press, 1996, p. 263-286.

[17] Wolfgang HÜBNER, *Körper und Kosmos. Untersuchungen zur Ikonographie der zodiakalen Melothesie*, Wiesbaden : Harrassowitz, 2013.

[18] Ernest WICKERSHEIMER, « La médecine astrologique dans les almanachs populaires du XXe siècle », *Bulletin de la Société française d'histoire de la médecine*, 10, 1911, p. 26-39 (Fig. 1).

[19] Wolfgang HÜBNER, « Die übergriffige Jungfrau. Die Sternbilder *Leo* und *Virgo* in Ovids *Ars Amatoria* », *Athenaeum*, 108, 2020, p. 426-436.

[20] *CCAG* V, 4, p. 167, lignes 5-10.

[21] Odile RICOUX, « *Homo astrologicus* : la mélothésie chez les astronomes latins », *in* Philippe MOREAU (dir.), *Corps romains*, Grenoble : Jérôme Millon, 2002, p. 201-223 (ici p. 219).

que si c'est avec la Vierge – identifiée ici avec Diké – que « marche de concert la toute-brillante Séléné » (v. 208 εἰ δ' ἄρα συμφορέοιτο Δίκῃ πανδῖα Σελήνη), la déesse aura une influence bienfaisante, pourvu que le malade « ne soit pas alourdi par une indisposition de l'estomac ou du flanc – la Lune ne lui fera pas recouvrer rapidement la santé » (v. 212-213 μοῦνον μὴ στομάχοιο κακηπελίῃ βαρύθοιτο / ἢ πλευρῆς – οὐ γάρ τι φέροι λαιψήρ' ἂν ὑγείην).

Quant aux raisons qui déterminent l'association des constellations aux différentes parties de notre corps, de telles corrélations peuvent bien entendu ne dépendre que de l'ordre des signes et de la superposition de la figure humaine sur ces derniers[22], mais on peut tout de même les imputer à des associations d'idées plus ou moins forcées : en ce qui concerne le ventre, les flancs semblent constituer le lot du Lion en raison de la robuste musculature de l'animal, alors que la Vierge, conçue comme féconde, règne sur le ventre, siège de la maternité[23].

Quoi qu'il en soit, ce sont bien des associations d'idées de ce genre qui règlent les préceptes médico-astrologiques transmis par un texte sur le vomissement et la purgation (περὶ ἐμέτου καὶ καθάρσεως), vraisemblablement un fragment du cinquième livre de Dorothée de Sidon, consacré aux καταρχαί ou *initiatives*, c'est-à-dire la manière de trouver le bon moment pour commencer une action[24]. Le purgatif sera efficace s'il est administré quand la Lune se trouve dans le signe du Scorpion :

> Ἀγαθὸν δὲ διδόναι καὶ ἐν Σκορπίῳ καθάρσιον, ἐπειδὴ πᾶσαν αἰτίαν ἐρευνᾷ καὶ καθαίρει τὰ ἔσωθεν· ὥσπερ γὰρ ὁ Σκορπίος πάντων τῶν κρυφίων ἐστὶν ἐρευνητής, οὕτω καὶ ἐν τούτῳ κάθαρσις εἰς πάντα τὰ ἐντὸς πάθη.
>
> « Il est bon de donner le purgatif dans le Scorpion aussi, puisqu'il scrute toute cause et purifie ce qui est à l'intérieur : car comme le Scorpion est l'investigateur de toutes les choses cachées, de la même façon il existe aussi dans cette affaire une purification en vue de toute maladie interne ».

Dans ce passage, c'est l'observation « naturaliste » du comportement de l'arachnide associé au signe zodiacal qui permet de prévoir et d'expliquer le succès du remède : de même que le scorpion est un animal fouisseur (ἐρευνητής), de même le Scorpion céleste fouillera l'intérieur du corps (ἐρευνᾷ)[25].

Il sera au contraire préférable de ne pas administrer le purgatif dans le Capricorne :

---

[22] Auguste BOUCHÉ-LECLERCQ, *L'astrologie grecque*, Paris : E. Leroux, 1899, p. 319.
[23] W. HÜBNER, *Körper und Kosmos*, *op. cit.* note 17, p. 19. *Contra*, voir *ibid.*, p. 19, n. 87.
[24] Wolfgang HÜBNER, « Dorothée de Sidon : l'édition de David Pingree », *in* Isabelle BOEHM, Wolfgang HÜBNER (dir.), *La poésie astrologique dans l'Antiquité*, Paris : de Boccard, 2011, p. 115-133 (part. p. 118-122), dont nous citons la traduction.
[25] Franz CUMONT, « Les "Prognostica de decubitu" attribués à Galien », *Bulletin de l'Institut historique belge de Rome*, 15, 1935, p. 119-131 (ici p. 130).

Ἐν δὲ Αἰγοκέρωτι μηδὲν δοτέον, ἐπειδὴ στροφοποιεῖ τὸν κάμνοντα· ὥσπερ γὰρ τὸ οὐραῖον αὐτοῦ ἐπιστροφοποιεῖ, οὕτως ὑποστροφίζει καὶ τοῖς καθαίρουσι,

« Mais dans le Capricorne l'on ne donnera rien, puisqu'il cause des coliques aux malades : car comme sa queue fait des circonvolutions, de la même façon il cause des spasmes à ceux qui sont purifiés ».

Ici c'est plutôt l'iconographie du signe, chèvre à queue de poisson d'origine chaldéenne[26], qui justifie son influence négative : des coliques contracteront (στροφοποιεῖ) les intestins des patients, comme se tord (ἐπιστροφοποιεῖ) la queue du monstre dimorphe qu'est le Capricorne[27].

Dans d'autres cas, ce sont les caractéristiques astrologiques des signes qui font comprendre le contenu des pronostics médico-astrologiques. D'après Maxime, quand la Lune approche du Lion à la belle crinière (v. 200 ἠυγένειον ἐπιστείχουσα Λέοντα), ce dernier sera responsable d'inflammations du ventre : « tu n'échapperas pas à un mal qui consiste en douleurs brûlantes, si tu ne te hâtes d'expulser de ton ventre toute impureté » (v. 203-204 οὐ γάρ κεν προφύγοισθα κακὸν φλογερῶν ὀδυνάων, / εἰ μὴ γαστέρος ὦκα βάλοις ἄπο λύματα πάντα). Le Lion, signe de feu[28], exerce ici son influence non seulement sur la partie du corps qui lui est traditionnellement attribuée, mais aussi sur la nature de la maladie dont elle est affectée.

La mythologie peut elle aussi contribuer à justifier la teneur des prévisions astrales. La seule mention dans le poème de Maxime d'une grossesse menée à terme correspond au signe de la Vierge (v. 216-219) :

Εἰ δὲ τύχῃσιν
ὠδῖνα ζωοῖσιν ἐπὶ βρεφέεσσι λύεσθαι,
ἦ τ' ἂν ἐλαφρίσσαιτο πόνον στυγερῶν ὀδυνάων
Ἀστραίη Κούρη σταχυηφόρος ἠπιόδωρος,

« Mais si d'aventure la parturiente accouche d'enfants vivants, alors sans doute elle lui allégera la peine de terribles douleurs, la fille d'Astraios, la Vierge aux dons suaves qui porte des Épis ».

La protection accordée par la Vierge semble assez exceptionnelle, puisque Maxime a décidé de la mettre en valeur par l'emploi de deux *tetracôla*, hexamètres composés de quatre mots seulement que les poètes tardifs utilisent à des fins expressives[29], alors même que son pronostic est très bref (v. 217, 219). L'influence bienfaisante (ἠπιόδωρος) de la Vierge s'explique quant à elle par l'identification de ce signe tantôt avec Déméter à cause de l'Épi (σταχυηφόρος) qu'elle tient da sa main (il s'agit en fait de

[26] Franz CUMONT, *Lo Zodiaco*, Milan : Adelphi, 2012, p. 70 (trad. italienne d'ID., « Zodiacus », *in* Charles DAREMBERG, Edmond SAGLIO, *Dictionnaire des Antiquités grecques et romaines*, IX, Paris : Hachette, 1919, p. 1046-1062).

[27] Franz CUMONT, « Les "Prognostica de decubitu" ... », art. cit. note 25, p. 130. Voir Maria PAPATHANASSIOU, « Iatromathematica ... », art. cit. note 5, p. 371-372, pour d'autres remarques sur les vomitifs et les purgatifs dans les textes astrologiques.

[28] Franz CUMONT, *Lo Zodiaco*, *op. cit.* note 26, p. 72.

[29] Maxime, *Des Initiatives*, ed. cit. note 10, p. LXVI-LXX.

l'étoile appelée aujourd'hui α *Virginis*), tantôt avec Ilithye-Lucine, protectrice de l'enfantement[30].

II. La mélothésie décanique

La mélothésie décanique représente quant à elle une version plus précise de la mélothésie zodiacale. Puisque le mot décan désigne à la fois chacune des trois portions de dix degrés qui constituent un signe[31], et chacune des divinités qui exercent leur patronage sur ces portions[32], la répartition des influences astrales sur les différentes parties du corps humain est beaucoup plus nuancée que dans la mélothésie zodiacale.

C'est ce que montre, par exemple, le *Livre sacré sur les décans d'Hermès Trismégiste à Asclépios*, traité en grec composé en Égypte pendant les premiers siècles de la domination romaine[33]. Si, dans la préface de son opuscule iatromathématique, il attribue sans surprise « le dos, le cœur et les côtes » (3 μετάφρενον, καρδία καὶ πλευρά) au Lion, « le ventre » (κοιλία) à la Vierge, Hermès fournit plus de détails dans la suite de son *Livre sacré* : les trois décans de la Vierge s'appellent respectivement Athoum, qui « régit les affections produites dans le ventre » (20 κυριεύει τῶν περὶ τὴν κοιλίαν γινομένων παθῶν), Brysous, qui « régit les affections produites dans les entrailles » (21 τῶν περὶ τὰ ἔντερα … παθῶν), et Amphatham, qui « régit les affections produites au nombril » (22 τῶν περὶ τὸν ὀμφαλὸν … παθῶν).

Hermès ne se borne cependant pas à évoquer les pathologies associées aux différents décans, mais il décrit chacun d'entre eux. Athoum, par exemple, est un serpent enroulé surmonté d'un βασίλειον et posé sur un piédestal[34]. Ces indications relativement détaillées – elles étaient vraisemblablement accompagnées d'illustrations aujourd'hui perdues[35] – sont indispensables pour la fabrication d'une amulette contre les maladies du ventre, comme l'auteur l'annonce lui-même dans la préface de son opuscule (4) :

> Εἴπερ βούλει μὴ παθεῖν ἃ δεῖ παθεῖν ὑπ' αὐτῶν, τάς τε μορφὰς καὶ τὰς ἰδέας τῶν δεκανῶν αὐτῶν γλύψον ἐν τοῖς λίθοις καὶ ὑποθεὶς ἑκάστου τὴν βοτάνην καὶ τὴν μορφὴν καὶ ποιήσας φυλακτήριον φόρει, μέγα καὶ μακάριον βοήθημα τοῦ σώματός σου.
>
> « Si tu veux éviter de souffrir ce qu'il faut souffrir de ces (affections), grave les formes et les représentations des décans eux-mêmes sur les pierres et après avoir placé au-dessous la plante

---

[30] Maxime, *Des Initiatives*, ed. cit. note 10, p. 115.

[31] Wolfgang HÜBNER, « Zodiakale und planetare Dekane », *Berichte zur Wissenschaftsgeschichte*, 39, 2016, p. 36-51.

[32] Spiros PIPERAKIS, « Decanal Iconography and Natural Materials in the *Sacred Book of Hermes to Asclepius* », *Greek, Roman, and Byzantine Studies*, 57, 2017, p. 136-161.

[33] Charles-Émile RUELLE, « Hermès Trismégiste, "Le livre sacré sur les décans", texte, variantes et traduction française », *Revue de Philologie*, 32, 1908, p. 247-277, dont nous citons la traduction ; S. PIPERAKIS, « Decanal Iconography », art. cit. note 32, p. 137.

[34] La plupart des manuscrits du *Livre sacré* attribuent au décan en question un visage de chien (κυνὸς ὄψις) ainsi qu'un corps chaud et couleur de feu (τὸ δὲ λοιπὸν σῶμα θερμὸς καὶ πυροειδής), mais le passage est très probablement corrompu, voir S. PIPERAKIS, art. cit. note 32, p. 145, note 36.

[35] S. PIPERAKIS, art. cit. note 32, p. 138, note 7.

(convenable) et encore une fois la forme et avoir fait un phylactère, porte (sur toi), grand et bienheureux secours pour ton corps ».

Dans le cas du premier décan de la Vierge, il faudra graver l'effigie d'Athoum sur la pierre corallite (γλύψον οὖν τοῦτον ἐν λίθῳ κοραλλίτῃ), placer au-dessous la plante appelée « œil de chat » (ὑποθεὶς βοτάνην αἰλουρόφθαλμον) et renfermer le tout dans une bague d'un métal de son propre choix (κατάκλεισον ἐν ᾧ βούλει) ; par ailleurs, une telle amulette ne sera efficace que si l'on s'abstient du foie de truie blanche (φόρει ἀπεχόμενος ἧπαρ λευκῆς χοίρου).

Comme nous l'avons vu plus haut pour le Capricorne, c'est l'iconographie même d'Athoum, serpent couronné, qui permet de comprendre les éléments mentionnés par Hermès dans sa recette. En effet, ce serpent ne serait autre que Thermouthis, déesse égyptienne de la fertilité souvent associée à Isis et Déméter, identifiées à leur tour l'une et l'autre avec le signe de la Vierge[36]. Cela permet d'expliquer d'une part l'interdit alimentaire qui apparaît dans notre passage, puisque dans la tradition égyptienne la truie blanche est un animal qui représente la déesse Isis[37] – cet interdit « sympathique »[38] a donc pour but de contrecarrer l'influence de l'astre, probablement considérée comme excessive ; d'autre part la mention du calcaire corallien (κοραλλίτης), qui n'est pas sans rappeler les « cheveux d'Isis » (*Isidis crinis*), buisson qui pousse au fond de la mer Troglodytique et ressemblant au corail[39].

Quant à l'« œil de chat », l'épithète αἰλουρόφθαλμος désigne vraisemblablement ici la même plante appelée αἰλούρου ὀφθαλμός par le Pseudo-Dioscoride (2, 178) et *felis oculus* par Pline l'Ancien (*Nat. Hist.* 1, 25, 92 ; 25, 145) en raison de la forme arrondie de sa capsule : il s'agit de l'ἀναγαλλίς, à savoir le mouron, *Anagallis aruensis* L.[40]. Pline rappelle que « les mourons sont merveilleusement bons pour le foie » (26, 35 *iocineri anagallides mire prosunt*), ce qui en rend la mention tout à fait pertinente dans un contexte consacré comme le nôtre aux affections du ventre.

Mais cette plante, que certains traités astrologiques attribuent cependant au signe du Sagittaire[41] et non à celui de la Vierge, pourrait avoir également retenu l'attention d'Hermès Trismégiste à cause du caractère lunaire d'Isis, que souligne par exemple Plutarque dans son traité *Sur Isis et Osiris* (52, 372d : τὴν δ' Ἶσιν οὐχ ἑτέραν τῆς σελήνης). Dans un passage où il est question du sistre, qu'orne l'image d'un chat à face humaine, le philosophe observe en effet que pour les Égyptiens le chat symbolise la lune (63, 376e : αἰνιττόμενοι [...] τῷ δ' αἰλούρῳ τὴν σελήνην), une interprétation que viendrait corroborer le constat que « la pupille de l'œil du chat semble bien s'arrondir et se dilater à la pleine lune, rétrécir et se contracter pendant

[36] A. BOUCHÉ-LECLERCQ, *Op. cit.* note 22, p. 139.
[37] S. PIPERAKIS, « Decanal Iconography », art. cit. note 32, p. 145-146.
[38] *Ibid.* p. 144, note 32.
[39] *Ibid.* p. 156.
[40] Jacques ANDRÉ, *Les noms de plantes dans la Rome antique*, Paris : Les Belles Lettres, 1985, p. 175-176 *s. u. oculus.*
[41] Guy DUCOURTHIAL, *Flore magique et astrologique de l'Antiquité*, Paris : Belin, 2003, p. 443-448.

le décours de l'astre » (αἱ δ' ἐν τοῖς ὄμμασιν αὐτοῦ κόραι πληροῦσθαι μὲν καὶ πλατύνεσθαι δοκοῦσιν ἐν πανσελήνῳ, λεπτύνεσθαι δὲ καὶ μαραυγεῖν ἐν ταῖς μειώσεσι τοῦ ἄστρου)[42].

La capacité de la pupille du chat à se dilater et à se contracter selon les phases lunaires pourrait à son tour avoir été associée à une des nombreuses propriétés médicales du suc de mouron, notamment celle de dilater la pupille, raison pour laquelle, d'après Pline, on en bassine les yeux des malades avant l'opération de la cataracte (XXV, 144 : *pupillas dilatat, et ideo hoc inunguntur ante quibus paracentesis fit*), une caractéristique à laquelle pourrait justement faire allusion l'adjectif αἰλουρόφθαλμος désignant chez Hermès Trismégiste la plante d'Athoum, premier décan du signe de la Vierge[43].

Les instructions que le traité hermétique fournit pour la fabrication d'une amulette pour soigner ou se protéger des affections du ventre apparaissent en définitive comme un ensemble cohérent, où rien n'est laissé au hasard : les différents éléments évoqués – pierre, plante, interdit alimentaire – semblent avoir tous un lien symbolique avec Thermouthis-Isis-Déméter, la divinité décanique dont l'image, une fois gravée, sera garante de santé pour l'heureux possesseur du phylactère.

III. Décans et gemmes gravées

La présence des décans égyptiens reste cependant très rare sur les gemmes gravées d'époque impériale arrivées jusqu'à nous, à l'exception du serpent à tête de lion radiée Chnoubis ou Chnoumis, premier décan du Lion et, comme le signe dont il dépend, spécialisé dans la protection de la région du ventre[44]. Une calcédoine gris-bleu du Kelsey Museum of Archaeology (Université du Michigan) présente par exemple la figure de notre serpent léontocéphale, qu'accompagne le double impératif « digère, digère ! » (ΠΕΣΣΕ ΠΕΣΣΕ), alors qu'une pierre verte (prase ou jadéite) conservée à Berkeley fournit également des renseignements sur le propriétaire de l'amulette : « Chnoumis, écarte de Julien, qu'enfanta Nonna, toute tension, toute indigestion, toute douleur de l'estomac » (ΑΠΟΣΤΡΕΨΑΓΑΙ – *pro* ΑΠΟΣΤΡΕΨΑΤΕ – ΠΑΣΑΝ ΤΑΣΙΝ ΠΑΣΑΝ ΑΠΕΨΙΑΝ ΠΑΝ ΠΟΝΟΝ ΣΤΟΜΑΧΟΥ ΙΟΥΛΙΑΝΟΥ ΟΝ ΕΤΕΚΕΝ ΝΟΝΝΑ)[45].

Dans le *Lapidaire* de Socrate et Denys c'est sur la pierre d'onyx, « blanche et translucide » (35 λευκὸς καὶ διαυγὴς), qu'on prescrit de graver « les circonvolutions d'un serpent avec l'avant-train ou la tête d'un lion et

[42] Pour la traduction, *cf.* Plutarque, *Isis et Osiris*, ed. et tr. Christophe Froidefond, CUF, 1988, p. 234.

[43] G. DUCOURTHIAL, *Op. cit.* note 41, p. 445, rappelle que le pseudo-Dioscoride attribue aux « prophètes » l'appellation « œil de chat ». Ces prophètes sont-ils les anciens Égyptiens ? Il s'agirait alors d'un indice supplémentaire de l'origine égyptienne du nom du mouron qu'emploie l'auteur du traité hermétique sur les décans.

[44] Véronique DASEN, Árpád M. NAGY, « Le serpent léontocéphale Chnoubis et la magie de l'époque romaine impériale », *Anthropozoologica*, 47, 2012, p. 291-314. Dans certains textes, Chnoubis est le nom du troisième décan du Cancer, voir par ex. p. 309, Appendice 3.

[45] V. DASEN, À. M. NAGY, « Le serpent ... », art. cit. note 44, p. 310.

des rayons »[46] (σπείραμα ὄφεως ἔχον προτομὴν ἤτοι κεφαλὴν λέοντος καὶ ἀκτῖνας), qu'il faudra avec toute vraisemblance identifier avec Chnoubis. Ce dernier préserve une fois de plus des maux d'estomac (οὐκ ἐᾷ ἀλγῆσαι τὸν στόμαχον) et garantit à son possesseur une bonne digestion quoi qu'il mange (ὅσαις ἂν χρήσῃ τροφαῖς εὐπεπτήσεις) à condition cependant qu'il ne dépose pas la pierre (ὁ δὲ φορῶν μὴ ἀποτιθέσθω αὐτόν).

La renommée de Chnoubis est telle que même Galien en parle, sans cependant le nommer explicitement, dans un passage de son traité *Sur l'effet des médicaments simples* (9, 2, 19) où il illustre les bienfaits du jaspe vert (XII, p. 207, 2-12 Kühn) :

> Ἰδιότητα δέ τινες ἐνίοις λίθοις μαρτυροῦσι τοιαύτην, οἵαν ὄντως ἔχει καὶ ὁ χλωρὸς ἴασπις, ὠφελῶν τόν τε στόμαχον καὶ τὸ τῆς γαστρὸς στόμα περιαπτόμενος. Ἐντιθέασί τε καὶ δακτυλίῳ αὐτὸν ἔνιοι καὶ γλύφουσιν ἐν αὐτῷ τὸν τὰς ἀκτῖνας ἔχοντα δράκοντα, καθάπερ καὶ ὁ βασιλεὺς Νεχεψὼς ἔγραψεν ἐν τῇ τεσσαρακαιδεκάτῃ βίβλῳ. Τούτου μὲν οὖν τοῦ λίθου κἀγὼ πεῖραν ἱκανὴν ἔχω, καὶ ὁρμάθιόν γέ τι ποιήσας ἐκ λιθιδίων τοιούτων ἐξῆπτον τοῦ τραχήλου σύμμετρον οὕτως, ὡς ψαύειν τοὺς λίθους τοῦ στόματος τῆς γαστρός. Ἐφαίνοντο δὲ μηδὲν ἧττον ὠφελοῦντες ἢ εἰ τὴν γλυφὴν οὐκ ἔχοιεν, ἣν ὁ Νεχεψὼς ἔγραψε,
>
> « Certains attestent pour quelques pierres une propriété comparable à celle qu'a réellement le jaspe vert, qui est utile pour l'œsophage et la bouche de l'estomac, quand il est attaché en amulette. Quelques-uns sertissent aussi la gemme dans une bague et gravent sur elle le serpent ayant des rayons, comme l'a écrit le roi Néchepso dans son quatorzième livre. De cette pierre, moi aussi j'ai une expérience suffisante, et ayant confectionné un petit collier de petites pierres de cette nature, je l'ai fait pendre en amulette du cou en lui donnant une taille telle que les pierres touchent la bouche de l'estomac. Elles n'apparaissaient pas moins utiles si elles n'avaient pas l'entaille que Néchepso a décrite »[47].

Malgré le scepticisme du médecin, qui n'accorde pas d'efficacité thérapeutique au motif gravé sur la gemme, mais uniquement à la pierre et à sa couleur verte[48], ce passage est intéressant d'un point de vue médico-astrologique. Galien dit en effet tirer son information de Néchepso, roi égyptien à qui l'on attribuait la composition, avec le sage Pétosiris[49], d'un important traité, véritable « Bible de l'astrologie » (IIe siècle avant J.-C. ?)[50].

---

46 Pour la traduction, *cf. Les Lapidaires grecs*, ed. et tr. Robert Halleux et Jacques Schamp, CUF, 1985, p. 170.

47 Trad. de Jacques JOUANNA, « Médecine rationnelle et magie : le statut des amulettes et des incantations chez Galien », *Revue des Études grecques*, 124, 2011, p. 47-77 (part. p. 74-75). Certains passages de l'extrait de Galien doivent être corrigés, voir *ibid.*, p. 64, note 13.

48 J. JOUANNA, art. cit. note 47, p. 64 ; V. DASEN, À. M. NAGY, art. cit. note 44, p. 296.

49 Ernst RIESS, *Nechepsonis et Petosiridis fragmenta magica*, *Philologus*, Suppl. 6, 1891-1893, p. 325-394. Le passage de Galien est le fr. 29 (p. 379).

50 Stephan HEILEN, « Some metrical fragments from Nechepsos and Petosiris », *in* I. BOEHM, W. HÜBNER (dir.), *Op. cit.* note 24, p. 24-93 (part. p. 24-25). Voir également Victor GYSEMBERGH, « Hipparchus and the "Ancients" : Nechepsos-Petosiris ? », *Journal of Ancient Civilizations*, 33, 2018, p. 165-179.

Dès lors il est possible que l'entaille (serpent léontocéphale) et la pierre (jaspe vert) mentionnées dans le fragment transmis par Galien ne soient pas choisies au hasard.

D'une part, Chnoubis est le premier décan du Lion, signe dont nous savons désormais qu'il régit le ventre, et que Manilius place, en tant que roi des animaux, sous la tutelle de Jupiter, roi des dieux (2, 441 *Iuppiter… regis ipse Leonem*)[51] — ce qui expliquerait de surcroît sa "couronne" de rayons. D'autre part, les traités astrologiques incluent les lions parmi les animaux de Jupiter, et une pierre appelée ἴασπις apparaît parmi celles qui sont associées à cette même planète[52].

Autre combinaison possible : le nom ἴασπις est également associé à Mercure, parmi les animaux duquel les manuels d'astrologie évoquent les ἑρπετὰ τὰ ἡμερώτερα et le δράκων[53], ce qui pourrait cette fois-ci se relier au corps même de Chnoubis. Mercure entretient quant à lui une double liaison avec la Vierge, patronne du ventre : ce signe représente à la fois le domicile (οἶκος) et l'exaltation (ὕψωμα) de Mercure, termes techniques désignant respectivement la station où la planète est censée se réjouir (χαίρειν) particulièrement au cours de sa route au milieu des étoiles fixes[54] et le signe où elle acquiert son maximum de puissance[55]. Si l'une ou l'autre de ces deux reconstitutions s'avérait exacte, le passage de Néchepso cité par Galien montrerait, comme dans l'exemple d'Athoum analysé plus haut, toute la cohérence dont font preuve les astrologues de tradition égyptienne lorsqu'ils instruisent sur la manière de fabriquer une amulette décanique.

IV. La mélothésie planétaire

Passons maintenant à la mélothésie planétaire[56] : si Ptolémée associe (3, 13, 5) la rate à Saturne (κύριός ἐστιν … σπληνὸς), le foie à Vénus (ἥπατος), le ventre et l'estomac à la Lune (στομάχου καὶ κοιλίας)[57], les traités d'astrologie ont également transmis d'autres combinaisons, qui tantôt complètent les données de la *Tetrabiblos*, tantôt s'en éloignent. D'après une liste que l'on doit soit à Antiochos d'Athènes[58] (IIe siècle) soit à Néchepso[59], c'est par exemple le Soleil qui régit le foie (*CCAG* VI, p. 83, l. 11-12 ὁ δὲ Ἥλιος […] ἧπαρ), alors que l'auteur, vraisemblablement byzantin, de l'*Hermippus*[60], dialogue astrologique dont l'attribution est controversée[61],

---

[51] A. BOUCHÉ-LECLERCQ, *Op. cit.* note 22, p. 183-184 ; A. PÉREZ JIMÉNEZ, art. cit. note 16, p. 281-282.
[52] A. PÉREZ JIMÉNEZ, art. cit. note 6, p. 220-222.
[53] *Ibid.*, p. 229-231.
[54] A. BOUCHÉ-LECLERCQ, *Op. cit.* note 22, p. 182.
[55] *Ibid.*, p. 192-193.
[56] Alessandro OLIVIERI, *Melotesia planetaria greca*, Naples : Tip. Reale Accademia di Archeologia, 1934.
[57] A. PÉREZ JIMÉNEZ, art. cit. note 2, p. 271-272 ; M. PAPATHANASSIOU, art. cit. note 5, p. 365-366.
[58] A. PÉREZ JIMÉNEZ, art. cit. note 6, p. 214. Sur Antiochus, voir Aurelio PÉREZ JIMÉNEZ, « Antiochi *De stellarum in locis thematis significationibus* fragmentum epicum », *Mene*, 14, 2014, p. 217-289.
[59] A. OLIVIERI, *Op. cit.* note 56, p. 3 et n. 1.
[60] Anonymi Christiani, *Hermippus de astrologia dialogus*, ed. Wilhelm Kroll et Paul Viereck, Leipzig : Teubner, 1895.

place le ventre tout entier sous la tutelle de Vénus au lieu du foie seul (1, 13, 80 τὰ δὲ κατὰ τὴν γαστέρα ... [εἰς] τὸν τῆς Ἀφροδίτης, *sc.* ἀστέρα).

Ces différents patronages peuvent être expliqués par une contamination des deux systèmes mélothésiques, zodiacal et planétaire, par la caractérisation des divinités associées aux planètes ou par la constitution physique de ces dernières. La protection du foie par le Soleil est due par exemple au lien qu'entretient le Lion avec la région du ventre dans la mélothésie zodiacale, car ce signe est le οἶκος du Soleil[62] : la sphère d'influence du domicile s'est transmise à son « hôte ». Aphrodite, elle, est la déesse de l'amour et des jouissances physiques, c'est donc tout naturellement que l'auteur de l'*Hermippus* attribue à sa planète, Vénus, tout ce qui se rattache aux plaisirs, y compris ceux du ventre (1, 13, 82 ὅσα μὲν περὶ ἔρωτας καὶ μίξεις καὶ γαστρὸς ἡδονὰς καὶ τοιαύτας ὀρέξεις, εἰς τὸν τῆς Ἀφροδίτης)[63]. Ici, c'est la mythologie qui permet de comprendre la relation établie par l'astrologie entre le corps céleste et l'organe qu'il protège.

De telles explications ne s'excluent par ailleurs pas réciproquement et nous pouvons les trouver combinées avec des considérations liées au tempérament des planètes[64]. Saturne est par exemple la planète froide par excellence en raison de son éloignement du Soleil ; elle a pour domiciles diurne et nocturne le Capricorne et le Verseau, signes froids et humides ; l'éclat un peu livide et la marche lente de la planète avaient enfin fait en sorte que le caractère astrologique de l'astre fût celui d'un vieillard prudent, grave, un peu triste. Dès lors, nulle surprise que Saturne exerce pour Ptolémée son patronage sur la rate, organe important pour la formation de l'*humor melancholicus*[65] : physique, mélothésie, mythologie convergent ici.

V. La mélothésie planétaire dans la glyptique

L'action que les puissances planétaires exercent sur le corps humain est elle aussi représentée sur des pierres gravées, par exemple une hématite du IIIe siècle conservée au British Museum[66]. Sur le revers de la pierre, Mars, debout, en armes, avec cuirasse, chlamyde et casque, tient sa lance pointée vers le bas dans la main de droite et un bouclier dans celle de gauche. L'inscription autour de la divinité indique que « Arès a arrêté la douleur au foie » (ΑΡΗΣ ΕΤΕΜΕΝ ΤΟΥ ΗΠΑΤΟΣ ΤΟΝ ΠΟΝΟ[Ν).

Ce type de gemme était censé pouvoir bloquer les hémorragies en raison du patronage exercé par Mars dans le cadre de la mélothésie planétaire : en tant que dieu de la guerre associé qui plus est à une planète

---

[61] A. OLIVIERI, *Op. cit.* note 56, p. 4 ; A. PÉREZ JIMÉNEZ, art. cit. note 16, p. 274 ; Daniele BIANCONI, « Qualcosa di nuovo su Giovanni Catrario », *Medioevo Greco*, 6, 2006, p. 69-91 (ici p. 70-71, n. 6).

[62] A. OLIVIERI, *Op. cit.* note 56, p. 20.

[63] *Ibid.*, p. 22.

[64] A. PÉREZ JIMÉNEZ, art. cit. note 16, p. 277-278, explique par des arguments similaires l'attribution des différents membres du corps humain aux signes zodiacaux.

[65] A. BOUCHÉ-LECLERCQ, *Op. cit.* note 22, p. 93-94 ; A. OLIVIERI, *Op. cit.* note 56, p. 8 ; A. PÉREZ JIMÉNEZ, art. cit. note 6, p. 216.

[66] Fabio SPADINI, « Pierres gravées et mélothésie », *Eruditio Antiqua*, 11, 2019, p. 73-98 (ici p. 80-81 et p. 97, Figure 6).

rouge, Arès règne en effet sur tout organe rempli de sang ; puisqu'il se montre toujours armé de fer, ce métal lui revient d'après les auteurs de lapidaires astrologiques[67]. Sa planète a donc le pouvoir de maîtriser et cicatriser les blessures dont le dieu est tenu responsable.

Mais d'après certaines sources Mars régit également la bile jaune[68] que secrète le foie, ce qui pourrait expliquer son action bienfaisante sur cet organe et la mention de celui-ci dans l'inscription de l'hématite de Londres.

L'exemple du ventre a permis d'une part de découvrir la mélothésie dans ses trois déclinaisons, zodiacale, décanique et planétaire, d'autre part de mieux comprendre le rôle qu'elle joue dans les deux volets de la médecine astrologique, diagnostique et thérapeutique. Il s'agit d'un univers fascinant, régi par un réseau complexe et composite de correspondances, difficile à reconstituer et qui agit la plupart du temps à un niveau probablement inconscient[69], mais dont l'étude attentive semble primordiale si l'on veut mieux comprendre certains détails des textes antiques, non seulement ceux de contenu astrologique, mais encore ceux des grands médecins et naturalistes, sans oublier les images et les inscriptions gravées sur les pierres magiques.

Dès lors, il nous sera permis de sortir de ces « forêts de symboles » en laissant la parole à Charles Baudelaire, *genius loci* de la dernière journée de ce colloque – il vécut à l'Hôtel de Lauzun d'octobre 1843 à septembre 1845 – dont on célèbre en cette année 2021 le bicentenaire de la naissance :

> « Comme de longs échos qui de loin se confondent
> Dans une ténébreuse et profonde unité,
> Vaste comme la nuit et comme la clarté,
> Les parfums, les couleurs et les sons se répondent… »

---

[67] Nicola ZITO, « Guérir par les astres, guérir par les pierres. L'exemple du Περὶ Καταρχῶν de Maxime et des Λιθικά orphiques », *in* Tamara MARTÌ CASADO, Maria SAVVA (dir.), *Le Traitement. De la notion physique à ses représentations métaphoriques dans l'Antiquité gréco-romaine classique et tardive*, Paris, 2019, p. 101-120 (part. p. 110), https://www.orient-mediterranee.com /IMG/pdf/actes_ traitement_2017.pdf.

[68] A. OLIVIERI, *Op. cit.* note 56, p. 14.

[69] A. PÉREZ JIMÉNEZ, art. cit. note 6, p. 232.

Folies du ventre et musicalités.
Ventres faciaux et musiciens dans les manuscrits enluminés des XIIIe et XIVe siècles (France du nord, Flandre, Angleterre)

Martine CLOUZOT[1]

« La tête est du côté de l'esprit ; le ventre, du côté de la chair »[2]. Au Moyen Âge, ce binôme théologico-anthropologique est au cœur des fêtes et rituels, ainsi que de diverses productions textuelles, musicales ou figurées. Dans les marges des manuscrits enluminés des XIIIe et XIVe siècles, il a la particularité d'être représenté en mode inversé. Entre « le haut et le bas », pour reprendre l'expression de Mikhaïl Bakhtine[3], le renversement des fonctions rationnelles *versus* les activités digestives et sexuelles a offert aux enlumineurs une palette figurative et sonore pleine d'inventivité et de savoirs.

Dans les marges des livres[4], en effet, les ventres de nombre de « drôleries » présentent deux caractéristiques principales : leur forme dessine un visage ; ils sont sonores, émetteurs de sons instrumentaux, vocaux ou phonatoires. Par divers jeux d'inversion entre les parties corporelles, les enlumineurs ont créé des hybrides « gastrocéphales » souvent comiques car obscènes et scatologiques, combinant digestion, sexualités et pratiques musicales. Jouant fréquemment des instruments de musique et produisant des voix, des souffles et des bruits, ils vont être analysés sous l'angle du sonore, voire du musical, en tout cas d'une « acoustique organique ». Il s'agira d'interroger leur association étonnante avec la musique au regard de l'objet matériel et symbolique qu'ils ornent : le livre enluminé[5].

---

[1] Professeure en Histoire du Moyen Âge à l'Université de Bourgogne-Franche Comté (Dijon), membre de l'UMR CNRS 6298-ARTEHIS et de la Maison des Sciences de l'Homme de Dijon UAR 3516 CNRS / UBFC-uB.

[2] Jacques LE GOFF et Nicolas TRUONG, *Une histoire du corps au Moyen Âge*, Paris : Ed. Liana Levi, 2003, p. 88.

[3] Mikhail BAKHTINE, *L'œuvre de François Rabelais et la culture populaire au Moyen Âge et sous la Renaissance,* Paris : Gallimard, 1970 (1940).

[4] *Cf.* Lilian RANDALL, *Images in the Margins of the gothic Manuscripts*, Berkeley : University of California Press, 1966 ; Michael CAMILLE, « Play, Piety and Perversity in Medieval Marginal Manuscript Illumination », *in* Katrin KRÖLL, Hugo STEGER (dir.), *Mein ganzer Körper ist Gesicht. Groteske Darstellungen in der europäischen Kunst und Literatur des Mittelalters*, Freiburg im Breisgau : Rombach, 1994, p. 171-192 et *Images dans les marges. Aux limites de l'art médiéval,* Paris : Gallimard, 1997 ; Jean WIRTH et *alii, Les marges à drôleries des manuscrits gothiques (1250-1350),* Genève : Droz, 2008 ; Thomas GOLSENNE, Gil BARTHOLEYNS, Alain DIERKENS (dir.), *La Performance des images*, Bruxelles : Editions de l'Université, 2010.

[5] *Cf.* Martine CLOUZOT, *La Musicalité des images. Instruments, voix et corps sonores dans les manuscrits enluminés (XIIIe-XIVe siècles)*, Turnhout : Brepols, coll. « Epitome musical », 2021.

Les ouvrages ainsi enluminés concernent principalement les livres de prières tels les psautiers, les livres d'heures ou les bréviaires. Commandes, dons ou propriétés des puissantes familles de la France du nord, de l'Angleterre et de la Flandre, ils s'inscrivent aux XIIIe et XIVe siècles dans le contexte général d'essor politique et culturel des cours princières où le livre, l'écrit, la voix, l'image et la musique deviennent des marqueurs sociaux prisés par les élites laïques. Ces « médias » sont l'œuvre de l'Église qui, dès les XIe et XIIe siècles et plus encore depuis le concile de Latran IV en 1215, les a étendus à l'ensemble de la société à des fins de conversion des mœurs. Clercs, prédicateurs Mendiants et autres maîtres des *studia* parisiens et anglais en ont la charge par la *cura animarum*. Or, la moralisation des corps et des âmes passe, entre autres, par la discipline des ventres.

Les livres de l'aristocratie laïque participent de cette réforme morale de la société. Dans les cours princières, au croisement du spirituel et du charnel, s'organisent, d'un côté des pratiques dévotionnelles telles les prières quotidiennes sur le psautier, d'un autre côté des rituels festifs comme les banquets en musique, mettant en scène les corps, touchant à la sensualité et au ventre. Aussi, clercs et confesseurs, mais aussi poètes et musiciens concourent-ils aux relations ambivalentes entre vices et vertus, morale religieuse et normes sociales, exigences des corps et salut des âmes. Les manuscrits enluminés sont à compter parmi les moyens spirituels de ces injonctions morales. Ils en sont également des expressions visuelles, verbales et musicales.

Cependant, leurs *marginalia* invitent à s'interroger sur les raisons de l'association incongrue établie entre la partie abdominale et certaines « musicalités » : quels sont les mobiles culturels et sociaux de ces savants montages visuels au sein de livres dévotionnels prestigieux ? Cette question est traitée dans une perspective d'anthropologie historique (et non d'histoire de l'art). Les aspects formels et anatomiques, d'abord, sont caractérisés par l'inversion entre le ventre et la tête, les voix et les souffles, les borborygmes et les musiques. Ensuite, leurs fondements culturels sont explicités par la formation aux arts libéraux et par les activités pédagogiques de leurs concepteurs : les « maîtres de la parole »[6] et des images, les clercs, les enlumineurs. Enfin, la raison d'être de ces musiciens ventripotents prend tout son sens dans le contexte d'édification et de conversion morale des laïcs par l'Église. Organe de l'alimentation et des sexualités, le ventre sonore offre une image édifiante des péchés de chair — la gourmandise et la luxure —, qui sont aussi des péchés de langues — l'orgueil et le blasphème. En mode inversé, ces figurations monstrueuses feraient écho à la quête de l'*imago* originelle de tout orant et toute orante sur son livre de chant[7].

---

[6] *Cf.* Nicole BÉRIOU, *L'avènement des maîtres de la parole. La prédication à Paris au XIIIe siècle*, Paris : Institut d'Études augustiniennes, 1998.

[7] *Cf.* Jean-Claude SCHMITT, *Le corps des images. Essais sur la culture visuelle au Moyen Âge*, Paris : Gallimard, 2002.

I. Ventres faciaux et sonores : l'inversion du « haut » et du « bas »

La première spécificité des ventres peints dans les marges est d'être faciaux. L'assemblage corporel des hybrides est réalisé soit par le remplacement de l'abdomen par un « visage », formant un dédoublement facial, soit par une inversion entre la tête et le ventre. La seconde caractéristique, pour le corpus retenu, les transforme soit en instrumentistes, soit en créatures phonatoires, souvent les deux. Par ces procédés visuels, les fonctions organiques et les bruitages sont dédoublés, voire triplés : la parole, la digestion, la sexualité sont répétées sur plusieurs parties du corps, essentiellement le ventre et l'arrière-train. Enfin, la troisième particularité concerne le choix de leur disposition sur les feuillets, c'est-à-dire en marge des psaumes, alors qu'aucun d'entre eux ne les mentionne. En revanche, les citations et allégories psalmiques d'instruments de musique et du chant sont très nombreuses et ont été abondamment commentées par les Pères de l'Église grecs et latins, comme en attestent les écrits exégétiques d'Origène, Clément d'Alexandrie ou encore Augustin[8]. Les psaumes allégorisent le Verbe divin et s'incarnent dans la voix et la psalmodie. La rencontre entre ventres et musicalités se noue au cœur des psautiers dans cette société fondée sur le Livre et la Parole.

A. L'oralité des ventres faciaux : gueules et becs

Quelques ventres sonores peints dans les psautiers et les livres d'heures des années 1300 permettent d'en observer les montages corporels[9]. Ils sont portés par des monstres et hybrides en marge des prières. Ils établissent ainsi un rapport d'opposition entre le Verbe divin — les psaumes composés par le roi David — et les « bruits » des ventres, entre la musique vocale inspirée, divine et savante et les bruits corporels. Ces contrastes s'observent à travers les voix des corps ventriloques.

Dans les *Heures de Maastricht*[10], en marge du psaume 8 (f. 182), trois têtes, l'une au chef, l'autre à la place du ventre et la dernière au fessier, forment le corps d'un hybride parleur ; deux d'entre elles ouvrent la bouche soit en tirant la langue, soit en montrant les dents, celle du ventre dotée d'une oreille se tait : la combinaison tricéphale permet de doubler les voix tout en intégrant le silence et l'écoute. L'idée de représenter la voix et l'audition est *incarnée*, au sens premier du terme, avec humour. Le *Psautier de Luttrell*[11], prestigieux manuscrit de la puissante famille Luttrell, est riche en *marginalia* érudits et étonnants, parmi lesquels figurent nombre d'hybrides sonores, musiciens et parleurs. Dans l'une de ses marges (f. 25 v), un grotesque nu au corps bleu ferme la bouche, alors que la tête orange

---

[8] *Cf.* James McKinnon, *Musique, chant et psalmodie. Les textes de l'Antiquité chrétienne*, Turnhout : Brepols, 2006.

[9] Les liens internet des bibliothèques donnent accès aux manuscrits et aux fonctionnalités de zoom, téléchargement, etc.

[10] Londres, BL, ms. Stowe 17, c. 1300, Liège, http://www.bl.uk/manuscripts/FullDisplay.aspx ?ref=Stowe_MS_17.

[11] Londres, BL, ms. Add. 42130, c. 1325-1335, http://www.bl.uk/manuscripts/FullDisplay. aspx? ref=Add_MS_42130.

qui lui tient lieu de ventre parle en montrant des petites dents. Un peu plus loin dans le même manuscrit (f. 28), sous les premiers versets du *Dixit insipiens*, le ventre facial d'un autre monstre est en forme de tête d'oiseau parlant par le bec. Les parties du corps « normalement » dédiées à la digestion se trouvent ainsi transformées, et même transgressées, pour devenir des organes de l'oralité.

Enfin, un dernier exemple est donné par le beau *Psautier de Gorleston*[12], propriété du puissant Sir John de Warenne. Dans l'une de ses bordures (f. 189 v), un triple hybride est composé d'abord d'une tête hirsute à grandes oreilles criant la bouche ouverte, puis d'une grosse tête centrale tenant lieu de ventre et de gueule dévorante et regardant dans la direction inverse, enfin d'un demi corps nu, dont les jambes, le fessier avec un anus important, le bas du ventre et les côtes pénètrent dans la gueule de la tête centrale. Ce montage corporel confond l'entrée et la sortie, la bouche et l'anus, la dévoration buccale et la pénétration anale *versus* l'expulsion scatologique, la digestion et la parole. L'hybridité, l'humanité et la bestialité sont imbriquées en directions opposées. Harmonieux et monstrueux, ce corps est ambivalent autant visuellement que musicalement. Comme la majorité des hybrides, son anatomie polymorphe est surtout concernée par les bruits du ventre et du fessier ou, plus exactement, de l'anus. Ingurgitations et digestions, pénétrations et flatulences concernent les mêmes organes émetteurs de sons difficiles à qualifier — phonatoires, musicaux, vocaux. La circulation des matières, des souffles et des sons emprunte les mêmes voies corporelles que la voix, le son et le sexe. Cet hybride forme une combinaison organique paradoxale. Mais il en est d'autres tout autant incongrus, capables notamment de jouer d'un instrument de musique.

B. Des ventres joueurs d'instruments : cornemuses et trompettes

Les instruments de musique sont souvent associés aux ventres. Les enlumineurs ne les ont pas choisis au hasard, « pour la décoration », mais en raison de leur adaptabilité organique aux ventres. Il s'agit de la cornemuse pour le ventre, les parties génitales ou le fessier ; et de la trompette en prolongement du nez, de la bouche ou des fesses[13]. Leurs formes organologiques permettent de remplacer, augmenter ou inverser le ventre et la tête, les fesses et les parties génitales masculines. Avec les ventres monstrueux, elles développent des assemblages corporels comiques. De surcroît, à cause de leurs sonorités rudimentaires et puissantes, elles s'opposent au chant psalmique et, au début du XIVe siècle, aux polyphonies savantes de l'*ars nova*. Ce nouveau genre musical est à l'honneur dans les

---

[12] Londres, BL, ms. Add. 49622, f. c. 1310-20, http://www.bl.uk/manuscripts/FullDisplay.aspx?ref=add_ms_49622

[13] *The New Grove Dictionary of Musical Instruments,* Stanley SADIE (dir.), 3 vol., Londres / New York : Macmillan Press, 1984 ; Françoise FERRAND (dir.), *Guide de la Musique du Moyen Âge,* Paris : Fayard, 1999.

offices liturgiques des cathédrales et chapelles princières, mais aussi lors des cérémoniaux de cours[14].

À titre d'exemple, dans le manuscrit des *Heures de Maastricht* déjà cité, un hybride (f. 116) tient une cornemuse pouvant faire office d'organe ou de membre ajouté au corps — un buste ou un ventre ; il a pour bas-ventre un « ventre-visage » qui se prolonge en queue de dragon. Le montage corporel donne l'impression que trois « êtres » sont imbriqués : celui du joueur, la cornemuse qui est pourvue d'une tête à l'emplacement habituel du bouffoir entre la poche et le hautbois, et le « ventre-visage ». Dans le *Psautier de Luttrell* (f. 185 v), la queue d'un hybride est constituée d'une tête de fou soufflant dans une trompette, son arrière-train est celui d'un dragon, le buste et la tête humains jouent de la cornemuse, une troisième tête couronnée placée entre la poche et le hautbois semble souffler dans celui-ci. De l'entrée vers la sortie et *vice-versa*, les sons puissants des instruments à vent s'échappent des corps ventrus augmentés d'un côté de la poche animale de la cornemuse, de l'autre côté du tube de la trompette.

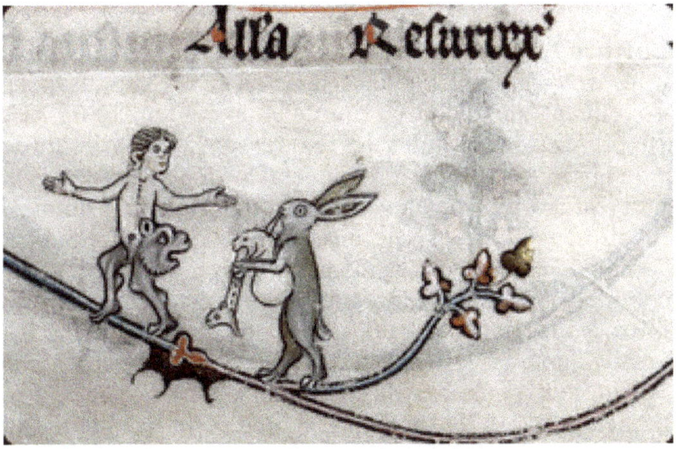

Figure 1. BM Verdun, ms. 107 f. 101, entre 1302 et 1305
© BM Verdun

Un cas particulier peut être retenu parmi beaucoup d'autres : le *Bréviaire de Renaud de Bar*[15] (fig. 1). Dans l'une de ses marges (f. 101), un homme au torse nu, le ventre nu, écarte les bras, ses jambes ou plutôt ses pattes sont velues comme celles d'une bête, une face animale lui sert de postérieur, il tourne la tête en arrière vers un lapin qui souffle dans une cornemuse. Le léporidé est réputé pour son caractère impur selon le *Lévitique* 11, 6, et pour sa sexualité active d'après les bestiaires[16] et les

[14] *Cf.* Margaret BENT, « Les élites culturelles et la polyphonie aux XIVe et XVe siècles », Jean-Jacques NATTIEZ (dir.), *Musiques. Une encyclopédie pour le XXIe siècle*, vol. 4, Paris : Actes Sud / Cité de la Musique, 2006, p. 312-339.
[15] BM Verdun, ms. 107, c. 1302-1305. http://www1.arkhenum.fr/dr_lorraine_ms/
[16] *Cf.* Jacques VOISENET, *Bêtes et Hommes dans le monde médiéval. Le bestiaire des clercs du Ve au XIIe siècle*, Turnhout : Brepols, 2000.

fabliaux[17]. Quant à la cornemuse, dans les fabliaux, les proverbes et les arts, ses formes sont couramment comparées aux parties génitales masculines. L'agencement des deux créatures articule inversions, répétitions et dédoublements corporels entre les parties animales, humaines et instrumentales : le ventre du lapin se répète en mode inversé dans la poche gonflée d'air de la cornemuse, faisant circuler les souffles entre les bouches, les ventres, les fesses, l'outre de la cornemuse et son hautbois. L'abdomen animal, en écho à celui dénudé de l'hybride humain, se trouve réduit à une poche d'air, fabriquée à partir de la panse d'un animal mort (veau, mouton ou chèvre), dépecé et vidé de ses viscères pour n'en garder que la peau velue (la « fleur » selon le vocabulaire du parcheminage[18]). De plus, cette poche ventrue produit des sons transitant par les deux têtes animales du hautbois. Elle devient le seul « organe » sonore pourvu de la parole, comme doué de qualités humaines. La capacité à jouer de la musique passe en mode inversé à l'animal vivant et par la panse de la cornemuse. À travers ces hybridations anatomiques et instrumentales se réalise ainsi une dégradation de l'humain au profit de la bête.

C. Cultures et anatomies du ventre

Dans les *marginalia*, les jeux visuels entre les ventres et les têtes sont évidents, provoquant sans doute le rire de leurs contemporains. Ce grotesque scabreux est présent dans toutes les expressions de la culture médiévale, témoignant de la circulation des croyances, des modèles, des musiques entre les différentes catégories sociales au cours du temps. Il anime les fêtes et rituels calendaires, tels la fête des fous entre le 26 décembre et le 6 janvier, suivie de Carnaval et ses masques jusqu'au mercredi des cendres, et d'autres festivités comme les Soufflaculs et les Pétengueules[19]. Il est aussi vivace dans les livres, supports de l'érudition. Depuis les fabliaux — comme *Li Fabliau de Coquaigne* —, le *Roman de Renart*, le *Jeu de Robin et Marion* et les farces, jusqu'aux peintures de Jérôme Bosch (v. 1453-1516) et Pieter Brueghel l'Ancien (v. 1525-1569), et évidemment *Gargantua* de Rabelais, les jeux d'inversion sur les fonctions ventrales et basses ont toujours agi comme d'efficaces ressorts du comique, de la satire et du rire à tous les niveaux de la société.

Cependant, contrairement à la thèse de Mikhaël Bakhtine, loin de remplacer les ventres affamés par des panses repues, ces productions littéraires et picturales tendent au contraire à conforter les hiérarchies, et donc la supériorité sociale et culturelle de leurs concepteurs et spectateurs, à savoir les élites cléricales et nobiliaires. Car, dans le cas des enluminures, ce sont les livres de prières qu'elles ornent de ventres faciaux, c'est-à-dire des supports matériels marqués par une histoire et un statut prestigieux dans la société chrétienne. Certes, à partir du XIIIe siècle, leur diffusion s'accélère

[17] *Cf.* John W. BALDWIN, *Les langages de l'amour dans la France de Philippe Auguste*, Paris : Fayard, 1997 (1994).
[18] *Cf.* Christopher De HAMEL, *Une histoire des manuscrits enluminés*, Paris : Phaidon, 2001.
[19] *Cf.* Claude GAIGNEBET et Dominique LAJOUX, *Art profane et religion populaire*, Paris : PUF, 1985. Voir l'article de Cécile Bulté et Maud Pérez-Simon dans le présent volume.

parmi les laïcs, de plus en plus éduqués aux écoles, à l'université et dans les cours seigneuriales[20]. Elle se fait sous l'autorité et le contrôle de l'Église. Aussi, quand les clercs recourent au ventre *versus* la tête qu'ils associent sciemment aux images, à la voix et aux instruments *versus* les gargouillements et les flatulences, aussi étonnant que cela puisse paraître, c'est en se fondant sur des modèles culturels savants. Leur maniement ludique combiné à l'art antique du paradoxe en atteste. Pour le montrer, des analogies entre les figurations, l'anatomie, la notation et les polyphonies musicales contemporaines révèlent des références communes sur les ventres faciaux et sonores depuis les arts libéraux jusqu'à la théologie, en passant par la médecine, la musique et les images.

Dans les manuscrits enluminés, ce sont les hybrides qui, de fait, affichent d'étonnants ventres faciaux et musiciens. Hérités de l'Antiquité, leurs formes zoomorphiques servent les discours textuels, visuels et vocaux des clercs. Dans le domaine de la musique savante, théoriciens, compositeurs et notateurs usent des analogies entre les anatomies animales, la calligraphie des notes et les compositions polyphoniques de l'*ars nova*. Par exemple, des théoriciens de la musique, comme Johannes de Grocheio / Jean de Grouchy (v. 1255-v. 1320), maître au collège de Saint-Denis à Paris, s'appuient sur la rhétorique du *trivium*, mais aussi sur le *Tegni* ou *Technè* de Galien[21] et, fait nouveau au XIIIe siècle, sur les traductions et les commentaires de la *Physique*, l'*Histoire des animaux*, les *Parties* et la *Génération des animaux* d'Aristote. À partir des références galéniques et du modèle taxonomique aristotélicien, certains termes et procédés d'écriture musicale[22] ont été fondés sur une anatomie « zoologique » appliquée aux membres et aux organes les plus saillants et récurrents des « drôleries » ventrues peintes à la même époque : têtes, ventres, queues désignent autant les corps des notes que ceux des hybrides. Au début du XIVe siècle, un répertoire physiologique est ainsi partagé, entre autres, par les théoriciens de la musique, les compositeurs et les enlumineurs.

Un manuscrit unique en son genre illustre cette culture commune du ventre sonore chez les lettrés. Il s'agit du *Roman de Fauvel*[23] réalisé à Paris vers 1310-1314, par les clercs royaux de Philippe le Bel (1285-1314). L'ouvrage regroupe divers textes narratifs lus et chantés, 130 pièces musicales et 78 dessins colorés. Du fait de sa composition polymorphe, il a été qualifié « d'hybride » par les spécialistes de musicologie, littérature et

[20] *Cf.* Jacques VERGER, *Les universités,* Paris : PUF, 1999 (1973) et Jacques VERGER, « Culture universitaire, culture de cour à Paris au XIVe siècle », *in* Werner PARAVICINI, Jörg WETTLAUFER (dir.), *Erziehung und Bildung bei Hofe*, Stuttgart : Thorbecke, 2002, p. 167-176 ; Nathalie GOROCHOV, *Naissance de l'université : les écoles de Paris d'Innocent III à Thomas d'Aquin*, Paris : H. Champion, 2016.

[21] *Cf.* Luminita FLOREA, « The Body Animal and Human as simile. Aristotelian and Galenic. Anatomy in Late Medieval Books of Music Theory and Practice, *c.* 1200-1350 », *Philobiblon*, Cluj (Romania) : Babes-Bolyai University Press, 2006, p. 74-123.

[22] Anna ZAYARUZNAYA, *The Monstrous New Art. Divided Forms in the Late Medieval Motet,* Cambridge : University Press, 2015.

[23] Paris, BnF, ms. fr. 146. http://images.bnf.fr

histoire de l'art[24]. Sa figure centrale, le cheval ou l'âne roux Fauvel, est une créature anthropomorphique, elle aussi hybride, dont l'avant et l'arrière-train sont souvent confondus et inversés. Sur le plan musical, les motets polyphoniques ont été composés par Philippe de Vitry (v. 1290-1361), réputé pour son « invention » du système de notation musicale de l'*ars nova.* Or, la créature monstrueuse est employée pour « fauvéliser » les pièces polyphoniques, en intervenant physiquement et vocalement dans la narration. Par exemple, dans le motet *Je voi / Fauvel,* son irruption dans texte avant et après la notation musicale se fait par le « ventre fiens »[25], « le ventre plein d'excrément », satire des puissants corrompus venus le « torcher ». Après sa prise de parole incongrue, le poème reprend sur la question de l'origine de l'homme : le ventre maternel. Le temps du motet donne en quelque sorte naissance à un corps par le ventre, la voix, la musique et l'image.

Ainsi, autour de 1300, s'observe une convergence des expressions les plus savantes du ventre. Chacun dans son domaine, les spécialistes de la calligraphie, de la notation, de la peinture et de la polyphonie en ont créé des formes nouvelles. Leur support de prédilection étant le livre manuscrit, les rapports de celui-ci avec la vocalité expliquent probablement l'apparente incongruité de ces ventres faciaux et musiciens dans les psautiers.

II. Borborygmes et obscénités : le comique et le sérieux

La parole est au cœur du chant de l'enseignement et de la prédication[26]. Sous l'autorité du Verbe divin représenté par les psaumes, le langage touche à l'articulation rationnelle (ou pas) dont les clercs sont les maîtres. La musique, comme la poésie, en est une expression tangible, en tant qu'*ars* du *quadrivium,* science des intervalles numériques entre les sons, les notes et les voix polyphoniques. Par analogie, les hybrides des marges sont des évocations métaphoriques de la Parole / parole, mais en mode inversé par la cacophonie et l'abondance de paroles. L'irrationalité et la disharmonie sont exprimées par la segmentation et le démembrement des corps au centre desquels se trouve le ventre. Aussi celui-ci est-il figuré de façon obscène, scatologique et drôle, « inconvenante » au sens rhétorique du terme *decor, decorum* – « ce qui convient »[27]. Car depuis l'Antiquité, il appartient aux *topoï* du « sérieux » et du « comique » enseignés dans le *trivium,* les sciences du langage[28].

---

[24] *Cf.* Margaret BENT, Andrew WATHEY (dir.), *Fauvel Studies. Allegory, Chronicle, Music, and Image in Paris, Bibliothèque Nationale de France, MS français 146,* Oxford : Clarendon Press, 1998.

[25] Vers 1099, *Le Roman de Fauvel,* intr. et trad. Armand Strubel, Paris : Librairie générale française, 2012, p. 247.

[26] *Cf.* Jacques BERLIOZ et Marie-Anne POLO DE BEAULIEU (dir.), *L'animal exemplaire au Moyen Âge, V^e^-XVe siècles,* Rennes : Presses universitaires, 1999 ; Marie BOUAÏK-GIRONES et Marie Anne POLO DE BEAULIEU (dir.), *Prédication et performance, du XIIe au XVIe siècle,* Paris : Classiques Garnier, 2013.

[27] *Cf.* Marie FORMARIER, *Entre rhétorique et musique. Essai sur le rythme latin antique et médiéval,* Turnhout : Brepols, 2015.

[28] *Cf.* Ernst R. CURTIUS, *La Littérature européenne,* Paris : PUF, 1956, p. 653-682.

Chez les poètes antiques, la composition d'anatomies hybrides procédait du travail de *mimesis* de la nature, permettant de révéler sa puissance de métamorphose poussée jusqu'à la création de monstres. Bien connu des lettrés et des peintres médiévaux, Ovide s'est placé du côté de la liberté imaginative de la poésie[29]. Horace, au contraire, s'est opposé à ce que le poète ou le peintre puissent inventer librement des créatures outrepassant la simple *mimesis* de la nature[30]. Très réputé au Moyen Âge, son *Ars poetica* a préconisé la composition de créatures monstrueuses, divisées et disharmonieuses. Nombre de clercs s'en sont inspirés à des fins d'exemplarité pédagogique et morale.

En effet, aux écoles et à la Faculté des Arts, certains exercices de grammaire latine et de rhétorique sont fondés sur la matière comique. Ils consistent pour une bonne part en des associations d'idées et des jeux de mots pouvant dériver vers des plaisanteries et des sous-entendus ambivalents, voire obscènes[31]. Ces malentendus, dans tous les sens du terme, dérivent de fautes à éviter. Celles-ci sont énumérées, entre autres, dans le traité de grammaire le plus utilisé au Moyen Âge, l'*Ars Maior* (III) de Donat : le barbarisme, le solécisme et l'inconvenance. Toutefois, en les enseignant, les maîtres ont pris le risque de laisser libre cours aux erreurs phonétiques, sémantiques et donc éthiques. Celles-ci peuvent porter sur l'ablation d'une syllabe, c'est-à-dire d'un son, au début d'un mot — *aphaeresis* — ou au milieu — *syncope* — ou à la fin — *apocope*[32]. Elles prennent aussi la forme de l'*anastrophe*, c'est-à-dire du renversement de l'ordre habituel des mots, ou encore de la *tmèse* qui est une césure, une disjonction des deux éléments d'un nom composé[33]. Or, les divisions incorrectes des syllabes et des sons dans un mot en font dériver le sens. En grammaire et en rhétorique, elles portent les noms techniques de *cacemphaton, cacosyntheton* et *aischrologia* que Quintilien a repris du *De oratore* (154) de Cicéron. Ce sont des mots qui « par l'usage mauvais qu'on en fait [... ont] pris une acception obscène » et « font rire les mauvais plaisants ». Ce sont des « défauts » pouvant « blesser la pudeur », car « tout ce qui tombe dans l'excès est toujours vicieux ». Ils sont produits volontairement ou non « en joignant deux mots qui, par leur jonction, forment une consonance sale ou obscène » ou par « l'union [ou la division] de deux mots ou de deux syllabes ». De plus, « ce n'est pas seulement le mot en lui-même qui est exposé à cet inconvénient, mais très souvent aussi c'est dans la pensée qu'on va chercher l'obscénité ». Enfin, ce sont « les mots les plus purs [qui] sont quelquefois le sujet d'obscènes allusions »[34].

---

[29] Ovide, *Métamorphoses,* I, 1, 1 (ed. Georges Lafaye, Paris : Les Belles Lettres, CUF, 1925).
[30] Horace, *Art poétique,* I, vers 10 (ed. François Villeneuve, CUF, 1934).
[31] *Cf.* Jan M. ZIOLKOWSKI, *Alan of Lille's Grammar of Sex. The Meaning of Grammar to a Twelfth-century Intellectual,* Cambridge : The Medieval Academy of America, 1985 et Jan M. ZIOLKOWSKI (dir.), *Obscenity. Social Control and Artistic Creation in the European Middle Ages,* Leyde : Brill, 1998.
[32] Jan M. ZIOLKOWSKI, *op. cit., supra* note 31, p. 19.
[33] Ernst R. CURTIUS, *op. cit.*, p. 648.
[34] Quintilien, *Institution oratoire,* 8, 3, 44-47 (ed. Jean Cousin, CUF, 1978).

Ces *cacemphata* ont une dimension sonore, « cacophonique ». Produits par les élèves ou les mauvais orateurs, ils provoquent un « mot sale » — *turpe vocabulum*. Cicéron explique que la *divisio* erronée de sons dans les vocables trop longs peut émettre des sons déplacés, tel *intercapedo*, signifiant interruption, intervalle, dont les deux syllabes finales, si elles sont séparées, sonnent comme *pedo* du verbe « péter »[35]. Ces plaisanteries ont lieu à l'écrit du fait de l'écriture relativement linéaire et continue — la *scriptio continua*. Mais celle-ci peut aussi causer des calembours oraux, car sa compréhension nécessite une lecture à haute voix, rythmée, faite de pauses et de respirations entre les groupes de mots et les phrases. Par exemple, l'enchaînement d'un mot se terminant par la syllabe *ca* avec un autre commençant par *ca* ou *co* peut sonner comme *cacos* en grec — « mauvais » —, mais en latin produit inévitablement *caca, caco,* du verbe *cacare*, déféquer.

Ces amputations caractérisent tous les hybrides musiciens ornés de ventres faciaux. En chacun d'eux manquent les parties supérieures ou inférieures du corps, une tête ou des jambes, lesquelles sont improprement remplacées par des ventres, des instruments ou des membres « exotiques ». À la segmentation des mots correspondraient celle des corps, donc des sons et des voix, et, par conséquent, du sens moral des mots, mais aussi des images verbales et mentales. Avec habileté et humour, les concepteurs d'images auraient réussi la prouesse de donner corps aux exercices scolaires les plus communs. Ils auraient placé ces corps monstrueux aux antipodes de l'ornement cicéronien et musical, frôlant les limites de la décence attendue de la part d'un orateur, qu'il soit prédicateur, chantre, poète, clerc, ou maître d'université. Mais en « bestournant » les règles de la grammaire, de la rhétorique et de la physique acoustique, ils en ont perpétué les modèles, sans les remettre en cause, confortant un entre soi culturel et social des maîtres dans une société où la parole est d'autorité et les images ont valeur d'exemple[36].

III. Musicalités de la *gula* et de la fornication : les folies du ventre

Le *decorum* des manuscrits dévotionnels, comme celui des sermons, de la poésie ou de la musique, a certes une vocation ornementale, mais à visées morales : l'esthétique du verbe et des images tend vers une éthique. Sur le support des livres de prières, il rejoint la tradition patristique du système des péchés capitaux dans lequel la gourmandise (*gula*) est associée à la luxure (*luxuria*) et l'orgueil (*superbia*)[37]. Composé de ventres faciaux dans les *marginalia* des psautiers, il s'en fait l'écho figuré et sonore, adapté aux pratiques spirituelles et sociales des nobles laïcs aux XIIIe et XIVe siècles.

---

[35] Cicéron, *Ad familiares* IX, 22, 4 (ed. Jean Beaujeu, CUF, 1983).

[36] *Cf.* Antoine DESTEMBERG, *L'honneur des universitaires au Moyen Âge. Étude d'imaginaire social*, Paris : PUF, 2015.

[37] *Cf.* Carla CASAGRANDE et Silvana VECCHIO, *Les péchés de la langue. Discipline et éthique de la parole dans la culture médiévale*, Paris : Le Cerf, 1991.

A. Folies du ventre des laïcs : les péchés de *gula* et de *superbia*

Tripes, boyaux et organes sexuels appartiennent à la généalogie des péchés capitaux depuis les débuts du christianisme. À la fin du XIIe et au début du XIIIe siècle, dans le contexte de réforme morale de la société, les théologiens scolastiques, maîtres d'université et prédicateurs, adaptent les discours des Pères de l'Église sur la partie abdominale aux modes de vie des laïcs. Il leur importe d'inculquer une conduite des corps distincte de l'ascèse monastique. C'est pourquoi ils distinguent d'un côté les besoins naturels, des désirs excessifs d'un autre côté[38]. Thomas d'Aquin, par exemple, défend la sociabilité du banquet aristocratique avec les plaisirs de la boisson et de la nourriture abondantes. Bien et beaucoup manger est un signe de distinction et de domination sociales. Mais parallèlement, le maître dominicain rappelle l'exigence éthique de la modération aristotélicienne. Car si la nourriture est vitale, la concupiscence menant au vice de la gourmandise exprime une perte du contrôle des passions au détriment de la rationalité. Des prédicateurs influents comme Guillaume Peyraut (v. 1200-1271) dans sa *Summa de vitiis* place la *gula* en tête des péchés capitaux. Gilles de Rome (1243-1316), dans son célèbre miroir des princes, le *De regimine principum*, met en garde ses nobles lecteurs envers l'excès alimentaire[39]. Selon Thomas d'Aquin, ou bien encore Dante, non seulement un ventre trop plein est délétère pour la santé et l'intelligence, mais aussi, à cause de sa pesanteur et sa laideur, fait pencher la balance du côté des corps des damnés, et non des bienheureux.

Dans les sommes théologiques et les sermons, le ventre est au cœur de la pastorale des vices et des vertus. Il l'est également dans les marges des psautiers, les images verbales et visuelles fonctionnant de concert avec la prédication à l'usage des laïcs[40]. Les hybrides « gastrocéphales » présentés précédemment l'attestent — entre autres le triple monstre à l'abdomen vorace vu dans les *Heures de Maastricht*. Le luxueux *Psautier de Gorleston*, orné de nombreuses « drôleries » ventrues et musiciennes, contient un hybride jouant d'une cornemuse dont la poche d'air lui tient lieu de ventre bien bombé (f. 50v) ; sur un autre feuillet (f. 90), un comparse composé d'une tête à la place de l'abdomen, montée sur pattes, souffle dans une longue trompette ; ses joues sont bien gonflées comme un ventre ou un fessier.

Les « folies du ventre » vont avec les désordres de la parole qu'incarnent les langues des hybrides. Le tricéphale ventru des *Heures de Maastricht* (f. 182), déjà présenté, tire la langue, formant un corps sonore, bestial et donc blasphémateur. Les langues sont aussi très nombreuses à sortir des ventres du *Psautier de Luttrell*. Dans une marge (f. 84), une curieuse créature est composée de deux têtes rouges aux langues serpentines

[38] Silvana VECCHIO, « La faute de trop manger : la gourmandise médiévale entre éthique et diététique », *in* Julia CASERGO (dir.), *Trop gros ? L'obésité et ses représentations*, Paris : Ed. Autrement, 2009, p. 33-44.

[39] Cité par *eadem*, art. cit., p. 42-43.

[40] Lilian RANDALL, *op. cit.* ; Mary CARRUTHERS, *Le Livre de la mémoire*, Paris : Macula, 2002 ; Emma DILLON, « Compline: Sound and the Margins », *The Sense of Sound. Musical Meaning in France, 1260-1330*, Oxford : University Press, 2012, p. 234-242.

émergeant d'une sorte de grand pot en guise de ventre. Ce type de motif est récurrent dans ce psautier. Face aux psaumes, la multiplicité des langues ventrales et faciales s'oppose à l'unité du Verbe divin, le bavardage au silence, le blasphème à la louange psalmique, l'orgueil à l'humilité. Elle pourrait évoquer le *multiloquium* condamné par saint Augustin dans le *De Trinitate* (15, 28, 51) : « dans l'abondance de paroles, tu n'échapperas pas au péché ».

Par la satire et le comique, ces ventres faciaux condensent ainsi à eux seuls les principaux péchés mortels : la gourmandise, l'orgueil, mais aussi et surtout la luxure à travers le plus bestial des vices, la sodomie.

B. Bestialité sexuelle et blasphème : le « démembrement » du Verbe

L'héritage antique de la grammaire latine et de la rhétorique oratoire explique pour une bonne part les inversions obscènes et comiques qui se jouent dans les marges des psautiers. Si par l'obscénité des hybrides ventrus et musiciens, les clercs semblent privilégier les barbarismes, c'est certes par culture de la satire et de la parodie — héritée de l'Antiquité —, mais aussi et surtout à des fins édificatrices et morales.

Transgresser les règles de la grammaire et de l'éloquence équivaut à commettre des erreurs « contre nature », selon les termes d'Alain de Lille, à savoir la sodomie[41]. Or, dans les images, c'est par la musique que l'équivalence entre détournements du verbe / Verbe et transgressions sexuelles est figurée. Le *Psautier de Gorleston*, déjà mentionné, en est abondamment décoré. Les deux hybrides vus ci-au-dessus en donnent des exemples représentatifs de ce manuscrit. Le joueur de cornemuse (f. 50v) exhibe ses fesses animales. La circulation des airs transite par l'outre de la cornemuse — son ventre —, pénètre par l'embout de l'instrument, ressort par le hautbois, le bourdon et, par métonymie, l'anus. Le trompettiste (f. 90) gonfle ses joues et presse ses lèvres contre l'embouchure de l'instrument d'où s'échappe ou pénètre un rinceau ondulant ; sur le tube, un lièvre ou un lapin le regarde. Leurs jeux entre l'avant et l'arrière, l'entrée et la sortie, la pénétration et l'expulsion par l'orifice de la trompette, se combinent de façon confuse et inversée. De nature autant scatologique que sexuelle, ils traduisent métaphoriquement les fonctions bestiales du bas-ventre. Or l'inversion des positions actives et passives dans un couple « hétérosexuel » et, pire, « homosexuel », contrevient aux yeux de l'Église à l'ordre naturel, car elle est motivée par le plaisir et aggravée, dans le cas de la sodomie, par l'absence de reproduction. De plus, les vices potentiels de l'abdomen et du postérieur s'opposent aux vertus d'abstinence, de virginité et de chasteté cléricales. Mais ils concernent aussi bien les clercs que les laïcs.

Dans un autre manuscrit, les motifs marginaux évoquent de façon plus explicite encore l'obscénité et la sodomie. Il s'agit d'un exemplaire des *Vœux du Paon* de Jacques de Longuyon[42] où les inversions sexuelles et les métaphores scatologiques s'enchaînent entre les corps nus et la cornemuse.

---

[41] J. M. ZIOLKOWSKI, *Alan of Lille's Grammar of Sex*, *op. cit.*, p. 22.

[42] New York, PML, ms. G24, France du nord, c. 1340. http://corsair.morgan library.org.

L'instrument à vent ne fait pas que symboliser le ventre et le bas-ventre avec les organes génitaux mâles, mais elle les remplace aussi dans les corps démembrés. Dans une marge (f. 82), les jambes et un postérieur d'un homme dénudé sautent joyeusement ; l'absence d'abdomen est compensée par une cornemuse dont l'embout pénètre dans l'anus devenu « émetteur sonore ». Les fesses *versus* le ventre et la poche de l'instrument produisent des pets, assurant une circulation des airs entre des parties organiques inadaptées et inconvenantes. L'emboîtement du tube de la cornemuse représente à l'évidence la sodomie, péché *contra naturam.* Un tel « dépeçage » des corps induit la possibilité d'une castration.

Mais sur le support du livre, en marge du texte écrit et donc du langage, les fragments corporels se font métaphores de la parole humaine segmentée, rendue bestiale et obscène, ne produisant que des cris et des jurons[43]. Or, si le cri est animal, l'acte de jurer est un délit puni par les autorités ecclésiastiques. Des statuts synodaux du XIIIe siècle, par exemple, condamnent « la funeste habitude de jurer », c'est-à-dire de « détailler les membres du Rédempteur comme s'il s'agissait d'un porc »[44]. À travers le blasphème, c'est l'orgueil, qui est visé. D'après Augustin, le plus grave des péchés capitaux « consiste à affirmer des choses fausses au sujet de Dieu »[45]. Côtoyant les psaumes, les hybrides « gastrocéphales » peuvent paraître d'autant plus blasphématoires qu'ils sont figurés dans les livres de la louange divine où ils représenteraient au contraire « un démembrement du Verbe ». Rabaissant le corps et la rationalité des humains vers le ventre, les instincts et la bestialité, ils *incarneraient,* au sens formel et corporel du terme, la déformation de l'*imago Dei.* Comme un « discours morcelé » opposant le multiple à l'unité du Verbe, ils en falsifieraient la vérité dogmatique, à savoir le corps indivisible du Verbe incarné, le réduisant à une histoire d'organes.

Ainsi, dans le contexte réformateur de la période, la pastorale de la Parole auprès des laïcs est assurée par les clercs avec tous les moyens de communications visuels, musicaux et verbaux jugés efficaces. Par le vecteur des livres enluminés, les « drôleries » ventripotentes et musiciennes en font partie. Censées édifier en élevant l'âme des lecteurs et lectrices, elles ne sont pas sans contribuer à la consolidation de l'ordre social dominé par l'Église, les élites cléricales et aristocratiques.

---

[43] *Cf.* Christopher LUCKEN, « Eclats de la voix, langage des affects et séductions du chant. Cris et interjections à travers la philosophie, la grammaire et la littérature médiévales », *in* Didier LETT et Nicolas OFFENSTADT (dir.), *Haro ! Noël ! Oyé ! Pratiques du cri au Moyen Âge*, Paris : Presses universitaires de la Sorbonne, 2003, p. 179-195.

[44] *Statuts du Mans* (1240-47), cité par Corinne LEVELEUX-TEXEIRA, « Blasphème et sexualité (XIIIe-XVIe siècles) », *in* Michel ROUCHE (dir.), *Mariage et sexualité au Moyen Âge. Accord ou crise ?*, Paris : Presses universitaires de la Sorbonne, 2000, p. 301-315, ici p. 211.

[45] Augustin, *De doctrina christiana* III, 19, PL 34, 75, Paris : Migne, 1841 [= Bibliothèque Augustinienne, vol. 11. 2, 1997].

De la scatologie à l'eschatologie. Souffle du bas et souffle du haut sur le plafond peint du château de l'archevêque de Narbonne à Capestang

Cécile BULTÉ[1]
Maud PÉREZ-SIMON[2]

Le village de Capestang, dans l'Hérault, a conservé une étonnante représentation médiévale des vents intestinaux. Peinte au plafond du château des archevêques de Narbonne, elle montre un fou souriant, coiffé d'un bonnet à oreilles d'ânes, qui écarte ses fesses à deux mains pour lâcher un pet[3] (fig. 1[4]). Le vent se dirige droit vers le visage d'un musicien aux joues gonflées qui, en retour, souffle dans sa trompette, orientée vers le postérieur du fou (fig. 2). Ces deux personnages interagissent pour former un diptyque sur les souffles du haut et du bas.

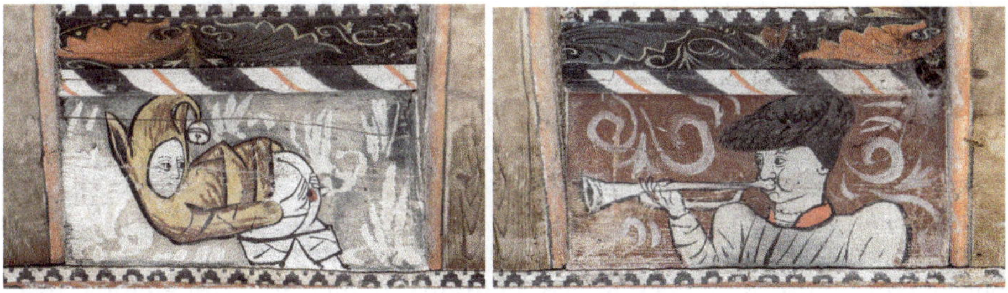

Figures 1 et 2 : *Soufflacul : le fou et le musicien.* Château de Capestang, vers 1446 ©Georges Puchal / RCPPM

Ils se distinguent des représentations de la flatulence proprement dite, illustrée dans le même plafond par un homme aux chausses baissées, penché en avant, l'anus volontairement rougi par le peintre, et se bouchant le nez (fig. 3). Ce dernier met en scène le pet par son odeur.

---

[1] Docteure en Histoire de l'art, membre correspondante AHLoMA (CRH-EHESS, UMR 8558).
[2] Maîtresse de conférences en Littérature médiévale, université Sorbonne Nouvelle (CERAM-EA 173), membre junior de l'IUF.
[3] Il est possible d'affirmer qu'il s'agit d'un pet et non d'une simple ostension de fesses parce que de l'autre côté du fou se trouve un oiseau qui se ferme le bec, comme s'il était incommodé par l'odeur (fig. 13).
[4] Nous remercions Georges Puchal et l'Association internationale de Recherche sur les Plafonds Peints Médiévaux (RCPPM) pour leurs photographies des plafonds peints reproduites dans cet article.

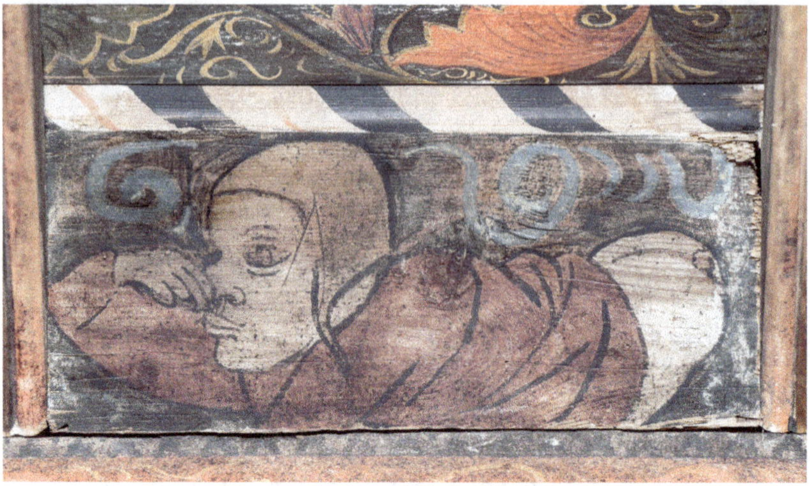

Figure 3 : *Le péteur.* Château de Capestang, vers 1446
©Georges Puchal / RCPPM

Le fou et le musicien, eux, figurent un « soufflacul »[5]. Si le motif s'avère déconcertant pour le spectateur contemporain, il est toutefois bien connu dans la littérature et les arts plastiques de la fin du Moyen Âge. Sa présence dans l'habitation des archevêques de Narbonne interroge le regard que la société médiévale portait sur les représentations scatologiques du ventre.

Les commanditaires de ce plafond faisaient partie d'une élite urbaine suffisamment enrichie pour devenir propriétaire de maisons de ville et en assurer une décoration coûteuse. Dans les derniers siècles du Moyen Âge, des fresques, façades en pans-de-bois sculptés ou plafonds peints affichaient la réussite sociale de leur propriétaire, qui pouvait les faire admirer à son entourage. Parmi ces décors, les plafonds peints sont longtemps restés méconnus. Dissimulés sous des couches de suie ou des faux-plafonds à l'époque moderne, ils n'ont été redécouverts que récemment, avec l'émergence de l'histoire de la culture matérielle et visuelle, et sous l'impulsion des travaux de l'Association Internationale de Recherche sur les Plafonds Peints Médiévaux (RCPPM). Le plafond du château de Capestang, classé au titre de Monument Historique en 1981, a été dégagé en 2008 pour être intégré à un espace d'interprétation accessible au public. Les recherches menées depuis livrent de précieuses informations sur son état d'origine, sa datation et ses commanditaires[6].

---

[5] « Soufflacul » est le terme sous lequel les folkloristes désignent un certain nombre de manifestations populaires carnavalesques, au cours desquelles les participants soufflent dans le cul les uns des autres avec un soufflet. Voir par exemple Claude GAIGNEBET, *Le Folkore obscène des enfants*, Paris : Maisonneuve et Larose, 2002 [1974], p. 140-147. Le terme a été repris par les historiens de l'art pour désigner les représentations dérivées de cette pratique.

[6] Pierre-Olivier DITTMAR et Jean-Claude SCHMITT, « Le plafond peint est-il un espace marginal ? L'exemple de Capestang », *in* Monique BOURIN et Philippe BERNARDI (dir.), *Plafonds peints médiévaux en Languedoc*, Actes du colloque de Capestang, Narbonne, Lagrasse 21-23 février 2008, Perpignan : Presses Universitaires, 2009, p. 67-98, Disponible

Le château de Capestang est la résidence d'été des évêques de Narbonne depuis le XIIe siècle. Petit à petit, ils y installent un logis seigneurial et une salle d'apparat, puis des services administratifs et un tribunal. Au milieu du XVe siècle, les Harcourt, Jean (1436-1451) puis Louis (1451-1460), qui se succèdent à l'archiépiscopat, modifient profondément la salle d'apparat, avec l'ajout du plafond qui limite la hauteur de la salle à 4,50 m. L'espace était divisé en trois pièces de tailles très inégales[7] : un vestibule, dans lequel aucune image n'a été conservée, une salle de parement, légèrement plus grande, où l'archevêque revêtait son habit de réception, et la salle principale (fig. 4).

> « [La salle principale] a des fonctions multiples, mais avant tout publiques : le maître des lieux y reçoit ses visiteurs, exerce son rôle de juge ou au moins d'arbitre, s'assure du versement des redevances et des taxes, conclut des actes, fait étalage de son pouvoir, et à l'occasion, organise des fêtes. Du moins peut-on l'imaginer... »[8].

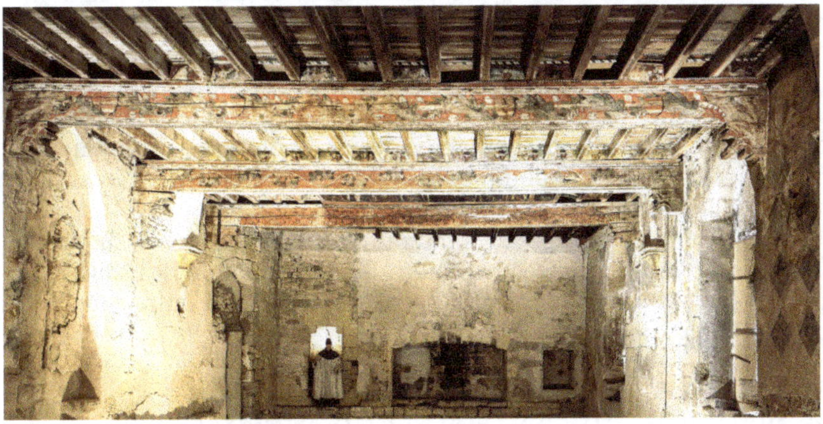

Figure 4 : *Vue d'ensemble de la salle d'apparat du château de Capestang*, vers 1446. Les murs qui divisaient l'espace en trois ont été abattus ©Georges Puchal / RCPPM

Les murs divisant ces espaces ont aujourd'hui disparu. Le décor du plafond peint occupait tout l'espace de la vaste et primitive salle d'apparat du château, qui mesure environ 20 m de long et 8,40 mètres de large. La peinture couvre les corbeaux, les poutres, les couvre-joints ainsi que les planchettes qui obturent l'espace entre les solives, d'où leur nom de « closoirs ». Ces planchettes, mesurant environ 19 cm de haut, 43 cm de large et 1 cm d'épaisseur, étaient à l'origine au nombre de 203 ; il en reste

---

sur Internet : <http://books.openedition.org/pupvd/3093> ; Marie-Laure FRONTON-WESSEL, « Homogénéité et nuances thématiques autour de Narbonne à travers les plafonds de Lagrasse et Capestang », *in* M. BOURIN et P. BERNARDI (dir.), *Plafonds peints ... op. cit.*, p. 99-114 ; Agnès MARIN (Cabinet Hadès), *Le château épiscopal de Capestang, Rapport d'étude archéologique du bâti*, DRAC Languedoc-Roussillon, CRMH, 2003-2004, 3 volumes.

[7] http://rcppm.org/blog/2010/05/capestang-2/.

[8] Pierre-Olivier DITTMAR, Jean-Claude SCHMITT, *Le plafond peint est-il un espace marginal ?* art. cit. [en ligne] § 69.

168. Elles donnent à voir les armes du commanditaire, mais aussi des scènes variées : animaux réels ou hybrides, scènes de danse et scènes courtoises, parties de chasse, travaux agricoles, ainsi que des images scatologiques. On trouve quelques rares closoirs aux motifs strictement religieux que le visiteur contemporain voit avec surprise côtoyer les autres sans hiérarchisation.

Les images de pets ou d'ostention de fondement ne sont pas isolées dans les plafonds peints, on en connaît d'autres exemples en Languedoc, mais elles sont suffisamment rares pour que l'on s'interroge sur la présence d'un tel sujet. Pourquoi un homme comme l'archevêque paierait-il des artisans pour représenter de pareils sujets entre ses armoiries, des scènes courtoises et des sujets religieux ? Comment se justifie la présence d'une image qui nous apparaît à nous, spectateurs contemporains, au mieux comique, au pire scandaleuse ?

Ce thème n'est pas non plus inédit dans l'art médiéval, il est bien identifié par exemple dans les marges des psautiers ou livres d'heures des XIIIe et XIVe siècles[9]. Dans ces manuscrits, le thème est cantonné aux marges. Tandis que sur le plafond de Capestang, il participe à un ensemble dont la hiérarchie est moins claire[10], d'autant moins claire que, d'après les études iconographiques, littéraires ou folkloriques, le thème du pet renvoie à une nébuleuse de sources et de significations possibles. Nous proposons aujourd'hui de partir du plafond de Capestang pour essayer de mieux cerner les valeurs sociales et symboliques que peuvent véhiculer ces images dans le contexte de la demeure de l'archevêque.

Le recoupement de sources littéraires, visuelles, archivistiques, permet de jeter un nouvel éclairage sur ce motif de la circulation des souffles dans le corps, sur le vent du haut, le vent du bas, et sur le lien entre souffle comme force vitale et âme. Le soufflacul prend sens en lien avec la culture carnavalesque, la culture médicale et l'eschatologie.

I. Le soufflacul : rire universel et rite carnavalesque

Il ne fait aucun doute qu'au Moyen Âge déjà, le pet fait rire. Les peintures de Capestang n'y font pas exception. Les péteurs y sont représentés les chausses sur les chevilles, associant le motif du vent à l'exhibition des parties intimes. Chez le fou[11] et le musicien, l'orientation

---

[9] Sur l'iconographie scatologique des *marginalia*, voir en particulier Isabelle ENGAMMARE, « Genèse iconographique des drôleries », *in* Jean WIRTH (dir.), *Les marges à drôleries dans les manuscrits gothiques*, Genève : Droz, 2008, p. 79-143.

[10] Une solution à cette absence de hiérarchisation visible a été proposée par Pierre-Olivier Dittmar et Jean-Claude Schmitt, ce serait le regard de l'archevêque qui trierait : « Si quelqu'un peut apprécier le rapprochement du cul de carnaval et de la Vierge Marie, c'est bien l'archevêque, puisqu'il est le seul à savoir ce qu'il faut voir et qu'il est seul à pouvoir en rire en toute impunité. Rions donc, mais sans excès : car la tonalité de Capestang est finalement modérée ». L'archevêque serait donc le « Maître des regards ». P.-O. DITTMAR, J.-Cl. SCHMITT, « Le plafond peint est-il un espace marginal ? », *art. cit.*, § 74.

[11] Il n'est pas anodin que le fou soit associé à la question du souffle, puisque le mot vient du latin classique *follis*, « soufflet pour le feu, outre gonflée, ballon » qui a pris à basse époque en emploi adjectif le sens de « idiot, sot » en référence à sa tête pleine d'air (source : ATILF). Le fou peut même être représenté avec la tête en forme de soufflet comme on en voit sur le plafond du marchand Belissen, à Carcassonne.

des souffles fait circuler le regard du spectateur entre tête et cul et attire son attention vers le « bas corporel ». Cette notion est définie par Mikhaïl Bakhtine, dans son étude sur Rabelais, comme un « principe organisateur » de la culture populaire [12]. Ce principe se fonde sur une conception topographique du corps, opposant le haut, lié à la tête, au ciel et à la spiritualité, au bas rattaché, lui, au ventre, aux organes génitaux et au derrière, donc à la matérialité [13]. Le peintre de Capestang joue ici du caractère comique de l'inversion du haut et du bas en confrontant deux types de souffles, l'un pouvant être lié à la musique et la spiritualité, l'autre à la matérialité ou au corps grotesque que Bakhtine décrit comme ouvert sur l'extérieur [14]. De nombreux textes ou images de la fin du Moyen Âge jouent également sur l'inversion bouche-anus. On en trouve un exemple au plafond peint du château du Plessis-Bourré (début XVIe siècle), où une jeune femme coud le cul de sa poule parce que, dit-elle dans l'inscription qui l'accompagne, celle-ci a trop parlé. L'effet comique provient ici de l'inversion topographique du châtiment qui, en l'état, ne pourra empêcher la poule de parler.

À Capestang, la confrontation se joue entre pet et musique, ce qui peut également renvoyer à une conception néo-platonicienne du souffle : celui provenant du mouvement des astres produit une musique, la musique des sphères, décrite comme un symbole de l'harmonie du monde [15]. Le pet de Capestang peut à ce titre apparaître comme la version parodique de ce souffle universel. Les personnages de Capestang jouent également avec nos sens. Par l'odeur nauséabonde, visible par le geste de l'homme qui se bouche le nez (fig. 3) et la dimension sonore, suggérée par la présence du grelot du fou et l'instrument du musicien (fig. 1 et 2). Odeur et bruit soulignent le caractère dérangeant de la flatulence.

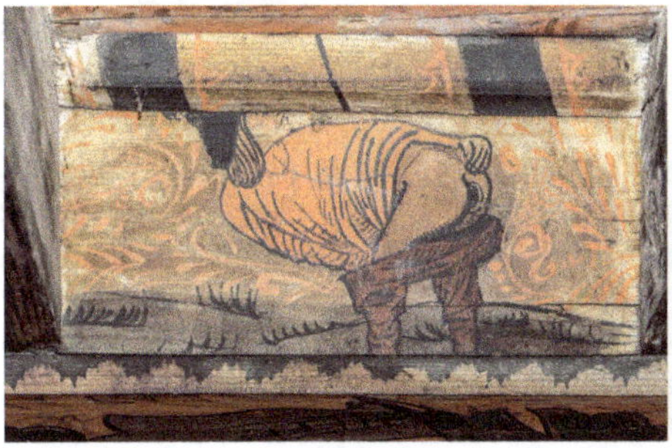
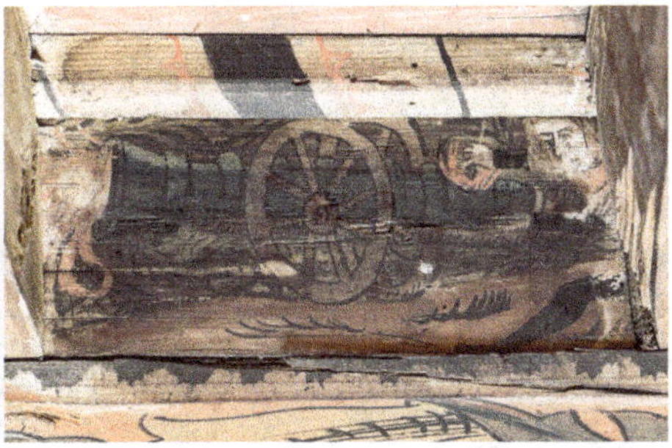

Figures 5 et 6 : *Péteur et canon.* Lagrasse, Maison du Patrimoine, ancien presbytère, 16, rue Paul Vergnes, 1492, Photo Georges Puchal © Commune de Lagrasse / Courtoisie RCPPM

[12] Mikhaïl BAKHTINE, *L'œuvre de François Rabelais et la culture populaire au Moyen Âge et sous la Renaissance*, Paris : Gallimard, 1970, p. 91.

[13] *Ibid.*, p. 30.

[14] *Ibid.*, p. 315.

[15] Isabelle MARCHESIN, « Cosmologie et musique au Moyen Âge », *in* Martine CLOUZOT (dir.), *Moyen Âge entre ordre et désordre, Musée de la musique, 26 mars-27 juin 2004*, Paris : Cité de la Musique / Réunion des Musées nationaux, 2004, p. 29-35.

Sur deux closoirs d'une maison de Lagrasse[16], peints en 1492, le péteur est représenté en vis-à-vis avec un canon, qui suggère un bruit assourdissant (fig. 5 et 6). La mise en scène de Lagrasse révèle un aspect important des peintures de Capestang : le fou et le musicien y sont représentés face à face, comme dans un duel où pet et trompette s'affronteraient pour déterminer lequel des deux fera le plus de bruit. Toutes ces scènes évoquent une manifestation corporelle excessive. Or cet excès renvoie à nouveau au caractère grotesque du « bas corporel » selon Mikhaïl Bakhtine[17]. Chez Rabelais, affirme-t-il, pets ou excréments ne sont pas synonymes d'inconvenance ou d'impureté mais d'abondance, de puissance et de fertilité : ils « personnifient la matière, le monde et les éléments cosmiques », transformant ainsi « la peur cosmique en joyeux épouvantail de carnaval »[18]. Selon l'historien de la littérature, le bas corporel suscite donc bien le rire, mais un rire conjurateur, permettant à l'homme de la Renaissance de faire l'expérience sensible et matérielle du monde.

En 2009, les historiens et anthropologues Pierre-Olivier Dittmar et Jean-Claude Schmitt proposent d'interpréter le couple du fou et du trompettiste comme la reprise parodique d'un rite carnavalesque, celui des « soufflaculs ». Le rituel des « soufflaculs » décrit par Claude Gaignebet[19] est bien attesté dans différentes régions françaises et notamment dans le Languedoc jusqu'à nos jours. On pense par exemple à la procession des soufflaculs de Notron (Dordogne), documentée comme patrimoine culturel immatériel[20]. L'Inventaire national fait état de pratiques semblables dans seize départements du territoire métropolitain avant 1945 et de pratiques résiduelles aujourd'hui dans une trentaine de villages de l'Hérault[21]. Dans le Jura, la fête des Soufflaculs de Saint-Claude attire toujours de nombreux touristes. La quasi absence de documentation écrite, bien soulignée par C. Gaignebet et J.-D. Lajoux, oblige à s'appuyer sur les traditions folkloriques résiduelles et sur l'iconographie médiévale. Ce rituel, qui a lieu pendant la période de carnaval, et plus particulièrement dans les jours précédant le Mercredi des Cendres, se déroule comme suit, avec quelques variantes : des hommes vêtus de vêtements de nuit blancs et d'un bonnet de nuit marchent / dansent un soufflet à la main et se mettent périodiquement à

[16] Il s'agit de la maison dite aujourd'hui « Maison du Patrimoine ». L'héraldique permet de dater sa mise en peinture vers 1492 mais l'identité du commanditaire reste inconnue.
[17] M. BAKHTINE, *L'œuvre de François Rabelais, op, cit.*, chap. V, p. 302 et suiv.
[18] *Ibid.*, p. 333.
[19] Cl. GAIGNEBET, *Le folklore obscène ..., op. cit.*, p. 142 ; voir aussi Claude GAIGNEBET et Jean-Dominique LAJOUX, *Art profane et religion populaire au Moyen Âge*, Paris : PUF, 1985. Pour une tentative de reconstitution de la danse des soufflaculs, cf. Jean BAUMEL, *Les Danses populaires, les farandoles, les rondes, les jeux chorégraphiques et les ballets du Languedoc méditerranéen*, Toulouse : Institut d'Études occitanes / Paris : la grande revue, 1958, p. 200. Nous remercions P.-O. Dittmar pour cette source récemment découverte.
[20] Christine ESCARMANT-PAUVERT – Mission Institut Occitan 2008-2010, « Los soflaculs de Nontron, Les Soufflaculs de Nontron », Date de la fiche d'inventaire : 5 juillet 2010, https://www.culture.gouv.fr/Sites-thematiques/Patrimoine-culturel-immateriel/L-inventaire-national-du-PCI/Videotheque-de-l-Inventaire/Pratiques-festives/Los-soflaculs-de-Nontron-Les-Soufflaculs-de-Nontron [consulté le 06/02/21].
[21] Les soufflaculs de l'Hérault sont connus en occitan sous le nom de *buffador / buffatiere. Ibid.*

la queue leu leu, leur soufflet tourné vers le postérieur de la personne qui les précède. Ils projettent parfois de la farine avec leurs soufflets, et chantent des chansons (fig. 7). Le rituel a été diversement associé au souffle vital à l'œuvre lors du passage de l'hiver au printemps, à la fertilité, à la libération de l'âme des morts. Il mettrait en scène les thèmes de la folie, du cocufiage, de l'inversion, de la jeunesse et de la mort. Les closoirs de Capestang présentent une forte correspondance avec ce rituel malgré quelques variantes. Le personnage habillé en fou fait bien penser au carnaval, mais son binôme n'est pas vêtu de blanc et tient une trompette au lieu d'un soufflet, modification importante sur laquelle nous reviendrons[22].

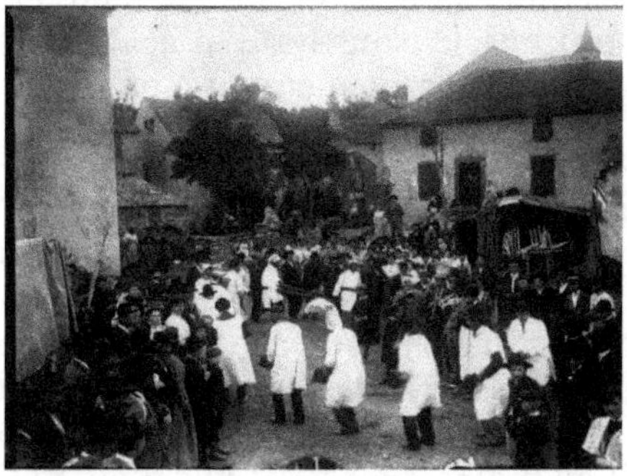

Figure 7 : *Rituel des soufflaculs* ou « La *buffatieiro* dansée par la "vieille jeunesse", le 15 août, jour de la fête patronale », 1904, Barre, Tarn.

Les sources iconographiques témoignent de l'existence du motif du soufflacul dès l'époque gothique. Comme dans le rituel carnavalesque, il montre des hommes, des femmes ou des animaux équipés d'un soufflet et soufflant en direction ou entre les fesses d'une autre figure. Dans plusieurs *marginalia* de psautiers ou livres d'heures des XIIIe-XIVe siècles[23], ainsi que sur une miséricorde de stalle de Villefranche-de-Rouergue de la fin du XVe siècle[24], il est mis en scène avec des singes, animal traditionnellement associé à la bêtise ou à la folie. En façade de l'hôtel Brusttuch à Goslar vers 1490[25] ou parmi la cavalcade des vices de la fresque du Jugement dernier de

[22] La question de la sonorité du pet n'est pas anodine considérée dans le cadre de la culture chrétienne. D'après les recherches d'Isabelle Marchesin, les néo-platoniciens de la fin du Moyen Âge décrivent l'harmonie du monde comme une musique émanant du souffle créé par le mouvement des astres, traversant le corps de l'homme et reliant ainsi microcosme et macrocosme ; Isabelle MARCHESIN, « Cosmologie et musique au Moyen Âge », *in* M. CLOUZOT (dir.), *Moyen Âge entre ordre ..., op. cit. supra* note 15, p. 29-35. Nous recommandons également la toute récente publication de Martine CLOUZOT : *La musique en images. Instruments, voix et corps sonores dans les manuscrits enluminés (XIIIe-XVe siècles),* Turnhout : Brepols, 2021.

[23] Voir par exemple : *Livre d'heures à l'usage de Maastricht*, début du XVIe siècle, British Library, Stowe 17, f. 205 v.

[24] Une illustration peut être consultée dans Cl. GAIGNEBET et J.-D. LAJOUX, *Art profane et religion populaire, op. cit. supra* (note 19), p. 153.

[25] Hans-Günther GRIEP, « Rathaus, Martbrunnen und Gildehaüser », *in* Horst-Wolfgang BÖHME (dir.), *Führer zu vor- und frühgeschichtlichen Denkmälern, Bd. 35. Goslar, Bad Harzburg*, Mainz : Philipp von Zabern, 1978, p. 120-129.

San Fiorenzo à Bastia Mondovi, vers 1480-1490[26], ce sont des démons qui soufflent au cul des damnés. La production des décennies suivantes confirme l'orientation diabolique du motif, que l'on retrouve chez Jérôme Bosch, dans le volet de l'Enfer du triptyque du *Jardin des délices*[27]. Aucun élément, parmi ces exemples, ne relie le motif du soufflacul au Carnaval et à ses rituels. Pourtant, d'après Claude Gaignebet et Jean-Dominique Lajoux, un cul-de-lampe de la cathédrale Saint-Pierre de Troyes, sculpté d'un fou soufflant dans le derrière d'un quadrupède chevauché par un singe, rappelle les « béhourds des jours gras »[28]. L'évolution du motif du soufflacul dans les arts figurés des XIVe-XVIe siècles reste mal connue. À cette étape de l'enquête, on peut néanmoins observer qu'elle tend, au tournant des XVe et XVIe siècles, à rapprocher le soufflacul d'abord de la folie, puis de la damnation, le déplaçant progressivement du monde des marges vers celui de l'au-delà.

II. Le pet qui sauve

Le soufflacul porte aussi une symbolique réanimatoire. En tant que lié au souffle de l'âme, il a pu être interprété comme un instrument de résurrection, comme dans une chanson chantée à Vias lors de ce rituel : « On dit que le vin fait mourir, Souffle-lui au cul »[29]. Dans son ouvrage *Du tabac pour le mort : une histoire de la réanimation*, Anton Serdeczny[30] a pu prouver qu'il existait au moins du XVIIIe jusqu'au XIXe siècle une méthode médicale de « fumigation de tabac par le fondement » ou « insufflation alvine » pour ranimer les noyés. Il fait remonter la popularité de cette pratique – entre autres – au soufflacul et à la croyance en un « pet de l'âme anale ». Souffler dans le derrière pour mimer une résurrection apparaîtrait bien avant le XVIIIe siècle dans la *Commedia dell'Arte*, dans les romans rabelaisiens, et, plus loin, dans les rites du carnaval et dans les contes.

Dans une pièce de théâtre médiévale, *Sermon nouveau d'ung Fol changant divers propos*, datable des dernières années du XVe siècle, un fou s'adresse à sa marotte et affirme, dans son langage de fou parfois difficile à suivre, qu'il a payé un homme pour qu'il lui « soufflât au cul » et qu'en retour il a fait un « si gros pet, cent fois plus gros qu'[il] ne souhaitai[t] »[31].

---

[26] Nous remercions Marianne Cailloux de nous avoir communiqué cet exemple ; Marianne CAILLOUX, « Riding with the Vices : how moral images prepare a good death in moutain communities », in *The 67th Annual Meeting of the Renaissance Society of America*, Dublin : The Convention Centre Dublin, 28 avril 2021 [à paraître].

[27] Jérôme Bosch, *Le Jardin des délices*, vers 1500, Madrid, Musée du Prado, P002823. La peinture représente un cas particulier puisque l'habituel soufflet est remplacé par une flûte, enfoncée entre les fesses d'un damné. Cette substitution modifie la dimension sonore de l'image qui, plutôt qu'évoquer un bruit excessif, suggère une sonorité plus mélodieuse. Les exemples cités ne constituent pas un inventaire exhaustif du motif du soufflacul, sur lequel une recherche sérielle dans les arts figurés médiévaux reste à faire.

[28] En ancien français, le terme « béhourd » désigne un combat à la lance proche du tournoi ; Cl. GAIGNEBET et J.-D. LAJOUX, *Art profane ..., op. cit. supra* (note 19), p. 219.

[29] Anton SERDECZNY, *Du tabac pour le mort : une histoire de la réanimation*, préface de Jean-Claude Schmitt, Ceyzérieu : Champ Vallon, coll. « Époques », 2018, III, 2.

[30] Anton SERDECZNY, *Du tabac pour le mort, op. cit. supra* (note 29).

[31] « Sermon nouveau d'ung fol changant divers propos » (fin XVe), Eugénie Droz (ed.), *Recueil Trepperel, les sotties*, Genève : Droz, 1961, cité dans Cl. GAIGNEBET et J.-D. LAJOUX (dir.), *Art*

On a ici l'idée d'un souffle qui en engendre un autre en retour. Plus loin, il associe le pet au rot en se demandant « combien de pets il faut » pour un rot. Il parle ici de façon plaisante en termes d'équivalence de volume d'air. Le fou parle indifféremment d'air qui sort ou qui rentre, par la bouche ou par l'anus, le sens de circulation semble moins importer que la circulation elle-même[32].

Il annonce enfin qu'il est mourant et demande qui voudrait lui souffler au cul pour le soulager. Il en conclut sur la vertu salvatrice du pet.

« Qui a du vent de la chemise,
il est tousjours de Dieu benist »[33].

Le proverbe « avoir du vent dans la chemise » s'est avéré éclairant pour d'autres pets plafonniers. Il peut avoir inspiré deux closoirs de l'hôtel de Rascas, en Avignon, où le pet d'un fou soulève la chemise de l'homme du closoir voisin[34] (fig. 8 et 9), et un closoir du cloître de Fréjus représentant une femme à la robe gonflée autour d'elle par un souffle[35]. Cette dernière image peut aussi faire allusion à un usage particulier du même proverbe pour qualifier la ruse, le mensonge ou les caprices de la femme[36].

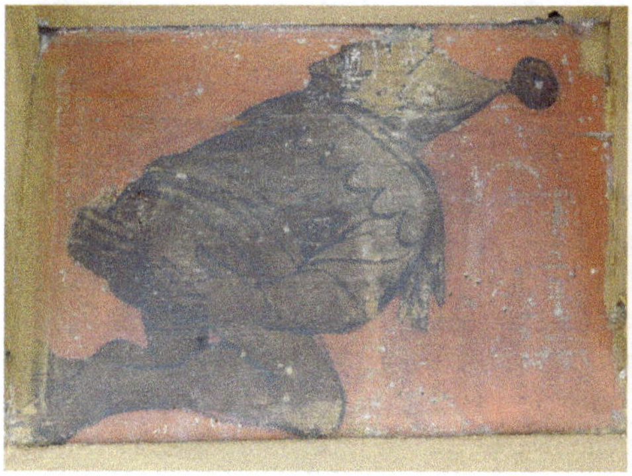
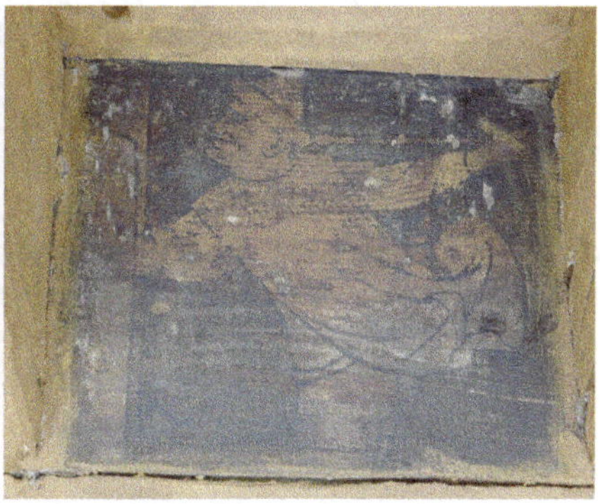

Figures 8 et 9 : *Avoir du vent dans la chemise.* Hôtel de Rascas, Avignon
2e moitié du XVe siècle © Delphine Grenet

Le fou associe ici le vent du haut (le rot) au vent du bas (le souffle), et confère au soufflacul des vertus salvatrices parce qu'il suscite un pet

profane…, *op. cit. supra* (note 19), p. 218. On peut lire le texte sur https://sottiesetfarces.wordpress.com/tag/marotte/ [posté par « Maître Antitus » le 22/10/18, consulté le 08/07/21].

[32] En latin, *Pneuma* et *Flatus* ne sont pas équivalents ; reste à voir dans quelle mesure souffle / vent / pet peuvent être mis sur le même plan – ou pas. Nous remercions Frédéric Martin pour cette observation et sa relecture éclairée.

[33] ATILF, *Dictionnaire du Moyen Français 1330-1500*, art. « chemise » http://zeus.atilf.fr/dmf/ [consulté le 08/07/21].

[34] Sur le plafond peint de l'hôtel de Rascas : Delphine GRENET, *Les décors peints civils dans l'arc méditerranéen : le cas de la Provence au XVe siècle*, Thèse d'histoire de l'art en cours à Sorbonne-université sous la direction de Philippe Lorentz.

[35] Une photographie de ce closoir dans Colette DUMAS et Georges PUCHAL, *L'imagier de Fréjus : les plafonds du cloître de la cathédrale*, Paris : Éditions du Patrimoine, 2001, p. 49.

[36] ATILF, *Dictionnaire du Moyen Français 1330-1500*, art. « vent » : « *Vent de la chemise.* Ruses, mensonges, caprices, câlineries de la femme (au propre 'parfum de la chemise féminine') » [consulté le 08/07/21].

libérateur. On retrouve le principe du pet libérateur mis en action dans la littérature des années suivantes. Dans la *Farce nouvelle des cinq sens de l'homme*[37], le Cul voudrait devenir le sixième sens de l'homme mais voit sa demande déboutée. Il décide de manifester son pouvoir en se fermant. L'homme, menacé de mort par constipation / occlusion intestinale, finit par céder.

Ronsard, dans le *Livret de Folastries* (1553), célèbre le pet salvateur dans une épigramme. Il compare le pet à un roi puisqu'il a la puissance de donner la vie et la mort.

> « Le pet qui ne peut sortir,
> À maints la mort fait sentir,
> Et le pet, de son chant donne
> La vie à mainte personne.
> Si donc un pet est si fort,
> Qu'il sauve ou donne la mort,
> D'un pet la force est égale,
> À la puissance royale »[38].

Il faut admettre que la circulation des vents intestinaux, qu'ils sortent par le haut ou par le bas, sont un signe de bonne santé, de digestion. Tant que la circulation n'est pas bloquée, l'individu est sain. Toute occlusion peut être mortelle[39].

Le pet, par sa seule existence, favorise la bonne santé du corps. En cela, il est un motif de réjouissance, une célébration de la vie. On rejoint là une des significations proclamées du souffle dans la culture carnavalesque.

Le pet et le soufflacul sont associés à la bonne santé, à la réanimation grâce à la vertu de la circulation des souffles. Celle-ci est aussi une manifestation / transmission de vie pour le monde qui nous entoure, comme un prolongement du souffle créateur de Dieu. Un closoir de la maison susmentionnée à Lagrasse montre ce principe : un homme approche un soufflet du derrière d'une vieille femme, qui elle-même se penche pour souffler sur le feu (fig. 10).

---

[37] *Farce nouvelle des cinq sens de l'homme, moralisée et fort joyeuse pour rire et recreative*, imprimée à Lyon le 9 septembre 1545, in *Ancien théâtre françois* ou *Collection des ouvrages dramatiques les plus remarquables depuis les mystères jusqu'à Corneille*, tome III (repr. en *fac. sim.*), publ. avec notes et éclaircissements par M. Viollet le Duc, Paris, 1854 [Nendeln, Liechtenstein : Kraus reprint, 1972, disponible sur Gallica], pièce 61, p. 300-324. *Cf.* Estelle DOUDET, Jelle KOOPMANS, « L'Obscénité dans les arts dramatiques d'expression française (1450-1550) », *in* Nelly LABÈRE (dir.), *Obscène Moyen Âge ?*, Paris : Champion, 2015, p. 215-266.

[38] Pierre de Ronsard, *Livret de Folastries, À Janot Parisien. Plus quelques épigrames* [*sic*] *grecs & des dithyrambes chantés au bouc de E. Jodelle poëte tragiq.*, publié chez la veuve Maurice de La Porte en avril 1553 *in* Pierre de Ronsard, *Œuvres complètes*, tome V, ed. P. Laumonier, Paris : STFM, 1968, p. 1-94. Notre poème, inspiré de Nicarque, se trouve p. 87-88 et a fait l'objet d'une censure plus forte que les autres. François CORNILLIAT, « Obscénité de la poésie : le cas du *Livret de Folastries* de Ronsard », *Réforme, Humanisme, Renaissance*, 68, 2009, p. 29-39, note 28.

[39] Guilhem ARMAND, « Parodies of pompous knowledge : treatises on farting », in *Bellies, bowels and entrails in the eighteenth century*, Rebecca Anne BARR, Sylvie KLEIMAN-LAFON, Sophie VASSET (dir.), Manchester : University Press, 2018. L'auteur cite un poème du XVIIIe qui rappelle l'importance de péter « a fart in time may give new breath ».

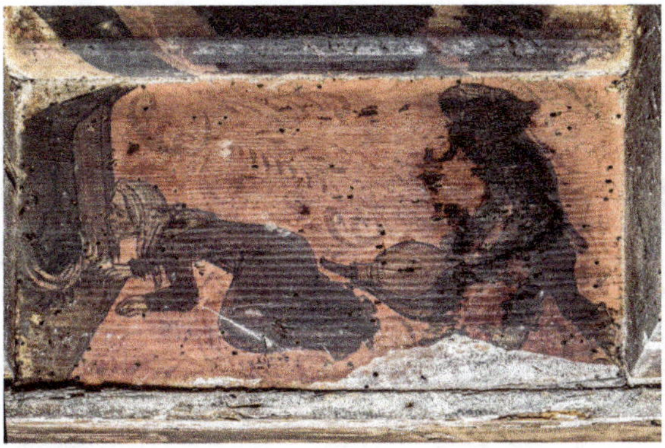

Figure 10 : *Souffles en série.* Lagrasse, Maison du Patrimoine, ancien presbytère, XVe siècle, 16, rue Paul Vergnes, Photo Georges Puchal © Commune de Lagrasse / Courtoisie RCPPM

Au-delà de l'aspect comique, toujours présent, l'image met en scène une communication des souffles qui traverse le corps de la femme au bénéfice du feu ravivé[40]. Dans le *Mystère de la Passion*, d'Arnoul Gréban (1450), un personnage qui souhaite allumer un feu mais ne possède pas de soufflet demande : « mes ou souffleray ? » ; un autre lui répond : « En mon cul : le tuyau y est d'avantage »[41]. Ces sources témoignent du lien persistant qui s'établit dans la culture médiévale entre le souffle du bas, l'image d'un passage et la circulation entre la vie et la mort.

III. Eschatologie : domestiquer la circulation des âmes

À Lagrasse, la symbolique de la vie et de la mort est clairement incarnée par la vieille femme et par le feu ranimé. À Capestang, elle est moins évidente. Un geste, toutefois, peut y faire référence : celui de se boucher le nez, comme le fait l'oiseau peint à gauche du fou (fig. 11). Le geste est également visible à la Notairie de Béziers, sur un plafond actuellement couvert de suie mais dont les couches picturales ont pu être révélées par la photographie infrarouge. Deux closoirs figurent un fou penché en avant pour péter, accompagné d'un homme pointant du doigt son pet, ainsi qu'une femme, peinte sur le closoir voisin, qui regarde le fou en plaquant sa main sur son nez (fig. 12 et 13).

---

[40] Que l'on peut rapprocher d'un refrain chanté à Vias « Souffle lui au cul, la pauvre vieille / souffle lui au cul elle en a besoin », A. SERDECZNY, *Du tabac* ..., *op. cit. supra* (note 29), chap. 3, p. 1.

[41] *Le mystère de la Passion d'Arnoul Gréban publié d'après les manuscrits de Paris avec une introduction et un glossaire par Gaston Paris et Gaston Raynaud*, Paris : F. Vieweg, 1878, p. 251, cité par A. SERDECZNY, *Du tabac* ..., *op. cit. supra* (note 29), chap. 3, p. 2.

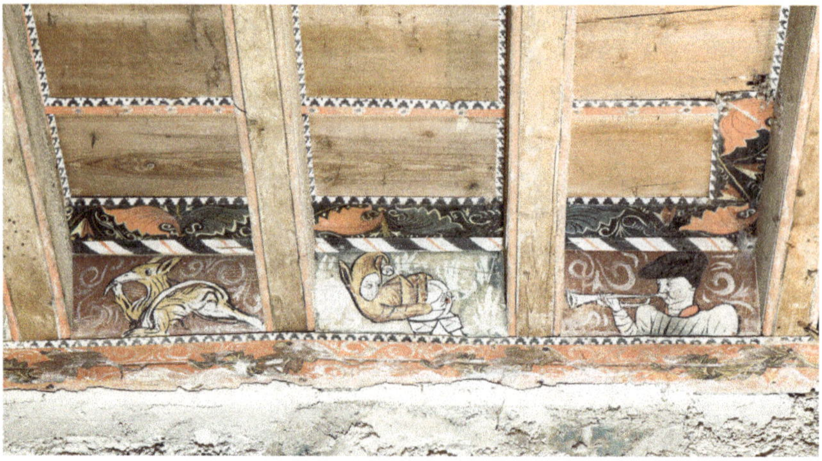

Figure 11 : *Oiseau qui se bouche le nez / bec.*
Château de Capestang, vers 1446. © Georges Puchal / RCPPM

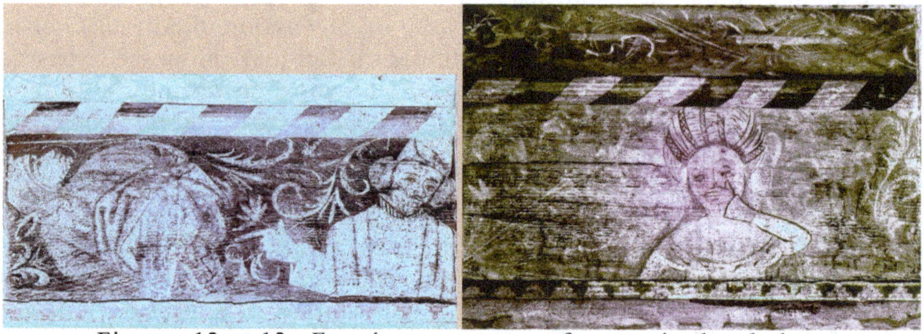

Figures 12 et 13 : *Fou péteur, spectateur et femme qui se bouche le nez.*
Hôtel de la Notairie. Béziers. Photo infra-rouge © Georges Puchal

Dans l'iconographie médiévale, ce geste est lié aux scènes macabres. Connu depuis l'époque ottonienne à travers le thème de la Résurrection de Lazare[42], il connaît un regain d'expressivité et d'efficacité à partir du début du XIVe siècle au sein de l'iconographie macabre. Le cadavre y est généralement figuré selon deux procédés : par la décomposition du corps, ou par la présence d'un personnage vivant qui fait face au cadavre et se bouche le nez. Les travaux de Jean-Claude Schmitt sur la culture chrétienne du corps opposent cette odeur de décomposition à l'odeur de sainteté : la spécificité du corps des saints est de dégager une odeur suave après la mort[43], alors que l'odeur de putréfaction est, elle, le propre de l'humain. Les mauvaises

[42] Par exemple le *Codex* Egberti, *Résurrection de Lazare*, vers 980, Bibliothèque municipale de Trèves, ms. 24, f. 52v. Nous remercions Oleg Voskoboynikov de nous l'avoir indiqué.
[43] Jean-Claude SCHMITT, *Le corps, les rites, les rêves, le temps. Essais d'anthropologie médiévale*, Paris : Gallimard, 2001, p. 199 et suiv.

odeurs, celles qui amènent à se boucher le nez, sont spécifiquement humaines et signe de la précarité de l'existence humaine[44].

Le lien entre le souffle et la mort se fonde également sur un jeu de mots entre les termes latins *animus*, qui signifie l'esprit ou l'âme, et *anima*, le souffle. C'est de cette confusion que joue le fameux texte de Rutebeuf, *Le pet au vilain* (XIIIe siècle), qui décrit comment le diable entre chez un paysan pour lui prendre son âme mais confond celle-ci avec son pet, qui empuantit les enfers lorsqu'il y ramène son butin

> « Un diable est venu
> pour préserver les droits de l'enfer.
> À peine arrivé chez le vilain,
> il lui suspend au cul un sac de cuir,
> car le diable est persuadé
> que l'âme va s'en aller par le cul »[45].

Ce texte éclaire un aspect essentiel du plafond de Capestang. L'espace de la salle d'apparat réunit en effet le soufflacul et deux closoirs sur le thème de l'âme : une sauvée par un ange (fig. 14), une autre, damnée, dévorée par deux Léviathan (fig. 15).

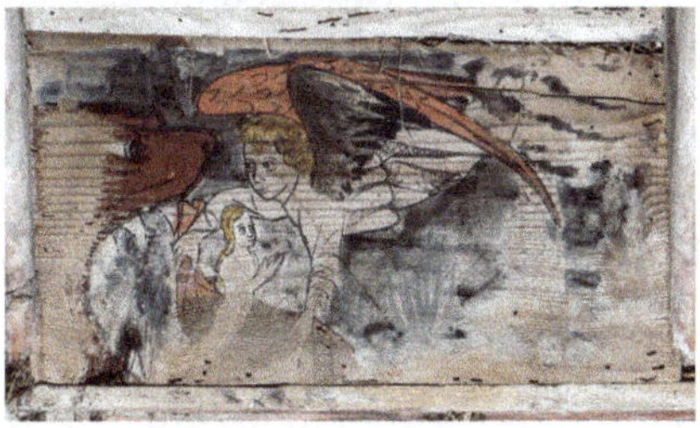

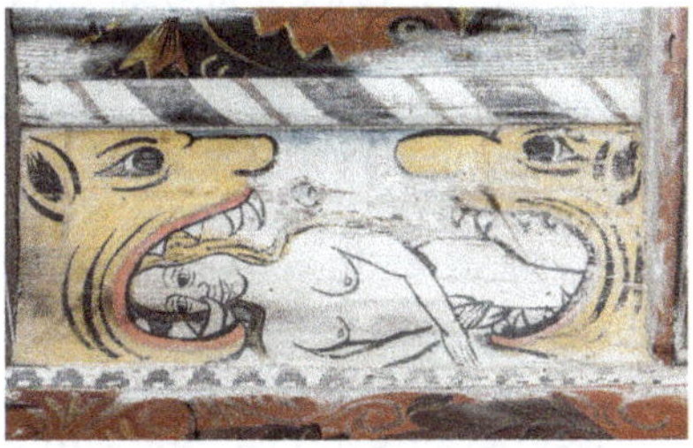

Figure 14 : *Âme sauvée par un ange* Figure 15 : *Âme dévorée par deux Léviathan*
Château de Capestang, vers 1446. © Georges Puchal / RCPPM

De telles représentations de l'âme sont alors répandues dans les églises. Mais elles demeurent exceptionnelles dans les plafonds peints, Capestang en est à ce jour le seul exemple connu.

IV. L'archevêque, maître des vents

La topographie de la salle d'apparat du château de l'archevêque livre une dernière clef d'interprétation du soufflacul. Le soufflacul et le pet se font face, aux deux extrémités de la salle, mais ils étaient séparés par un mur. Le pet se trouvait dans la salle de parement, un espace privé dans lequel ne

[44] Dans le fabliau *Marion et Gauteron*, les deux jeunes gens viennent de se marier. Pendant la nuit de noces, Gauteron constate que sa femme n'est pas vierge. Marion lâche un gros vent et explique que c'est son pucelage qui s'est échappé bruyamment. Le jeune benêt répond que les femmes ne devraient pas garder leur virginité si longtemps car celle-ci finit par avoir une odeur de décomposition. À nouveau l'odeur du pet est clairement liée à celle de la décomposition, en passant par le détour irrévérencieux du pucelage habituellement associé à l'idée de pureté. *Nouveau recueil complet des fabliaux*, ed. Willem Noomen, VIII, Assen : Van Gorcum, 1994, n. 84, p. 129-132.

[45] Rutebeuf, *Œuvres complètes*, ed. Michel Zink, Paris : Bordas (Classiques Garnier), t. 1, 1989, p. 59-65.

pénètrent que les familiers, un espace de transition, dans lequel l'archevêque, en changeant d'habits, change de statut. Le soufflacul se trouve dans la salle principale, sur le mur du fond auquel faisait face toute personne qui regardait l'archevêque.

Il se trouve précisément contre le conduit de la cheminée. Christian de Mérindol a bien montré que, dans les espaces domestiques, la cheminée est un espace de prestige, monumental et souvent décoré, devant lequel le propriétaire a l'habitude de siéger quand il reçoit du public. C'est un centre autour duquel s'organise la vie domestique mais aussi les images domestiques. La zone qui se trouve à gauche de la cheminée, la « dextre » du point de vue du propriétaire qui reçoit chez lui, est même l'emplacement hiérarchiquement supérieur[46].

Si on envisage que l'archevêque se montrait au public assis devant sa cheminée, le public voyait alors cette image au-dessus de lui et contre le conduit de cheminée, lieu de passage des souffles par excellence. Si l'on met en réseau espace, commanditaire et décor peint, l'emplacement du soufflacul de Capestang peut apparaître comme une métaphore de la fonction de l'archevêque, garant du passage des âmes et de la circulation des âmes des morts entre le haut et le bas, entre rédemption et damnation.

Le cas de Capestang est exceptionnel, mais il n'est pas unique. Dans la maison du Patrimoine de Lagrasse, les plafonds associent un soufflacul à deux images eschatologiques : le pain et le vin, symboles de rédemption, ainsi qu'un crâne ricanant[47]. Ce second exemple conforte l'idée que le pet médiéval ne peut être réduit aux dimensions comiques, grotesques ou carnavalesques auxquelles on songe au premier abord. Ces dimensions apparaissent plutôt comme un moyen de porter un autre discours, plus édifiant.

Le pet n'est pas une simple figure d'incivilité, non plus qu'il ne moque le souffle divin. Porteur d'une ambivalence toute médiévale, il rejoint le vaste champ des thèmes macabres qui, des danses aux gisants, viennent hanter la fin du Moyen Âge. Le pet ramène l'homme à la précarité d'un corps dont le ventre est le cœur. Parcouru d'un souffle de vie qui le dépasse, le ventre est transitoire. Car le pet ne peut être à l'homme ce que le souffle est à Dieu. Dieu est source du second quand le corps de l'homme n'est, lui, que transitoire. Un bon chrétien ne saurait oublier cette humaine condition. Dans la maison de l'archevêque, le pet se charge de le lui rappeler.

---

[46] Christian de MÉRINDOL, « Essai sur la distinction des espaces par le décor à l'époque médiévale : iconologie et topographie », VIIe Congrès international d'Archéologie Médiévale (Le Mans – Mayenne 9-11 septembre 1999), *Actes des congrès de la Société d'Archéologie Médiévale,* 7, 2001, p. 63-75, https://www.persee.fr/doc/acsam_0000-0000_2001_act_7_1_1177. Christian de Mérindol développe plusieurs exemples convaincants d'armoiries au plafond ou de cycles de fresque sur les murs où la dextre est fortement valorisée.

[47] Dans la Maison du Patrimoine de Lagrasse, le soufflacul est placé au rez-de-chaussée, au-dessus de la porte d'entrée ; le crâne, le pain et le vin sur le plafond à caissons de l'étage. Remarquons aussi que le soufflacul est placé près d'une ouverture et d'un axe de circulation. Laura CECCANTINI, *Maison du Patrimoine de Lagrasse, 16 rue Paul Vergnes (B320). Inventaire archéologique et iconographique des charpentes*, Commune de Lagrasse, 2015.

Guerre et paix dans le corps humain : *Le ventre*, poème satirique du XIIIe siècle

Oleg VOSKOBOYNIKOV[1]

Ce n'est pas l'auteur anonyme du poème *Le Ventre* qui en a inventé l'intrigue : présenter les péripéties de la vie, interne ou externe, du corps humain comme métaphore de la société humaine enflammée est traditionnel chez les Anciens[2]. Il est peu probable que le Moyen Âge latin ait connu la fable ésopienne sur la bataille des jambes contre le ventre, mais il n'ignorait pas Tite-Live, dès la Renaissance carolingienne. Lors de la Première sécession de la plèbe (495 av. J.-C.), moment de grande peur pour les Romains, ils ont décidé d'envoyer un orateur que les plébéiens connaissaient bien, puisqu'il était l'un des leurs, le consul Menenius Agrippa. Apparemment, il les a persuadés de retourner à Rome juste en leur racontant, comme une sorte de parabole, d'*exemplum*, pour utiliser un terme médiéval, l'histoire d'un tumulte des organes contre l'estomac fainéant. La querelle intestine des membres contre le ventre est comparable à la colère de la plèbe contre leurs « pères », à savoir le sénat. Finalement, la paix fut restaurée[3].

Je propose ici une traduction française du poème latin qui, probablement dans la première moitié du XIIIe siècle, transforme cette parabole en une vraie œuvre littéraire, de petite taille, mais bien construite, concise, mais éloquente et riche d'ouvertures sur la problématique du corps. Cette problématique, on le sait, a animé les milieux intellectuels de

---

[1] Professeur à la Faculté des sciences humaines, National Research University Higher School of Economics, Moscou.

[2] Dans cet article sont utilisés les résultats d'une recherche menée dans le cadre du projet du programme de recherches fondamentales à l'Université nationale de recherche *École supérieure d'économie* pour l'année 2021 : *L'illicite dans la société médiévale*.

[3] Tite-Live, *Histoire romaine* (*Ab Urbe condita*), II, 32, 8-12 (ed. Jean Bayet, Paris : Les Belles Lettres, CUF, 1941) : *Placuit igitur oratorem ad plebem mitti Menenium Agrippam, facundum virum et quod inde oriundus erat plebi carum. Is intromissus in castra prisco illo dicendi et horrido modo nihil aliud quam hoc narrasse fertur : tempore quo in homine non ut nunc omnia in unum consentiant, sed singulis membris suum cuique consilium, suus sermo fuerit, indignatas reliquas partes sua cura, suo labore ac ministerio ventri omnia quaeri, ventrem in medio quietum nihil aliud quam datis voluptatibus frui ; conspirasse inde ne manus ad os cibum ferrent, nec os acciperet datum, nec dentes quae acciperent conficerent. Hac ira, dum ventrem fame domare vellent, ipsa una membra totumque corpus ad extremam tabem venisse. Inde apparuisse ventris quoque haud segne ministerium esse, nec magis ali quam alere eum, reddentem in omnes corporis partes hunc quo vivimus vigemusque, divisum pariter in venas maturum confecto cibo sanguinem. Comparando hinc quam intestina corporis seditio similis esset irae plebis in patres, flexisse mentes hominum.* <http://www.thelatin library.com/livy/liv.2.shtml#32>. David G. HALE, « Intestine Sedition : the Fable of the Belly », *Comparative Literature Studies* 5, 1968, p. 377-388.

l'Occident, tout particulièrement entre le XIIe et le XIIIe siècle, des découvertes chartraines et des premières traductions médicales jusqu'à l'apogée de la scolastique et d'une politique où le corps du prince se retrouve au centre des préoccupations des élites. J'ai déjà essayé d'inscrire notre poème dans ce contexte[4]. Je me bornerai donc au côté littéraire.

Le Moyen Âge a beaucoup apprécié le genre de débats et combats de différents types. Les manuscrits les présentent comme *altercatio, conflictus, dialogus, certamen, contentio, causa, pugna, quaerimonia.* On utilisait la poésie, parfois rimée, aussi bien que la prose. La philologie médiolatine utilise le terme de *Streitgedicht*, « poème de conflit », forgé, semble-t-il, par H. Walther dans sa thèse, il y a une centaine d'années[5]. Parmi les participants de ces débats et combats, on trouvait facilement l'hiver et l'été, la vieillesse et la jeunesse, le vin et la bière, le vin et l'eau, des fleurs, les vices et les vertus, des cas juridiques, des poètes, des esprits forts, le corps et l'âme, l'Église et la Synagogue, le jeûne et le carnaval, des abstractions personnifiées. Des sujets importants se subdivisaient. Des petits sujets, à leur tour, faisaient penser aux problèmes cosmiques. Par exemple le thème du vin et de l'eau a produit un *Conflit entre le buveur et son verre trop petit*[6]. Du thème « corps et âme », crucial pour tout chrétien, sortent la querelle du cœur contre le corps, où ce dernier se plaint des inconvénients causés par l'amour non partagé, et celle de l'homme et la mort, où c'est l'âme humaine ou l'injustice de la mort qui deviennent objets de discussion. Je tenterais même de supposer que, sous forme d'un vrai traité, le cistercien Guillaume de Saint-Thierry, entre 1142 et 1145, se mit à repenser les rapports entre l'âme et le corps, entre autres, pour harmoniser ce que ses contemporains, et les générations antérieures et postérieures, percevaient comme conflit inné à l'humanité entière, un conflit entre le physique et le métaphysique[7].

---

[4] Oleg VOSKOBOYNIKOV, « L'éloquence du corps », *in Les Sciences au Moyen Âge (XIIIe-XVe siècle). Autour de Micrologus*, Textes réunis par Danielle JACQUART et Agostino PARAVICINI BAGLIANI, Florence : Galluzzo, 2021, p. 133-158. J'ai utilisé l'édition de F.W. LENZ, « Das pseudo-ovidische Gedicht *De ventre* », *Maia. Rivista di letterature classiche*, 11, 1959, p. 169-210. Elle a remplacé celle de Carlo PASCAL, *Letteratura latina medievale*, Catane, 1909, p. 91-102. Néanmoins, les deux ne sont pas d'accès facile, pour cette raison je me permets de reproduire le texte latin de Lenz, avec quelques légères retouches de ponctuation. Indispensable aussi : Luca VILLANI, « Il *De ventre* pseudo-ovidiano e la scienza morale dei tre elementi », *Studi medievali*, 57/2, 2016, p. 771-783.

[5] Hans WALTHER, *Das Streitgedicht in der lateinischen Literatur des Mittelalters. Mit einem Vorwort, Nachträgen und Registern von P. G. Schmidt*, Hildesheim-Zurich-New York : Vero, 1984, p. 3. Mais il y eut aussi des « conflits » en prose. *Cf.* Paul Gerhard SCHMIDT, « I 'conflictus' », *Lo spazio letterario del Medioevo, 1. Il Medioevo latino*, (dir.) Guglielmo CAVALLO, Claudio LEONARDI, Enrico MENESTÒ, vol. I/2, Rome : Salerno, 1993, p. 157-170. Le Séminaire de philologie classique de l'Université de Zürich publie une liste qui donne l'idée de l'étendue du genre : Peter STOTZ, *Beobachtungen zu lateinischen Streitgedichten des Mittelalters : Themen – Strukturen – Funktionen*, p. 16-22. http://www.sglp.uzh.ch/static/MLS/files/Stotz-Streitgedichte.pdf.

[6] Ce *Conflictus inter potatorem et ciphum suum minus concavum* est conservé dans un manuscrit du XVe siècle : Cambridge, Clare College, Ms. Kk 4, 1. f. 95r.

[7] Guillelmus a Sancto Theodorico, *De natura corporis et animae*, in *Guillelmi a Sancto Theodorico opera omnia. Pars III : Opera didactica et spiritualia*, ed. Stanislai Ceglar, Paul Verdeyen, Turnhout : Brepols, 2003, p. 101-148. Dans un ouvrage de référence récent, Aage Rydstrøm-Poulsen traite de l'âme dans la pensée de Guillaume, sans prendre du tout en

On sait bien que ce conflit entre l'âme immortelle et le corps périssable a influencé la réflexion du bas Moyen Âge sur les destins d'outre-tombe, que le macabre et le « culte » spécifique de la mort dans le vécu de la religion occidentale lui sont redevables. Le « contraste des vivants et des morts » a été chanté, pour la première fois, par Baudouin de Condé, ménestrel à la cour de Marguerite II, comtesse de Flandre (1244-1280)[8], pour devenir même un sujet iconographique à part entière : les ouailles ressentaient apparemment son fort message prémonitoire. Je pense notamment aux fameuses fresques de Buffalmacco au cimetière de Pise, peintes avant la Peste, en 1336-1341 : les trois cadavres, brusquement découverts par les jeunes nobles chasseurs, sont montrés en trois états de putréfaction, dont le premier est indiqué par le ventre gonflé, visible même sous son habit d'apparat, utilisé pendant la sépulture[9]. Le schéma se retrouve dans des dizaines d'églises et de manuscrits à l'usage des religieux et des laïcs, mais le motif, anatomiquement correct, du ventre gonflé du cadavre « frais » ne semble pas avoir été très en vogue et constitue probablement un tour de force du peintre voulant montrer sa capacité de suivre la nature des choses...

Henri d'Andéli, à peu près à la même époque que le *De Ventre*, met en bataille les vins de toutes les régions de France et les sept arts libéraux[10]. Il le fait avec beaucoup de brio, ses *dits* en ancien français sont nourris de sa culture universitaire et ils offrent un « contraste », un « conflit », une intrigue comme point de départ. Le dit médiéval n'a pas cessé de jouer là-dessus : pensons à un Guillaume de Machaut qui, un siècle plus tard, oppose la noble fleur de lis, « pleine de charme », et l'« humble » marguerite[11]. Il est vrai que le dit est une des formes les plus flexibles, un des genres les plus multiformes de la littérature médiévale tardive[12]. Il faut tenir compte du fait qu'il est né des autres expériences, littéraires et doctrinales, d'expression latine. Dans ces expériences, comme dans la pensée scolastique en général, la volonté de mettre en dialogue des positions, des caractères, des idées opposées est essentielle.

S'agit-il des batailles sanglantes et des discussions sans issue ? Pas du tout — ou pas toujours. Il est vrai qu'il y eut des questions dostoïevskiennes, au Moyen Âge, mais la forme littéraire de « contraste » était là pour mettre en scène des voix, des prises de position, des doctrines

---

compte ce qu'il dit sur la physiologie du corps, ce qui me semble, pour peu dire, risqué : Aage RYDSTRØM-POULSEN, « William of Saint-Thierry on the Soul », *in A Companion to William of Saint-Thierry*, dir. F. Tyler SERGENT, Leyde / Boston : Brill, 2019, p. 93-108. Il en résulte que ce guide parle peu de l'aspect « physique » de la pensée de ce grand théologien.

[8] Baudouin de Condé, *Ce sont li troi mort et li troi vif que Baudouin de Condé fist*, dans *Les cinq poèmes des trois morts et des trois vifs*, publiés avec introduction, notes et glossaire par Stefan Glixelli, Paris : Champion, 1914, p. 53-63.

[9] Nadeije LANEYRIE-DAGEN, *L'invention du corps. La représentation de l'homme du Moyen Âge à la fin du XIXe siècle*, Paris : Flammarion, 2006, p. 225.

[10] *Les dits d'Henri d'Andeli*, ed. Alain Corbellari, Paris : Champion, 2002, p. 51-57, 58-72.

[11] Traduction en français moderne : Guillaume de Machaut, *Quatre dits*, traduits et annotés par Isabelle Bétemps, Paris : Champion, 2008, 129-154.

[12] Monique LÉONARD, *Le Dit et sa technique littéraire (des origines à 1340)*, Paris : Champion, 1966, p. 346.

divergentes, des vérités dissonantes, sans pour autant mener le lecteur vers des impasses pessimistes. C'est pour cette raison que, par exemple, une *Bataille des sept arts* doit être lue avec son « vis-à-vis », *Le mariage des sept arts*, composé par Jean le Teinturier d'Arras au XIIIe siècle[13]. Une « bataille », un « mariage ». Il est vrai aussi que, dans la littérature, des disputes verbales prenaient aussi la forme de batailles véritables et au sens propre, d'où leur étendue et cet éventail de titres et de termes. Sous la plume d'un grand poète et latiniste comme Hildebert de Lavardin, autour de 1100, la dispute de l'âme et du corps prend des connotations autobiographiques et mélancoliques, pour devenir une étude philosophique, boétienne, sous forme d'un prosimètre[14]. En même temps, la querelle du Noir et du Blanc, *nigredo* et *albedo*, sur leurs droits respectifs au plumage de la pie, querelle d'origine classique, se contenta de trois distiques, tout en s'octroyant un titre fier : *De pica dialogismus*[15].

Du très sérieux va donc de pair avec du très comique, de la matière à faire rire, goliardique, qui est le pain et l'eau de la littérature médiévale[16]. La *Discussion de la bière et du vin*, rédigée au temps de Barberousse, dans la deuxième moitié du XIIe siècle, prend comme point de départ un vrai manifeste littéraire : « Je mélangerai, en jouant, des jeux au sérieux, / pour ne pas fatiguer les âmes par des choses fastidieuses »[17]. Tel *incipit* met en exergue la culture classique du poète, car il fait penser à la septième églogue des *Bucoliques* de Virgile, où Mélibée abandonne le « sérieux », son travail de pasteur, pour regarder les « jeux » des jeunes[18]. Mais il montre aussi que derrière une chanson à boire, des goliards du XIIe siècle jusqu'à Villon, la culture scolastique universitaire et la culture littéraire latine sont bien présentes. Les deux permettaient de discuter des problèmes éthiques, politiques et même théologiques sous des aspects fabuleux et dialogués.

Le « contraste », hérité de l'Antiquité, a trouvé sa première renaissance chez les Carolingiens, mais a attendu le XIIe et le XIIIe siècle pour son vrai épanouissement[19]. Quelle est, pour ainsi dire, la base

[13] *Le mariage des sept arts par Jehan le Teinturier d'Arras suivi d'une version anonyme, poèmes français du XIIIe siècle*, ed. Arthur Långfors, Paris : Champion, 1923, *cf.* René DRAGONETTI, *« La musique et les lettres ». Études de littérature médiévale*, Genève : Droz, 1988, p. 43-57.
[14] Peter ORTH, *Hildeberts Prosimetrum De Quaerimonia und die Gedichte eines Anonyms, Untersuchungen und kritische Editionen*, Vienne : Österreichische Akademie der Wissenschaften, 2000.
[15] *De pica dialogismus*, dans *Anthologia veterum epigrammatum et poematum*, n°1085, ed. Heinrich Meyer, t. 2. Leipzig : Fleischer, 1835, p. 68.
[16] Ernst R. CURTIUS, *Europäische Literatur und lateinisches Mittelalter*, Bern / Munich : Francke, 1969, p. 419-434.
[17] *Ludens ludis miscebo seria, / Ne fatiscant mentes per tedia. Altercatio vini et cerevisiae, in* A. BÖMER, « Eine Vagantenliedersammlung des 14. Jahrhunderts in der Schlossbibliothek zu Herdringen (Kr. Arnsberg) », *Zeitschrift für deutsches Altertum und deutsche Literatur*, 49, 1907, p. 160-238, ici p. 199.
[18] *Posthabui tamen illorum mea seria ludo* : Virgile, *Bucoliques*, *Ecl.* 7, 17 (ed. Eugène de Saint-Denis, CUF, 1942). Sur le « sérieux », donc « sériel », « routine » et le jeu au Moyen Âge voir des remarques intéressantes de Mary Carruthers, qui polémique avec le *Homo ludens* de Johan Huizinga : Mary CARRUTHERS, *The Experience of Beauty in the Middle Ages*, Oxford : University Press, 2013, p. 20.
[19] P. STOTZ, *op. cit.*, p. 14.

psychologique de ce genre ? Si la littérature moderne cache les émotions du protagoniste *à l'intérieur* de son être, tout en le faisant exprimer ces émotions par ses dits et ses faits, la littérature prémoderne, y compris médiévale, met ces émotions *à l'extérieur* de l'être du protagoniste, ce dernier étant une allégorie, une personnification, une *drammatis persona*. Ce faisant, les auteurs médiévaux se mettaient tels des nains sur les épaules des géants grecs et romains. Les fables anciennes ont bien survécu aux invasions barbares, leurs batailles et leurs disputes s'enrichissaient de nouveaux détails et motifs dans des contextes littéraires changés. Par exemple, l'églogue a trouvé des échos importants sous les Carolingiens, ce n'est pas un hasard si un dialogue de l'hiver et l'été sous la plume d'Alcuin passe aux manuscrits sous forme de *conflictus veris et hiemis*. Dans le poème latin *Waltharius*, produit probablement de la troisième génération des poètes carolingiens sur des motifs folkloriques, chaque bataille est précédée d'une chamaillerie, d'une « engueulade »[20].

Il est difficile de s'imaginer que ces « contrastes » visassent une vraie mise en scène, mais éventuellement des répétitions ou des récitations, à une, deux ou plusieurs voix. Leur ardeur polémique trouve des parallèles dans la tonalité de certaines questions disputées scolastiques, dans des sermons fondés sur des *exempla*, dans les invectives contre les juifs, les musulmans et les hérétiques. Un trait réunit encore pratiquement tous les « contrastes » : il y est toujours question du pouvoir, de savoir qui des deux arrive à ses fins, qui a le dessus. La rose se moque de la violette, puisqu'elle est petite, elle est *violée*, piétinée par des cochons, alors qu'elle, la rose, est la reine des fleurs et orne les alcôves royales, donc, la violette doit lui obéir. Lorsque le débat de la Brebis et de la Toile débouche sur les dogmes théologiques et touche à la mystique, la Brebis demande un jugement non pas à un abbé ou à un prince, mais au pontife ; la Toile s'accorde avec la Brebis pour choisir un archevêque[21]. La poétique de la Mort (comme personnage), avec toute sa portée égalitariste, connaît des versions où elle cause avec un roi[22].

La nature des choses, ainsi que les abstractions et les allégories, dans tous ces *certamina* suivent une logique toute humaine. Cela rend clairs à la fois la signification générale et les détails du poème. Comme bien d'autres, il est un récit « politique », puisqu'il parle d'un tumulte, et l'Occident en connut plusieurs de son temps et dans tous les pays. C'est aussi une satire du pouvoir, une réflexion sur la nature et les conséquences de la tyrannie. Le banquet et la prodigalité qui l'accompagne, mais aussi un repas commun tout prosaïque sont autant des aspects de pouvoirs et des relations de pouvoirs, et ceci non seulement au Moyen Âge. « Il serait utile, explique Elias Canetti dans *Masse et puissance* (1960), en analysant la "psychologie du mangeur", de regarder un peu les *mangeurs* en général, sans tenir compte de leur place

---

[20] *Waltharius*, ed. Karl Strecker, *MGH Poetae latini Medii Aevi*, t. VI/1, Weimar : Hermann Böhlau Nachfolger, 1951, p. 24-85.

[21] M. HAUPT, « Hermanni Contracti Conflictus ovis et lini », *Zeitschrift für deutsches Altertum*, 11, 1859, p. 215-238.

[22] H. WALTHER, *op. cit.*, p. 81-82.

dans la hiérarchie. On ne saurait méconnaître une certaine estime réciproque des gens qui mangent ensemble. Elle s'exprime déjà dans le fait qu'ils *partagent*. La nourriture, devant eux dans un plat commun, leur appartient à tous. Chacun en absorbe, et voit que les autres en ont pris aussi. On se donne la peine d'être juste, de ne désavantager personne. Le lien le plus fort se crée entre les commensaux quand ils mangent d'*une seule* bête, dont ils ont connu aussi l'unité du corps vivant, ou bien d'*une seule* miche de pain. Mais la légère solennité de leur attitude ne s'explique pas par là seulement : leur respect signifie aussi qu'ils ne se mangeront pas entre eux »[23].

Le Ventre (probablement inconnu de Canetti) est un poème sur la psychologie de la nourriture. Que sa fable se prêtât à la lecture politique est prouvé par son insertion dans une des chroniques les plus riches et passionnantes du XIIIe siècle, celle de Salimbene de Parme. Sous l'année 1250, cruciale pour l'Occident, ce franciscain ajoute, en *exemplum* édifiant, une poésie attribuée à Philippe le Chancelier et dit que le Chancelier a bien fait de décrire les relations entre le prélat et ses sujets sous la métaphore des organes[24]. La forme de cette poésie, de taille réduite, fait plutôt penser à une séquence qu'à une élégie, mais son sens reste le même : la révolte de la masse contre un tyran. Mais *Le Ventre* ne sort pas de la trame et, lorsque la paix est rétablie, le poète se tait. Chez Salimbene, les dernières lignes admonestent le lecteur : ainsi l'État s'écroule sans trésor, l'unité universelle est mise en cause si elle manque du service de tous et chacun.

Le Ventre n'est qu'un « récit incorporé », si l'on veut. Il ne propose pas de « morale », il ne joue pas à cache-cache avec son lecteur, il n'est ni obscur ni ambigu. Par rapport aux grandes « vraies » œuvres du XIIe siècle, ce texte est plutôt simple et ouvert, puisqu'il ne veut pas conter autre chose qu'une révolte des organes contre le ventre, d'apparence tyrannique et fainéant, mais bienveillant et utile au fond. Cette révolte est orchestrée par un parvenu conformiste et grandiloquent, heureusement, le « grand mangeur » (pour le dire encore avec Canetti) est prêt au compromis, car il choisit le juste milieu (vers 174). Rien de plus. Mais ce « juste milieu » est en même temps l'idéal de l'harmonie qui régit le macro- et le microcosme, l'amour qui fait tourner le soleil et les autres étoiles, et l'une des vertus cardinales, la tempérance, indispensable au seigneur médiéval. Le ventre, dans sa clémence, décide aussi de suivre l'une des règles les plus importantes de ce jeu qu'on pourrait appeler la politique médiévale. Il est, en cela, un vrai miroir des princes.

---

[23] Elias CANETTI, *Masse et puissance*, tr. fr. Robert Rovini, Paris : Gallimard, 1966, p. 234.
[24] *Chronica fratris Salimbene de Adam ordinis minorum*, ed. Oswald Holder-Egger, Hanovre / Leipzig : Hahn, 1905-1913, p. 442-444 (f. 394c-395a, pour les autres éditions).

« Les organes se réunissent en conseil
Et entreprennent de causer sur leur vie.
La discussion touche le ventre, soumis à plein de questions :
Ce seigneur est lourd et importun.
En ornant son discours des couleurs rhétoriques,
La langue loquace s'adresse à ses confrères :

"Citoyens, quelle fureur ! Quelle licence
A permis au ventre de nous imposer ce joug honteux ?
Il est honteux, c'est vrai, si le serf devient chef,
et le chef sert, si l'un ordonne, l'autre obéit.
Nous sommes certainement infâmes, dignes du billot, la risée
Du monde entier, misérables et dégénérés que nous sommes,
Car c'est nous qui avons élu le ventre pour nous gouverner,
Nous qui lui apportons tout ce qui lui paraît plaisant.
Pas de calme. L'un est interpellé, l'autre envoyé, un troisième rappelé à l'ordre :
« Allez, fainéant, réveille-toi, bouge,
Va chercher les ingrédients, cuisine, procure du vin,
Dresse la table, alors que le jour s'incline déjà vers le soir.
Deux ennemies sont déjà à la porte et menacent de la mort :
Voici la faim, voilà la soif.
Je ne tiendrai pas, si tu ne m'aides pas tout de suite
Contre l'une et l'autre ».
Ah qu'elle m'énerve, cette lascivité du ventre, moi et les autres,
Mais surtout il m'oppresse, ce gros bedon :
Je dois présenter sa cause au tribunal, souvent
J'y parle pour lui, tout en étant mal rémunérée.
Patron, juge ou témoin,
Je proclame, j'abuse des droits de nos pères et je parle faussement.
Sous l'apparence du vrai j'introduis le mensonge,
Je trompe, je me parjure et je suis perfide.
Je pèse sur la même balance le licite et l'illicite,
Je vagabonde entre l'un et l'autre.
Si je me présente à un pontife ou un prince,
Je prépare des tendres onguents pour leur plaire :
Je les embaume de mes tendresses, pour que le ventre
Accumule ses délices, car c'est lui qui dirige mon discours.
Et puis, les mains, ne sont-elles là aussi pour le servir ?
N'ont-elles pas peur de ses menaces et de sa puissance ?
Les voilà qui chipent, emportent, machinent, et le ventre
Va tout soustraire, cette Scylla vorace va tout avaler.
Voici l'œil : il sert, chasse, court partout,
Il annonce à son seigneur ce qu'il voit de meilleur.
Combien de fatigues aux jambes,
Éreintées qu'elles sont par sa pression illégale.
Voilà pourquoi la douleur consume les os de notre corps,
Brise les membres, boit toutes nos forces et laboure notre peau.
C'est sa volonté acharnée qui répond à notre service,
Mais pas de gratitude du tout, et cela m'agace davantage.

C'est que, quand il y a un remerciement,
Même un travail onéreux en est tempéré et devient un plaisir.
Le ventre, plus on lui donne, plus on lui apporte,
Ne cesse pas de se plaindre : « C'est peu ».
Si tu lui donnes aujourd'hui, mais oublie de redonner demain,
Et redonner encore et encore, tu risques de tout perdre.
Parfois il dit aux siens : « Cela suffit », –
Mais, tout d'un coup, c'est déjà peu.
Dites-donc, qui peut satisfaire cette Charybde ?
Dites-donc, qui peut amener autant qu'il veut ?
Nos fatigues s'accumulent et augmentent.
La méchante gueule nous accable souvent.
Elle est appuyée par le goût, ce gardien de la porte,
Ce maquereau vilain, garçon insolent, fat vagabond.
Ensemble, ils scrutent les quatre éléments :
Ils veulent savoir ce que cachent l'air, la terre et l'eau.
L'aile ne sauvera pas un oiseau, ni la course une bête,
La baleine n'est pas à l'abri sous l'aveugle manteau de la mer[25],
C'est que les animaux par eux-mêmes exhalent différents arômes
Pour séduire les palais et servir de repas délicats.
Le goût discerne ce que la gorge fait passer, le ventre
Le cache : l'un essaie, l'autre vole, le troisième capte[26].
Combien de crimes à cause de toi dans le monde, oh ventre,
Toi qui combines toujours l'immonde et fais des vilenies.
Pour toi on tue, on escamote, on chipe,
On dresse des embuscades. Que de massacres, de guerres, de douleurs.
Voici qu'un moine se mélange à une foule, qu'un chevalier porte ses armes,
Qu'un citadin cherche son profit, qu'un paysan laboure.
Les vertus sont déchues, l'âme est en ruines[27],
Les membres subissent la peste et la plaie de la luxure.
Tu es Nabusaradan, prince et seigneur des cuisiniers[28],

---

[25] Trois éléments, à l'exclusion logique du feu, sont ici la source de la curiosité inaltérable du ventre et de la gueule. Cette moralisation remonte probablement à Ovide : *Métamorphoses*, I, 72-75 ; *Art d'aimer*, II, 469-472. Juvénal le suit : *interea gustus elementa per omnia quaerunt* (*Sat.* XI, 14). Vers 1140, les goûts et les arômes des plantes et des animaux sont le leitmotiv du catalogue poétique dans le prosimètre de Bernard Silvestre (*Cosmographie, Mégacosme,* III, 354-483, trad. M. Lemoine, Paris : Cerf, 1998, p. 80-87). La description de l'odorat et de goût comme fonctions du corps humain présente des analogies assez évidentes avec *Le ventre* : Id., *Cosmographie, Microcosme,* XIV, 92-103, p. 146-147.

[26] Cette description est brève, mais il est possible que l'auteur ait connu les descriptions de l'anatomie renouvelées en Occident par Constantin l'Africain et l'École de Chartres. *Cf.* : *La première étape de la digestion se prépare dans la bouche ; ainsi préparée, la nourriture réunit de boisson, de l'œsophage, par une porte à large entrée, passe à l'estomac, ici elle est cuite et se transforme en une sorte de tisane. C'est la première digestion,* Wilhelm von Conches, *Philosophia,* IV, XVI, 25, ed. Gr. Maurach, Pretoria : University of South Africa, 1980, p. 100-101.

[27] Un petit « Contraste du cœur et de l'œil », rédigé en Angleterre au XIIe siècle, tente de résoudre la question de savoir lequel des deux membres est plus responsable de la corruption de l'âme. Enfin, dans le jugement de la Raison, les deux partagent la responsabilité : le cœur comme cause, l'œil comme moyen. H. Walther, *op. cit.*, p. 62.

[28] Ce gardien du corps de Nabuchodonosor II est responsable de la destruction de Jérusalem (4 Rois 25, 8). Son titre est rendu par la *Septante* comme « coque-chef » et comme « boucher » par les traductions araméennes, en suggérant ouvertement son rôle dans l'histoire d'Israël. *Encyclopaedia*

Pour toi on met le feu tard le matin dans la cuisine.
Et toi, tu es gros comme un sac, un vase plein d'ordures,
Un lieu, non, un lac, de saletés !
Mes frères, raisonnez avec moi : quel est
Ce seigneur ? Pensez bien à son joug.
Il est vraiment honteux, lorsque, la raison étant enterrée,
C'est le ventre qui nous domine, et elle garde silence.
Et pourtant on devrait vivre en suivant la raison, non pas le ventre.
Tout homme de bien veut servir la première, non le deuxième.
Le ventre, dit Paul, est donné pour manger et la nourriture est donnée pour le ventre,
Les deux vont ensemble, et les deux seront détruits par Dieu[29].
Cela ne nous convient pas non plus de servir tel patron,
Pour ne pas perdre notre gloire et notre noblesse.
Levez-vous donc, aux armes, je vous prie, dressez vos esprits pour le combat,
Ce bref combat nous prépare de grands trophées.
Celui qui sert encore le ventre, périra pour l'éternité,
Que quitte notre camp celui qui soutient son gouvernement,
De graves peines et le naufrage loin du port l'attendent,
Qu'il soit affligé de douleurs pour toujours ».

Par ce discours, la langue loquace réunit ses confrères,
Les émeut, les exhorte, leur apprend à être hommes.
Tout d'un coup la volonté commune les cimente,
Tous réunis par l'amour, serrés les uns aux autres.
Ils proclament la guerre au ventre, et jurent
De briser les fers et d'en finir avec le joug.
Ils prennent la ferme décision, tous ensemble,
De destituer le ventre et de ne plus le servir.
Le pied, la langue, les mains et les autres membres ne bougent plus,
Le pied ne marche plus, la langue garde silence, la main n'aide pas.
Le premier jour de cette guerre passe tranquillement :
Le ventre ne réagit pas, les troupes n'attaquent pas non plus.
Le deuxième jour, on ne peut plus calmer le ventre en jeûne,
Ni apaiser la gueule gargouillante.
Le troisième jour, les membres sont complétement émaciés :
La maligne famine règne partout[30].
Le pied s'engourdit, la main souffre, la tête tourne,
La bouche blanchit, la respiration est perturbée, la langue se tait.
Tout est bouleversé dans le corps, il ne trouve plus
Sa vigueur, mais seulement le deuil et la douleur.

Après de longs sanglots, en reprenant à peine ses esprits,
Toute chétive, la langue finalement balbutie :
« Que faire ? Nous n'avons rien gagné, et devenons tous de plus en plus
Faibles, complétement détruits par la faim.
C'est la rage du ventre qui nous envoie cette injustice,
Sa colère a généré cette calamité.

Judaica. 2d Edition, vol. 15, p. 52. Chez Rabelais (*Gargantua* et *Pantagruel*, livre 4, ch. 39), le frère Jean, en se préparant au combat contre les saucissons, rappelle Nabusaradan parmi les guerriers.
[29] 1 Cor. 6, 13.
[30] Le thème de la faim renvoie probablement à la fin du huitième livre des *Métamorphoses* (VIII, 780-846).

Je vois ce grand mal, mais je n'en discerne pas la cause,
Ce qui nuit est bien là, mais on ne sait pas pourquoi.
Frères, je vais m'adresser à lui en votre présence,
Pour demander quelle est l'origine de notre malheur ».
Alors la langue se tourne vers le ventre et demande : « Pourquoi
Nous blesses-tu ? Pourquoi cette colère ?
Raisonne bien : veux-tu vraiment perdre tous les citoyens ?
Si tu vois quelqu'un tomber, ne vaut-il mieux l'aider à se relever ?
Tu es l'ennemi de tes propres compatriotes, voilà pourquoi ils se révoltent,
Redeviens leur ami, et ils se réuniront autour de toi.
Plein ou vide, t'aurons-nous toujours comme ennemi ?
Sera-ce, dans les deux cas, toujours une raison de notre tristesse ?
Lorsque tu es rempli, couché au lit, tu te plains d'être
Trop lourd, et nous fais souffrir avec toi.
Aie pitié de toi, je te supplie, et des tiens,
Aide toi-même et nous, pour ne pas mourir tous ensemble.
Expose-nous le sujet de ta querelle et ce que tu veux,
Ne nuis pas, s'il te plaît, mais explique ce qu'il faut faire ».

La langue termine par là son discours ; vient
Le tour du ventre, qui lui répond :
« J'ai bien entendu le bavardage de la langue,
Je l'ai supporté, mes frères : rien à craindre.
C'est un membre minuscule, mais mou,
qui part dans tous les sens, lorsqu'il se met à parler.
D'une seule étincelle il engendre un incendie,
Dans sa fournaise sont forgées les armes de nos douleurs[31].
En voilà les discordes entre nos citoyens :
C'est elle qui détruit la paix et jette ses dards contre moi.
Elle me présente comme votre seigneur et votre ennemi en même temps,
Mais je sais bien que je suis votre humble serviteur.
C'est la nature qui nous a choisis dans la masse des choses,
C'est elle qui nous a donné forme et matière
Et qui, dans l'ensemble du corps, nous a réunis,
C'est une alliance d'amour et d'amitié.
Elle a ordonné que tout soit commun entre nous
Tous et que personne ne désire rien pour lui seul.
À tous elle a choisi une fonction, et pour moi
celle d'être votre serf, à savoir le cuisinier.
Me voilà à vous préparer les repas, à vous alimenter,
Je réponds de votre vie et ne réserve rien pour moi.
Quand vous apportez, j'accepte, je cuisine et puis
Je distribue tout entre vous, en dressant le couvert.
Je digère ce que je reçois de vous, ce qui nuit,
Je l'expulse, et je partage avec vous tous ce qui vous est utile.
Je suis un pauvre serviteur, je n'ai rien à vous donner du mien :
Si vous n'apportez rien, mon sac est vide.
Je n'ai pas besoin de grand-chose, je ne demande même pas le minimum,

[31] Sur la loquacité parmi les péchés de la langue *cf.* : C. CASAGRANDE, S. VECCHIO, *I peccati della lingua. Disciplina ed etica della parola nella cultura medievale*, Rome : Istituto dell'Enciclopedia Italiana, 1987, p. 141-156.

Placé au milieu, je choisis de suivre la modération.
De tout excès viennent les calamités, les crimes, la maladie,
La goinfrerie, la luxure, les dépôts d'urates et la douleur de côté.
La pénurie génère l'image de la mort cruelle :
Le front triste, le visage pâle, la peau flasque.
Le juste milieu donne une âme sobre, un corps
robuste, une vie heureuse, un calme joyeux.
Que le riche se garde donc d'avaler plus
Que ce qu'il faut, le pauvre doit se procurer son minimum.
Et vous, si vous le savez, donnez-moi avec modération,
Et moi, je vous rendrai les comptes de ce que je reçois.
Vous apporterez fréquemment, car vous voulez manger souvent,
C'est votre vie, votre santé.
Bon, levez-vous, sinon l'inaction vous endort :
Rien de plus honteux, à mon avis, que de mourir d'oisiveté,
Blessé de torpeur meurt honteusement.
Redressez-vous, la mort est à la porte, je l'entends, et la vie s'en va ».

Les membres ont bien compris ce que leur dit le ventre,
La foule retrouve sa vigueur, s'arme et se met en ordre.
Ils se lèvent, reprennent leurs fonctions, suivent leurs devoirs,
Chaque membre travaille d'arrache-pied.
Ceux qui se trouvaient déjà réunis par la nature
Sont maintenant tous associés par le même soin.
Voici la concorde qui a mis une joyeuse fin à la querelle,
Et c'est ici que le poème veut se terminer. »

De ventre

Concilium celabrant humani corporis artus
Inter se, de se plurima verba serunt.
Incidit in ventrem sermo, de ventre queruntur,
Quod gravis est dominus et nimis urget eos.
Tandem, rhetorico pingens sua verba colore,
Aggreditur fratres garrula lingua suos :
« Quis furor, o cives, que tanta licentia ventris
Audeat in nobis ponere turpe iugum ?
Turpe iugum certe, quando servus dominatur
Et dominus servit ; hic iubet, ille facit.
Certe nos servi turpes, digni cruce, cunctis
Ludibrium, miseri degeneresque sumus.
Nam ventrem dominum nobis elegimus ipsi,
Omnia colligimus, que sibi grata putat.
Nulla quies nobis : monet hunc, movet hunc, vocat illum :
« Surge, piger, somnos excute, tolle moras ;
Quere cibos epulasque para vinumque propina,
Mensam pone : dies preterit, hora subit.
Ecce duo veniunt hostes mortemque minantur :
Inminet inde fames, inminet inde sitis.
Ergo deficiam, nisi subvenias mihi velox
Preveniasque famem preveniasque sitim ».
Sic me, sic alios pulsat lascivia ventris,
Et me plus aliis turpidus ille premit.

Me, quasi preconem causarum, iurgia sepe
Exercere iubet parvaque dona sequi.
Et modo patronus, modo iudex et modo testis
Clamo, iura patrum contero, falsa loquor.
Sub specie veri curans inducere falsum
Fallo, periuro pretereoque fidem.
Fasque nefasque simul equali pondere libro,
Per licitum pariter illicitumque vagor.
Si lateri vel pontificis vel presulis adsto,
Tunc unguenta paro blanda, placere volens.
Ungo blanditiis, ut delicias sibi venter
Accumulet: voces distrahit ille meas.
Nonne manus nostre ventri servire laborant ?
Nonne minas eius imperiumque timent ?
Furantur, rapiunt, operantur, et omnia venter
Suscipit, et sorbet omnia Scylla vorax.
Huic oculus servit, venatur, currit ubique,
Nunciat hec domino, que meliora videt.
Heu pedibus quantos induxit sepe labores,
Quos nimis affligit, quos sine lege premit.
Inde dolor nostri consumit corporis ossa,
Membra quatit, vires haurit aratque cutem.
Est ad servitium nobis studiosa voluntas,
Gratia nulla tamen: conqueror inde magis.
Nam cum servitio respondet gratia, multum
Temperat, immo facit dulce laboris onus.
Huic vero cum multa damus, cum multa paramus,
Non cessat querulus dicere: « Pauca datis ».
Si dederis hodie, nisi cras dederis, nisi rursum
Et rursum dederis, perdere prima potes.
Et si forte suis dicit : « Satis est, satis illud »,
Post modicum tempus incipit esse parum.
Dicite, quis tantam possit satiare Charybdim ?
Dicite, quanta cupit, quis dare tanta potest ?
Hoc etiam nostros auget cumulatque labores,
Et gula nos nimium pessima sepe premit :
Illi gustus adest, hic portam servat, et iste
Vilis leno, procax garcio, scurra vagus.
Hi duo per mundi currunt elementa : quid aer,
Quid pariat tellus, quid freta, scire volunt.
Non volucris penna, non evadit fera cursu,
Non cetus ceco gurgite tutus erit.
Noverunt varios hi dispensare sapores,
Ut magis alliciant illiciantque cibis.
Gustus discernit quod transmittit gula, venter
Abscondit : probat hic, hec rapit, ille capit.
O venter, quanto disturbas crimine mundum
Inmundumque facis, turpia queque movens.
Propter te fiunt homicidia, furta, rapine,
Insidie, strages, iurgia, bella, doli.
Ad coetum currit monachus, miles gerit arma,
Quiris sectatur lucra, colonus arat.

Ex te virtutum casus mentisque ruina,
Membrorum pestes luxurieque lues.
Tu Nabuzardan, princeps dominusque cocorum,
Namque tibi sero mane coquina strepit.
Tu follis tumidus, vas plenum sordibus, immo
Plenus fece locus, non locus, immo lacus.
Vos ergo fratres mecum discernite, qualis
Hic dominus ; mecum cernite, quale iugum.
Turpe iugum vere, quando ratione sepulta
In nobis venter imperat, illa silet.
Vivere debemus non ventri, sed rationi ;
Vir bonus hanc, non hunc, optat habere ducem.
Paulus ait : « Venter esce datur escaque ventri ;
Sunt duo iuncta sibi ; perdet utrumque Deus ».
Nos ergo pudeat tali servire patrono,
Gloria nostra per hunc nobilitasque perit.
Surgite, state, precor, animo pugnate virili :
Magna parit nobis premia pugna brevis.
Eternum pereat qui ventri serviat ultra ;
Sit procul a nobis qui sua regna feret.
Sit sine fine labor, sit naufragium sine portu,
Continuus sit ei perpetuusque dolor ».
His socios animat verbis facundia lingue,
Et movet et munit et docet esse viros.
Ergo simul iunctos confoederat una voluntas
Adstringitque sibi quos ligat unus amor.
Inducunt ventri bellum iurantque quod eius
Vincula dissolvent discutientque iugum.
Sic statuunt et sic confirmant : foedere facto
Ventrem destituunt nec famulantur ei.
Iam pes, lingua, manus et cetera membra quiescunt :
Pes negat ire, loqui lingua, iuvare manus.
Prima dies belli tranquillo tramite currit,
Nec quicquam poscit ille nec illa ferunt.
Altera ieiunum nescit compescere ventrem
Latrantemque gulam pacificare nequit.
Tertia consumptos macie vix sustinet artus,
Namque maligna nimis urget ubique fames.
Pes torpet, manus egrotat, languet caput, ora
Pallent, suspirant pectora, lingua tacet.
Omnia turbantur cum corpore : nullus in illo
Est vigor, eger ibi luctus, ubique dolor.
Rursus post longos gemitus conamine multo
Vix hos balbutit languida lingua sonos :
« Quid facimus ? Nil proficimus, magis et magis omnes
Deficimus, premimur comprimimurque fame.
A ventris rabie venit hec iniuria nobis,
Hoc eius nobis parturit ira malum.
Sentio grande malum, sed causa mali mihi clausa ;
Quod nocet, ecce patet; cur nocet, iste latet.
Nunc igitur, fratres, vobis presentibus ipsum
Conveniam, queram, que sit origo mali ».

Tunc se convertens ad ventrem lingua: « Quid » inquit
« Tam male nos ledis ? Hic furor unde tibi ?
Respice, nonne tuos concives perdere curas ?
Quando vides casum, non relevare paras ?
Hostis es in civis; hec recta fronte repugnant ;
Iuncta sibi melius, civis amicus, erunt.
Te vacuum, plenum, te semper habebimus hostem ?
Semper erit nobis tristis uterque status ?
Quando iaces plenus, nimia te mole gravari
Clamas et tecum nos facis esse graves[32].
Ergo precor miserere tui, miserere tuorum,
Ne tecum pereant, teque tuosque iuva.
Exponas, cur tu quereris vel quid tibi queris,
Et ne queso noce, sed facienda doce ».
His verbis claudit sermones lingua, vicemque
Venter ei reddens incipit ista loqui :
« Audivi lingue strepitus et eos patienter
Sustinui, fratres, ledimur inde parum.
Lingua quidem membrum modicum, sed molle, citoque
Labitur et loquitur sepius absque modo.
Nam de scintilla magnum movet et fovet ignem,
In fornace sua fabricat arma doli.
Inde nimis nostros agitat discordia cives,
Nam pacem turbat et mihi tela iacit.
Me dominum, fratres, vobis ostendit et hostem,
Sed scio quod vobis servio, vosque colo.
Cum nos de massa rerum natura vocavit
Et nobis formam materiamque dedit,
Iunxit in humano nos corpore, iunxit amico
Foedere nos semper iugiter unus amor.
Omnia precepit fieri communia nobis.
Omnibus, ut proprium nullus habere velit.
Omnibus officium distinxit, meque ministrum
Constituit vobis et dedit esse cocum.
Inde paro vobis escas, alimenta ministro,
Vitam conservo, pauca reservo mihi.
Vos date, suscipio; susceptum decoquo ; coctum
Distribuo vobis, fercula queque gero.
Si vos ingeritis, ego digero ; quod nocet, illud
Egero ; quod prodest, hoc quoque cuique gero.
Pauper sum servus, nil possum ponere vobis,
Si nihil offertis, nam mea bursa vacat.
Nec nimium curo, nec ego minimum mihi quero,
In medio positus opto tenere modum.
A nimio veniunt fastidia, crimina, morbus,
Crapula, luxurie, fex laterisque dolor.
A minimo veniunt infeste mortis imago,
Frons tristis, facies pallida, laxa cutis.
A medio veniunt mens semper sobria, corpus

[32] Lenz donne deux variantes de cette ligne : « *Quando iaces vacuus, quia te ieiunia ledunt* », « *Latras et querulus nos facis esse graves* ».

Robustum, felix vita, iocosa quies.
Ergo sibi caveat dives ne devoret ultra
Quam satis, et pauper curet habere parum.
Et vos, si sapitis, servate modum mihi dando :
Dispensator ero pro ratione dati.
Sepe mihi dabitis, quia vultis sepe cibari,
Namque per hoc vobis vita salusque datur.
Surgite, ne vobis inducat inertia somnum :
Somno desidie iudico turpe mori,
Turpiter occumbit, quem torpor vulnerat ; ergo
Surgite, mors properat, sentio, vita fugit ».
Ventris ad has voces membrorum turba resumit
Vires, et rediens induit arma vigor.
Surgunt, officiis insistunt, debita solvunt,
Invigilant operi singula membra suo.
Quos socios vite fecit natura, laboris
Tunc omnes socios mutua cura facit.
Sic litem sepelit leto concordia fine,
Hoc quoque vult finem carmen habere suum.

Les désordres du ventre, signes de la corruption de l'âme chrétienne dans le théâtre polémique du XVIe siècle

Charlotte BOUTEILLE[1]

Prêches, pamphlets, chansons, gravures, récits ou pièces de théâtre : à partir des années 1520, les partisans d'une réforme de l'Église catholique utilisent tous les moyens d'expression à leur disposition pour diffuser leurs idées. Dans une lettre de 1525, Luther souligne la façon dont les différents *media* sont ainsi utilisés pour présenter au « peuple » une image négative du clergé catholique :

> « [...] le peuple est parfaitement édifié sur la valeur de l'état ecclésiastique ; il y a assez de chansons, de proverbes et d'épigrammes qui le prouvent surabondamment ; sur les murs, dans des productions de toutes sortes, jusque sur des cartes à jouer, partout on met des caricatures sur les prêtres et les moines »[2].

Cherchant à convaincre le plus grand nombre et à se diffuser dans toutes les couches de la société, la polémique réformée adopte ce que Peter Burke appelle un « stock de formes (intrigues, motifs, thèmes, expressions)[3] » constituant des formes de base « ready-made » que les auteurs et graveurs combinent *ad libitum*.

L'image des désordres du ventre qui touchent l'Église chrétienne est l'une de ces formes « ready-made » par laquelle la polémique réformatrice – de tendance évangéliste ou luthérienne – va pointer les symptômes de la perversion du message chrétien. À l'instar des adorateurs de messere Gaster décrits par Rabelais dans le *Quart-Livre*[4], les membres du clergé catholique deviennent sous la plume polémique tantôt des Engastrimythes, qui dénaturent la parole sainte en « parlan[t] de ventre[5] », par rot ou pet, tantôt

[1] Maître de conférences, Université Paris Nanterre, Université Paris Lumières, EA Histoire des Arts et des Représentations (HAR).
[2] Luther, lettre du 2 juin 1525, citée par Heinrich DENIFLE, *Luther et le luthéranisme : étude faite d'après les sources*, Paris : A. Picard et fils, 1910, p. 220.
[3] Peter BURKE, *Popular Culture in Early Modern Europe*, New York : University Press, 2009, p. 173, nous traduisons.
[4] Voir, sur ce point, l'article de Nicolas LE CADET, « Gastromanie et gastrophobie chez Rabelais : l'allégorie de messere Gaster (Quart livre, chap. LVII-LXII) », *in* Bernard MARQUER (dir.), *L'Allégorie de l'estomac au XIXe siècle. Littérature, art, philosophie*, Strasbourg : Presses Universitaires, 2020, p. 15-38.
[5] Rabelais, *Quart-Livre*, in *Œuvres complètes*, ed. Mireille Huchon, Paris : Gallimard, Bibliothèque de la Pléiade, 1994, chap. LVIII, p. 674.

des Gastrolâtres, adeptes du « Dieu Ventripotent »[6] qui les renvoie « à sa selle percée » pour constater s'ils trouvent une divinité « dans sa matière fécale »[7]. Signe de la circulation des images polémiques d'un média à l'autre, cette dénonciation scatologique d'une religion pervertie par son rapport au ventre, présenté comme siège des « vents », se trouve dans plusieurs gravures satiriques, comme celle du « Diable avec la cornemuse » (« *Teufel mit der Sackpfeife* »), gravure sur bois réalisée autour de 1535 par le graveur allemand Erhard Schön[8]. Cette image, imprimée sur feuille volante et donc destinée à une grande diffusion, représente un diable soufflant dans une cornemuse, dont l'outre est une tête de moine, le nez du moine formant le tuyau mélodique de l'instrument. Comme l'a montré Martine Clouzot[9], la cornemuse est symboliquement rattachée aux fonctions digestives : par la forme de l'instrument (une outre / un ventre), par la circulation de l'air qu'il implique (l'air est insufflé dans l'instrument par la bouche du musicien, stocké dans l'outre, puis expulsé par les tuyaux) et par les sons qu'il émet (que la tradition rapproche du pet). Dans la gravure scatologique d'Erhard Schön, le moine-cornemuse n'est ainsi qu'une tête pleine de « vents » actionnée par le diable, claironnant une parole diabolique, folle et réduite au « pet » d'une cornemuse, pervertissant le souffle sacré qui devrait l'animer.

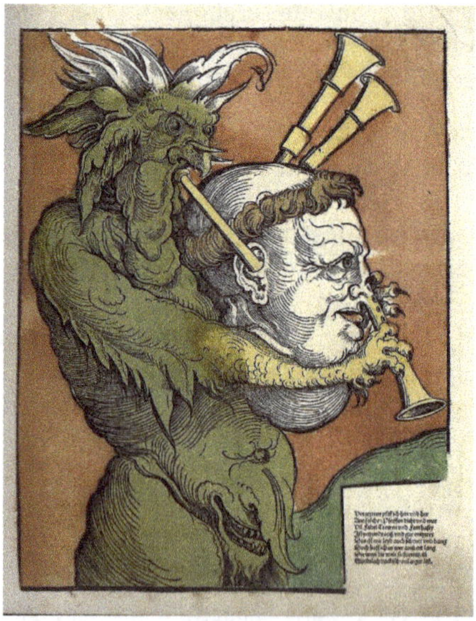

Erhard Schön, *Der Teufel mit der Sackpfeife*, gravure sur bois coloriée, env. 1535
© Stadtgeschichtliches Museum, Leipzig

---

[6] *Ibid.*, chap. LX, p. 679.
[7] *Ibid.*, p. 682.
[8] Erhard Schön, *Der Teufel mit der Sackpfeife*, gravure sur bois coloriée, env. 1535, conservée au Stadtgeschichtliches Museum à Leipzig.
[9] Martine CLOUZOT, « La musique des marges. L'iconographie des animaux et des êtres hybrides musiciens dans les manuscrits enluminés du XIIe au XIVe siècle », *Cahiers de civilisation médiévale*, 42e année (n°168), oct.-déc. 1999, p. 323-342, ici p. 336- 337.

Puisant dans le répertoire des motifs récurrents efficacement mis en réseau par le dynamisme de la propagande réformée, le théâtre s'inscrit pleinement dans cette circulation des images polémiques. La thématique de la maladie de l'âme suivie d'une guérison spirituelle, fréquente dans la littérature dramatique de la période[10], est ainsi réinvestie dans le théâtre réformé à travers la mise en scène d'une maladie qui témoigne de la corruption de la foi chrétienne. Cette maladie de la chrétienté trouve un terrain d'expression privilégié dans les désordres du ventre, et ce, pour deux raisons. D'une part, parce que la critique que le mouvement évangélique puis la Réforme adressent au catholicisme relève de la mise en cause de ce qu'on pourrait appeler un « trop-plein » : trop de gloses sur les textes sacrés, trop de sacrements, trop de pratiques religieuses dévoyées. Or, face à ce trop-plein, les courants réformés appellent à un retour à la simplicité du message évangélique, retour dont l'allégorie la plus parlante est celle d'un estomac malade qui aurait besoin d'une « purgation ». À travers le thème de la guérison spirituelle, le théâtre donne ainsi à voir au spectateur un processus de régénération scénique qui mime le principe érasmien de l'*ad fontes* – versant humaniste – ou le principe luthérien de la *sola scriptura* – versant réformé. Si l'allégorie de la maladie de la chrétienté trouve une concrétisation dans un désordre du ventre, c'est d'autre part en raison du point doctrinal central du conflit religieux de cette période : la doctrine de la transsubstantiation. Dans la propagande réformée, la mise en cause du dogme de la présence réelle dans l'Eucharistie se déploie de manière privilégiée à travers la mise en scène satirique d'un empoisonnement du corps du fidèle par l'ingestion « cannibale » d'une hostie pensée, dans la doctrine catholique, comme le corps réel du Christ. Dès lors, le possible (ou impossible) retour en santé du personnage intoxiqué par cette ingestion passe également par une purgation de son système digestif.

Au sein d'un ensemble de textes de théâtre du XVIe siècle qui proposent une mise en scène de la corruption de l'Église catholique à travers l'allégorie de ses désordres physiques[11], nous étudierons ici trois pièces qui donnent à voir et / ou à « entendre » ce désordre et son traitement en le fixant dans le ventre des personnages : *La Farce des théologastres*, composée et sans doute jouée au printemps 1527 à Paris, la tragédie du *Mercator* de Thomas Kirchmeyer, publiée en latin et en allemand à Wittenberg en 1540-1541, puis traduite en français en 1558 à Genève par Jean Crespin sous le titre *Le Marchant converti*, et enfin la *Comédie du Pape malade*, de Conrad Badius, jouée et publiée à Genève en 1561.

[10] Claude Longeon dresse un inventaire des précédents de ce thème dans l'introduction de son édition moderne de *La Farce des théologastres*, Genève : Droz, Textes Littéraires Français, 1989, p. 25-26.

[11] Pour d'autres exemples de pièces d'obédience réformée mettant en scène une Église ou un personnage de fidèle malade, sans pour autant rattacher cette maladie à un problème de digestion, nous renvoyons aux textes suivants : Matthieu Malingre, *Moralité de la Maladie de Chrestienté à XIII personnages* (Neuchâtel, 1533), Marguerite de Navarre, *Le Mallade* (*ca.* 1535) et au *Triomphe de Jésus-Christ* de John Foxe, traduit par Jacques Bienvenu (Genève, 1562).

Ce parcours à travers différents lieux de la Réforme (Paris, Wittenberg, le « Refuge » genevois) et les premières décennies des conflits religieux par le prisme de la mise en scène d'un désordre digestif permettra de souligner l'efficacité scénique et polémique de ce procédé allégorique, repris de pièce en pièce, et dont la concrétisation de plus en plus marquée au fil des années repousse à ses limites les possibilités de la représentation théâtrale tout en permettant aux dramaturges réformés de développer une véritable eschatologie scatologique. Nous examinerons par ailleurs la radicalisation progressive de l'allégorie, la colique du corps catholique devenant de plus en plus incurable à mesure que le schisme religieux et les guerres semblent le seul horizon possible de la Réforme.

I. La *Farce des théologastres* ou la guérison d'une « colicque [...] sorbonique » par « l'alleine » des Saintes Ecritures

La *Farce des théologastres*[12] (*ca.* 1527, Paris) est un plaidoyer pour Louis Berquin, correspondant d'Érasme et traducteur en français de certains de ses textes ainsi que de plusieurs écrits luthériens, accusé d'hérésie par les théologiens-théologastres de la Sorbonne. Le terme « théologastres », dont le réformateur et ami de Luther, Philippe Melanchthon, semble avoir été l'inventeur, connut une très grande fortune dans la polémique réformée[13]. Si certains critiques, comme Jeff Persels, mettent en avant la connotation négative du suffixe « -astre » et traduisent « théologastres » par « mauvais théologiens » ou « ceux qui idolâtrent la théologie »[14], la proposition de l'éditeur moderne de la pièce, qui insiste sur le composé « gastre » ou estomac, semble plus intéressante au regard du sens de la pièce. Claude Longeon propose ainsi plusieurs traductions du terme : les « théologiens du ventre », les « ventres théologiques » ou encore, dans une vaine très rabelaisienne, les « penseurs de la panse », qui ne sont pas sans évoquer le plus tardif moine-ventre de la gravure d'Erhard Schön décrite plus haut.

La *Farce des théologastres* déploie en quatre temps le schéma dramaturgique d'une maladie allégorique, signe d'une corruption spirituelle. En premier lieu, la pièce dresse le constat de la maladie en mettant en scène Théologastres – théologien cuistre et scholasticien incompétent – et son compagnon le moine Fratrez, qui cherchent à secourir une Foy moribonde :

« FOY
Helas, que j'ai de passïons !
Je me meurs, entendés à moy !

THÉOLOGASTRES
Fratrez, n'ay je pas là ouy Foy
Qui crye ?

---

[12] Anonyme, *La Farce des théologastres à six personnages*, s.l., s.d. Les citations renvoient à cette édition.
[13] Voir l'introduction à l'édition de la pièce par Claude Longeon, *op. cit.*, p. 51.
[14] Jeff PERSELS, « The Sorbonnic Trots: Staging the Intestinal Distress of the Roman Catholic Church in French Reform Theater », *Renaissance Quarterly*, New York, The Renaissance Society of America, 51/4, 2003, p. 1091-1092.

FRATREZ
Ouy, elle est malade.

THÉOLOGASTRES
Malade ? c'est bien au propos !

FOY
Helas, mon Dieu ! Que je suis fade !
Secourés moy, mes vrais suppotz ! » (v. 28-34)

Interrogée sur les causes de ses douleurs, Foy indique à ses « suppotz » qu'elle est atteinte d'une « colicque » — c'est-à-dire une « maladie des boiaux, dont la douleur s'estend par tout le ventre, avec grande violence et aspres passions »[15]. Les causes de cette douleur intestinale sont clairement énoncées dans la réplique de Foy :

« THÉOLOGASTRES
Dame, dont vous vient tel depos
De santé ?

FOY
Par une colicque
Qui me exime de aise et repos,
Dicte passïon sophisticque.
Mon chef à mon cueur tant replicque
Et s'est tant eslongné de luy
Que Simonïe la pthisicque
M'a du tout mon bon bruit tolly.
Mereri et *demereri*,
Et une mode lunatique
D'arguer m'ont tant aneanti
Le corps que j'en suis tout ethicque.

FRATREZ
Quel mal avez vous ?

FOY
Sorbonique.

THÉOLOGASTRES
De Sorbonne ?

FOY
Voyre ». (v. 35-48, nous soulignons).

La « passion sophisticque » des théologastres de la Sorbonne qui, suivant une attitude folle (« une mode lunatique »), passent leur temps à « arguer » et à « réplicque[r] », a ainsi ruiné la digestion de Foy, quand la pratique de la « simonie » – la vente des biens spirituels par les membres du clergé –, véritable « phtisie » dont l'attitude est une forme d'avidité, a par

[15] Définition du médecin Louis de Serres, donnée par Edmond HUGUET dans son *Dictionnaire de la langue française du XVI*e *siècle*, Paris : Honoré Champion, 1925-1967.

ailleurs terni sa réputation (« mon bon bruit tolli »). Les « théologastres » de la Sorbonne, ces « penseurs de la panse » qui accumulent glose sur glose, ont donc provoqué chez Foy un dérangement intestinal (une « colicque ») qui, à l'inverse d'une hiérarchie ecclésiastique grossie d'arguments lunatiques et de simonie, la rend toute maigre (« ethicque »[16]) et la plonge dans une grande douleur, la « passion » de la sophistique devenant la cause et le symptôme de sa maladie (les « passïons » du vers 28, cité plus haut).

Le deuxième temps de la pièce est consacré à la recherche du remède qui pourra soulager Foy. Cette dernière ne peut être soignée que par le « texte de saincte escriture / Sans *ergo* sans *quod* ne *quia* » (v. 120-121), qui se trouve « Où raison domine » (v. 53), c'est-à-dire « en Allemaigne » (v. 55), patrie de « Luther » (v. 57). Le personnage du Texte de saincte escripture, appuyé sur un bâton, « esgratiné & ensenglanté par le visage » (didascalie, v. 127) entre en scène suivi par Raison qui déplore le sort réservé à Texte par les docteurs de l'Église qui l'ont défiguré de leur glose, leurs syllogismes et leurs lectures allégoriques, qui « ne valent pas deux estrons » (v. 212) – et l'on notera ici la qualification scatologique qui relie à nouveau la pratique des théologastres à la digestion dans sa dimension la moins noble.

La guérison de Foy est opérée par le « Mercure d'Allemaigne », personnage que l'on peut identifier comme Louis Berquin, dont la *Farce* prend la défense. Le procédé d'antonomase qui désigne le médecin par le nom d'un médicament très utilisé à l'époque, le mercure, peut être compris de deux façons : recommandé pour ses propriétés vermifuges, le mercure entre dans les traitements des désordres intestinaux liés à la présence de parasites et peut donc soigner Foy dont la « colicque » a été provoquée par un corps « sophistique » étranger ; par ailleurs, le mercure est aussi le traitement recommandé à l'époque contre la syphilis[17] et renvoie, tout comme « Simonie la phtisicque », à une critique plus topique des mœurs du clergé catholique, dont le caractère dissolu pourrait aussi être cause de la maladie de Foy. Afin de soigner cette dernière, le Mercure d'Allemaigne conseille tout d'abord au personnage de Raison de laver Texte de saincte escripture sur scène (« Ici Raison lave le Texte », didascalie, v. 532). Une fois le Texte « fraiz et cler » (v. 548), Mercure recommande à Foy de respirer son haleine :

> « MERCURE
> Baisés le affin que son allaine
> Vous inflame et face foy vive
> Car maulgre que aultruy en estrive
> Pendant que texte cler aures
> Toujours en sante sy seres

[16] Dans ses notes, Claude Longeon indique que l'orthographe de l'adjectif « étique » le rapproche ici du terme « éthique » et serait une allusion à l'*Éthique à Nicomaque* d'Aristote, dont l'étude en Sorbonne causerait l'affaiblissement de Foy.

[17] Sur ce point, nous renvoyons à l'article de Gérard TILLES et Daniel WALLACH, « Histoire du traitement de la syphilis par le mercure : 5 siècles d'incertitudes et de toxicité », *Revue d'histoire de la pharmacie*, 84e année, n°312, 1996, p. 347-351.

Et gardes vous bien de renchoir ». (v. 550-555)

Ce baiser qui permet, à l'inverse de la circulation diabolique des vents dans la cornemuse-tête de moine d'Erhard Schön, l'échange d'un souffle divin entre Texte et Foy, a un effet salutaire immédiat sur la santé de cette dernière :

« FOY *en soy levant.*
Je prie le dieu du firmament
Donner joye et prosperité
A ceulx qui m'ont donné santé
A tousjours en sera memoire ». (v. 626-629)

Le dernier moment de la pièce permet à l'auteur de désigner les responsables de la maladie à la vindicte du public : Raison précise que son propos n'est pas tourné contre les théologiens en général, mais contre l'état « théologastrique » (v. 643), parmi lequel il faut compter certains membres les plus éminents des milieux théologiens de Paris qui ont été nommément désignés au cours de la pièce.

Jeff Persels a souligné que, si ce thème du personnage affaibli qui demande médecine n'est pas nouveau, la *Farce des théologastres* semble l'une des premières pièces à lier cette maladie à quelque chose que Foi aurait mangé[18]. En effet, Foi ne souffre pas d'une maladie quelconque, mais d'une « colicque » provoquée par un excès de glose et qui impose un régime strict de Texte de saincte escripture, à condition que ce dernier soit lui-même, « fraiz et cler », c'est-à-dire purifié de ses commentaires et autres gloses « sophisticqu[e]s ». Ce premier resserrement de la thématique topique de la maladie de chrétienté autour de la question de l'indigestion va avoir une incidence extrêmement forte dans la radicalisation ultérieure de l'image au sein du théâtre réformé. On peut en effet noter que, par rapport aux pièces plus tardives que nous allons étudier, la *Farce des théologastres* n'évoque que brièvement la dimension concrète de la maladie intestinale de Foy au moment du diagnostic de sa maladie, à travers les termes « colicque » et « passion »[19]. La guérison du personnage quitte le domaine du ventre pour celui, beaucoup plus abstrait du « souffle », puisque c'est « l'allaine » du Texte purifié qui doit rendre Foy « vive », et l'on peut noter ici le jeu de mots qui résout l'allégorie de la corruption du rapport au divin dans le discours du Mercure d'Allemaigne : le retour physiologique de la Foy moribonde à la vie par l'opération physique de purgation (le lavage ou lavement de Texte) et aussi un retour spirituel à une foi « vive » (v. 551), régénérée et spirituelle.

II. Le *Mercator* de Thomas Kirchmeyer ou la purgation de l'eschatologie catholique par le vomissement

Le *Mercator*, « tragédie » écrite en latin par Thomas Kirchmeyer (Thomas Naogeorgus de son nom de plume) et que nous étudierons ici dans

[18] J. PERSELS, « *The Sorbonnic* Trots », *op. cit. supra* (note 14), p. 1093.

[19] Claude Longeon souligne que les deux termes sont souvent liés dans la médecine du XVIe siècle pour désigner le « *coeliacus morbus* » ou « mal des intestins », voir l'édition critique de la pièce, note 36, p. 57.

sa traduction française[20], est un réquisitoire contre la croyance catholique dans le salut par les bonnes œuvres. Selon les principes luthériens de la *sola gratia* et de la *sola fide*, le salut ne dépend en effet ni des efforts ni du mérite du fidèle, mais seulement de la grâce accordée volontairement par Dieu et reçue dans la foi. La structure de la pièce met à l'épreuve cette doctrine eschatologique en présentant aux spectateurs le personnage du Marchant, sommé de choisir entre salut par les œuvres et salut par la grâce, et ce au moment où ce choix est le plus crucial : à la veille de sa mort.

À l'acte I, le personnage de Lyochares vient avertir le Marchant de son trépas imminent et, fâché du traitement que ce dernier a réservé à sa Conscience, le frappe de surcroît de la peste, l'obligeant ainsi à se préoccuper de sa fin dernière. La maladie du ventre, allégorie d'une corruption du message évangélique par l'Église catholique, intervient par l'entremise du Curé : les médecins convoqués à la fin de l'acte I s'étant déclarés impuissants devant la peste du Marchant, ce dernier envoie chercher le Curé pour recevoir « le sainct Sacrement » (D [i] v). L'homme d'Église soutient que le Marchant peut être sauvé car il a acheté nombre de « pardons » (E [viii] v) et, pour le soigner, il entreprend de mélanger ces pardons avec les donations que le mourant a faites à l'Église, ses « patenostres » (F i R) quotidiens et autres bulles papales, le tout constituant un « potage de si grand' force » qu'il apaisera le « divorce » (E [viii] v) qui règne entre le Marchant et sa Conscience.

Le Marchant exprime toutefois des doutes sur ce salut obtenu par l'argent car, sans se contenter des indulgences, le Curé l'engage également à rédiger un testament qui ordonne des fondations de messe. Les incertitudes du Marchant, qui sont les premiers indices de sa conversion future, sont relayées sur scène par les pets de Satan, venu annoncer au Marchant qu'il l'emmènera aux Enfers après sa mort, et qui s'est rendu invisible au Curé pour assister à la scène. À plusieurs reprises pendant le discours du Curé, Satan « *fait un bruit.* Pah, pah, pah » (E [vi] v), pour railler la doctrine catholique sur les fins dernières. Le Curé, qui ne voit pas Satan, pense que c'est le Marchant qui a la peur au ventre (« Le ventre te bruit / De crainte », *Ibid.*) et, quand cela se renouvelle, se déclare outragé :

> « SATAN, *pette*
> Pah, pah, pah, pah.
>
> LE CURÉ
> Ô quelle ordure !
> Comment fais-tu ceste laidure
> Et vilenie en ma presence ? » (F ii v)

Si les pets sont bien produits par l'invisible Satan, le Curé a raison de penser que c'est le Marchant qui est malade et qui a le « ventre appesanti »

---

[20] Thomas Naogeorgus *alias* Kirchmeyer, *Le Marchant converti, tragédie excellente, en laquelle la vraye et fausse religion, au parangon l'une de l'autre, sont au vif representees : pour entendre quelle est leur vertu et effort au combat de la conscience et quelle doit estre leur issue au dernier jugement de Dieu item suit après la Comédie du Pape malade, et tirant à la fin*, Genève : Jean Crespin, 1558. Les citations renvoient à l'édition de 1582, à Genève, chez Gabriel Cartier.

par le breuvage « Dur et sauvage » (F iii r) que lui a lui-même donné. Les flatulences outrageantes du Prince des enfers, qui permettent de tourner en ridicule le prêtre qui se trompe sur l'auteur de « cette laidure », participent également d'une dénonciation scatologique de l'eschatologie proposée par l'Église catholique, qui est si « sauvage » qu'elle ne peut être digérée et qu'elle aggrave la détresse du Marchant.

Le soulagement des douleurs du malade n'intervient qu'à l'acte III, quand le Christ décide d'envoyer les apôtres Paul et Luc apaiser son état et sa Conscience. Pour lutter contre l'état déplorable du Marchant, Luc, l'apôtre médecin, lui administre un « contrepoison », composé d'« ellébore » et d'« alloyne », afin de lui faire « vomir » la potion que le Curé lui a préparée et qui l'a « tout empoisonné » (G [v] r et v). L'hellébore et l'aluine (plus connue aujourd'hui sous le nom d'absinthe) possèdent des vertus émétiques et purgatives dont l'efficacité est immédiatement représentée[21]. Comme l'indique les deux didascalies « en vomissant », ainsi que les onomatopées « hoc », « oc » et « moch », le Marchant vomit en effet sur la scène juste après avoir ingéré le remède préparé par Luc :

> « LE MARCHANT, *en vomissant, il dit*
> Hoc, oc, oc, oc, Que j'ai de peine !
> Ô que j'avoy la panse pleine,
> Ô quelle infection procede
> De moi ! Je pense qu'elle excede
> Toute puanteur & ordure.
>
> PAUL
> Il te faut vomir ceste enflure.
>
> LE MARCHANT, *en vomissant.*
> Moch, moch, moch, moch ». (G [vi] r)

Cette purgation « par le haut » s'opère sur plus de trois pages au cours desquelles dix répliques du Marchant sont uniquement constituées de l'onomatopée « moch » répétée deux, trois ou quatre fois par réplique, selon les nécessités métriques (l'écho avec les pets de Satan à l'acte II, autre manifestation sonore d'un trouble digestif, est sensible). Encouragé par les deux saints – l'évangéliste Luc lui tient la tête et décrit à Paul et aux spectateurs ce que régurgite le malade –, le Marchant se libère de toutes ses bonnes œuvres. Pardons, pèlerinages, oraisons aux saints, vœux et chandelles, chapelles, autels, bonne intention, fondation d'un « monstier » (monastère), croix d'or, d'argent, de fer et de bois, petite messe, messes basses, messes hautes : la guérison exige « que tout sorte » (G [vi] v). Une fois ces « apostumes » et autres « enflures » (G [vii] v) catholiques expulsées, le Marchant peut recevoir la vraie parole de Dieu qui achève sa guérison :

---

[21] L'hellébore est par ailleurs une plante rattachée aux soins de la folie, folie dont le Marchant serait atteint d'après Paul, qui l'enjoint à vomir « Sa confiance vaine & fole » (G [v] v) dans le salut par les œuvres.

« PAUL
Tu dis la verité : parquoy
Savoir te faut par l'Escriture,
Comment l'humaine creature
Obtient salut par Jesus Christ.

LE MARCHANT
Je vous pri' donc, de cest éscrit
Donnez-moy vraye intelligence ». (G [viii] r et v)

L'acte III du *Marchant converti*, qui constitue à la fois l'acmé spirituelle, scatologique et théâtrale de la pièce, est exemplaire d'une propagande réformée qui radicalise le motif de la maladie de la chrétienté déjà diffusé depuis la fin des années 1520. Cette radicalité se manifeste d'une part, par la représentation sur la scène de l'opération de purgation, à travers un vomissement très concret et non plus à travers le très spirituel « baise[r] » entre Foy et Texte, et ce même alors que la représentation du vomissement pose de véritables problèmes en termes scéniques et impose nécessairement un jeu avec les conventions théâtrales – point que nous développerons plus loin à propos de la *Comédie du Pape malade*. La radicalité se trouve aussi dans la mise en cause beaucoup plus claire que dans la *Farce des théologastres* de la transsubstantiation comme une intoxication : la piètre condition du Marchant n'est pas liée à la seule ingestion du breuvage de bonnes œuvres préparé par le Curé ; elle est aussi la conséquence de la communion catholique donnée par le prêtre au mourant. Afin de contrer le revirement du malade qui demande, à l'acte II, « quelque écriture » (F iii v) pour le soulager – et l'on voit que, comme dans la *Farce des théologastres*, le remède réformé réside toujours dans le pur texte des Évangiles –, le Curé a recours à son dernier argument : la communion eucharistique. Il présente donc une hostie au Marchand en l'assurant du pardon divin :

« LE CURÉ, *en lui baillant le morceau il prononce*
Le corps de Jésus Christ te meine
Tout droit à la vie eternelle ». (F iiii r)

Ce passage témoigne d'un glissement argumentatif : la métaphore des troubles digestifs du fidèle catholique est utilisée pour dénoncer la doctrine de la transsubstantiation. La présence réelle du Christ dans l'hostie consacrée impliquerait aux yeux des réformés une pratique cannibale des communiants et une atteinte réelle au corps du Christ[22], ce que souligne Conscience quand elle adresse ce reproche au Curé : « Faut-il ainsi que tu démembres / Le corps de Christ d'avec ses membres ? » (F iiii r). La didascalie qui désigne la communion (« *En lui baillant le morceau il prononce* », nous soulignons) met en valeur cette perception « alimentaire » de l'eucharistie, en utilisant un mot qui fait référence à la nourriture et que l'auteur peut également choisir pour son autre signifié qui implique la

[22] Sur cette question, nous renvoyons aux travaux de Frank LESTRINGANT, *Une sainte horreur ou le voyage en Eucharistie, XVIe-XVIIe siècle*, Paris : PUF Histoires, 1996.

division et le démembrement[23]. Le spectateur assiste donc à un simulacre de mystère eucharistique qui conduit à un empoisonnement de celui qui ingère le supposé corps du Christ. Ce déplacement de la contestation « alimentaire » – de l'empilement des gloses sur le texte évangélique qui rendait Foi malade dans la *Farce des théologastres*, à l'indigestion de bonnes œuvres puis à la transsubstantiation – témoigne, dans les années 1550, d'une cristallisation du conflit théologique entre catholiques et protestants sur la question de la présence (réelle, spirituelle ou symbolique) du Christ dans l'hostie consacrée. On peut d'ailleurs noter que, dans la version en latin, Thomas Kirchmeyer utilise uniquement l'onomatopée « moc » et sa version disyllabe « mooc ». Le choix du son [mok] pour mimer le hoquet du vomissement s'explique d'une part par l'appartenance du [k] à une gamme scatologique et injurieuse de la littérature médiévale. Mais le son [ok], dans ce contexte d'eucharistie renversée, renvoie également au *Hoc est enim corpus meum* prononcé par le prêtre pour célébrer le mystère de la transsubstantiation. Il est intéressant de noter que, lors de la première occurrence du son, le traducteur du *Mercator* a choisi d'écrire « Hoc, oc, oc, oc » et non « moch », sans raison scénique apparente que la volonté de tourner en dérision un rite catholique que l'on condamne.

La radicalisation de l'allégorie de la maladie de chrétienté dans *Le Marchant converti* se lit enfin dans la construction dramaturgique de la pièce qui conduit les personnages du Prince, de l'Évêque et du Cordelier à la damnation lors de leur jugement par Christ à l'acte V. Quand la *Farce des théologastres*, la *Moralité de la Maladie de Chrestienté à XIII personnages* de Matthieu Malingre (Neuchâtel, 1533), ou encore *Le Mallade* de Marguerite de Navarre (*ca.* 1535) mettent en scène des personnages spirituellement malades, mais qui reviennent en santé, la tragédie de Thomas Kirchmeyer met en scène trois personnages qui ne peuvent guérir de leur « confiance vaine & fole » (G [v] v) dans le salut par les œuvres. L'allégorie de la maladie spirituelle permet de faire le tri entre ceux qui, tel le Marchant, peuvent revenir en santé par une purgation fondée sur un retour réformé au texte des saintes écritures, et ceux pour lesquels la cure est impossible et qui se voient condamnés aux enfers. Sous la plume de Thomas Kirchmeyer, le monde se divise à présent entre les « fidèles » et les « rebelles » (M [vii] v) : Dieu et Diable sauront dès lors reconnaître les leurs, et en premier lieu, le Pape, présenté par les réformés comme un nouvel Antéchrist, atteint d'un mal de ventre incurable, signe de son alliance avec Satan.

III. La *Comédie du Pape malade* ou la colique incurable de l'Église romaine

En 1561, quand Conrad Badius publie et fait jouer à Genève sa *Comédie du Pape malade*[24], il n'est plus temps à ses yeux pour les « douces

---

[23] Antoine Furetière, *Dictionnaire Universel* [1690], entrée « Morceau » : « Partie d'une chose coupée et divisée [...], se dit plus particulièrement de ce qu'on mange, de ce qu'on mord ». Le terme peut également désigner une viande empoisonnée (*cf. Dictionnaire de la langue française du XVIe siècle* de Huguet).

[24] [Conrad Bade *alias* Badius], *Comédie du Pape malade et tirant à la fin, où ses regrets et complaintes sont au vif exprimées, et les entreprises et machinations qu'il fait avec Satan et ses suppôts pour*

et amiables remontrances » — si tant est que l'on puisse appeler ainsi la polémique réformée qui a précédé sa pièce :

> « Or donc ceux [...] qui **trouvent ces répréhensions satiriques trop aigres et violentes**, apprennent que les douces et amiables remontrances, dont on a usé si souvent et de si longtemps, n'ont de rien servi, et que le mal est tellement crû qu'**il n'est plus question de médicaments lénitifs, ains de cautères et incisions** ; encore est-il bien à craindre que le tout ne pourrisse, tant le mal est enraciné ». (« L'Auteur au Lecteur fidèle », p. 216, nous soulignons)

Il n'est plus temps de croire que l'on pourra corriger l'adversaire en lui tendant le miroir d'une Église romaine dévoyée mais amendable ; il faut désormais, selon la traditionnelle métaphore médicale, trancher dans le vif de la chair car la déréliction physique qui touche le pape est le signe d'une trop grande corruption spirituelle du message évangélique.

La première partie de la pièce met ainsi en scène le Pape malade, soutenu par ses enfants Moinerie et Prêtrise, en conversation avec Satan. Le mal qui touche le pontife est présenté comme la conséquence de sa conduite immorale et de la répression inique qu'il mène contre les protestants : dès les premiers vers, on ne parle que de son « rhume » (v. 3), de son « foie [...] dur comme une enclume » (v. 4), de sa « ratelle opilée » (v. 5). Cet état déplorable est confirmé par Satan : « J'eu grand' peur que la mort le happe, / Il est jà bien intéressé, / Ladre, pourri, vieil et cassé » (v. 100-102). « Le Pape est [donc bien] près de sa ruine » (v. 120) et Moinerie n'a pas tort de s'effrayer de ses changements (ridicules) de couleur : « Voyez qu'il est vert, rouge et inde / Comme le gosier d'un coq d'Inde » (v. 206-207). Le Pape est si fragile qu'après avoir débattu avec Satan de l'état de l'Église catholique menacée par la diffusion du protestantisme, il demande qu'on le couche :

> « LE PAPE
> Je n'en puis plus, que l'on me couche,
> Et que l'on me mette en la bouche,
> Un morcelet de pain béni,
> Ou le saint *corpus Domini*,
> Et quelques gouttes d'eau bénite ». (v. 405-409)

La présence de l'hostie consacrée (« saint *corpus Domini* ») à côté de la pratique de l'eau bénite que les réformés rattachent à la superstition, ainsi que l'inefficacité de ces « remèdes », relaient – en mode mineur cependant – la polémique sur le statut du corps du Christ dans l'eucharistie et la remise en cause du dogme de la transsubstantiation par les protestants. Une crise de goutte se déclare et monte, progressivement, du pied (v. 437), aux reins et au ventre (v. 448) puis au cœur du Pape (v. 457).

---

maintenir son siège apostatique et empêcher le cours de l'Évangile sont catégoriquement découvertes, traduite de vulgaire arabic en bon roman et intelligible, par Thrasibule Phénice, [Genève, Conrad Badius], 1561. Les citations renverront à cette édition : Conrad Badius, *Comédie du Pape Malade*, Enea BALMAS et Monica BARSI ed., *in La Comédie à l'époque d'Henri II et de Charles IX*, I, 7 (1561-1568), Florence - Paris : Leo S. Olschki - PUF, 1995.

Le Pape réclame alors l'absolution à Prêtrise qui lui demande, avant toute chose de « rendre / Ce que [sa] sainteté tient / D'autrui, qui ne lui appartient, / *Dominus benedicite* » (v. 508-511) ; cette requête conduit le Pape à vomir (« rendre »), comme le signale l'onomatopée « Ouah, Ouah » (v. 514). L'usage de la formule *Dominus benedicite*, qui déclenche scéniquement le vomissement, semble particulièrement ironique : si elle apparaît à l'initiale de certaines prières, elle est le plus souvent utilisée, et ce depuis le Moyen Âge, avant les repas pour remercier Dieu de sa générosité. C'est donc à un repas inversé que le spectateur assiste ici, repas où, pour l'amour de Dieu, le Pape doit « rendre » tout ce qu'il a indûment ingéré, en spoliant la veuve et l'orphelin :

> « MOINERIE
> Poussez, jetez hors cette ordure,
> Cela vous servira de cure.
>
> PRÊTRISE
> Saint Goguelu que d'infamie,
> Je crois que c'est de la momie,
> Car il ressemble à chair humaine
> Dont sa panse était toute pleine.
>
> SATAN
> Et pourquoi trouves-tu étrange
> Que quelqu'un rende ce qu'il mange ?
> Il a tant mangé d'orphelins
> En guise de bons poupelins,
> Et bu le sang de mainte vefve
> Que je m'ébahis qu'il n'en crève ». (v. 515-526, nous soulignons)

Contrairement à la tragédie du *Marchand converti* dans laquelle le Marchant rejetait dans un « *Hoc* » l'hostie consacrée que lui avait fait manger le Curé, l'accusation n'est pas ici exactement celle d'une théophagie causée par la croyance en la transsubstantiation, mais d'une anthropophagie liée à l'exploitation économique des fidèles par le clergé romain. La « momie » (corps de cadavres réduits en poudre) qui sort de l'estomac du Pape est faite de « chair humaine » et non divine, car ce sont les « extorsions », les « violences » et autres « manigances » auxquelles s'est livré l'ensemble du clergé catholique, séculier et régulier, qui a ruiné (au sens fort) les populations placées sous l'autorité du trône de saint Pierre. La longue énumération des éléments vomis par le Pape, à laquelle se livre Satan, est ainsi avant tout économique et morale et n'aborde la question du salut par les œuvres (qui était centrale dans le vomissement du Marchant) que de manière incidente, à travers le reproche des dépenses somptuaires du clergé pour des objets du culte et de l'enrichissement obtenu par la vente des « pardons » et autres « bulles » :

> « SATAN
> Ce sont fraudes, extorsions,
> Erreurs, abominations,
> Violences et cruautés,

Trahisons et déloyautés ;
Ce sont décrets, pardons, et bulles,
Cardinaux, et chapeaux et mules,
Abbés, évêques, crosses, mitres,
Moines, nonnains, couvents, chapitres [...] ». (v. 529-536)

Avec la bénédiction du Seigneur (le *benedicite* prononcé par Prêtrise), le Pape vomit donc tout ce que sa gloutonnerie et sa cruauté ont volé aux simples fidèles. Le vomissement du pontife, qui aurait pu être salutaire — comme il l'est dans *Le Marchand converti* —, ne peut cependant suffire à le guérir car il est incomplet. Le trône de saint Pierre, trop grand, ne peut être « rend[u] » sans que mort s'ensuive :

« LE PAPE
[...] J'ai là-dedans je ne sais quoi
Qui fait que ne suis à requoi,
Et qui me tient le cœur en serre.
C'est je crois la chaire saint Pierre,
Qui a par trop grande étendue
Pour être ainsi à coup rendue.
Et j'ai beau faire mon effort
Si ne la puis rendre sans mort ». (v. 551-558)

La dimension satirique de la scène réside en partie dans une résistance du processus allégorique de la maladie et de la purgation, avec laquelle jouent les dramaturges Kirchmeyer et Badius. Dans son premier mouvement, le procédé allégorique est en effet un processus de concrétisation (représentation d'un élément abstrait par un élément concret), qui doit être ensuite décodé par le spectateur vers une signification abstraite[25], « à plus hault sens » (Rabelais, prologue de *Gargantua*). Dans *Le Marchant converti* comme dans la *Comédie du Pape malade*, des éléments abstraits sont ainsi censés être vomis sur la scène (« bonne intention », « messes » pour le Marchant ; « fraudes », « erreurs », « abominations » pour le Pape) : mais au-delà de la difficulté scénique indéniable de représenter scéniquement un vomissement concret, il y a une impossibilité proprement conceptuelle à représenter le rendu d'une « bonne intention » ou de « fraudes », ces abstractions ne s'inscrivant pas dans un code allégorique préexistant qui permettrait leur identification immédiate à partir d'un élément concret (par exemple la balance de la Justice). La dimension concrète de l'allégorie du dérangement digestif du Marchant ou du Pape n'existe en fait qu'en discours : dans le commentaire qu'en font les personnages de Luc ou de Satan, qui décrivent le processus et le contenu du vomissement, et à travers les onomatopées de vomissement ou les didascalies internes (Paul : « Bon cœur : mets tes doigts en ta gorge », *Le Marchant converti*, G [vi] v). Mais si l'allégorie du désordre du ventre ne peut *in fine* se réaliser complètement sur la scène, le mouvement de

[25] Sur le fonctionnement de l'allégorie dans le théâtre de la période, voir l'ouvrage d'Estelle DOUDET, *Moralités et jeux moraux, le théâtre allégorique en français, XVe-XVIe siècles*, Paris : Classiques Garnier, 2018.

concrétisation de l'abstrait à l'œuvre dans ces pièces et dans le théâtre polémique réformé en général est compris par le public. Ce dernier accepte en effet pleinement la convention largement diffusée de cette forme polémique « ready-made » : la maladie corporelle témoignant, à travers les désordres intestinaux, d'un désordre spirituel. La force polémique de la *Comédie du Pape malade* réside d'ailleurs en partie dans ce jeu entre l'abstrait et le concret propre à l'allégorie puisque si le Pape, contrairement au Marchant réformé, ne peut se purger pleinement, après avoir pourtant vomi des « abstractions » impossibles à représenter sur la scène, c'est parce que, la chaire de Saint-Pierre lui reste, concrètement, en travers de la gorge, déclarant ainsi l'Église romaine tout à fait « impurgeable », et donc incurable.

Dans la *Comédie du Pape malade*, « il n'est [donc] plus question de médicaments lénitifs, ains de cautères et incisions » pour traiter la « colicque [...] sorbonique » de la *Farce des théologastres*. S'il semblait sans doute encore possible et souhaitable, dans le théâtre des années 1530, de prescrire des diurétiques et des émétiques pour soigner Foy et l'ensemble de la *Chrétienté malade*, en 1561, même les vomissements du Pape ne peuvent le sauver et ils ne sont plus que le signe de sa mort imminente et de la ruine de l'Église de Rome. La vision du corps de l'Église réunissant tous les fidèles en est bouleversée : les soins apportés à un *corpus ecclesiæ* allégorique, tentant encore d'unir la chrétienté divisée dans la première moitié du siècle, laissent place à la contemplation d'un corps papal irrémédiablement corrompu et réduit à sa seule étendue de chair empoisonnée. Il convient donc de se débarrasser de ce corps vomissant, et ce afin de restaurer, à Genève, loin de Rome, la santé du véritable – et réformé – *corpus ecclesiæ*. Puisqu'il n'y a plus de communauté spirituelle à sauver par le retour en santé de l'Église catholique, irrémédiablement condamnée à ne pas pouvoir vomir l'énormité de ses péchés, le conflit spirituel peut devenir temporel et le temps des « Feux » laisser la place à celui des « Fers » (Agrippa d'Aubigné, *Les Tragiques*).

L'intestin révélé : embonpoint, guerre et martyre dans la peinture européenne à l'époque moderne

Catherine VÉRON ISSAD[1]

Le ventre, l'abdomen, la panse... Un large corpus iconographique s'offre au spectateur des temps modernes qui représente tant l'extérieur que l'intérieur de cette partie de l'anatomie humaine.

Que raconte le ventre d'un individu ? Creux chez le maigre à l'exemple de *Job moqué par sa femme* de Manetti[2], il évoque disette, famine, maladie, déséquilibre des humeurs. Débordant jusqu'à l'extravagance chez le très gros, à l'instar du *Général toscan Allessandro del Borro* portraituré par Charles Mellin[3], il annonce l'excès, la gloutonnerie, la paresse ou encore la monstruosité.

De l'extérieur à l'intérieur, il n'y a qu'un pas. Aux XVIe et XVIIe siècles, la volonté de comprendre et le désir de connaissances poussent l'anatomiste à ouvrir les corps pour en découvrir le contenu et en saisir la physiologie. Le peintre met alors son art au service de la science et assure la pérennité et la diffusion de la découverte.

Cependant, les artistes n'ont pas attendu la vogue des théâtres d'anatomie pour mettre en images les viscères abdominaux. Nombreux sont les sujets iconographiques qui astreignent les artistes à figurer l'intérieur des ventres : des tortures guerrières infligées par l'ennemi, des martyrs qui réaffirment leur foi sous les tourments ou encore des divinités antiques qui se vengent.

I. Le ventre ou le contenant des viscères

L'iconographie européenne de l'époque moderne offre de remarquables portraits de ventrus, pansus, bedonnants et autres ventripotents, fiers de leurs énormes panses. En peignant les portraits de courtisans, de bourgeois ou de monstres, les artistes du XVIIe siècle ont représenté des personnages dont l'énorme ventre est une caractéristique hors-norme mais signifiante.

---

[1] Diplômée en Histoire de l'art, Cadre supérieur de santé, Hôpital Broca, APHP.

[2] Rutilio Manetti, *Job moqué par sa Femme*, huile sur toile, 142 x 99,5 cm, National Gallery of Canada, Ottawa. Rutilio Manetti, 1571-1639, peintre siennois, d'abord fortement influencé par ses maîtres siennois, s'inspire des peintres florentins puis s'intéresse à la peinture caravagesque.

[3] Charles Mellin, *Portrait présumé du général toscan Allessandro del Borro*, 1547, 203 x 121 cm, Berlin, Gemäldegalerie. Charles Mellin, né vers 1597 à Nancy, et mort le 21 septembre 1649 à Rome, est un peintre français, actif à Rome vers 1617 où il travaille avec Simon Vouet. Ses œuvres ornèrent l'église Saint-Louis-des-Français, l'église de la Trinité-des-Monts et l'abbaye du Mont-Cassin. Il est enterré dans l'église Saint-Nicolas-des-Lorrains à Rome. Son style, proche de celui de Nicolas Poussin, rend difficile à établir la paternité de ses œuvres.

Si le portrait fut dès le XIVe siècle l'apanage des rois, des princes et des nobles de cours, la bourgeoisie de l'époque moderne a, elle aussi, succombé au désir de se faire représenter. Se faire portraiturer c'est se montrer tel que l'on souhaite être vu. Le spectateur doit être édifié et une seule image doit exprimer l'essence du modèle : plus qu'une ressemblance physique, c'est un statut social qui doit être lu : puissant, noble, riche, marchand, artiste… Le costume, les bijoux, l'épée au côté, la pose, le maintien, tous les détails concourent à définir qui est le personnage représenté. Or, à l'époque moderne, être fort sans excès c'est être riche, c'est avoir les moyens de ne pas souffrir des disettes et des famines qui frappaient régulièrement l'Europe.

Cependant le très gros est perçu négativement. Intéressons-nous au *Portrait d'un homme obèse* (Fig. 1) de Jacob Jordaens[4]. Bien qu'au fil du temps, des hypothèses concernant l'identité du personnage représenté aient été formulées, toutes se sont révélées fausses. Il ne s'agirait donc pas d'un individu identifiable, d'un portrait de commande mais de la représentation d'un « gros », d'un « caractère » dont l'exagération des traits s'accompagne, non sans humour, de ridicule. Ainsi, dans ce tableau du Louvre à la tonalité générale très sombre, le personnage occupe la quasi-totalité de la surface peinte. L'homme, représenté en buste, de trois quarts, richement vêtu de noir, regarde le spectateur. Son visage, son col blanc et ses mains sont mis en lumière, contrastant avec le fond brun et le noir de son vêtement. Le tiers supérieur du tableau, est occupé par le visage piriforme de l'homme encadré d'une cascade de cheveux bouclés qui accentue le volume de son double menton. Les deux tiers inférieurs de la toile sont, quant à eux, entièrement occupés par l'énorme ventre du modèle. Les mains sont épaisses et les doigts sont boudinés. La main gauche est posée sur le ventre et la droite sur la taille soulignant l'énormité de la panse.

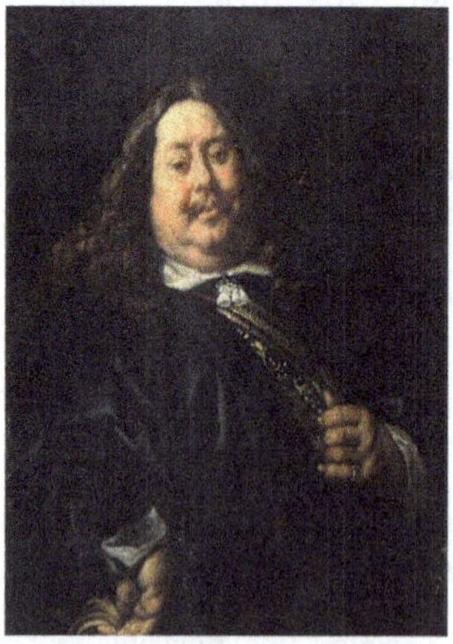

Figure 1. Jacob Jordaens (Anvers, 1593 - Anvers, 1678), *Portrait d'un homme obèse*, vers 1650, 94 cm x 73 cm, Musée du Louvre, Paris

[4] Jacob Jordaens, 1593-1678, peintre et graveur anversois, est avec Rubens et Van Dyck l'un des trois plus importants peintres des Pays Bas du Sud du XVIIe siècle.

Cependant, le gros n'est pas toujours ouvertement moqué, en particulier lorsque le sujet identifié possède un statut social important, comme dans le portrait de *Gérard Andriesz Bicker*[5] peint par Bartholomeus van der Helst[6] en 1642 (Fig. 2). Ce portrait est le pendant de celui d'Andries Bicker, son père, l'un des marchands les plus puissants d'Amsterdam, plusieurs fois maire de la ville et administrateur de la Compagnie Néerlandaise des Indes Orientales. Le père est vêtu d'un bel habit noir damassé rehaussé d'une large collerette blanche conformément à la mode des Pays-Bas réformés de la première moitié du XVIIe siècle. Main droite sur la hanche, il tient un livre dans sa main gauche et regarde, sûr de lui, le spectateur. Ce portrait affirme la réussite sociale et financière du marchand. L'impression visuelle d'un abdomen proéminent tient d'une part à la coupe du vêtement, un pourpoint à basques et une cape, et d'autre part à la position du corps. L'homme est fort mais ne présente pas de signes d'obésité comme en témoignent son visage et ses mains.

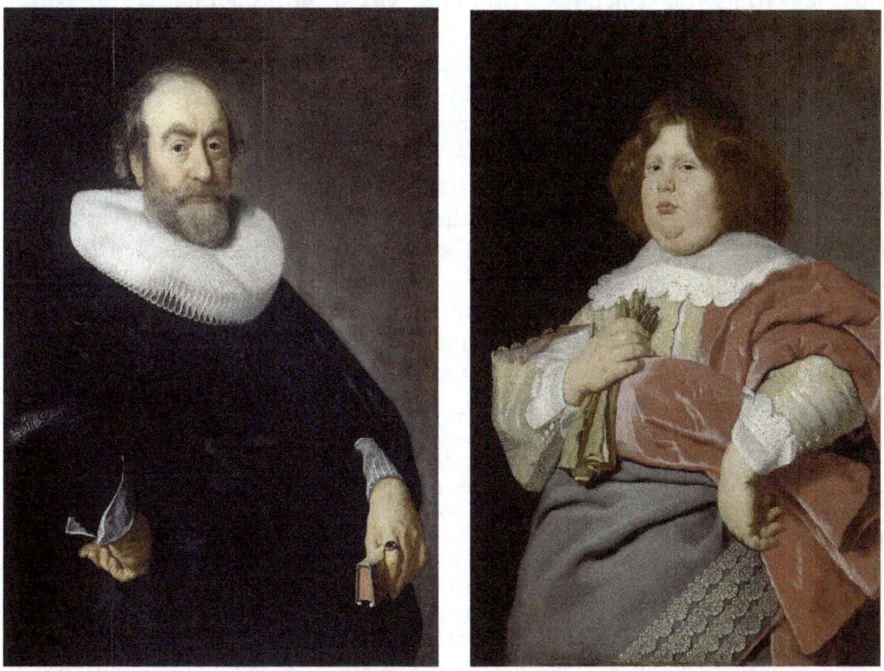

Figure 2. Bartholomeus van der Helst (1613-1670), *Double portrait d'Andries Bicker et de son fils Gérard Andriesz Bicker,* 1642, huile sur bois, 93,5 cm x 70,5 cm et 117 cm x 94 cm, Rijksmuseum, Amsterdam

En revanche, son fils de vingt ans présente un fort contraste avec lui, tant par son costume que par son embonpoint. En effet, Gérard possède une face

[5] Gérard Andriesz Bicker, 1622-1666, fils de Andries Bicker, était seigneur d'Engelenburg. Connu comme « le gros Bicker », il aurait hérité son obésité de sa mère qui fut également peinte par B. van der Helst. Moins ambitieux que son père, il n'a guère occupé de fonctions importantes.
[6] Bartholomeus van der Helst, peintre néerlandais, est né à Haarlem en 1613 et mort à Amsterdam en 1670. Contemporain de Rembrandt, il fut le portraitiste le plus réputé d'Amsterdam.

ronde, poupine, marqué par un double menton et une bouche aux lèvres charnues, fermées en une moue boudeuse. Son corps adipeux est vêtu d'un luxueux costume chamarré. Il fait face à son père dont il adopte la pose, main gauche sur la hanche. De sa main droite il tient une élégante paire de gants. Le regard du spectateur est attiré par son abdomen proéminant drapé dans une cape d'un rose orangé doublée de gris et bordée de dentelles. Le jeune homme semble sûr de lui, son attitude est à la limite de l'arrogance, montrant une assurance qu'offrent la réussite et la fortune familiales.

Parfois, l'excès d'embonpoint, le très gros, l'énorme est considéré comme un prodige de la nature à l'instar d'Eugenia Martínez Vallejo[7], enfant obèse, qui à l'âge de six ans pesait plus de soixante kilos. Le roi Charles II d'Espagne l'avait mandée à sa cour afin qu'elle rejoigne le groupe des « monstres »[8] attachés au souverain. Eugénia est le sujet de deux portraits commandés par Charles II et peints par Juan Carreño de Miranda[9]. Eugénia figure sur l'un, somptueusement vêtue de rouge, et sur l'autre, nue sous les traits de Bacchus. L'enfant y est en quelque sorte asexuée, représentée indifféremment en fillette, vêtue d'une robe ou nue, en dieu masculin du vin et des plaisirs. Le sujet principal de ces tableaux est la mise en image de l'extraordinaire, c'est-à-dire de la silhouette trapue et de l'énorme ventre de l'enfant « monstre ».

II. Viscères et intestins mis à nu : science et art

Si le ventre fascine en particulier lorsqu'il est hors-norme, la curiosité des hommes des temps modernes et leur désir de comprendre les poussent à ouvrir les corps pour en observer le contenu. Surgissent alors des théâtres d'anatomie dans toute l'Europe, d'abord itinérants puis construits au sein de prestigieuses universités, Salamanque, Montpellier, Padoue, Leyde… Des dissections s'y pratiquent qui mettent à nu les viscères tel l'intestin qui

---

[7] Eugenia Martínez Vallejo, 1674-1699. Charles II d'Espagne fit venir cette enfant à sa cour en 1680. Elle fit partie du groupe dit des Gens de plaisir, composé de fous, de bouffons, de nains et de personnes contrefaites, employées pour le divertissement du roi et de sa cour. Juan Cabezas, chroniqueur à la cour, l'a décrite à son arrivée : « … su vientre es tan descomunal como el de la mujer mayor del mundo a punto de parir », « ... son ventre est aussi énorme que celui de la femme la plus grande du monde sur le point d'accoucher », Juan Cabezas, *Relación verdadera en que se da noticia de los prodigios de la naturaleza que han llegado a esta Corte, en una Niña Gigante llamada Eugenia Martínez de la Villa de Barcena, del arzobispado de Burgos, aparecido, según consta en otras publicaciones*, 1680.

[8] Sur le terme de « monstre » tel que l'entendaient les hommes des XVIe et XVIIe siècles, *cf.* Gilbert LASCAULT, *Le monstre dans l'art occidental, un problème esthétique*, Paris : Klincksieck, 1973 ; Jean CÉARD, *La nature et les prodiges, l'insolite au XVIe siècle en France*, Genève : Droz, 1977. Voir aussi Ambroise Paré, *Des monstres et des Prodiges*, Genève : Slatkine, 1996 et Ulisse Aldrovandi, *Monstrorum Historia*, Paris : Les Belles Lettres, 2002.

[9] Juan Carreño de Miranda, 1614-1685, peintre espagnol, fut le portraitiste attitré de la famille royale. Les deux versions du portrait, Eugenia Martinéz Vallejo vestida (1680, 165 cm x 107 cm, inv. P-646) et Eugenia Martinéz Vallejo desnuda (1680, 165 cm x 108 cm, inv. P-2800), huiles sur toile, sont conservées au Museo Nacional del Prado, Madrid (Ancienne collection royale, inv. P-646). Elles sont accessibles par les liens suivants : https://www.museodelprado.es /coleccion/obra-de-arte/eugenia-martinez-vallejo-vestida/f8092cbd-8dd4-4c63-af63-1402940 150f0?searchMeta=eugenia%20martinez%20vallejo et https://www.museodelprado.es/ coleccion/obra-de-arte/eugenia-martinez-vallejo-desnuda/8e2d05fe-8310-469f-9154-45a7706 515fd?searchMeta= eugenia%20martinez%20vallejo.

intéresse notre sujet. Mais les dissections sont encore rares et pour pérenniser ces découvertes le chirurgien fait appel à l'artiste.

L'art se met alors au service de la connaissance. La main de l'artiste va immortaliser chaque étape de la dissection. La science de la Renaissance s'appuie sur les théories du corpus hippocratique et de Galien. La fonction et le rôle de chaque organe ne sont encore basés que sur des hypothèses tenues pour vraies. Progressivement, au XVIe et surtout au XVIIe siècle, des découvertes majeures vont permettre de grandes avancées dans la compréhension de la physiologie du corps humain.

Dessins, gravures et peintures jouent alors un rôle de mémoire visuelle. Les artistes mettent en scène les chirurgiens devant des corps ouverts. Ainsi trouve-t-on de nombreux portraits de groupes dans lesquels l'opérant enseigne la technique de dissection selon Galien à des spectateurs attentifs. Les gravures et les estampes qui figurent en frontispice d'ouvrages médicaux et chirurgicaux (l'un des plus connus étant le *De Humani Corporis Fabrica* de Vésale (Fig. 3) illustré par Jean Calcar[10] et publié à Bâle en 1543), sont les archétypes de cette iconographie.

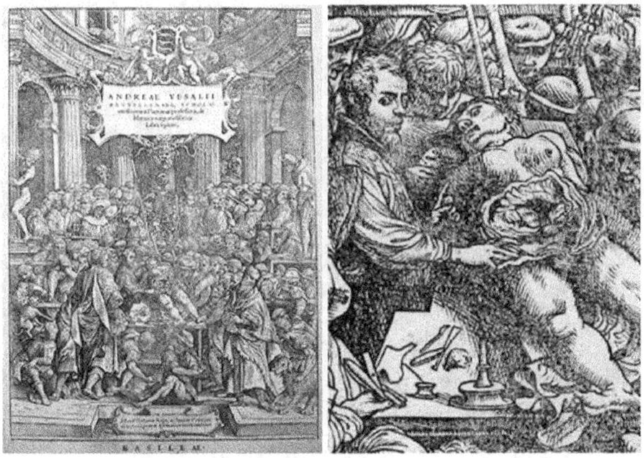

Figure 3. Jean Calcar (1499-1545), frontispice du *De Humani corporis fabrica* d'André Vésale, gravure sur bois, 1543

Aux Pays-Bas du nord, la vogue des grands portraits de groupe commandés par les guildes offre de saisissantes leçons d'anatomie telle que *La leçon d'anatomie du docteur Willem van der Meer* de Michiel Jansz van Mierevelt[11] (Fig. 4). Au centre de la toile, le docteur van der Meer, un scalpel à la main se tient debout, au-dessus d'un cadavre dont l'abdomen ouvert dévoile les intestins. De part et d'autre du professeur, sont figurés les auditeurs. Il s'agit de portraits parfaitement individualisés, chaque spectateur

[10] Jan van Calcar (vers 1499-1545), peintre graveur né à Kalkar en actuelle Rhénanie et actif en Italie. Vasari et Karel van Mander lui ont attribué la réalisation des gravures illustrant le *De Humani Corporis Fabrica* de Vésale, attribution plusieurs fois remise en cause. En effet, des artistes aussi prestigieux que Titien, Lotto ou Tintoret auraient participé à l'illustration des ouvrages de Vésale.

[11] Michiel Jansz van Mierevelt (1566-1641), peintre et graveur néerlandais, bâtit sa fortune sur son talent de portraitiste, attirant la clientèle fortunée des cours européennes.

étant le commanditaire de son propre portrait, et en fonction de la somme allouée, l'artiste le représente plus ou moins visible et reconnaissable.

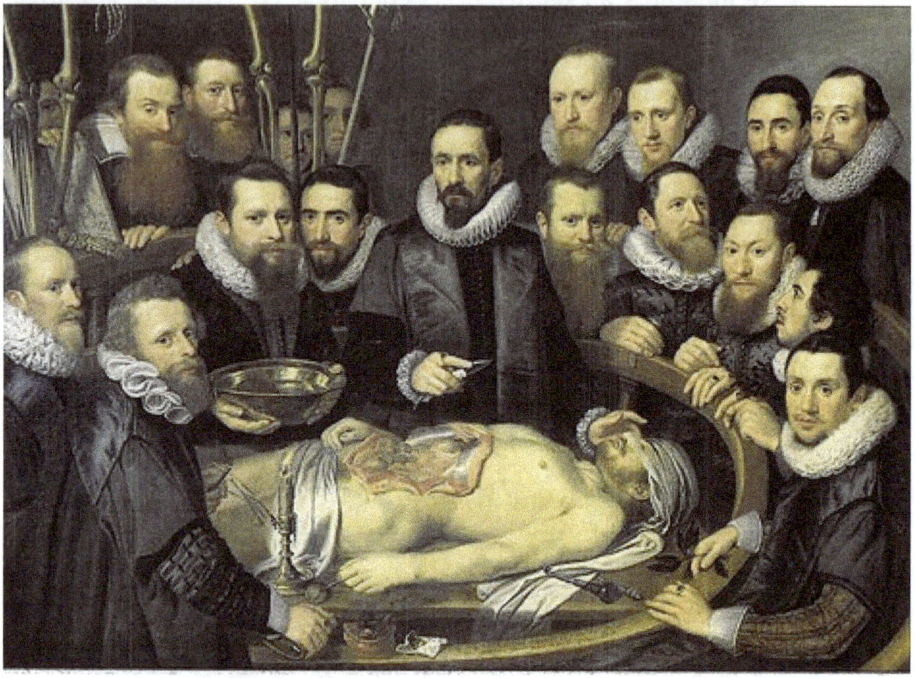

Figure 4. Michiel Jansz van Mierevelt (1566-1641), *La leçon d'anatomie du docteur Willem van der Meer*, 1617, Stadtmuseum, Delft

L'intérêt scientifique que représente la dissection des corps pour les chirurgiens et les médecins est partagé par les artistes qui perfectionnent, par une connaissance approfondie de l'anatomie, une représentation de plus en plus vraisemblable des corps et de ses mouvements.

Cependant, au XVIe siècle et au début du XVIIe siècle, plus qu'une exacte reproduction des organes dévoilés, les artistes cherchent à mettre en scène les corps anatomisés. Ainsi voit-on le squelette ou le cadavre présenter au spectateur ses organes dévoilés dans d'artistiques compositions qui, dans l'esprit de la Contre-Réforme, servent de *memento mori*, d'objets de méditation, rappelant au spectateur sa finitude[12]. Le fait artistique l'emporte sur l'exactitude scientifique.

Progressivement, le souci de justesse dans la représentation des organes va conduire des artistes comme Gérard de Lairesse[13] (Fig. 5) à réaliser des dessins d'une remarquable fidélité à la réalité révélée. Souci du

---

[12] *Cf.* Antoinette GIMARET, « Représenter le corps anatomisé aux XVIe et XVIIe siècles : entre curiosité et vanité », *Études Épistémè*, URL : http://journals.openedition. org/episteme/501 ; DOI : 10.4000/episteme.501.

[13] Gérard de Lairesse (1641-1711), peintre, graveur et théoricien de l'art néerlandais, a réalisé les cent cinq dessins qui ont servi à la fabrication de planches gravées par Abraham Bloteling pour illustrer le *Anatomia Humani Corporis* de Govert Bidloo.

détail, du positionnement de chaque organe, le réalisme de ces dessins en font de véritables objets d'enseignement pour la faculté et une parfaite imitation de la nature pour les artistes.

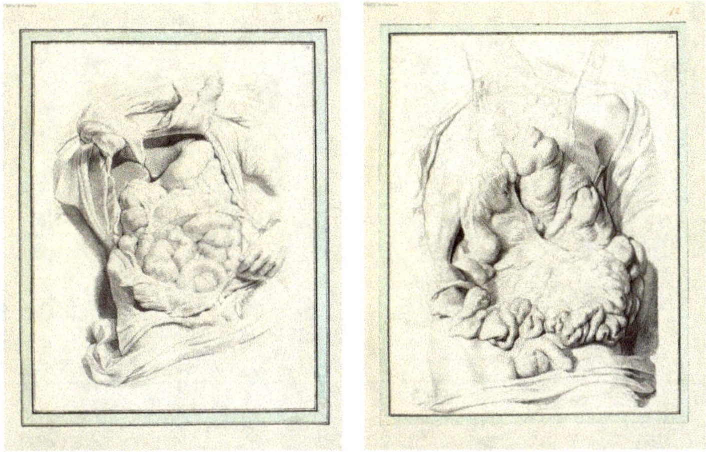

Figure 5. Gérard de Lairesse (1641-1711), dessins originaux illustrant l'*Anatomia Humani Corporis* de Govert Bidloo, Amsterdam, vers 1680

III. Éventrer, pourfendre les abdomens et en dévoiler les intestins : cruautés guerrières

Ouvrir les ventres de cadavres et en représenter le contenu pour apprendre et comprendre l'anatomie et la physiologie humaine sont légitimes pour les esprits scientifiques et cela depuis l'Antiquité.

L'iconographie des temps modernes offre des corps suppliciés dont les intestins se dévident hors de la cavité abdominale sous les coups pourfendeurs des guerriers. La créativité humaine dans l'art de faire souffrir et de torturer est infinie. Les horreurs guerrières en sont un premier exemple.

On doit à Richard Verstegan[14], un ouvrage le *Theatrum Crudelitatum hæreticorum nostri temporis*, publié à Anvers en latin en 1587, puis traduit en français dès l'année suivante[15] et plusieurs fois réimprimé. L'ouvrage est très abondamment illustré de scènes gravées qui sont particulièrement édifiantes. Reposant sur des faits plus ou moins réels et habilement mise en scène, cette galerie d'atrocités accompagne les pamphlets qui visent à dénoncer les crimes des protestants envers les catholiques. L'ouvrage participe à la propagande par l'image à laquelle se livrent catholiques et protestants pendant les guerres de religion qui ensanglantèrent l'Europe du XVIe siècle. Parmi les *Quelques Descriptions Particulières des Crvavtez des schismaticqves d'Angleterre, au temps du Roy Henry huictiefme de ce nom*

[14] Richard Verstegan est né vers 1550 à Londres et mort à Anvers en 1640. Catholique fervent, il a exercé de multiples activités, tel que graveur, éditeur, marchand, traducteur. Il est surtout réputé pour son engagement politique et religieux.
[15] Richard Verstegan, *Théâtre des cruautez des héréticques de nostre temps, traduit du latin en françois*, Anvers : A. Hubert, 1588.

et les *Horribles cruautez des Huguenots en France,* deux gravures sont suivies d'un commentaire en vers (Fig. 6 et 7).

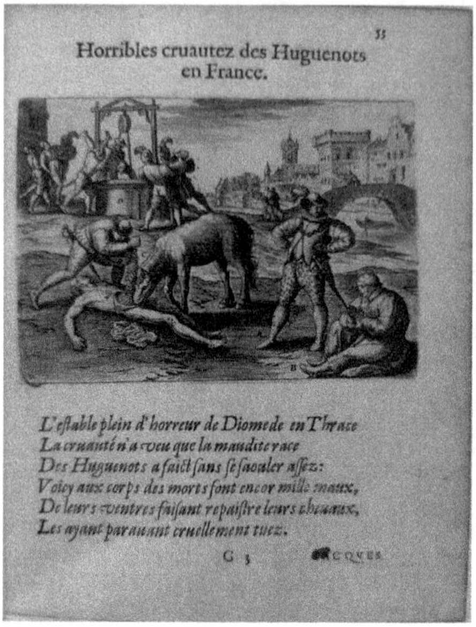

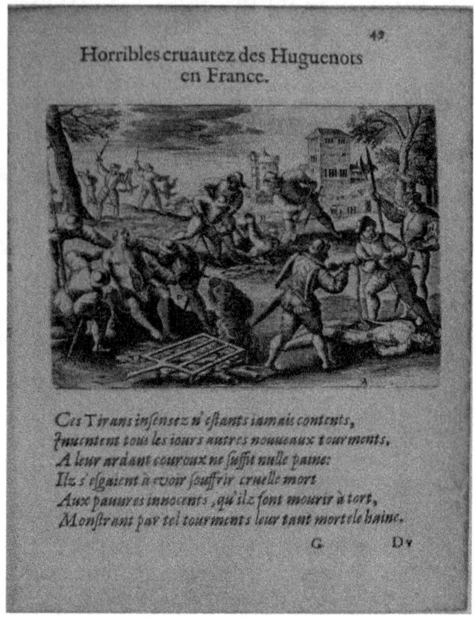

Figures 6 et 7. Richard Verstegan, *Théâtre des cruautez des héréticques de nostre temps, traduit du latin en françois,* Anvers : chez Adrien Hubert, 1588

La première illustre le texte suivant :

> « L'eftable pleine d'horreur de Diomede en Thrace
> La cruauté n'a veu que la maudite race
> Des Huguenots a faict fans fe faouler affez :
> Voicy aux corps des morts font encor mille maux,
> De leurs ventres faifant repaiftre leurs chevaux,
> Les ayant par auant cruellement tuez ».

Dans ce court passage, l'auteur compare les Huguenots à Diomède, roi cruel de la mythologie grecque qui faisait dévorer le corps de ses ennemis par ses chevaux.

La scène représentée dans la gravure accompagnant ce texte, se situe au bord d'un fleuve. En arrière-plan, on aperçoit une ville dont émergent une église, des maisons et une tour carrée crénelée. Au second plan, une soldatesque que l'on identifie immédiatement comme huguenote précipite quelques malheureux catholiques dans un puits. Au premier plan à droite, un moine que l'on reconnait à sa tonsure et à son vêtement, assis sur le sol, prie les mains jointes sous le regard impérieux d'un homme armé d'une épée au côté. À gauche, un soldat donne en pâture à un cheval les intestins d'un cadavre qu'il est en train de dépecer.

La seconde gravure illustre un texte moins descriptif qui énonce simplement l'inventivité des *Tirans* dans de « nouueaux tourments ». (Fig. 7).

À l'arrière-plan, à droite se dressent des bâtiments surmontés de deux tours. À gauche deux hommes en armes brandissent leur épée pour en frapper des nourrissons qu'ils tiennent par le pied, tête en bas. Cette scène fait bien sûr référence au Massacre des Innocents, épisode de l'Évangile selon saint Matthieu. Au second plan, trois hommes enterrent vivant un homme aux mains attachées. Au premier plan, à gauche, un homme quasi-nu paraît menacé par trois gens d'armes d'être brulé sur une grille (épisode faisant référence au martyre de saint Laurent). Il a l'abdomen ouvert et l'on aperçoit ses intestins. À droite, un homme nu allongé sur le sol a le ventre largement ouvert et deux soldats enroulent sur un bâton ses intestins sous le regard amusé d'un lansquenet. Ce supplice fait référence au martyre de saint Érasme que nous évoquerons plus loin.

Cependant, l'auteur a souhaité apporter des précisions quant à la lecture de ces planches. Des lettres sur la gravure renvoient aux commentaires suivants :

> « A/ A sainct Macair en Gafcoigne ils ouuroient les ventres
> des Preftres, & peu à peu enrolloient les entrailles
> d'i-ceux entour de battons
> B/ C/ Au même lieu ils enterrerent plufieurs Preftres
> Tous vifz, & à coups d'épees taillerent en pieces les petits enfans
> Des Catholicques
> D/ En ville de Mans ilz prindrent vn Preftre fort aagé, luy
> Coupperent les parties honteuses, les feirent rôtir fur le gril,
> Puis le contraignirent les manger ; & pour voir comme il les
> Digeroit, luy ouurirent l'eftomach luy viuant, & luy feirent
> Ainsi finir fes ious. »

L'ensemble des gravures de l'ouvrage forment un catalogue de l'horreur : on tue, on dépèce, on brule, on coupe, on décapite, on pend à qui mieux mieux. L'art graphique vient au secours de la description et des commentaires sont ajoutés pour une meilleure compréhension de ce qui est montré, devenant ainsi un véritable outil de propagande antiprotestant.

Si les guerres sont des compilations de tortures nées de l'imagination cruelle des belligérants, il en est de même des bourreaux qui usent de mille tourments pour faire renoncer à leur foi les martyrs.

IV. Le martyre de saint Érasme

Saint Érasme[16] de Formia ou saint Elme serait né vers 253 et mort vers 303 de notre ère. Saint patron des marins, il fait partie des saints auxiliateurs dont le culte a pris forme au XIVe siècle. Sa légende s'est construite depuis l'Antiquité tardive, à partir de plusieurs personnages réels ou supposés, comme l'évêque Érasme d'Antioche. On prête à saint Érasme d'avoir survécu à de multitude persécutions dont il sort indemne grâce à l'intervention de Dieu ou des anges. Une estampe allemande datant de 1460 met en image les nombreux supplices auxquels il a été soumis (Fig. 8). Parmi ces multiples tourments, le supplice qui lui vaut de rendre son dernier soupir est l'éviscération. La mise en image de ce supplice connait dès le

[16] Érasme ne fait pas partie des saints présentés dans *La Légende Dorée* de Jacques de Voragine.

XIVe siècle un véritable succès au point que l'intestin dévoilé va devenir l'attribut du martyr[17].

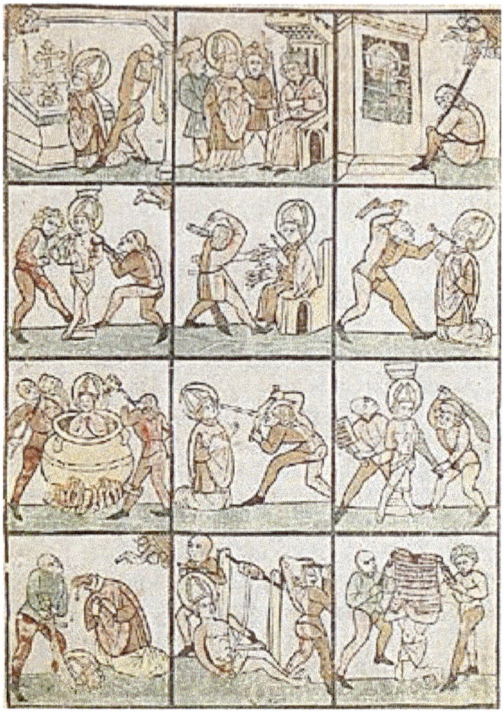

Figure 8. *Le martyre de saint Érasme, évêque de Formia*, Paris, BnF *in* Henri Bouchot, *Les deux cents incunables xylographiques du département des estampes*, Paris : E. Lévy, 1903, Coll. Archives Larbor

En effet, l'iconographie qui le représente éventré, les intestins enroulés autour d'un treuil ou d'une broche, connait un véritable engouement dans l'Europe de la Contre-Réforme.

La représentation de la douleur des martyrs à l'image de celle du Christ est une rhétorique utilisée pour convaincre, persuader et surtout pour édifier le chrétien. La légende d'Érasme se prête parfaitement à cette éloquence visuelle.

Quelques exemples permettent de mettre en lumière l'évolution stylistique du traitement de ce sujet.

Dans la seconde moitié du XVe siècle, Dirk Bouts[18] réalise le triptyque dit de saint Érasme (Fig. 9). Composé de trois panneaux de bois, ce triptyque se lit de gauche à droite. L'unité de lieu, figurée par la continuité du paysage sur les trois panneaux, crée un lien signifiant entre les personnages représentés. À gauche, saint Jérôme est reconnaissable au lion qui

[17] [Note des éditeurs] C'est aussi l'illustration de la couverture de ce volume, qui présente le f. 48 d'un manuscrit produit entre Bruxelles et Anvers durant la première moitié du XVe siècle (*Psalterium cum precibus*, Ms 3, Hofbibliothek Aschaffenburg).
[18] Dirk Bouts, 1415-1475, peintre flamand, actif à Louvain.

l'accompagne. Traducteur de la Bible, il est représenté lisant la Vulgate donnant ainsi une légitimité au martyre de saint Érasme par une filiation biblique. Dans la partie inférieure du panneau central, allongé sur un chevalet, les membres liés, Érasme subit son martyre. Posée au sol près de sa tête, sa mitre d'évêque rappelle le chapeau de cardinal de Jérôme. De même, son vêtement noir entre en résonance avec celui de Bernard de Clairvaux qui figure sur le panneau de droite. Bernard tient également un livre, mais celui-ci est fermé, ce qui pourrait symboliser la fin de la vie terrestre et le passage de l'âme du martyr vers le divin.

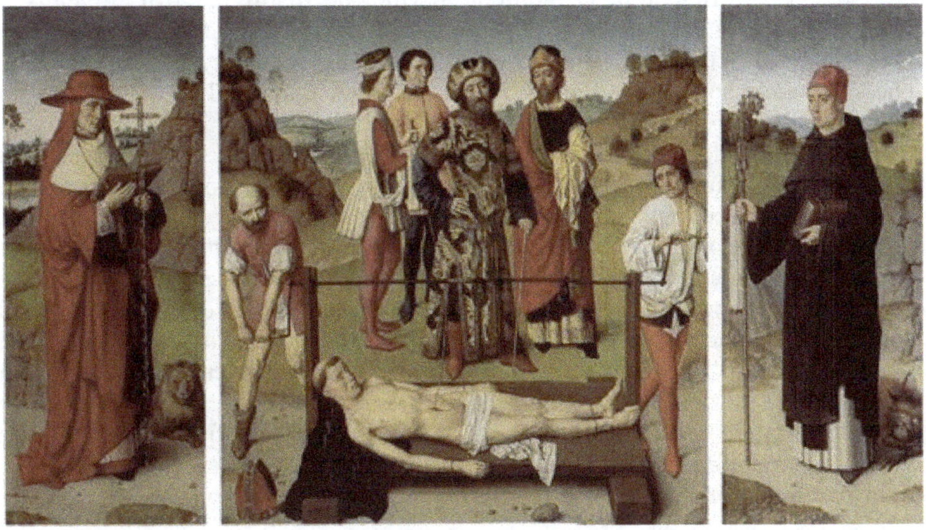

Figure 9. Dirk Bouts, *Triptyque de Saint Érasme*, 1457-1475,
Eglise Saint Pierre, Louvain © Hugo Mertens [www.lukasweb.be]

Le supplice subi par Érasme est représenté par une simple entaille de l'abdomen d'où sort un mince filament qui figure son intestin. Deux bourreaux enroulent cet intestin sur une broche sous le regard d'un homme vêtu à l'orientale, l'empereur Maximien Hercule, qui personnifie l'hérétique.

La composition du panneau central de Bouts a été reprise tout au long du XVIe siècle sans modification majeure. Je citerai quelques exemples : une fresque de l'Église Sainte-Marie de Bastad en Suède, une huile sur bois du musée de l'archerie et du Valois à Crépy-en-Valois, une fresque de l'église Saint-Sébastien de Névache dans les Hautes-Alpes ou encore le beau retable de la chapelle Spinelli de la Collégiale Saint-Martin à La Brigue dans les Alpes-Maritimes. On retrouve dans chacune de ces représentations les éléments récurrents du martyre d'Érasme dans des styles différents et une qualité d'exécution variable : le corps du saint est allongé dans la partie inférieure du tableau, encadré par deux bourreaux qui tournent une broche autour de laquelle s'enroule l'intestin.

En revanche au XVIIe siècle l'évolution stylistique de l'art pictural va apporter des modifications remarquables à cette représentation. Le désir de rendre sensible la douleur du martyr s'inscrit dans cette volonté d'instruire les fidèles sur l'intercession des saints et des martyrs. Il s'agit d'émouvoir, de convaincre, d'enseigner par l'exemple, d'édifier les fidèles par une rhétorique corporelle[19], conformément aux décrets du Concile de Trente et de la Contre-Réforme.

Le Saint Érasme de Nicolas Poussin est la première commande officielle du peintre destinée à l'autel du transept droit de la basilique Saint-Pierre de Rome. L'œuvre d'abord commandée à Pietro da Cortona fut exécutée par Poussin d'après les dessins préparatoires de Cortona. Il s'agit d'une huile sur toile de grandes dimensions, de 320 cm sur 186 cm, réalisée en 1628. Le format, tout en hauteur, permet de distinguer trois niveaux[20]. Dans la partie inférieure Érasme occupe tout l'espace et se trouve supplicié. Dans la partie centrale les bourreaux s'activent, penchés sur leur victime. Dans la partie supérieure le ciel d'un bleu intense symbolise l'espace divin au milieu duquel deux angelots portent la palme et la couronne du martyre.

La ligne de force du tableau est une diagonale ascendante partant du coin inférieur gauche où figure la tête du martyr vers le coin supérieur droit dans lequel s'inscrit la statue d'une idole de pierre. On y reconnait aisément Hercule à la massue qu'il porte. L'empereur désigne du doigt l'idole et exhorte Érasme à renoncer à sa foi et à sacrifier aux dieux païens. Dans cette composition le mouvement domine. Le bourreau, penché sur le corps du supplicié, se concentre, sa main droite fouillant la plaie béante de l'abdomen pour en extraire l'intestin sanglant. Le corps d'Érasme, en hyper extension sur le billot, met en évidence les muscles saillants de ses bras liés et laisse voir une grande tension. Bien que la douleur crispe le front du saint, son visage reste stoïque et muet. Dans cette composition, le supplice est certes montré mais la mise en image de l'horreur est cependant mesurée.

À la toute fin du XVIIe siècle, Sebastiano Ricci propose une composition (Fig. 10) qui décrit davantage l'horreur du supplice et la souffrance du saint. Cette toile est d'un format beaucoup plus petit que le tableau de Poussin puisqu'elle ne mesure que 118 cm sur 95 cm, ce qui tendrait à en faire un objet de dévotion personnelle. Une tonalité brun rouge domine dans cette œuvre soulignant la violence de la scène représentée. L'action se situe dans une salle de tortures, sous des arcades de pierres. Pinces, griffes de fer et chaines côtoient les vêtements sacerdotaux et la crosse d'Érasme jetés au sol. Dans un braséro rougit un fer. Érasme est assis sur un billot hérissé de pointes de fer. Pour le maintenir assis, ses bras levés sont liés par des cordes fixées à un anneau de métal qui pend au plafond. Les bourreaux sont quatre, aiguillonnés par un soldat casqué juché sur un cheval. Deux d'entre eux s'activent à éviscérer le saint. L'un s'arcboute pour tourner la manivelle du cabestan autour duquel s'enroule l'intestin que son compère extirpe violemment de l'abdomen d'Érasme. L'abdomen est ici largement

---

[19] Jean-Louis VIEILLARD-BARON, « Le statut de l'image dans l'iconographie chrétienne après le concile de Trente », *Nouvelle revue d'esthétique*, 13, 2014, p. 121-131.

[20] Nicolas Poussin (1594 - 1665), *Le martyre de Saint Érasme*, 1628, huile sur toile, 320 cm x 186 cm, Pinacothèque du Vatican, Rome, inv. 40394, accessible par le lien : http://m.musei vaticani.va/content/museivaticani-mobile/en/collezioni/musei/la-pinacoteca/sala-xii---secolo-xvii/nicolas-poussin-martirio-di-s--erasmo.html.

ouvert, les entrailles sanguinolentes se répandent hors de leur cavité et du sang s'écoule sur la hanche de la victime. La tête rejetée en arrière, les yeux clos, les poings crispés, écarlates sous l'effet du garrot de corde qui enserre ses poignets, les muscles tendus et les veines gonflées, tout chez Érasme exprime une douleur infinie.

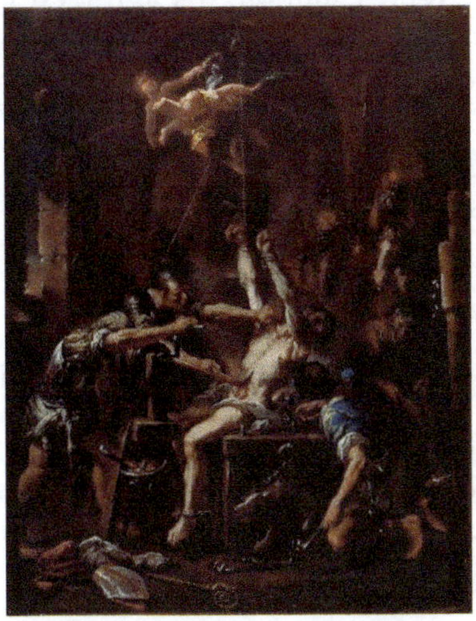

Figure 10. Sébastiano Ricci, *Martyre de saint Érasme*, vers 1694-1697, 118 x 95 cm, huile sur toile, Pinacothèque de Brera, Milan

Loin de cette image d'une grande violence, le martyre d'Érasme n'est parfois que suggéré (Fig. 11).

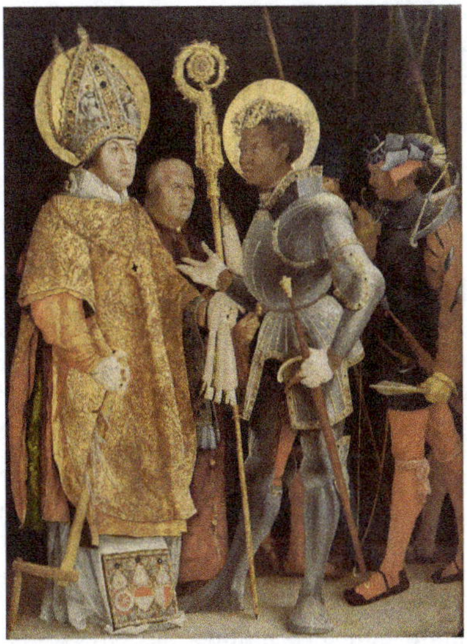

Figure 11. Matthias Grünewald, *Saint Érasme et saint Maurice*, huile sur bois, vers 1520-1524. non exposé

Érasme est alors représenté comme évêque, vêtu des ornements sacerdotaux et tenant l'emblème de son martyre, un treuil autour duquel s'enroulent ses intestins. Cette iconographie semble avoir prospéré essentiellement au XVIe siècle en pays germaniques. Ainsi doit-on à Lucas Cranach[21], au maître de Messkirch[22] ou encore à Matthias Grünewald[23] des exemples de ce type de représentation. Il s'agit ici d'identifier un personnage à l'aide de ses attributs et non de susciter une trop vive émotion liée à l'horreur de ce qui est montré.

V. Vengeance des dieux de l'Olympe

Si l'homme est cruel, les divinités antiques ne sont pas en reste. Les artistes des XVIe et XVIIe siècles se sont emparés des récits épiques des dieux de l'Olympe dans lesquels Zeus donne libre cours à sa vengeance. Tityos[24] et Prométhée[25] en ont fait l'amère expérience. Leur cruelle destinée a fourni aux artistes une thématique de choix qui intéresse notre sujet puisque chacun d'eux s'est vu condamné à avoir le foie[26] dévoré.

L'iconographie des scènes mythologiques est pléthorique à l'époque moderne. La représentation des multiples aventures des dieux et des déesses offre des images polysémiques, vecteurs de discours moralisants ou politiques. Parmi cette riche iconographie, nous trouvons, chez les artistes du nord et du sud de l'Europe, des représentations du géant et du titan subissant leur châtiment.

Tityos fait partie du groupe de quatre personnages que les Espagnols désignent comme les Furieux. Il s'agit de Tantale, Sisyphe, Ixion et Tityos,

---

[21] Lucas Cranach, 1472 – 1553, peintre et graveur allemand contemporain de Dürer.

[22] Maître de Messkirch, peintre anonyme allemand, actif vers 1515-1540 dont on suppose qu'il a été formé auprès de Dürer.

[23] Matthias Grünewald, peintre allemand, vers 1475-1528, dont l'identité est incertaine. L'œuvre la plus connue est le Retable d'Issenheim du musée Unterlinden de Colmar. Le Saint Érasme aurait été commandé par le cardinal Albrecht de Brandebourg, archevêque de Mayence pour son église de Halle.

[24] Tityos est un géant, fils de Zeus, contraint à sa naissance à être caché sous terre pour le protéger de la jalousie d'Héra. Celle-ci, le découvrant, l'incita à séduire Léto, mère d'Apollon et d'Artémis. Ces derniers le tuèrent et il fut condamné dans le Tartare à avoir éternellement le foie et les entrailles dévorés par deux vautours. On retrouve le mythe de Tityos dans l'*Odyssée* d'Homère et dans l'*Énéide* de Virgile, mais également chez Hygin ou Apollodore.

[25] Prométhée est le fils du titan Japet et de l'océanide Clymène. Avec son frère Épiméthée, ils se voient confier par Zeus la mission de créer l'humanité et de fournir aux hommes et aux animaux les dons nécessaires à leur survie. Si Épiméthée donna à toutes les créatures l'essentiel pour se défendre et se protéger, il oublia l'homme. Prométhée, pour réparer cet oubli, désobéit à Zeus, vola le feu et le donna aux hommes. Pour le punir, Zeus le condamna à être enchaîné à un rocher et à avoir le foie dévoré chaque jour par un aigle, son foie repoussant chaque nuit. Héraclès le délivra après des milliers d'années de supplice. On retrouve le mythe de Prométhée chez Hésiode, Eschyle, Ésope et Aristophane entre autres.

[26] Initialement désigné par le terme grec *hépar, hépatos,* le foie était considéré comme le siège de la vie. On retrouve *hépar* comme origine des mots scientifiques utilisés pour désigner ce qui est en rapport avec le foie : hépatique, hépatite, hépatologie… Le mot foie a une tout autre origine et dérive d'une coutume culinaire antique ; les Grecs, mais également les Romains et les Égyptiens, consommaient des oies qu'ils avaient gavées de figues, provoquant une hypertrophie du foie des volatiles. Ce foie « gras », dont le nom romain *ficatum est* dérivé de *ficus* (figue), était un met très apprécié. C'est ce terme qui donnera, à partir du XIIIe siècle, le mot *foie* en français.

envoyés dans le monde des Enfers pour avoir défié l'autorité de Zeus, et condamnés à subir de terribles châtiments.

On doit à Titien[27] la première série connue des quatre tableaux représentant les quatre condamnés. Cette série fut commandée par Marie de Hongrie[28] et réalisée en 1548. Dans le tableau représentant le supplice de Tityos, Titien propose une œuvre de style maniériste. Sur un fond gris, le géant, enchainé à des troncs d'arbres, est représenté en raccourci, basculant en arrière comme s'il tentait de se soustraire au rapace qui lui dévore les entrailles. Au niveau du diaphragme, une plaie béante laisse entrevoir un morceau de viscère que saisit en son bec l'oiseau noir.

En 1632, Jusepe de Ribera[29] offre également une œuvre remarquable du supplice de Tityos[30]. Ribera connaissait sans doute la composition du Titien, par des estampes qui reproduisaient les œuvres d'art et circulaient dans toute l'Europe. Il s'agit d'une huile sur toile de grandes dimensions, de plus de deux mètres sur trois. Sur un fond très sombre, le corps du géant occupe la quasi-totalité de la surface peinte. Ribera reprend dans sa composition le raccourci de Titien en accentuant l'expression de la douleur du géant par la crispation de son corps et par le cri muet de sa bouche largement ouverte. Au niveau de son hypocondre gauche, une plaie béante saigne, d'où s'échappe un long morceau d'intestin qu'arrache un vautour aux ailes largement déployées. Le plumage noir de l'oiseau disparait dans le fond sombre où seuls son œil et son bec jettent une lueur inquiétante.

C'est sans doute à Salvator Rosa[31] que l'on doit la plus sanglante représentation du supplice de Tityos. Enchaîné à son rocher, le géant hurle de douleur, son abdomen largement ouvert d'où sortent ses entrailles dans un ruissellement sanglant. Un vautour saisit dans son bec un morceau d'intestin, ses griffes lacérant profondément la cuisse du condamné.

Le supplice de Prométhée étant similaire à celui de Tityos, nous retrouvons une iconographie comparable. Cependant, le traitement stylistique que proposent deux artistes du Nord, Rubens[32] et Jordaens, offre quelques différences notables.

Rubens propose autour de 1615 une peinture sur toile d'assez grand format. L'artiste représente dans un saisissant raccourci, le corps musculeux

[27] Le Titien (1488-1576), peintre et graveur vénitien.

[28] Marie de Hongrie (1505-1558), sœur de Charles Quint, infante d'Espagne, a joué un rôle politique majeur en tant que gouverneur des Pays Bas durant plus de vingt-cinq ans. Marie a commandé à Titien cette série de tableaux pour son palais de Binche près de Bruxelles. Il s'agit d'une commande à contenu politique car Marie associe à chacun des personnages les princes allemands qui s'étaient rebellés contre son frère.

[29] Jusepe (José) de Ribera (1591-1652), peintre et graveur espagnol, fut actif en Italie, surtout à Rome et à Naples. Son tableau *Ticio* (*Tityos*), 1632, huile sur toile, 220 cm x 301 cm est conservé au Museo Nacional del Prado, Madrid, et accessible par le lien https://wwwmuseo delprado.es/coleccion/obra-de-arte/ticio/2876e1d6-cd02-487e-8635-f2b506af28f8.

[30] Cette œuvre fait également partie d'une série dont ne sont parvenues que les toiles de Tityos et Ixion. Un document daté de 1634 relate l'acquisition de deux œuvres (un Sisyphe et un Ixion) par Jeronimo de Villanueva, protonotaire d'Aragon, auprès de la grand-mère d'un des fils illégitimes du roi d'Espagne.

[31] Salvator Rosa (1615-1673), peintre, graveur et poète italien fut actif essentiellement à Rome.

[32] Pierre Paul Rubens (1577-1640) fut un des peintres les plus importants des Pays-Bas du Sud du XVIIe siècle.

de Prométhée enchainé à son rocher. Posé sur lui, un aigle[33] aux ailes déployées, saisit dans son bec un morceau de viscère s'échappant d'une plaie ouverte. Le Titan semble chuter, son corps bascule en arrière et dessine une oblique descendante. Cette impression de chute est accentuée par l'oblique que forment les ailes du rapace parallèle à celle du corps du Titan. La violence de la scène se trouve renforcée par les serres acérées de l'aigle cruellement et profondément enfoncées dans le visage de Prométhée.

En 1640, Jacob Jordaens a également produit une œuvre traitant de la punition de Prométhée. (Fig. 12). Cette fois, le titan est représenté face au spectateur, en raccourci. Son visage grimaçant et hurlant sous l'effet de l'effroi et de la douleur est cramoisi. L'aigle est une reprise de celui de Frans Snyders. Il déploie ses ailes et crée une oblique qui anime la composition. L'originalité de Jordaens est l'ajout dans la partie supérieure droite du tableau de la figure d'Hermès le messager des Dieux. Un bras appuyé sur un arbre, son caducée dans une main, il contemple en souriant le titan torturé.

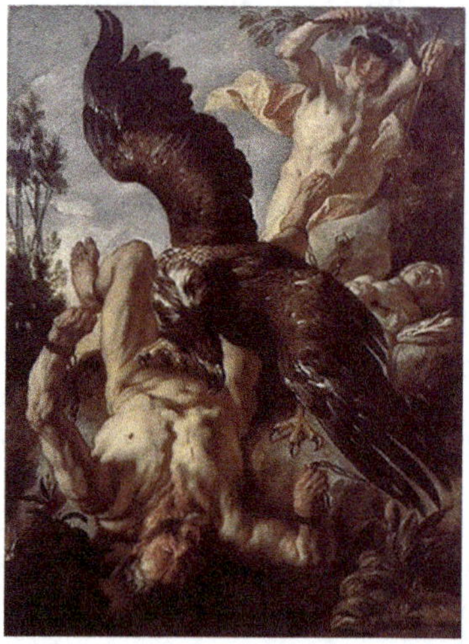

Figure 12. Jacob Jordaens (1593-1678), *Le châtiment de Prométhée,* huile sur toile, 245 x178 cm, Wallraf-Richartz-Museum – fondation Corboud, Cologne [wikiArt.org]

Il semblerait que Jordaens ait choisi d'illustrer la version du mythe de Lucien de Samosate[34]. L'auteur relate de façon humoristique un dialogue opposant le messager des dieux au défenseur des hommes. Jordaens n'ajoute pas de détail sanglant à la scène puisque la plaie de l'abdomen n'est que suggérée par quelques touches de rouge figurant le sang qui s'écoule. Cependant, l'opposition entre les deux personnages accentue la cruauté de la scène, par l'ironie du sourire d'Hermès qui répond à l'expression d'extrême douleur de Prométhée.

---

[33] L'aigle est de la main de Frans Snyders. Rubens a souvent travaillé en collaboration avec Frans Snyders (1579-1657), peintre flamand animalier, spécialisé dans les scènes de chasse et de marché ainsi que dans les natures mortes.

[34] Lucien de Samosate, auteur du IIe siècle ap. J.-C., considéré comme un maître du dialogue philosophique.

L'anatomiste dissèque les corps pour en découvrir les mystères. Les artistes participent de cette curiosité scientifique et offrent, par une mise en images de ce qui est découvert, des supports à l'enseignement tant de la médecine que de l'art du dessin. Ouvrir les ventres à vif pour en dévoiler les intestins devient un argument de propagande politique ou de prosélytisme religieux. L'imagination cruelle de l'homme lui inspire les violents tourments qu'il inflige. Faire souffrir ou punir par une atteinte de l'abdomen n'est cependant pas l'apanage des hommes. Le panthéon divin de l'Antiquité n'est pas en reste. Tityos, le géant, et Prométhée, le titan, sont tous deux condamnés à avoir, sans fin, leur foie et leurs viscères dévorés.

Ainsi, l'époque moderne offre-t-elle de nombreuses thématiques qui permettent de mettre en image, au nom de la science, de la religion ou de la politique, le contenu de la cavité abdominale et qui, de fait, révèlent, au prix de transgressions, ce qui est naturellement caché.

RÉSUMÉS DES COMMUNICATIONS[1]

Mireille AUSÉCACHE, « L'estomac et les membres : l'appareil digestif dans les *Pratice* salernitaires »

Les médecins salernitains, à la réputation solidement établie depuis le Xe siècle, ont produit nombre de textes, notamment au cours du XIIe siècle, considéré comme l'apogée de Salerne. Traités sémiologiques consacrés aux urines ou aux pouls mais aussi des ouvrages à visée thérapeutique, les *Practice.* Traitant des maladies selon une organisation *a capite ad calcem* elles ont avant tout un but utilitaire, donner au médecin les éléments indispensables à la reconnaissance de la maladie et à son traitement. Pour chaque pathologie sont en général précisés les signes, les causes, le traitement. Si les plus anciennes *practice* donnent peu d'éléments relevant de notions anatomiques ou physiologiques, on peut noter au cours du XIIe siècle une évolution, une place plus importante accordée aux explications d'ordre plus théorique s'appuyant notamment sur la connaissance des traductions de Constantin l'Africain.

« The stomach and the limbs: the digestive system in the Salernitan *Practice* »

Salernitan physicians, whose reputation had been firmly established since the 10th century, produced a number of texts, particularly during the 12th century, which is considered to be the heyday of Salerno. There were semiological treatises devoted to the urine or the pulse, but also works with a therapeutic aim: the *Practice.* Treating diseases according to an *a capite ad calcem* organisation, these have above all a utilitarian aim: to give the doctor the elements essential to the recognition of the disease and its treatment. For each disease, the signs, causes and treatment are generally specified. Although the oldest practices give few elements relating to anatomical or physiological notions, during the 12th century an evolution can be noted, with greater importance given to explanations of a more theoretical nature, based in particular on the knowledge of the translations of Constantine the African.

Mots-clés : digestion ; nutrition ; Constantin ; *Isagoge* ; théorie / pratique
Keywords : digestion ; nutrition ; Constantine ; *Isagoge* ; theory / practice

Susan BADDELEY, « Les Anglais ont-ils un ventre ? De la difficulté à nommer certaines parties du corps »

L'absence, en anglais, d'un mot générique et neutre qui correspond aux différentes acceptions du français ventre est un problème qui ne concerne pas uniquement les traducteurs et les apprenants de l'anglais : les natifs eux-mêmes sont parfois pris au dépourvu, lorsqu'ils doivent désigner, de manière générale, cette partie de leur anatomie. Le terme anglais belly, qui correspond bien au français ventre, existe, et a fonctionné pendant longtemps de manière satisfaisante, est pourtant largement perçu de façon négative par de nombreux locuteurs. Cet article retrace l'histoire de la mise en place de cette stigmatisation, qui commence par une réticence chez certains lexicographes à évoquer le ventre de la femme enceinte, puis le ventre tout court.

« Do the English have a stomach? On the difficulty of naming certain parts of the body »

The fact that there is no single word in English today that can be adequately used to translate the French word ventre in all its acceptions is something that is problematic not only for translators and for English language learners: it also causes difficulties for native speakers when they need, for whatever reason, to refer to that particular part of their anatomy. And yet

[1] Les résumés, présentés selon l'ordre alphabétique du nom de leurs auteurs, sont rédigés par ceux-ci. Les textes anglais ont été supervisés par Susan Baddeley, professeure de langue anglaise et de civilisation britannique à l'UVSQ, que nous remercions très sincèrement.

the word belly, which many people today are reluctant to use, functioned perfectly well in this sense for several centuries. This article retraces the reasons which led to the fall from grace of the word belly : rejected first of all by certain influential lexicographers as a term to describe the belly of a pregnant woman, the stigma then spread to all the other uses of the term.

Mots-clés : Dictionnaires ; Bibles ; Stigmatisation ; Utérus ; Censure
Keywords : Dictionaries ; Bibles ; Stigmatisation ; Womb ; Censorship

Thierry BARDINET, « Le ventre et la sacralisation du corps chez les anciens Égyptiens »

Le « ventre » et les expressions imagées dont il est à l'origine dans toutes les langues semblent absents des textes égyptiens. Nous essayons d'en trouver la raison.

« Belly and sacralisation of the body by the Ancient Egyptians »

The « belly » and the figurative expressions that originate from it in all languages seem to be absent from Egyptian texts. We try to find the reason.

Mots-clés : Égypte ancienne ; ventre ; anatomie ; lexique
Keywords : Ancient Egypt ; abdomen ; anatomy ; vocabulary

Nathalie BARRANDON et Anne VIAL-LOGEAY, « Ventre et violences de guerre dans la *Pharsale* de Lucain »

La lecture de l'épopée de Lucain révèle une présence importante du ventre, et tout particulièrement des entrailles (*uiscera*). Les détails macabres qui abondent à ce propos ne sauraient être renvoyés à une pure fantasmagorie : ils renvoient à une connaissance réelle des blessures au ventre. Ce choix permet aussi des effets de pathétique et une esthétique de l'horreur, ainsi qu'une réflexion sur le caractère atroce de la guerre civile et le courage moral. Les *uiscera* sont enfin l'occasion de signifier la mort en action.

« Belly and war violence in Lucan's *Pharsalia* »

On reading Lucan's epic, one cannot help but notice a significant presence of the belly, and especially of the entrails (*uiscera*). The macabre details that abound concerning bowels cannot be dismissed as pure fantasy: they refer to a real knowledge of wounds in this area. This choice by Lucan leads to pathos and an aesthetic of horror, as well as to a reflection on the atrocious nature of civil war and moral courage. The *uiscera* are finally the occasion to signify death in action.

Mots-clés : viscères ; blessures de guerre ; mort reçue ; bataille ; épopée
Keywords : entrails ; war wounds ; death received ; battle ; epic

Charlotte BOUTEILLE, « Les désordres du ventre, signes de la corruption de l'âme chrétienne dans le théâtre polémique du XVIe siècle »

Cet article souhaite montrer comment les dramaturges d'obédience réformée utilisent l'allégorie de la maladie du ventre pour dénoncer les dérives de l'Église catholique et appeler à sa réformation ou, plus tard dans le siècle, à son renversement. L'efficacité polémique de cette image de la « colicque sorbonique » et de sa possible ou impossible purgation tient à l'intense circulation de l'image entre différents media et différentes pièces de théâtre, au caractère polymorphe de sa visée critique – elle peut cibler à la fois l'empilement des gloses, l'anthropophagie sociale du clergé, la doctrine de la transsubstantiation – et enfin au plaisir scénique qu'elle procure, sa dimension scatologique jouant délibérément avec les limites de la représentation théâtrale.

« Digestive disorders as a sign of a corrupted Christian soul in 16th century polemical plays »

This article aims to show how Reformed playwrights use the allegory of the digestive disease to denounce the abuses of the Catholic Church and to call for its reformation or, later in the century, its overthrow. The polemical effectiveness of this image of the 'Sorbonic colic' and its possible or impossible purgation is due both to the intense circulation of the image between different media and different plays, and to the polymorphous character of its critical aim – it can target the accumulation of glosses, the social anthropophagy of the clergy, the doctrine of transubstantiation – and finally to the scenic pleasure it provides, with its scatological dimension deliberately pushing the limits of theatrical representation.

Mots-clefs : Théâtre polémique ; XVIe siècle ; Conflits religieux ; Allégorie de la chrétienté malade ; Colique et vomissement sur scène
Keywords : Polemical theatre ; XVIth century ; Religious conflicts ; Allegory of sick Christianity ; Colic and vomiting on stage

Cécile BULTÉ et Maud PÉREZ-SIMON, « De la scatologie à l'eschatologie. Souffle du bas et souffle du haut sur le plafond peint du château de l'archévêque de Narbonne, à Capestang »

Pourquoi un archevêque choisit-il de faire peindre des pets au plafond de sa demeure ? Au milieu du XVe siècle, celui de Narbonne ne se contente pas de simples flatulences. Son choix se porte aussi sur un soufflacul, figuré sur deux closoirs en vis-à-vis par un trompettiste soufflant dans les fesses d'un fou. Les deux personnages forment un diptyque où haut et bas du corps se confondent par le jeu de la circulation des souffles. Au-delà de son effet comique, cette image bakhtinienne rappelle l'existence du rite carnavalesque des soufflaculs, qui célèbre le retour du printemps et la circulation des âmes des morts. Le rite est bien attesté dans la région aux XIXe et XXe siècles. Mais des sources plus anciennes, iconographiques et littéraires, témoignent de l'existence du motif du soufflacul dès la fin du Moyen Âge, où il porte une symbolique liée à la vie, la mort et au passage des âmes vers l'au-delà. Il se rapproche ainsi d'une étonnante pratique médicale, l'insufflation alvine, utilisée pour réanimer les morts à l'époque moderne. Ces sources permettent de reconsidérer l'image du soufflacul dans le contexte de la demeure de l'archevêque, selon l'enjeu que représente pour lui la représentation du souffle comme métaphore de l'âme.

« From scatology to eschatology. Wind from below and wind from above on the painted ceiling of the castle of the archbishop of Narbonne in Capestang »

Why did an archbishop choose to have farts painted on the ceiling of his residence? In the middle of the 15th century, the archbishop of Narbonne was not content with simple flatulence: he also chose a *soufflacul* (literally, «blow-in-the-ass »), represented on two opposite closoirs by a trumpeter blowing into the buttocks of a fool. The two characters form a diptych where the upper and lower parts of the body merge by the play of the circulation of the wind. Beyond its comic effect, this Bakhtinian image recalls the existence of the carnival rite of the *soufflaculs*, which celebrates the return of spring and the circulation of the souls of the dead. The rite is well attested in the region in the 19th and 20th centuries. But older sources, iconographic and literary, testify to the existence of the *soufflacul* motif from the end of the Middle Ages, where it carries a symbolism linked to life, death and the passage of souls to the afterlife. It is thus similar to a curious medical practice – insufflation into the buttocks – used to resuscitate the dead in early modern times. These sources allow us to reconsider the image of the *soufflacul* in the context of the residence of the archbishop, for whom the representation of the wind would be a metaphor of the soul.

Mots-clés : pet ; eschatologie ; plafond peint ; inversion ; rituel
Keywords : fart; eschatology; painted ceiling; inversion; ritual

Margaux BUYCK, « Le poison au cœur des entrailles. Le ventre et ses états dans les affaires d'empoisonnement (Bologne, XVIe-XVIIIe siècles) »

Au sein du corps empoisonné, le ventre, centre vital de l'organisme, est considéré comme le siège privilégié du poison. Et pour cause, l'arme toxique est une arme qui s'ingère. Qu'il soit sous la forme de poudre ou de liquide, le poison est le plus souvent absorbé à l'aide de nourriture ou de boissons. Dans de nombreux procès italiens de l'époque moderne on retrouve également l'expression *veleno dato per bocca* (poison donné par la bouche) pour désigner l'usage criminel du poison : expression qui scelle la relation intime qu'il existe entre le toxique et le système digestif. Cette étude se propose d'appréhender la thématique du ventre et de ses états en analysant une quarantaine d'affaires d'empoisonnement datant des XVIe et XVIIe siècles, provenant des archives du Tribunal de Torrone à Bologne. Des premiers instants du crime, au moment des soins, en passant par l'expertise médico-légale nous retracerons le parcours du poison au cœur des entrailles et de la procédure judiciaire.

« Poison at the heart of the entrails. The digestive system and its states in poisoning cases (Italy, 16th-17th centuries) »

Within the poisoned body, the digestive system, the vital centre of the body, is considered as the privileged seat for poison. And for a good reason, as the toxic weapon is one that is ingested. Whether in powder or liquid, poison is most often absorbed with food or drink. In many Italian trials dating from the early modern period, we also find the expression *veleno dato per bocca* ('poison given by mouth') to designate a criminal use of poison: an expression that seals the intimate relationship between the toxic and the digestive system. This study aims to investigate the topic of the digestive system and its states by analyzing forty cases of poisoning dating from the 16th and 17th centuries, kept in the archives of the Court of Torrone in Bologna. From the onset of the crime to the moment of treatment, including the forensic expertise, we will retrace the path of poison at the heart of the entrails and of the judicial procedure.

Mots-clefs : Poison ; crime ; médecine légale ; Italie ; époque moderne
Keywords : : Poison ; criminal poisoning ; Forensic medecine ; Italy ; Early modern period

Martine CLOUZOT, « Folies du ventre et musicalités. Ventres faciaux et musiciens dans les manuscrits enluminés des XIIIe et XIVe siècles (France du nord, Flandre, Angleterre) »

Dans les marges des manuscrits enluminés aux XIIIe et XIVe siècles, nombre de « drôleries » présentent les caractéristiques d'être dotées d'un ventre en forme de visage et d'être sonores, émetteurs de sons instrumentaux, de voix et de souffles. Par divers jeux d'inversion entre les parties corporelles, les enlumineurs ont créé des créatures « gastrocéphales » souvent comiques car obscènes et scatologiques, combinant digestion, sexualités et pratiques musicales. Jouant fréquemment des instruments de musique et produisant des voix, des souffles et des bruits, leur association avec la musique est étonnante dans les psautiers et les livres d'heures. Or elle prend tout son sens dans le contexte d'édification et de conversion morale des laïcs par les théologiens scolastiques et les prédicateurs (concile de Latran IV en 1215). Organe de l'alimentation et des sexualités, le ventre sonore sert en effet aux « maîtres de la parole » d'image édifiante des péchés de chair — la gourmandise et la luxure —, qui sont aussi des péchés de langues — l'orgueil et le blasphème. En mode inversé, ces figurations monstrueuses font écho au Verbe divin, incarnant la quête de l'*imago* originelle de tout orant et toute orante sur son livre de chant.

« Gastric insanity and musicality. Gastrocephalic figures and musicians in illuminated manuscripts of the 13th and 14th centuries (Northern France, Flanders, England) »

During the 13th and 14th centuries, the margins of illuminated manuscripts contain many « drolleries » that are characterised by a belly shaped in a face and emitting instrumental sounds, voices and breaths. Through various processes of inversion between the body parts, illuminators created « gastrocephalic » creatures that were often comical, obscene and scatological, combining digestion, sexuality and musical practices. Frequently playing musical instruments and producing voices, breaths and noises, their association with music is surprising in psalters and books of hours. However, it is relevant in the context of the edification and moral conversion of lay people by scholastic theologians and preachers (Lateran Council IV in 1215). The organ of food and sexuality, the sonorous belly is indeed used by the « masters of the word » as an edifying image of the sins of the flesh — gluttony and lust — which are also the sins of tongues — pride and blasphemy. Conversely, these monstrous figures echo the divine Word, embodying the quest for the original *imago* of prayers on their songbook.

Mots-clés : Moyen Âge ; Image ; Musicalité ; Hybride ; Obscénité
Keywords : Middle Ages ; Image ; Musicality ; Hybridity ; Obscenity

Alessia GUARDASOLE, « Les remèdes κωλικά »

Les remèdes κωλικά, « coliques », étaient utilisés pour des formes de colites aiguës. Ils rentraient dans la catégorie des analgésiques (en grec ἀνώδυνα φάρμακα) et en constituaient la variété la plus riche et connue. À partir de la présentation qu'en fait Galien de Pergame dans ses traités pharmacologiques, nous investiguons la nature de ces remèdes, le processus épistémologique qu'a porté les médecins anciens à les concevoir et à en perfectionner la synthèse et un exemple de remède colique par excellence, le *Philonium*. Une étude philologique sur cette série de recettes nous permet aussi d'accoler le nom de Sénèque à un de ces remèdes largement utilisés dans la Rome impériale.

« Remedies named κωλικά »

The remedies named κωλικά, 'for colic', were used for acute forms of colitis. They fell into the category of analgesics (Greek ἀνώδυνα φάρμακα) and were the richest and best-known variety of them. Starting from Galen of Pergamon's presentation of them in his pharmacological treatises, we investigate the nature of these remedies, the epistemological process that led ancient physicians to conceive and perfect their synthesis, and an example of a remedy par excellence, the *Philonium*. A philological study of this series of recipes also allows us to attach Seneca's name to one of these remedies widely used in imperial Rome.

Mots-clés : Galien de Pergame ; pharmacologie antique ; remèdes coliques ; *Philonium* ; Sénèque
Keywords : Galen of Pergamon ; ancient pharmacology ; colic remedies ; *Philonium* ; Seneca

Nicolas LE CADET, « Estomac, tripes et boyaux : le ventre chez Rabelais »

À côté des discours matérialiste, évangélique et gastronomique, il est dans la fiction pantagruéline un quatrième type de discours sur le ventre : le discours médical. Décrivant le ventre de l'intérieur, Rabelais médite sur les organes de la digestion que sont l'estomac et les intestins et met en scène des personnages souffrant de diarrhée ou constipation. La leçon est des plus ambiguës : la zone la plus basse et la plus bestiale de l'homme constitue aussi une merveille d'ingéniosité pour qui sait admirer comme Galien l'utilité de chaque partie du corps humain.

« Stomach, guts and intestines: the belly in Rabelais »

Alongside the materialistic, evangelical and gastronomic discourses, there is a fourth type of discourse on the belly in Pantagruelian fiction: the medical discourse. Describing the belly from the inside, Rabelais meditates on the organs of digestion – the stomach and the bowels – and depicts characters suffering from diarrhea or constipation. The lesson tht emerges is most ambiguous: the lowest and most bestial area of man is also a marvel of ingenuity for those able, like Galen, to admire the usefulness of each part of the human body.

Mots-clés : médecine ; Galien ; digestion ; estomac ; intestins
Keywords: medicine ; Galien ; digestion ; stomach ; bowels

Laëtitia LOVICONI, « Afflux, efflux et reflux dans la physiologie et la pathologie hépatiques à la fin du Moyen Âge (XIIIe - XVe siècle) »

Entre le XIIIe et le XVe siècle, les phénomènes, les facultés et les parties corporelles, mais aussi les finalités et les enjeux de la nutrition ont été amplement examinés dans divers écrits médicaux, philosophiques et théologiques. Plusieurs textes traduits en latin depuis le grec ou l'arabe, en particulier dans la seconde moitié du XIe siècle, puis de la seconde moitié du XIIe siècle jusqu'au début du XIVe siècle, ont indéniablement contribué au développement d'un fort intérêt pour ce processus caractéristique du vivant. Dans cette contribution, nous explorons quelles furent, durant cette fin du Moyen Âge, les conceptions médicales, tant physiologiques que pathologiques, concernant le foie et sa centralité dans le processus digestif et les flux humoraux. Ces conceptions sont examinées au sein de *practicae*, observatoires privilégiés en tant qu'écrits médicaux conjuguant une finalité pratique à l'exposé de connaissances relevant d'anatomie, de physiologie et de pathologie.

« Different flows in hepatic physiology and pathology at the end of the Middle Ages (13th to 15th century) »

Between the 13th and the 15th century, the processes, faculties and parts of the body, but also the aims and issues of nutrition were extensively examined in a wide variety of medical, philosophical and theological writings. Several texts translated into Latin from Greek or Arabic, in particular in the second half of the 11th century, then from the second half of the 12th century to the beginning of the 14th century, undeniably contributed to the development of a strong interest in this characteristic process of living beings. In this contribution, we explore what medical conceptions, both physiological and pathological, existed during the late Middle Ages concerning the liver and its centrality in the digestive process and humoral flows. These concepts are examined in *practicae*, which are privileged observatories as medical writings that combine a practical purpose with the presentation of knowledge in anatomy, physiology and pathology.

Mots-clés : Médecine médiévale (ou Médecine + Moyen Âge) ; Digestion ; Foie ; Flux humoraux
Keywords : Medieval medicine (or Medicine + Medieval) ; Digestion ; Liver ; Humoral flows

Paul LUTHON, « Aliments digestes et indigestes dans la diététique du *De medicina* de Celse »

Comment choisir le menu du malade dans l'Antiquité ? S'il est vrai que le fait d'assurer au patient la meilleure digestion possible était une préoccupation majeure des médecins grecs et romains, force est de constater que, dans le *De medicina* de Celse, les prescriptions diététiques proposées pour les différentes maladies font intervenir une variété d'aliments telle qu'il est difficile de dégager une liste invariable d'aliments digestes. Or, l'étude du catalogue alimentaire des chapitres 18 à 33 du deuxième livre du *De medicina* permet d'éclaircir la notion de digestibilité chez Celse. Grâce à la comparaison des rubriques du catalogue entre elles, on peut en effet comprendre à quels effets physiologiques les propriétés diététiques recensées correspondent, et ainsi déterminer lesquelles sont susceptibles de fournir des critères de digestibilité. Parmi ces critères, on trouve ainsi la valeur nutritive des aliments, mais aussi leur plus ou moins grande convenance pour l'estomac du malade.

« Digestible and indigestible food, according to Celsus' diet in the *De medicina* »

What should a man eat when he is ill in Antiquity? Ensuring the best digestion possible for their patients was a major concern for the ancient Greek and Roman physicians. In Celsus' encyclopaedic work *De medicina,* however, the medical advice about what the patient is allowed to eat is composed of so many different foodstuffs that it is difficult to understand what nutritional properties make them digestible or indigestible. By comparing the sections of the catalogue of the end of book 2, in which the properties of food are displayed, one can make clearer what criteria have to be taken into account in order to state that a food is digestible. The physician may consider not only whether it is nourishing or not, but also to what extent it is appropriate for the stomach.

Mots-clés : diététique ; digestion ; aliment ; Celse ; *De medicina.*
Keywords : dietetics ; digestion ; food ; Celsus ; *De medicina.*

Piers D. MITCHELL et Sarah A. RABINOW, « Maladies infectieuses intestinales et parasites au temps des Croisades »

Les latrines et fosses d'aisance des Croisés recèlent d'importantes informations sur les populations médiévales du Proche-Orient. Nous examinerons ici les parasites intestinaux identifiés dans les fosses d'aisances du Château de Saránda Kolónes, de la commanderie de Saint-Jean-d'Acre, et des maisons privées à Acre. Six espèces ont été identifiées : l'Ascaris (*Ascaris lumbricoides*), le Trichocéphale (*Trichuris trichiura*), le ténia du bœuf / porc (*Taenia saginata / solium*), le ténia du poisson (*Dibothriocephalus* sp.), et les protozoaires *Entamoeba histolytica* et *Giardia duodenalis*. La présence de ces parasites indique entre autres une tendance à la contamination des aliments et boissons par des excréments, la mise en application de techniques de cuisine typiquement européennes au Proche-Orient, et un risque élevé de dysenterie et de malnutrition pour les croisés.

« Infectious intestinal diseases and parasites at the time of the Crusades »

Crusader latrines and cesspools hold important information about medieval populations in the Middle East. Here, we examine the intestinal parasites identified in the cesspools of the Castle of Saránda Kolónes, the Commandery of St. John of Acre, and private houses in Acre. 6 species were identified: roundworm (*Ascaris lumbricoides*), whipworm (*Trichuris trichiura*), beef / pig tapeworm (*Taenia saginata / solium*), fish tapeworm (*Dibothriocephalus* sp.), and protozoan species *Entamoeba histolytica* and *Giardia duodenalis*. The presence of these parasites indicates, among other things, a tendency for food and drink to have been contaminated with feces, the use of traditional European cooking techniques in Middle Eastern contexts, and a high risk of dysentery and malnutrition for the Crusaders.

Mots clés : Croisades ; latrines ; maladie ; médiéval ; parasites
Keywords : Crusades ; latrines ; disease ; medieval ; parasites

Sarah PECH-PELLETIER, « Les maux de ventre des jeunes enfants : le traitement des vers intestinaux dans les ouvrages médicaux espagnols des XVIe et XVIIe siècles »

Les maux de ventre chez les jeunes enfants sont des symptômes fréquents qui renvoient à diverses affections dont le degré de gravité varie du bénin au mortel. Les auteurs d'ouvrages médicaux leur consacrent donc de nombreux chapitres, évoquant successivement les maladies dites digestives et celles qui touchent le foie, la rate, la vésicule ou les voies urinaires. Au milieu de ces pathologies liées à des organes dont l'assise est l'abdomen, il y a toujours au moins un chapitre dédié aux parasitoses intestinales, où sont traités, selon les auteurs, les divers types de vers, les facteurs qui favorisent leur prolifération, les symptômes qu'ils provoquent ou les remèdes anthelminthiques. À partir d'une sélection d'ouvrages médicaux espagnols des XVIe et XVIIe siècles, cet article propose d'exposer ce que l'on sait alors sur les parasitoses intestinales et d'analyser comment le traitement de ce sujet somme toute banal, permet de déceler la finalité poursuivie par chaque auteur, la vision de la médecine qui est la sienne et la façon qu'il a de prendre en compte son lectorat.

« Digestive troubles in young children : treatment of intestinal worms according to Spanish medical treatises of the 16th and 17th centuries »

Stomach ache is a common symptom in young children, and the term can refer to a variety of conditions ranging in severity from mild to life-threatening infections. The authors of medical treatises therefore devote many chapters to them, successively mentioning the so-called digestive diseases and those affecting the liver, the spleen, the bladder or the urinary tract. Amongst the pathologies linked to organs situated in the abdomen, there is always at least one chapter dedicated to intestinal parasitosis. Depending on the author, these chapters deal with the various types of worms, with the factors that encourage their proliferation, with the symptoms they cause and even with anti-helminthic remedies. Based on a selection of Spanish medical works from the 16th and 17th centuries, this article presents what was known about intestinal parasitosis at the time, and analyses how the treatment of this rather banal subject reveals the aim of each author, his vision of medicine and the way in which he took his readers into account.

Mots-clés : parasitoses intestinales ; symptômes gastriques ; remèdes anthelminthiques ; traités médicaux espagnols ; XVIe et XVIIe siècles.
Keywords : intestinal parasitosis ; gastric symptoms ; anti-helminthic remedies ; Spanish medical treaties ; 16th and 17th centuries.

Antoine PIETROBELLI, « Théories et imaginaire de la digestion dans l'Antiquité »

Cet article explore les différentes théories de la digestion dans l'Antiquité, à partir de deux notices doxographiques : le *Sur la médecine* de Celse et les *Définitions médicales* pseudo-galéniques. Ces deux sources ont en commun de citer quatre schémas pour expliquer la digestion : la putréfaction, la cuisson, la trituration et l'assimilation sans transformation. Si ces quatre doctrines divergent et s'opposent pour décrire le processus digestif, elles se fondent sur un même imaginaire qui interprète le fonctionnement invisible du corps humain par les phénomènes visibles dans la nature.

« Theories and fantasy about digestion in Antiquity »

Based on two doxographic records (Celsus' *On Medicine* and the Pseudo-Galenic *Medical Definitions*), this article explores the different theories of digestion in Antiquity. These two sources have in common that they cite four models to explain digestion: putrefaction, cooking, trituration and assimilation without transformation. While these four doctrines diverge and oppose each other in describing the digestive process, they are based on the same imaginary that interprets the invisible functioning of the human body through the phenomena visible in nature.

Mots-clés : Digestion ; coction ; fermentation ; putréfaction ; trituration
Keywords : Digestion ; coction ; fermentation ; putrefaction ; trituration

Caroline POLET, « Paléopathologie du ventre : apport de l'étude des tissus mous et des calcifications biologiques »

Cet article traite de l'apport de l'étude des tissus mous et des calcifications biologiques à la connaissance des pathologies du ventre des populations du passé. Il aborde le type de matériel analysé, les méthodes d'étude employées ainsi que des exemples d'application datant principalement de l'Antiquité, du Moyen Âge et de l'Époque moderne. En plus des précieuses données paléo-épidémiologiques collectées, ce type de recherche permet d'en savoir plus sur les conditions de vie et les habitudes de nos ancêtres.

« Paleopathology of the belly : contribution to the study of soft tissue and biological calcification »

This paper discusses how studies on soft tissue and biological calcification contribute to greater knowledge of abdominal pathologies from past populations. The paper looks at the types of material analysed, the study methods used and examples of application which date mainly from Antiquity, the Middle Ages and the Early Modern Era. In addition to the valuable palaeo-epidemiological data collected, this type of research allows us to learn more about the living conditions and past habits of our ancestors.

Mots clés : paléopathologie ; tissus mous ; calcifications pathologiques ; momies ; squelettes
Keywords: paleopathology ; soft tissues ; pathological calcifications ; mummies ; skeletons

Ivan RICORDEL, « La mémoire du ventre empoisonné dans les procès d'assises »

Le poison laisse dans les entrailles des traces pouvant servir de preuves d'empoisonnement pour la justice lors d'affaires criminelles. Une revue de l'évolution des méthodes et moyens d'observation et de détection de ces traces est proposée à travers quelques procès célèbres et les traités de toxicologie au cours du temps, principalement du

XVIIIe siècle à aujourd'hui. Les difficultés diagnostiques cliniques ou chimiques et les aléas interprétatifs sont mis en lumière, de l'affaire d'empoisonnement de Saint-Faust de Lamothe par Antoine-François Dérues, célèbre criminel au XVIIIe siècle à celle d'une expertise d'empoisonnement sur un cadavre exhumé neuf ans après sa mort en 2005, en passant par l'affaire Pouch-Lafarge en 1840 et l'affaire Marie Besnard en 1949-1962.

« **Traces of poison as evidence in court** »

Poison leaves traces in the bowels that can serve as evidence of poisoning for justice in criminal cases. A review of the evolution of the methods and means of observation and detection of these traces is offered through some famous trials and toxicology treatises over time, mainly from the 18th century to the present day. The clinical or chemical diagnostic difficulties and the interpretative risks are brought to light, from the poisoning case of Saint-Faust de Lamothe by Antoine-François Dérues, a famous criminal in the 18th century, to that of an expertise of poisoning on a corpse exhumed nine years after his death in 2005, through the Pouch-Lafarge affair in 1840 and the Marie Besnard affair in 1949-1962.

Mots clés : Expertise toxicologique ; viscères ; traces ; empoisonnement ; arsenic
Keywords: Toxicological expertise ; viscera ; traces ; poisoning ; arsenic

Joëlle Ricordel, « Les entrailles : alimentation, digestion, purgation, la triade des médecins arabes »

Les médecins de langue arabe ont accordé une grande importance aux entrailles (أحشاء) et plus particulièrement au système digestif qui détient selon eux la clé de la santé pour l'homme. Ils mettent en parallèle l'état de réplétion alimentaire et le bon fonctionnement des organes de la digestion. Ils constatent le rapport étroit existant entre alimentation / maladie / digestion. Ils analysent les causes des désordres de santé et préconisent une médecine préventive consistant en une observance d'un régime alimentaire strict. Leurs observations sont consignées dans des traités pouvant servir de guide à qui veut conserver sa santé. Cependant, lorsque la maladie apparaît elle occasionne un déséquilibre des humeurs qui doit être traité. Parmi les méthodes employées, la cautérisation apparait comme une technique de spécialistes tandis que la purgation par voie orale ou par voie basse est plus facile à mettre en œuvre même si elle doit respecter des règles précises et rigoureuses.

« **Entrails : food, digestion, purgation, the triad of Arabic physicians** »

Arabic-speaking physicians placed great importance on the entrails (أحشاء) and more particularly on the digestive system which they believed held the key to human health. They drew a parallel between the state of being replenished by food and the proper functioning of the organs of digestion. They noted the close relationship between food, disease and digestion. They analyzed the causes of health disorders and recommended a type of preventive medicine consisting in the observance of a strict diet. Their observations are recorded in treatises that could serve as guides for those who wanted to maintain their health. However, when the disease appeared, it caused an imbalance of the humours which had to be treated. Among the methods used, cauterization appears to be a technique used by specialists, while purgation by the oral or lower route was easier to implement, although it had to respect precise and rigorous rules.

Mots-clés : Entrailles ; digestion ; régime de santé ; cautérisation ; purgation ; Ibn Maymūn ; Ibn Rušd ; Al-Zahrāwī ; médecine arabe.
Keywords : Entrails ; digestive system ; diet ; cauterization ; purgation ; Ibn Maymūn / Maimonides ; Ibn Rušd / Averroes ; Al-Zahrāwī ; Arabic medicine.

Dimitri Tilloi d'Ambrosi, « Soigner son ventre à Rome : stratégies culinaires et diététiques »

L'*Art culinaire* d'Apicius constitue aujourd'hui l'œuvre majeure pour connaître la cuisine de l'Antiquité romaine. Pourtant, il ne se limite pas à une série de recettes complexes destinées aux plus riches Romains. Ce livre est une compilation de la fin de l'Antiquité pour laquelle plusieurs sources ont été utilisées, dont des textes médicaux, et il comporte des recettes accessibles à tous. Les recettes du recueil d'Apicius ne visent pas seulement à satisfaire le plaisir du goût. Certaines d'entre elles ont une fonction médicinale et doivent faciliter la digestion. Cet article propose donc de déterminer quelles recettes de ce livre sont utiles pour le ventre. Il s'agit plus largement de comprendre comment apparaît une cuisine diététique qui concilie plaisir et santé.

« Healing one's stomach in Rome : culinary and dietetic strategies »
Apicius' *Culinary Art* is today the major source of information on the cuisine of Roman Antiquity. However, it is not limited to a series of complex recipes intended for the richest Romans. This book is a compilation from Late Antiquity for which several sources were used, including medical texts, and it includes recipes that are accessible to all. The recipes in Apicius' collection are not only intended to satisfy the pleasure of taste: some of them also have a medicinal function and are intended to facilitate digestion. This article therefore proposes to determine which recipes in this book are useful for the stomach. More broadly, it is a question of understanding how a dietetic cuisine appears that reconciles pleasure and health.

Mots-clés : Rome antique ; Diététique ; Alimentation ; Médecine ; Recettes
Keywords : Ancient Rome ; Dietetics ; Food ; Medicine ; Recipes

Catherine VÉRON-ISSAD, « L'intestin révélé : embonpoint, guerre et martyre dans la peinture européenne des Temps modernes »
Ce travail s'intéresse aux représentations de l'abdomen et des intestins par les artistes des XVIe et XVIIe siècles européens. À l'aide de quelques exemples, nous tentons de montrer les différents objectifs poursuivis par ces mises en images : rendre compte d'une réalité scientifique au sein des théâtres d'anatomie, illustrer une propagande politico religieuse durant les guerres de religion et mettre en image le martyre de saint Érasme en utilisant une rhétorique visuelle.

« Entrails revealed : obesity, war and martyrdom in European paintings of Modern Times »
This work is concerned with representations of the belly and the intestines by 16th and 17th century European artists. With a few examples, we try to show the different objectives pursued by these images: to account for the scientific reality of anatomy theatres, to illustrate politico-religious propaganda during the wars of religion, and to portray the martyrdom of Saint Erasmus using visual rhetoric.

Mots-clés : Bedonnant ; anatomie ; intestins ; guerres ; martyre
Keywords : Paunches ; anatomy ; intestines ; wars ; martyrdom

Lucie VIÉNOT, « Écriture(s) du ventre dans les manuscrits français de la *Chirurgie* d'Henri de Mondeville »
Les chirurgiens médiévaux français sont très souvent caractérisés par leur apprentissage qui aurait lieu en dehors des universités, et par leur approche du corps qui serait résolument tournée vers la pratique, en opposition avec les médecins dont l'approche théorique serait le résultat d'une formation principalement académique. Henri de Mondeville, chirurgien normand du début du XIVe siècle, échappe à cette dichotomie lorsqu'il fait de sa *Chirurgia* latine le reflet de son art d'opérer, tout en répondant aux attendus rhétoriques et théoriques de la scolastique. Ce projet d'écriture se trouve retranscrit dans les traductions françaises de la *Chirurgia.* Le travail qui est fait sur le ventre et sur ses différents composants, tel qu'on peut le trouver dans les manuscrits français, est révélateur de l'approche d'Henri de Mondeville. Le ventre est d'abord décrit et délimité, dans le traité d'anatomie principalement, mais aussi dans d'autres passages de la *Chirurgie,* comme un lieu de frontières : les frontières de cette partie du corps, mais aussi les limites de la pratique du chirurgien qu'elle représente, sont étudiées sous différentes approches selon les manuscrits. Le ventre est aussi écrit et

décomposé en ses différents constituants, comme un lieu structuré et hiérarchisé du corps, au sein d'une mise à l'écrit de l'art d'opérer du chirurgien qui se fait elle-même de manière ordonnée. Enfin, le ventre est composé et discuté comme un lieu de réflexions et de débats, lorsque le texte reprend les codes des exercices et de l'écriture scolastique, tout en révélant l'usage de théories médicales de l'époque.

« The belly described and discussed in the French manuscripts of Henri de Mondeville's *Chirurgia* »

Medieval French surgeons were often characterized by their training, which took place outside of universities, and by their approach towards the body, which was resolutely practical, in contrast to physicians whose theoretical approach was the result of a mainly academic training. Henri de Mondeville, a Norman surgeon of the early 14th century, eludes this dichotomy when he turns his *Chirurgia* into a reflection on the operative art of surgery, while at the same time conforming to the rhetorical and theoretical expectations of scholasticism. His writing is also to be found in the French translations of the *Chirurgia.* The work done on the belly and its various components, as found in the French manuscripts, is an illustration of Henri de Mondeville's approach. The abdominal region is first described and delimited, mainly in the treatise on anatomy, but also in other excerpts from the *Chirurgie*, as a place of boundaries: the limits of this part of the body, and the limitations it places on the surgeon's practice, are studied from different angles depending on the manuscripts. The belly is also written down and divided into its different components, as a structured and layered part of the body, within a written operative art that in itself is an ordered text. Finally, the stomach is composed and discussed as a place of thinking and of debate, when the text uses the written conventions and scholastic exercises, while showing the use of medieval medical theories.

Mots-clés : anatomie ; chirurgie ; scolastique ; Henri de Mondeville ; langue vernaculaire ; manuscrits français ; Moyen Âge
Keywords : anatomy ; surgery ; scholasticism ; Henri de Mondeville ; vernacular ; French manuscripts ; Middle Ages

Noémie VILLACÈQUE, « Le ventre de la démocratie athénienne, entre gloutonnerie et frugalité »

Si, à l'époque classique, le quotidien de la majorité des Athéniens est frugal, dans l'imaginaire des habitants de la cité démocratique se déploie un univers d'opulence et de partage, conforté par l'idéologie civique : grâce à leur maîtrise des mers, les Athéniens profitent de mets et d'objets de luxe désormais accessibles à tous. Mais la cité est menacée de ruine par les démagogues qui se goinfrent du bien commun, voire, selon les adversaires du régime démocratique, par le peuple lui-même, qui se goberge éhontément. Ainsi Platon, et d'autres avec lui, met-il en avant un idéal de frugalité, un idéal aristocratique qu'intègre la démocratie, mais avec un décalage de perspective, exaltant davantage, en matière d'alimentation, la joyeuse simplicité qui permet l'abondance et le partage.

« The stomach of the Athenian democracy, between gluttony and frugality »

If, in the Classical period, the daily life of the majority of Athenians was frugal, in the imagination of the inhabitants of the democratic city there unfolds a universe of opulence and sharing, reinforced by civic ideology: thanks to the empire, Athenians enjoyed delicacies and luxury items now accessible to all. But the city was threatened with ruin by the demagogues who binged on the common good, or even, according to the opponents of the democracy, by the people themselves, shamelessly gorging on food. Indeed, Plato, and others with him, puts forward an ideal of frugality, an aristocratic ideal that the democracy integrates, but with a shift in perspective: further exalting, in matters of food, the joyous simplicity that allows for abundance and sharing.

Mots-clés : Nourriture ; frugalité ; simplicité ; goinfrerie ; démocratie.
Keywords : Food ; frugality ; simplicity ; gluttony ; democracy.

Oleg VOSKOBOYNIKOV, « Guerre et paix dans le corps humain : *Le ventre*, poème satirique du XIIIe siècle »

Cet article est consacré au poème latin anonyme en 200 vers élégiaques, intitulé *De ventre*. Rédigé vraisemblablement dans la première moitié du XIIIe siècle, il représente une satire bienveillante de la société humaine, vue à travers la vie du corps, livré aux intempéries et en quête de l'harmonie. Cela faisant, l'auteur reprend et développe un motif déjà connu des Anciens. Avant d'en offrir la première traduction française, j'ai tenté d'en étudier les racines littéraires, de l'Antiquité jusqu'à son temps, la renaissance du XIIIe siècle. J'en ai également tiré quelques leçons à propos de l'histoire de la corporéité et l'imaginaire politique au Moyen Âge.

« War and peace in the human body: *de Ventre*, a satirical poem of the 13th century »

This article deals with an anonymous Latin poem in 200 elegiac verses, known from manuscripts as *De ventre*. Probably written after 1200, it represents a rather gentle and non-violent satire of human society, viewed through the body, with its upheavals and its quest for harmony. Before giving the first complete French translation of the text, I tried to demonstrate its Classical roots, together with some parallels in medieval literature before the Renaissance of the 12th century. I finally propose some considerations on the history of the body and the political imaginary of the Middle Ages.

Mots-clés : *De ventre* ; corps ; société ; corps politique ; genres de la littérature médiévale ; ventre
Keywords : *De ventre* ; body ; society ; body politic ; medieval literary genres ; belly

Nicola ZITO, « Le ventre dans les mélothésies zodiacale, décanique et planétaire »

Après avoir évoqué la théorie de la sympathie universelle, qui considère le cosmos comme un tout dont les parties sont étroitement liées, le présent article traite, par le prisme du ventre, des mélothésies zodiacale, décanique et planétaire, dont on illustre dans les grandes lignes le mode de fonctionnement : si des associations d'idées sont souvent à la base des liens unissant les différentes parties du corps humain aux signes zodiacaux, aux décans ou aux planètes, ces liens peuvent être également expliqués par la mythologie et la physique. Sont également présentées des gemmes astrologiques censées pouvoir guérir les maladies du ventre.

« Stomach and belly in zodiacal, decanic and planetarial melothesy »

After evoking the theory of universal sympathy, which considers the cosmos as a whole whose parts are closely linked, this article deals, through the prism of the stomach, with zodiacal, decanal and planetary melothesy. The mode of operation of this latter is broadly illustrated: if associations of ideas are often at the origin of the links that connect the various parts of the human body to the zodiacal signs, decans or planets, these links can also be explained by mythology and physics. Astrological gems that are believed to be able to cure stomach diseases are also discussed.

Mots-clés : sympathie universelle ; mélothésie ; zodiaque ; décans ; planètes ; gemmes gravées
Key words: universal sympath ; melothesy ; zodiac ; decans ; planets ; engraved stones

QUELQUES ÉLÉMENTS DE BIBLIOGRAPHIE

BAZIN-TACCHELLA Sylvie, « Constitution d'un lexique anatomique en français aux XVe et XVIe siècles. L'exemple des noms des intestins et des os dans les traductions françaises de la *Chirurgia Magna* de Guy de Chauliac », *in* Olivier BERTRAND, Hiltrud GERNER et Béatrice STUMPF (dir.), *Lexiques scientifiques et techniques. Constitution et approche historique*, Palaiseau : Éditions de l'École Polytechnique, 2007, p. 65-80

CASERGO Julia (dir.), *Trop gros ? L'obésité et ses représentations*, Paris : Ed. Autrement, 2009

DEMONT Paul, « Le ventre et le vase. De l'usage des cavités et vaisseaux », *Food & History*, 13, 2015, p. 257-272

ENDERS Giulia, *Darm mit Charme, Alles über ein unterschätztes Organ*, Berlin : Ullstein 2014, trad. fr. *Le charme discret de l'intestin*, Arles : Actes Sud, 2015 (2017^2)

FREDRIKSSON Maria, « The sinking stomach : the semantic development of Greek στόμαχος and latin *stomachus* », *in* Pieter H. ANDERSEN (dir.), *Pratiques de traduction au Moyen Âge / Medieval Translation Practices, actes du colloque de l'université de Copenhague, 25 et 26 octobre 2002*, Copenhague : Museum Tusculanum Press, 2004, p. 147-155

GOUREVITCH Danielle, « Les noms latins de l'estomac », *Revue de philologie*, 50, 1976, p. 85-110

GRMEK Mirko D., *Les maladies à l'aube de la civilisation occidentale. Recherches sur la réalité pathologique dans le monde grec préhistorique, archaïque et classique*, Collection Médecine et Société, Paris : Payot, 1983

HAGEN Hansludwig, *Die physiologische und psychologische Bedeutung der Leber in der Antike*, Bonn, 1963 (128 pages)

HALE David G., « Intestine Sedition : the Fable of the Belly », *Comparative Literature Studies* 5, 1968, p. 377-388

JACQUART Danielle, « La nourriture et le corps au Moyen Âge », *Cahiers de Recherches Médiévales*, XIII, numéro spécial 2006, p. 259-266

JEANNERET Michel, « Alimentation, digestion, réflexion dans Rabelais », *Studi francesi*, 1983, vol. 81, p. 405-416

KARILA-COHEN Karine et QUELLIER Florent (dir.), *Le corps du gourmand, d'Héraclès à Alexandre le Bienheureux*, Collection « Table des hommes », Rennes et Tours : Presses Universitaires, 2012

KOROBILI Giouli et LO PRESTI Roberto (dir.), *Nutrition and Nutritive Soul in Aristotle and Aristotelianism*, Berlin / Boston : de Gruyter, 2021

LAFERRIÈRE Dany, « La langue du ventre », *in Dire, ne pas dire. Bloc-notes – Académie française*, 2 mars 2018

LANEYRIE-DAGEN Nadeije, *L'invention du corps. La représentation de l'homme du Moyen Âge à la fin du XIXe siècle*, Paris : Flammarion, 2006

LE GOFF Jacques et TRUONG Nicolas, *Une histoire du corps au Moyen Âge*, Paris : Ed. Liana Levi, 2003

MARQUER Bernard (dir.), *L'Allégorie de l'estomac au XIXe siècle. Littérature, art, philosophie*, Strasbourg : Presses Universitaires, 2020

MENINI Romain, « Le ventre sabourré (de Plaute à Rabelais) », *L'Année rabelaisienne*, n°5, 2021, p. 425-430

PASSARELLA Raffaele, « The Vocabulary of Digestion in Latin Medical Texts », *in* David LANGSLOW, Brigitte MAIRE (dir.), *Body, Disease and Treatment in a Changing World : Latin Texts and Contexts in Ancient and Medieval Medicine* (9th international conference « Ancient Latin Medical Texts », Hulme Hall, University of Manchester, 5-8 sept. 2007), Lausanne : Bibliothèque d'Histoire de la Médecine et de la Santé, 2010, p. 275-281

STOHL Marten, « The digestion of food according to Babylonian sources », *in* Laura BATTINI et Pierre VILLARD (dir.), *Médecine et Médecins au Proche-Orient*, Actes du Colloque International de Lyon (8-9 novembre 2002), British Archaeological Reports, International Series n°1528, Oxford : J. & E. Hedges, 2006, p. 103-119

VIGARELLO Georges, *Les métamorphoses du gras. Histoire de l'obésité du Moyen Âge au XXe siècle*, Paris : Seuil, 2010

INDEX AUCTORUM OPERUMQUE

N.B. Cet index renvoie au texte et aux notes de la page[1]

[1] Au-delà de deux pages consécutives, sont indiquées la première et la dernière page, avec un trait d'union.

INDEX NOMINUM

INDEX VERBORUM POTIORUM

TABLE DES MATIÈRES

Structures éditoriales du groupe L'Harmattan

L'Harmattan Italie
Via degli Artisti, 15
10124 Torino
harmattan.italia@gmail.com

L'Harmattan Hongrie
Kossuth l. u. 14-16.
1053 Budapest
harmattan@harmattan.hu

L'Harmattan Sénégal
10 VDN en face Mermoz
BP 45034 Dakar-Fann
senharmattan@gmail.com

L'Harmattan Cameroun
TSINGA/FECAFOOT
BP 11486 Yaoundé
inkoukam@gmail.com

L'Harmattan Burkina Faso
Achille Somé – tengnule@hotmail.fr

L'Harmattan Guinée
Almamya, rue KA 028 OKB Agency
BP 3470 Conakry
harmattanguinee@yahoo.fr

L'Harmattan RDC
185, avenue Nyangwe
Commune de Lingwala – Kinshasa
matangilamusadila@yahoo.fr

L'Harmattan Congo
67, boulevard Denis-Sassou-N'Guesso
BP 2874 Brazzaville
harmattan.congo@yahoo.fr

L'Harmattan Mali
ACI 2000 - Immeuble Mgr Jean Marie Cisse
Bureau 10
BP 145 Bamako-Mali
mali@harmattan.fr

L'Harmattan Togo
Djidjole – Lomé
Maison Amela
face EPP BATOME
ddamela@aol.com

L'Harmattan Côte d'Ivoire
Résidence Karl – Cité des Arts
Abidjan-Cocody
03 BP 1588 Abidjan
espace_harmattan.ci@hotmail.fr

Nos librairies en France

Librairie internationale
16, rue des Écoles
75005 Paris
librairie.internationale@harmattan.fr
01 40 46 79 11
www.librairieharmattan.com

Librairie des savoirs
21, rue des Écoles
75005 Paris
librairie.sh@harmattan.fr
01 46 34 13 71
www.librairieharmattansh.com

Librairie Le Lucernaire
53, rue Notre-Dame-des-Champs
75006 Paris
librairie@lucernaire.fr
01 42 22 67 13

www.ingramcontent.com/pod-product-compliance
Lightning Source LLC
LaVergne TN
LVHW082026051026
849532LV00011B/3276
* 9 7 8 2 3 4 3 2 4 6 8 6 4 *